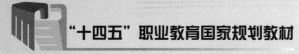

"十四五"职业教育国家规划教材

"十四五"职业教育河南省规划教材

（第二版）

儿科护理学 微课版

ERKE HULIXUE

主　编　孟晓红　黄　勤　程　红

副主编　田林燕

编　者　（按姓氏笔画排序）

田林燕（南阳医学高等专科学校）

张　燕（上海思博职业技术学院）

孟　华（南阳医学高等专科学校）

孟晓红（南阳医学高等专科学校）

黄　勤（上海复旦大学附属儿科医院）

程　红（阜阳职业技术学院）

 大连理工大学出版社

图书在版编目(CIP)数据

儿科护理学 / 孟晓红，黄勤，程红主编. -- 2 版
. -- 大连 ：大连理工大学出版社，2021.11(2024.12 重印)
新世纪高职高专护理类课程规划教材
ISBN 978-7-5685-3340-9

Ⅰ. ①儿… Ⅱ. ①孟… ②黄… ③程… Ⅲ. ①儿科学
－护理学－高等职业教育－教材 Ⅳ. ①R473.72

中国版本图书馆 CIP 数据核字(2021)第 222040 号

大连理工大学出版社出版
地址:大连市软件园路 80 号　　　邮政编码:116023
营销中心:0411-84707410　84708842　　　邮购及零售:0411-84706041
E-mail:dutp@dutp.cn　　　URL:https://www.dutp.cn
大连市东晟印刷有限公司印刷　　　大连理工大学出版社发行

幅面尺寸:185mm×260mm　　印张:22.75　　字数:627 千字
2016 年 12 月第 1 版　　　　　　　2021 年 11 月第 2 版
2024 年 12 月第 6 次印刷

责任编辑:刘俊如　　　　　　　　责任校对:程砚芳
封面设计:张　莹

ISBN 978-7-5685-3340-9　　　　　　　定　价:52.80 元

新世纪高职高专护理类课程规划教材编写委员会

名誉顾问： 胡亚美　中国工程院院士、北京儿童医院名誉院长

主　任： 沈小平（美）　上海市海外名师、国家外国专家局科教文卫专家、上海思博职业技术学院卫生技术与护理学院院长、全国医学高职高专教育研究会护理教育分会常务理事

副主任： 陈淑英　全国卫生职业教育内科研究会名誉会长、上海思博职业技术学院教学督导办公室主任

编　委（按姓氏笔画排序）：

马新基　滨州职业学院

王　娟　上海思博职业技术学院

王　骏　上海健康医学院

王　辉　沧州医学高等专科学校

王爱梅　南阳医学高等专科学校

邓一洁　邢台医学高等专科学校

石　玉　南阳医学高等专科学校

叶　萌　上海思博职业技术学院

田小娟　长沙卫生职业学院

田维珍　湖北中医药高等专科学校

吕　薇　滨州职业学院

朱瑞雯　上海交通大学附属第六人民医院

刘远慧（加）　上海思博职业技术学院

刘玲华　湖北中医药高等专科学校

刘雪梅　泰山护理职业学院

许方蕾　同济大学附属同济医院

许燕玲　上海交通大学附属第六人民医院

毕智丽　滨州职业学院

阮　耀　南阳医学高等专科学校

李红伟　泰山护理职业学院

李建华　南阳医学高等专科学校

余尚昆　长沙卫生职业学院

佘金文　长沙卫生职业学院

沈小平(美)　上海思博职业技术学院

张玉侠　复旦大学附属儿科医院

张雅丽　上海中医药大学附属曙光医院

陈淑英　上海思博职业技术学院

易传安　怀化医学高等专科学校

周文海　武汉科技大学城市学院

郑艾娟　永州职业技术学院

施　雁　同济大学附属第十人民医院

徐元屏　湖北中医药高等专科学校

徐建鸣　复旦大学附属中山医院

唐晓凤　泰山护理职业学院

凌　峰　永州职业技术学院

黄　群　中国福利会国际和平妇幼保健院

康爱英　南阳医学高等专科学校

彭月娥　长沙卫生职业学院

彭慧丹　湖北中医药高等专科学校

董小文　长沙卫生职业学院

韩玉霞　滨州职业学院

程　云　复旦大学附属华东医院

简亚平　永州职业技术学院

序

本人在医学教育领域学习、工作了四十余年,其中在白求恩医科大学十二年,在上海交通大学附属第六人民医院三年,在美国俄亥俄州立大学医学院十五年,回国创办上海思博职业技术学院卫生技术与护理学院已十年有余。从国内的北方到南方,从东方的中国到西方的美国,多年来在医学院校的学习、工作经历使我深深感到,相关医学类如护理专业的教材编写工作是如此重要,而真正适合国内医学护理高职高专院校学生的教材却并不多见,教学效果亦不尽如人意。因此,组织编写一套实用性、应用性较强的高等职业技术教育创新系列教材的想法逐渐浮出台面,并开始尝试付诸行动。当本人主编的《多元文化与护理》和《护理信息学》两本书作为高等职业技术教育创新教材先后由人民卫生出版社正式出版发行后,我又欣然接受大连理工大学出版社的邀请,担任新世纪高职高专护理类课程规划教材的编委会主任暨总主编工作。

为适应我国高职高专护理教育的改革与发展、护理专业教学模式和课程体系改革的需要,依据以“人”为中心的护理理念,以知识、能力、素质综合发展和高等技术应用型护理人才的培养目标为导向,以高职高专护理职业技能的培养为根本,我们组织来自全国各地护理院校的资深教师及临床第一线的护理专家们编写了这套高职高专护理类课程规划教材。本教材的编写满足了学科需要、教学需要和社会需要,以求体现高职高专教育的特色。根据护理专业各学科本身的知识构架,本教材有利于学生对学科有系统的认识,并形成学科的思维和学习方法;有利于教师教,有利于学生学,符合学科规定和学生的认知特点;能够保证社会对学生技能和知识的要求,学生通过学习本教材应具有基础知识适度、技术应用能力强、知识面宽、素质较高等优点。

本系列教材的编写得到了上海思博职业技术学院和全国各地兄弟院校广大教师以及各教学实习医院有关专家、学者的大力支持和帮助,特别是大连理工大学出版社的鼓励和帮助,在此一并表示衷心的感谢! 鉴于本人教学经验水平有限,本系列教材一定存在许多不足之处,恳请读者批评指正。

沈小平

2013 年 8 月 于上海

前 言

《儿科护理学》（第二版）是"十四五"职业教育国家规划教材、"十四五"职业教育河南省规划教材，也是新世纪高等职业教育教材编审委员会组编的护理类课程规划教材之一。

为推进《"健康中国 2030"规划纲要》，提高人民健康水平，在教育部要求深入贯彻"十四五规划"，建设高质量职业教育体系的背景下，本次修订依据护理学高等职业教育课程教学的培养目标，将对护理人才的需求体现到医院、社区、居家中去，进一步加强培养社会需要的具有良好职业道德、人文素养和专业素质，以培养具有扎实的护理基础理论、基本知识和基本技能的应用型护理人才为理念，进一步推动我国护理教育健康快速发展。由多年从事教学第一线和临床第一线、具有丰富的教学和临床经验的护理专业教师组成编写队伍，编写了适用于高等职业教育护理、助产专业的《儿科护理学》。

本教材修订在原有先进理念基础上，改进编写体例。在原有以项目为模块、任务驱动的编写方式和理论知识与临床病例及实际运用结合上，将"课程思政"与"人文关怀"、"大健康"和"大卫生"的观念贯彻落实到教材中去。

本教材具有以下特色：

1. 增加"1＋X 职业技能等级标准"内容，将本门课程举办过技能大赛的内容融入教材内容的编写中。

2. 设置【课程思政】板块。本教材全面贯彻落实党的二十大精神，每个单元中设置 1～2 个思政点，起到润物无声、潜移默化的效果。"天边"的案例与"身边"的故事并举，趣味性与时效性并重，视频、图片、文字、讲授多种方式渗透，课程与思政无缝衔接、巧妙融合。

3.时效性的更新。原教材中的"护理情境""典型案例"部分的内容全部更换为近一年的内容,体现时效性,在耳熟能详的事例中体会护理的变化和新时代对护士的要求。

4.多媒体教学方法的应用。增加"直击护考"数字化资源,随着"互联网＋"时代的到来,增加配套的音频、视频资料,案例资源,图片、授课等内容,在书中采用二维码的形式呈现,与教材相互补充,使学生在学习阶段用手机简单一扫,即可充分感受多媒体教学所带来的便利及知识的增值。

本教材由孟晓红、黄勤、程红担任主编,田林燕担任副主编,孟华、张燕参加了部分内容的编写工作。具体编写分工如下:项目一、项目八由孟晓红编写;项目四、项目五和项目十四由黄勤编写;项目二、项目三和项目七由程红编写;项目十、项目十一和项目十三由田林燕编写;项目九、项目十二、项目十五和项目十六由孟华编写;项目六由张燕编写。

为方便教师教学和学生自学,本教材配有教学课件、案例导入分析及思考题答案,如有需要请登录职教数字化服务平台进行下载。

此外,编者参考、引用和改编了国内外出版物中的相关资料以及网络资源,在此表示深深的谢意。相关著作权人看到本教材后,请与出版社联系,出版社将按照相关法律的规定支付稿酬。

鉴于时间仓促,编者水平有限,书中错误和疏漏在所难免,恳请广大教师、同行和同学给予批评指正。

编　者

所有意见和建议请发往:dutpgz@163.com

欢迎访问职教数字化服务平台:https://www.dutp.cn/sve/

联系电话:0411-84707492　84706104

目 录

项目一　绪　论 ... 1

　　任务一　儿科护理学的任务和范围 / 1

　　任务二　小儿年龄分期及各期特点 / 2

　　任务三　儿科特点及儿科护理一般原则 / 4

　　任务四　儿科护理的发展与趋势 / 9

　　思考题 / 11

项目二　生长发育 ... 12

　　任务一　生长发育规律及影响因素 / 12

　　任务二　体格生长发育指标、测量方法及评价 / 15

　　任务三　小儿神经心理发育及评价 / 20

　　思考题 / 25

项目三　儿童保健 ... 26

　　任务一　各年龄期儿童特点及保健 / 26

　　任务二　体格锻炼 / 33

　　任务三　意外事故的预防 / 35

　　任务四　儿童计划免疫 / 37

　　思考题 / 41

项目四　住院患儿的护理 ... 42

　　任务一　儿科医疗机构的设置及护理管理 / 42

　　任务二　住院患儿评估和心理特点 / 47

　　任务三　与患儿及家长的沟通 / 57

　　任务四　儿科护理技术 / 59

　　思考题 / 73

项目五　营养障碍性疾病患儿的护理 ... 74

　　任务一　能量与营养素的需要 / 74

　　任务二　小儿喂养、膳食安排及营养评估 / 77

　　任务三　蛋白质-能量营养障碍性疾病 / 84

任务四　维生素营养障碍性疾病 / 93

任务五　微量元素障碍性疾病 / 103

思考题 / 107

项目六　新生儿及新生儿疾病患儿的护理 ... 108

任务一　正常足月儿和早产儿的特点及护理 / 108

任务二　新生儿窒息 / 115

任务三　新生儿缺氧缺血性脑病 / 120

任务四　新生儿颅内出血 / 124

任务五　新生儿呼吸窘迫综合征 / 127

任务六　新生儿黄疸 / 131

任务七　新生儿吸入性肺炎 / 136

任务八　新生儿感染性疾病 / 139

任务九　新生儿寒冷损伤综合征 / 145

任务十　新生儿糖代谢紊乱 / 149

思考题 / 153

项目七　消化系统疾病患儿的护理 ... 154

任务一　小儿消化系统解剖生理特性 / 154

任务二　口　炎 / 156

任务三　小儿腹泻 / 159

任务四　小儿液体疗法 / 165

思考题 / 170

项目八　呼吸系统疾病患儿的护理 ... 171

任务一　小儿呼吸系统解剖生理特性 / 171

任务二　急性上呼吸道感染 / 173

任务三　急性支气管炎 / 177

任务四　支气管哮喘 / 180

任务五　肺　炎 / 183

思考题 / 188

项目九　循环系统疾病患儿的护理 ... 189

任务一　小儿循环系统解剖生理特性 / 189

任务二　先天性心脏病 / 191

任务三　病毒性心肌炎患儿的护理 / 200

思考题 / 204

项目十　泌尿系统疾病患儿的护理 ... 205

　　任务一　小儿泌尿系统解剖生理特性 / 205

　　任务二　泌尿道感染患儿的护理 / 207

　　任务三　急性肾小球肾炎患儿的护理 / 211

　　任务四　肾病综合征患儿的护理 / 215

　　思考题 / 220

项目十一　造血系统疾病患儿的护理 ... 221

　　任务一　小儿造血系统解剖生理特性 / 221

　　任务二　贫血患儿的护理 / 223

　　任务三　特发性血小板减少性紫癜患儿的护理 / 234

　　任务四　急性白血病患儿的护理 / 237

　　思考题 / 242

项目十二　神经系统疾病患儿的护理 ... 243

　　任务一　小儿神经系统特性及检查 / 243

　　任务二　化脓性脑膜炎和病毒性脑膜炎患儿的护理 / 246

　　任务三　小儿癫痫的护理 / 255

　　思考题 / 260

项目十三　内分泌系统疾病患儿的护理 ... 261

　　任务一　先天性甲状腺功能减低症患儿的护理 / 261

　　任务二　生长激素缺乏症患儿的护理 / 265

　　任务三　糖尿病患儿的护理 / 269

　　思考题 / 274

项目十四　免疫缺陷病和结缔组织病患儿的护理 ... 275

　　任务一　小儿免疫系统特性 / 275

　　任务二　原发性免疫缺陷病 / 278

　　任务三　风湿热 / 283

　　任务四　过敏性紫癜 / 288

　　思考题 / 292

项目十五　传染性疾病患儿的护理 ... 294

　　任务一　麻　疹 / 294

　　任务二　水　痘 / 299

任务三　流行性腮腺炎 / 303

任务四　中毒型细菌性痢疾 / 307

任务五　流行性脑脊髓膜炎和乙型脑炎 / 310

任务六　肺结核 / 320

任务七　手足口病 / 328

思考题 / 332

项目十六　常见急症患儿的护理 ▪▪▪ 333

任务一　小儿惊厥 / 333

任务二　充血性心力衰竭 / 337

任务三　急性呼吸衰竭 / 341

任务四　急性肾衰竭 / 346

思考题 / 350

参考文献 ▪▪▪ 351

项目一

绪 论

任务一 儿科护理学的任务和范围

学习目标

【知识目标】

掌握儿科护理学的任务;熟悉儿科护理学的范围;了解儿科护理学的内涵

【能力目标】

能够明确儿科护理学的任务和范围

【素质目标】

具有关爱患儿的职业素养和团队协作能力

案例导入 1-1

小王,护理专业毕业,已取得护士执业资格证,通过面试,在某市一家综合医院上班,在轮转科室之后,调入儿科工作,小王在儿科工作后发现与内科工作存在着差别,请你分析儿科护理有哪些特点。

儿科护理学(pediatric nursing)是一门研究小儿生长发育规律、儿童保健、疾病预防和临床护理,以促进小儿身心健康的护理学科。儿科护理的服务对象为身心处于不断发展中的儿童,因此儿科护理具有自身的特殊性。随着医学的发展,儿科护理的内涵及服务内容也不断拓展。

一、儿科护理学的任务

儿科护理学的任务是通过研究小儿生长发育特点,促进健康小儿在体格、心智等各方面的发展,增强小儿体质,降低发病率和死亡率;帮助有功能障碍的患儿进行康复训练,使其尽可能生活自理;对患病小儿进行整体护理;对危重患儿进行临终关怀,减少痛苦;开展儿科护理及健康教育研究工作。

二、儿科护理学的范围

儿科护理学的服务对象是从受精卵形成到青春期(18～20周岁)结束的儿童,小儿时期一切健康和卫生问题都属于儿科护理学范围。其研究内容包括儿童的生长发育、正常小儿身心的保健、小儿疾病的防治与护理,并与儿童心理学、社会学、教育学等多门学科有着广泛联系。

随着医学模式和护理模式的转变,儿科护理已由单纯的疾病护理发展为以小儿及其家庭为中心的身心整体护理;由单纯的对患者的护理扩展为包括所有小儿的生长发育、疾病的防治与护理;由单纯的医疗机构承担其任务逐渐发展为全社会都来承担小儿的疾病预防、保健和护理工作。因此,儿科护理学要达到保障和促进小儿身心健康的目的,必须将科学育儿知识普及到每个家庭、社区和学校,并取得社会各方面的支持。

Key Words

1. 儿科护理学是_____。
2. 儿科护理学的服务对象是_____。

任务二 小儿年龄分期及各期特点

学习目标

【知识目标】
掌握小儿年龄各期的主要特点;熟悉小儿年龄的分期;了解小儿年龄分期之间的关联性

【能力目标】
能够熟练对小儿年龄进行分期并指出各期特点

【素质目标】
具有关心爱护患儿的职业素养和团队协作能力

案例导入 1-2

女婴,28天,足月顺产,出生体重4.1 kg,近一周哭闹增多,哭闹后即喂母乳,每次哺乳后都会吐出少许乳汁。

请问:(1)小儿年龄分几期?该小儿处于哪一年龄期?

(2)对该家长应如何进行健康指导?

小儿处于不断生长发育的动态变化过程中,根据小儿生长发育的特点不同,将小儿按年龄划分为以下7个时期。随着各系统组织器官形态的增大和功能的日趋完善,心理和社会行为方面也得到一定的发展。

一、胎儿期

从形成受精卵到小儿出生统称为胎儿期,共约40周。临床上又将其分为3个时期:①妊娠早期,从形成受精卵至满12周;②妊娠中期,自13周至未满28周;③妊娠晚期,自满28周至婴儿出生。在此期内,胎儿完全依靠母体生存,因此孕母的健康、营养状况和工作生活环境对胎儿的生长发育都有极大的影响,如妊娠早期母亲感染病毒、服用一些药物或接触放射线等可能导致胎儿畸形;在妊娠晚期母亲营养缺乏又可能导致胎儿早产、低出生体重儿等。因此,孕母的保健是胎儿期护理的重点。

二、新生儿期

从胎儿娩出后脐带结扎至生后满 28 天称为新生儿期。此时期小儿由寄生于母体的生活方式转变为脱离母体的独立生活方式，体内外环境都发生了巨大的变化，小儿要通过自身生理功能的调整来逐渐适应外界环境，但由于其机体各系统功能不成熟，生理调节能力和适应能力差，易发生低体温、窒息、出血、溶血、感染等疾病。此期小儿发病率高，死亡率高，占婴儿死亡率的 1/2～2/3，尤其以新生儿早期（生后第 1 周）死亡率最高。因此，新生儿期护理重点是注意保暖，合理喂养，防止感染等，使之尽快适应外界环境。

▌ 知识链接 ▐

随着医学研究的进展，儿科学不断向更深入专业的三级学科细化发展，同时也不断派生出新的专业。由于某些年龄阶段的儿童具有特殊的临床特点，近年来发展出了围生期医学。围生期医学实际上是介于儿科学和妇产科学间的边缘学科，一般指胎龄 28 周至出生后不满 1 周的小儿，此期幼儿受环境因素影响颇大，发病率和死亡率最高，而且与妇产科的工作有密切联系，需要两个学科的积极合作来共同研究处理这一时期的问题。随着医学科学和技术的不断发展，儿科学必将向各个分支纵深分化。

三、婴儿期

自小儿出生第 29 天至满 1 周岁之前为婴儿期。此期为小儿出生后生长发育最快的时期，喂养以乳制品为主，又称乳儿期。因此，需要提供足够多的营养素及热量，但由于小儿消化系统功能不完善，容易发生消化功能紊乱和营养不良。此外，小儿满 6 个月以后由于从母体获得的免疫抗体 IgG 逐渐消失，而自身免疫功能又未成熟，故易患感染性疾病。此期护理重点：给家长提供科学的喂养指导，提倡母乳喂养，按时添加辅食；有计划地接受预防接种，完成基础免疫程序；同时，适当进行运动功能、感觉功能的训练，提高小儿的感知能力。

四、幼儿期

自满 1 周岁全 3 周岁为幼儿期。此期小儿的生长发育速度较前减慢；但活动范围扩大，接触外界事物增多，语言、思维和社会适应能力逐渐增强。在此期，小儿的智能发育较快，形成自己的思维意识；但对各种危险的识别能力和自我保护能力不足，易发生意外创伤如中毒、窒息、交通事故等；接触外界逐渐增多，但机体免疫功能仍低，传染性和感染性疾病的发病率仍较高；饮食从乳类转换为混合食物，饮食方式也由奶瓶过渡到水杯、碗等。此期护理重点是注意小儿断乳后的营养搭配，加强安全管理，培养孩子良好的习惯，预防各种疾病的发生。

五、学龄前期

自满 3 周岁至 6～7 周岁为学龄前期。此期小儿的体格发育达到稳步增长，而智能发育更趋完善，好奇、多问、好模仿，求知欲强，知识范围不断扩大，有较大的可塑性，故应加强早期教育，培养其良好的人格和生活自理能力，为入学做好准备。由于活动范围进一步扩大，安全意识仍不强，各种意外的发生仍然较多；此期小儿免疫功能逐渐增强，感染性疾病发病率降低,而免疫性疾病如急性肾炎、风湿热等有所增多。此期护理的重点是培养良好的生活习惯、道德品质和生活自理能力,同时加强小儿的安全教育,防止意外事故的发生。

六、学龄期

自满6～7周岁至进入青春期(男孩13～14周岁,女孩11～12周岁)前称为学龄期。此期小儿体格生长仍稳步增长,除生殖系统外其他各系统的发育已接近成人水平;智能发育较前更成熟,理解、分析、综合等能力明显增强,此期是接受科学文化教育的重要时期,也是心理发育的重大转折时期,应加强教育,促进其各方面能力的全面发展;小儿感染性疾病的发病率较前降低,但由于不良的习惯会使近视、龋齿的发病率增高。此期的护理重点是合理作息,养成良好的习惯,积极参加各项活动,防止精神、情绪和行为等方面的问题。

七、青春期

以性发育为标志进入青春期。女孩从11～12周岁开始到17～18周岁,男孩从13～14周岁开始到18～20周岁。此期体格生长发育加快,生殖系统迅速发育,第二性征逐渐明显,出现第二次生长发育的高峰。此期女孩出现月经、骨盆变宽、脂肪丰满等,男孩出现遗精、肌肉发达、声音变粗、长出胡须等。青春期由于神经内分泌的调节功能不够稳定,且与社会接触增多,受外界环境的影响不断加大,常可引起心理、行为、精神等方面的问题。此期常出现肥胖、贫血、痤疮、心理疾病等;女孩还可能出现月经不规则、痛经等。此期护理的重点是供给充足的营养,加强体格锻炼,同时及时进行生理、心理卫生和性知识方面的教育,树立正确的人生观,养成优良的道德品质,建立健康的生活方式。

考点提示 小儿年龄的分析特点为护考的重点内容,主要以A1、A2形式考核。

Key Words

1.儿童死亡率最高的时期为_____。

2.新生儿期指_____。

任务三 | 儿科特点及儿科护理一般原则

学习目标

【知识目标】

掌握儿科护理的基本原则;熟悉儿科护理的特点及儿科护士的角色

【能力目标】

能够遵守儿科护理的基本原则

【素质目标】

具有关心、爱护患儿的职业素养和团队协作的精神

⊩ 案例导入 1-3 ⊪

患儿,女,4 岁,患先天性心脏病,在某市一家综合医院儿科住院。小张是她的责任护士,刚从护理专科学校毕业,作为一名儿科护士,请你分析小张应如何做好护理工作。

小儿从出生到青春期发育成熟,在整个生长发育过程中,无论从小儿机体结构,还是心理-社会特点、临床疾病特点等,都与成人存在着区别。在儿科护理过程中,无论是对健康儿童的状态评价,还是对患儿的临床评估,都要注意这些差别。要根据小儿自身特点进行正确的护理,不可将小儿视为成人的缩影。

一、儿科特点

(一)儿科基础医学特点

1. 解剖特点

小儿从出生到长大均处在不断变化的过程中,无论是外观还是各器官的发育都遵循一定的规律。如小儿出生时头部相对较大,占身高的比例为 1/4(成人仅为 1/8),同时颈部肌肉和颈椎发育相对滞后,因此对婴儿特别要注意头部的保护;小儿关节周围的韧带较松,臼窝较浅,在牵拉时易出现关节脱位;新生儿期皮肤薄而嫩,在皮肤护理时动作要轻柔。小儿内在脏器的位置也与成人有一些差别,如心尖搏动的位置在不同年龄时期也不相同;成人的肝脏在肋下是不能触及的,7 岁以下的小儿是可以触及的(不超过 2 cm)。只有熟悉小儿生长发育规律,正确对待小儿生长发育过程中的一些特殊现象,才能做好保健和护理工作。

2. 生理特点

小儿生长发育快,代谢旺盛,各系统、器官的功能也渐趋成熟。当其功能尚未成熟时易发生一些疾病,如消化系统未趋成熟时,极易出现消化功能紊乱;肾脏功能差易出现水、电解质紊乱。此外,小儿新陈代谢快,心率、呼吸频率都比成人要快;而由于血管弹性好,心输出量少,所以血压比成人低。血细胞和其他体液的生化检验值等也随年龄的变化而改变。只有熟悉这些生理、生化特点才能对临床中出现的问题做出正确的判断和处理。

3. 免疫特点

小儿的免疫功能发育不成熟,防御能力差。新生儿虽可从母体获得部分 IgG,但 6 个月后其浓度逐渐下降,而自行合成的 IgG 一般要到 6～7 岁时才达到成人水平,故易患感染性疾病;IgM 是不能通过胎盘的,因此新生儿易患革兰阴性菌的感染;婴幼儿分泌性 IgA(SIgA)量少,易发生呼吸道和消化道的感染。因此,在护理过程中要注意消毒,预防感染。

(二)小儿心理-社会特点

小儿身心未成熟,缺乏适应社会的能力,生长发育过程受到各方面因素的影响,所以需给予特殊的照顾和保护,尤其是家庭、幼儿园和学校。在护理工作中要以小儿及其家庭为中心,与小儿父母、幼儿园和学校教师等共同配合,根据不同年龄阶段小儿的心理发展特征,采取相应的护理措施,促进其心理健康发展。

（三）儿科临床特点

1. 疾病特点

小儿疾病往往以感染性、先天性、遗传性疾病为主，而成人则以慢性消耗性疾病、后天获得性疾病为主。

2. 病理特点

小儿发育不够成熟，机体对疾病的反应与成人不同，因此，同一原因对于不同年龄的小儿可引起不同的病理变化，如肺炎链球菌感染时小儿易患支气管肺炎，而成人易患大叶性肺炎；生长激素分泌过多时小儿患巨人症，而成人则表现为肢端肥大症。

3. 诊治特点

不同年龄阶段小儿患病时有其独特的临床表现，且婴幼儿在病情诉说上不够准确，故在诊断时应重视年龄因素。以惊厥为例，发生于新生儿多考虑与窒息、产伤、颅内出血或先天性异常有关；发生于6个月内的小婴儿应考虑有无婴儿手足搐搦症或中枢神经系统感染；发生于6个月至3岁小儿则高热惊厥、中枢神经系统感染的可能性大；发生于3岁以上的无热惊厥则以癫痫为多。小儿疾病变化快，而临床体征不典型，因此在诊治过程中除应详细向家长等询问病史外，还需密切观察病情并结合必要的辅助检查，及时发现问题，做出确切的诊断和处理。

4. 预后特点

小儿患病虽起病急且变化大，但如诊治及时、有效，护理恰当，则恢复快且后遗症较成人少。但对于体弱、危重患儿，要重点监护，及时发现问题并报告医生，积极抢救。

5. 预防特点

小儿时期疾病的预防是很重要的，是使小儿发病率和死亡率下降的重要环节，儿科护理人员应将疾病的预防作为工作的重点之一。我国通过开展计划免疫和加强传染病的管理，已使麻疹、白喉、破伤风、脊髓灰质炎、乙肝等许多小儿传染病的发病率和病死率明显下降；同时，加强儿童保健工作，定期进行营养监测，也使营养不良、肺炎、腹泻等常见病、多发病的发病率和病死率大大下降；及早筛查先天性、遗传性疾病并加以早期干预和矫正，以减少致残率。

（四）护理特点

1. 护理项目特点

根据小儿的特点要采用相应的护理措施，小儿生活能力差，无安全意识，在护理时要从饮食（婴幼儿喂养）、活动、睡眠、个人卫生等生活各方面入手，做好安全管理。

2. 护理评估特点

婴幼儿不会诉说表达，健康史采集不可靠，多由父母代述，可靠性与代述者对小儿了解程度有关，年长儿可能会隐瞒或夸大病情；护理体检及做各项辅助检查时，患儿多不能配合，影响效果。在进行护理评估时，要取得患儿及家长的配合，客观地进行评价。

3. 护理技术特点

大多数小儿在进行护理操作时不能积极配合，使儿科护理操作有较大的难度，这就要求护理人员要多接触小儿，在进行各项操作时要尽可能安抚患儿，取得患儿的配合，不可采用强制、恐吓等方法。

二、儿科护理的一般原则

1. 以小儿及其家庭为中心

儿科护理人员不仅要重视不同年龄阶段小儿的特点，更要关注小儿家庭成员的心理感受和服务需求，为小儿及其家庭提供预防保健、健康指导、疾病护理和家庭支持等服务。护理工作不应仅仅满足小儿的生理需要或维持已有的发育状况，还要注意维护并促进小儿心理行为的发展和神经的健康，让家长对于小儿疾病的特点有一定的认识，让他们将重点放在疾病预防和健康促进上。

2. 实施身心整体护理

保证患儿的身心健康是儿科护理的首要任务。护理工作既要满足小儿的生理需要和维持已有的发育需要，还要维护和促进心理行为的发展和精神心理的健康。同时，要注意安全，由于小儿好动、无危险意识等的特殊性，护理人员要根据患儿年龄、疾病等特点采取一些必要的预防措施，保证患儿的安全，如设床栏，防止坠床；管理好电源，防止触电；用热水袋时避免烫伤；注意药物的管理，防止误饮、误食等。

3. 减少创伤和疼痛

小儿在疾病护理过程中有些治疗手段是有创的、致痛的，是令小儿害怕的，儿科工作者应充分认识疾病本身及其治疗和护理过程对小儿及其家庭带来的影响，安全执行各项护理操作，尽可能减少患儿的痛苦。

4. 遵守法律和伦理道德规范

儿科工作者应自觉遵守法律和伦理道德规范，要注意尊重小儿的人格，保障小儿的权利，促进小儿身心两方面的健康成长。

三、儿科护士的角色

随着护理学科的迅速发展，对护理人员的要求也不断提高，特别是儿科护士被赋予了多元化的角色。由于服务对象是一个特殊的群体，是在心理和生理上都较脆弱的儿童，因此要求护理人员除了具有丰富的护理知识与技能外，同时还要有爱心、责任心，且要有心理学、教育学的相关知识。

（一）专业照护者

小儿机体各系统、器官的功能发育尚未完善，生活尚不能自理或不能完全自理，为小儿提供直接的护理是儿科护士的主要工作。儿科护士要能为小儿及其家庭提供最直接的照顾与护理，如药物的给予、营养的摄取、感染的预防、心理的支持、健康的指导等，尽量减少孩子的痛苦，以满足小儿身心两方面的需要。

（二）健康教育者

在护理小儿的过程中，护士应依据各年龄阶段小儿发育的不同特点，提供不同的健康指导，帮助他们建立自我保健意识，培养他们良好的生活习惯，纠正其不良行为。同时，护士还应向家长宣传科学育儿知识，使他们能够采取正确的方法对待孩子，以达到预防疾病、促进健康的目的。

（三）健康协调者

儿科工作本身的特殊性决定了护士需联系并协调各方面的相互关系，维持一个有效的沟通网,使诊断、治疗、护理等工作得以互相协调,保证小儿获得最适宜的整体性医护照看。如儿科护士不仅要和患儿进行沟通,更要注意与家长的协调沟通,以便充分了解孩子的病情,为临床治疗提供可靠的依据;需与医生联系,讨论有关治疗和护理方案;还需与营养师联系,讨论有关膳食的安排等。

（四）健康咨询者

护士要倾听患儿及其家长的倾诉,关心小儿及其家长在医院环境中的感受,触摸和陪伴小儿,解答他们的问题并向其提供有关疾病治疗的信息、给予健康指导等;解释小儿及其家长对疾病与健康有关问题的疑惑,使他们能够通过积极有效的方法去应对压力,找到满足小儿生理、心理和社会需要的最适宜的方法。

（五）患儿及其家庭代言人

儿科护士有责任解释并维护患儿的权益不受侵犯,儿科患儿年龄小,不能准确表达自己的要求和意愿,护士要充分认识小儿及家庭的健康要求,并能评估影响儿童健康的问题,及时向有关部门提出。

（六）护理研究者

护士应积极进行护理研究工作,通过研究来验证、扩展护理理论,发展护理新技术,指导、改进临床护理工作,提高儿科护理质量,促进专业发展。同时,护士还需探讨隐藏在小儿症状及表面行为下的真正原因,形成评判性的思维,以便能更实际、更深入地帮助他们。

四、儿科护士的素质要求

（一）思想品德素质

（1）热爱护理事业,具有高度的责任感、强烈的责任心,对工作认真、负责。关爱、尊重儿童,具有为儿童健康服务的奉献精神。

（2）以理解、友善、平等的心态,为儿童及其家庭提供帮助。

（3）具有诚实的品格、高尚的道德情操,能理解儿童,善于创造适合儿童特点的环境与气氛。

（二）科学文化素质

（1）具备教育学、心理学、营养学、儿童行为学等多方面的知识,有一定的文化素养,以便将教育、指导、沟通融入护理工作中。

（2）掌握一门外语及现代科学发展的新理论、新技术,促进自身的发展。

（三）专业素质

（1）儿科护士要有系统的专业理论知识,同时要具有较强的临床实践技能（包括临床护理技术及儿科相关护理技术）,操作准确,技术精湛,动作轻柔、敏捷。

（2）具有敏锐的观察力、综合分析判断能力和良好的沟通能力,熟悉相关临床学科的知识和技能,能用护理程序解决患儿的健康问题。

（3）具有开展护理教育和护理科研的能力。掌握科学的思维方法,具有较强的创新意识。

（四）身体、心理素质

（1）具有健康的身体素质，有较强的社会适应能力及自我控制力，能正确处理突发事件。

（2）具有良好的心理素质，乐观、开朗，同事间能相互尊重，团结协作。

（3）具有强烈的进取心，不断学习新知识，丰富和完善自己。

（4）具有与小儿成为好朋友、与家长建立良好人际关系的能力。要善于与小儿和家长沟通。

┃ Key Words ┃

1.新生儿可从母体获得部分_____。

2.儿科临床特点包括_____、_____、_____、_____、_____。

任务四 ┃ 儿科护理的发展与趋势

📋学习目标

【知识目标】

掌握我国现代儿科护理学的发展特点；熟悉我国儿科护理学的发展前景

【能力目标】

能够依据现代儿科护理的特点不断提升自身素质

【素质目标】

具有热爱儿科护理工作的职业素养和团队协作的能力

┃ 案例导入 1-4 ┃

小赵，女，从护理专科学校毕业在医院儿科工作已一年，热爱儿科护理工作，被评为医院的优秀护士，请你从儿科护理学的发展来分析小赵未来的职业规划。

与西方医学比较而言，中国医学在儿童疾病的防治与护理方面有丰富的经验。从中国医学发展史和丰富的医学典籍及历代名医传记中，经常可见到有关儿童保健、疾病预防等方面的记载，如我国现存最早的医学经典著作《黄帝内经》中对儿科病症已有记录；长沙马王堆出土的古医学著作《五十二病方》中，已有"婴儿病痫"的记载；唐代杰出医学家孙思邈所著的《备急千金要方》中，比较系统地解释了儿童的发育过程，记载了有关小儿喂养、保健、疾病预防和治疗方法和措施。

19世纪下半叶，西方医学逐渐传入我国发展。各国传教士在我国开办了教会医院并附设了护士学校，医院中设立了产科、儿科门诊及病房，护理工作重点放在对住院患儿的生活照顾和护理上，逐渐形成了我国的护理事业和儿科护理专业。

中华人民共和国成立以后，党和政府十分重视儿童健康，历次修改的宪法都特别提出了保护母亲和儿童的条款。儿科护理工作得到了不断发展，在城乡各地建立和完善了各级儿科医疗机构。从推广新法接生,实行计划免疫,推行新生儿疾病筛查,建立各级儿童医疗保健机构,大力开展城乡儿童保健,提倡科学育儿,直至形成和发展了儿科监护病房(PICU)和新生儿监护病房(NICU)等专科护理。儿科护理范围、护理水平有了很大的拓展和提高。儿童传染病发病率大幅度下降,儿童常见病、多发病的发病率、病死率亦迅速降低,婴儿死亡率逐年下降,儿童体质普遍增强。我国已于1960年宣布天花消失;1994年后成为无脊髓灰质炎的国家。2011年国务院颁发了《中国儿童发展纲要(2011—2020年)》,提出了改善儿童卫生保健服务,提高儿童健康水平的更明确要求。

与其他临床学科相比,儿科学有其不同的特点,这些特点产生的根本原因在于儿科学研究的对象是儿童。儿童时期是机体处于不断生长发育的阶段,因此表现出的基本特点有三方面:①个体差异、性别差异和年龄差异都非常大,无论是对健康状态的评价,还是对疾病的临床诊断都不宜用单一标准衡量;②对疾病造成损伤的恢复能力较强,常常在生长发育的过程中对比较严重损伤的转归可以为自然改善或完全修复,因此,只要度过危重期,常可满意恢复,适宜的康复治疗常有事半功倍的效果;③自身防护能力较弱,易受各种不良因素影响导致疾病发生和性格行为偏离,而且一旦造成损伤,往往影响一生,因此应该特别注重预防保健工作。

随着儿科学的不断发展、人们生活水平的不断提高和对健康需求的增加,儿科护士队伍的建设也受到极大重视。20世纪80年代初,我国恢复了中断三十余年的高等护理教育。20世纪90年代始又发展了护理研究生教育,培养了一大批儿科护理骨干人才,使儿科护理队伍向高层次、高素质方向发展。儿科护理学也快速发展为有独特功能的专科。随着科学技术的突飞猛进,新理论、新知识、新技术不断涌现,对儿科护士的继续教育也日趋受到重视。儿科护理学的研究内容、范围、任务涉及影响儿童健康的生物、心理、社会等各个方面,儿科护士成为儿童保健的主要力量。

未来,儿科疾病的治疗和护理将更趋于专业化,从而催生和发展了多个亚专科护理队伍及分支。近年来随着社会环境和疾病谱的变化,意外伤害、环境污染对小儿健康的危害越来越受到关注,小儿心理精神卫生将越来越得到重视;遗传病的基因诊断、早期干预和治疗技术越来越完善。

21世纪是生命科学的时代,随着社会的发展、科学的进步,儿科疾病谱将继续发生变化,儿童健康将面临新的机遇和挑战:①感染性疾病仍然是威胁儿童健康的主要问题,一些已经得到控制的传染病(如结核病)在全球范围内的回升,艾滋病等新的传染病在世界范围的广泛传播,将不断对儿童健康构成新的威胁;②儿童精神卫生将成为人们越来越重视的问题,各种媒介手段对儿童的影响越来越大,应高度重视其产生的负面影响;③环境污染对儿童健康的危害将越来越受到关注;④成人疾病的儿童期预防成为儿科工作者所面临的一项新任务;⑤儿童时期意外损伤及其预防将成为儿科领域的一个前沿课题;⑥青春医学等多学科对儿科学的渗透将是21世纪的热门课题;⑦儿科疾病的基因诊断和治疗将得到发展和普及。

社会对儿科护理的要求越来越高,需要儿科护士主动适应专业的发展,不断提高理论和技术水平,不断学习先进的科学技术和最新护理手段,弘扬求实创新精神、拼搏奉献精神、团结协作精神,为保障儿童健康成长,提高中华民族的整体素质做出更大的贡献。

Key Words

1. 21 世纪是_____的时代。
2. 儿科护士成为_____的主要力量。

 思考题

1. 小向刚从护理专科学校毕业就被分配到某儿童医院工作,您认为她首先应明确什么。
2. 列举儿科护理学的基本特点。
3. 小儿新生儿期的特点是什么?
4. 儿科护士的角色有哪些?
5. 儿科护士应具备哪些素质?
6. 儿科健康面临的机遇和挑战有哪些?

(孟晓红)

直击护考

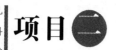

项目二 生长发育

任务一 生长发育规律及影响因素

学习目标

【知识目标】
能说出小儿生长发育的规律

【能力目标】
能说出小儿生长发育的影响因素

【素质目标】
能评估不同年龄阶段儿童体格发育情况

案例导入 2-1

一个 6 个月大的婴儿,出生时体重为 3.5 kg,来儿科保健门诊检查生长发育状况,检查结果为体重 7 kg,身长 57 cm。

请问:(1)该小儿生长发育是否正常?

(2)请分析哪些因素会影响小儿的生长发育。

小儿的生长发育过程十分复杂,但又遵循一定的规律。生长发育又称为成长发展,是指从精卵结合到青春期的成熟过程,是小儿不同于成人的一个重要特点。生长(growth)是指小儿各器官、系统的发育成熟,有相应的测量值表示其量的变化。发育(development)是指细胞、组织、器官的分化完善和功能成熟,为质的变化。两者紧密相连,生长是发育的物质基础,生长的量的变化可在一定程度上反映机体器官、系统的成熟状况,而发育又反映在生长的量的变化上。

一、生长发育规律

(一)生长发育的连续性和阶段性

根据小儿生长发育的规律可将小儿分为胎儿期、新生儿期、婴儿期、幼儿期、学龄前期、学龄期和青春期。年龄越小,体格增长越快,出生后 6 个月内生长最快,尤其前 3 个月是小儿生长发育的第一个高峰期,青春期生长速度加快是生长发育的第二个高峰期。

（二）各系统器官发育的不平衡性

人体各个系统器官发育速度不同，又遵循一定的规律。其中神经系统发育最早，在出生后两年内发育较快，尤其是脑神经；生殖系统发育先慢后快；淋巴系统发育则先快后慢；年幼时皮下脂肪发育迅速，肌肉组织要到学龄期才发育加速。各系统器官发育速度见图2-1。

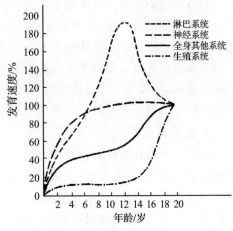

图2-1　各系统器官发育速度

（三）生长发育的顺序性

小儿的生长发育都遵循一定的规律，即由上到下、由近到远、由粗到细、由简单到复杂、由低级到高级。例如，小儿先抬头后挺胸，再会坐，后会站和走（由上到下）；先抬肩和伸臂，再控制双手的活动（由近到远）；先用全手握持物品，再发展到能用手指拾取物品（由粗到细）；先画直线后画圈，先学会咿呀发音，后学会说单字和句子（由简单到复杂）；先学会感觉事物，再发展认识事物（由低级到高级）。

（四）生长发育的个体差异性

小儿生长发育虽按一定规律发展，但在一定范围内会受先天和后天多种因素影响而存在较大的个体差异，每个人的生长"轨迹"不完全相同。临床工作中需注意小儿生长差异大，在青春期更明显，所以在评价时要考虑各种因素对小儿个体的影响，并做连续动态的观察，以做出正确的判断。

二、生长发育的影响因素

（一）遗传因素

小儿生长发育受父母双方遗传因素的影响，该因素决定着小儿生长发育的"轨迹"或特征、性格、潜力和趋向。如父母个子矮的，孩子个子也矮，如有特例或许是隔代遗传，5岁内看不出。在骨骼、肌肉和皮下脂肪发育方面，女孩肩距窄、骨骼轻、骨盆较宽、皮下脂肪丰满，但肌肉发育不如男生，因此生长发育也存在很大性别差异，评价时男女标准应分开。遗传也决定了小儿性格、气质和学习方式等方面的特点。一些代谢性疾病、内分泌障碍性疾病等，直接与遗传因素有关，严重影响小儿的生长发育。

（二）环境因素

1. 母体情况

胎儿在宫内受母体的生活环境、感染、营养不良、高血压、某些药物、放射线、环境污染和精神创伤等多种因素的影响。如妊娠早期感染风疹病毒可导致胎儿先天畸形；妊娠期的严重营养不良、高血压可引起流产、早产和胎儿体格及神经系统的生长发育迟缓；孕期受到某些药物、放射线、环境污染和精神创伤等影响，可使胎儿生长发育受阻。

2. 营养

营养是影响小儿生长发育最常见、最重要的因素,5 岁以内明显,年龄越小影响越大。比例适当的营养素、适宜的生活环境,可使小儿生长发育的潜力得到最好的发挥。宫内营养不良的小儿不仅体格生长发育落后,严重时神经系统的发育还会受到影响;出生后长期营养不良会导致小儿生长发育迟滞,包括体格生长落后,智力、心理和社会适应能力降低,严重时小儿机体免疫、内分泌、神经调节等功能均低下;小儿摄入热量过多导致肥胖也会对其生长发育造成严重影响。

3. 生活环境

小儿的生活环境包括物理环境和家庭经济、社会、文化环境等。良好的生活环境,如居住条件舒适、空气新鲜、水源清洁、阳光充足等能促进生长发育,反之将有不良影响。健康的生活方式、科学的护理、正确的教养、和谐的家庭气氛、父母的爱抚、良好的学校和社会环境、适当的锻炼和先进的医疗保健服务等,都是促进小儿生长发育达到最佳状态的重要因素。

4. 疾病和药物

疾病和药物对小儿生长发育的影响十分明显。急性感染使小儿体重减轻,慢性疾病也影响其身高和体重的增长,内分泌疾病常可使骨骼生长和神经系统发育迟缓,如甲状腺功能低下可致呆小症,先天性心脏病使小儿生长迟缓,链霉素可影响听力和肾功能,长期使用肾上腺皮质激素可使身高增长速度减慢。通常两岁以内的小儿,疾病痊愈后,如营养充分,会出现"追赶生长"现象。

课程思政 护理人员要关心体贴患儿,具备良好的儿科护理岗位所需要的职业素养和慎独精神、牢记自己作医务人员的初心和使命。

考点提示 小儿生长发育的规律,常以 A1、A2 形式考核。

‖ 知识链接 ‖

"追赶生长"(catch up growth)即小儿因严重疾病或营养不良而出现生长发育落后,在康复过程中,只要提供足够保障生长发育的营养素,小儿的身高、体重等短期内会加快增长,以弥补患病期间造成的损失,一直持续到小儿恢复正常的生长模式,回到正常的生长轨迹。对这种现象尚无令人满意的解释,但可以肯定的是,在这类情况下,小儿生长发育的时间机制并未受影响,因此,当相关问题得到解决后,小儿将追赶其暂时搁置的生长发育任务。但持续的生长延迟或发生在关键时期的不良事件所造成的影响却是无法弥补的,如在小儿生长发育的关键时期脑细胞的生长发育损害,会产生永久性障碍。

综上所述,遗传因素和环境因素是影响小儿生长发育的两个最基本因素。遗传因素决定机体生长发育的潜力,环境因素影响着这个潜力,两者相互作用,决定小儿生长发育水平。护理人员应根据小儿生长发育的特点,正确评价小儿生长发育的状况,及时发现偏离和不足,恰当地给予干预,动态地进行评估,促进小儿正常的生长发育。

任务二　体格生长发育指标、测量方法及评价

学习目标

【知识目标】

能说出小儿体格生长发育常用指标及临床意义

【能力目标】

识记小儿生长发育的评价内容

【素质目标】

能说出小儿体格生长发育常用测量方法

案例导入 2-2

一对夫妇带着宝宝到儿科保健门诊做检查,医生对宝宝的生长发育状况进行体格检查,检查结果显示小儿体重 12 kg,身长 85 cm,头围 47 cm,胸围 49 cm。

请问:(1)该小儿的年龄应该是几岁?

(2)体格生长发育的测量还包括哪些内容?

一、体格生长发育常用指标及测量方法

(一)体重

体重为各器官、组织和体液的总重量,包括骨骼、肌肉、内脏、体脂、体液等,是小儿体格生长发育的代表,是衡量小儿营养状况的重要指标,也是临床给药、输液剂量计算和热量给予的重要依据。

正常足月新生儿平均体重 3 kg,生后一周内可有暂时性的体重下降,减少原来体重的 3%～9%,一般于出生后 7～10 天恢复到出生时的体重,这一过程称之为生理性体重下降或暂时性体重下降。如果小儿体重下降超过 10%或至第 10 天还未达到出生体重,则可能为病理状态,应寻找原因。出生后前半年每月增长 600～800 g,是生长发育的第一高峰。出生后后半年每月增长 300～400 g。2 岁后平均每年增长 2 kg。

小儿年龄越小,体重增长越快,出生后 3 个月为出生时的 2 倍(6 kg 左右),1 岁时为 3 倍(9 kg 左右),2 岁时为 4 倍(12 kg 左右)。小儿体重的增长并不是等速的,评价小儿体重的变化,应做连续动态的检测,不可仅用公式,不能把正常值当作标准值。当无条件测量体重时,为了便于计算小儿用药量和液体量,可用以下公式计算体重:

1～6 个月:体重(kg)＝出生时体重＋0.7(kg)×月龄

7～12 个月:体重(kg)＝出生时体重＋0.7(kg)×6＋0.4(kg)×(月龄－6)

1 岁～12 岁:体重(kg)＝2(kg)×年龄＋8(kg)

12 岁以后为青春发育阶段，是生长发育的第二高峰，受内分泌因素的影响，不能按以上公式计算。例如，女孩青春期比男孩早约 2 年，12 岁左右女孩体重可超过同龄男孩，14 岁以后男孩体重又可超过同龄女孩。

体重的测量：在晨起空腹排尿后或进食后 2 小时测量最佳，称体重应在脱去衣裤、鞋袜后进行。小婴儿用载重 10～15 kg 盘式杆秤测量，准确读数至 10 g（图 2-2）；1～3 岁幼儿用载重 20～30 kg 坐式杆秤测量，准确读数至 50 g；3 岁以上的小儿用载重 50 kg 站式杆秤测量，准确读数至 50 g。称前必须矫正 0 点，婴儿卧于秤盘中央，1～3 岁坐位测，3 岁以上两手自然下垂站立于站板中央，测量时小儿不可摇晃或接触其他物体，计算小儿体重时应尽量减去衣物及包裹物重量。

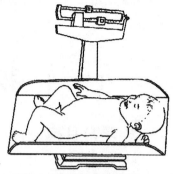

图 2-2　用盘式杆秤测量体重

（二）身长（高）

身长（高）指从头顶到足底的全身长度。身长（高）的增长同体重相似，年龄越小增长越快。身长（高）的增长个体差异大，范围为正常值±30％，低于 30％为矮小。婴儿期和青春期是两个增长高峰。

新生儿平均身长（高）50 cm，前半年每月增长 2.5 cm，后半年每月增长 1.5 cm，1 岁时平身高 75 cm，2 岁时平均身高 80 cm，2 岁以后每年增高 5～7.5 cm，2～12 岁可按以下公式计算：

$$身长（高）（cm）＝年龄×7＋70（cm）$$

青春期出现第二个身长（高）增长高峰，12 岁以后不再按上述公式计算，10～13 岁女孩身长（高）可超过同龄男孩，但男孩进入青春期后身长（高）会超过女孩。

身长（高）由头部、躯干和下肢的长度构成，三部分发育进度并不相同，头部发育较早，下肢较晚。临床测量身长（高）需要测量上部量和下部量的长度。上部量从头顶至耻骨联合上缘，反映脊柱的发育；下部量从耻骨联合上缘至足底，反映下肢骨的发育。正常新生儿上部量占身长的 60％，下部量占 40％，中点在脐部；2 岁时中点在脐下；6 岁时中点在脐与耻骨联合之间；12 岁时上、下部量几乎相等，中点在耻骨联合上缘。临床上将上部量和下部量的长度进行比较，来判断某些疾病。比如，甲状腺功能低下的小儿上、下部量比例不匀称，上部量正常，下部量矮小；而侏儒症的小儿上、下部量比例匀称，为匀称矮小。

身长（高）的测量：3 岁以下的小儿用量板卧位测量身长（高），脱帽、鞋、袜及外衣，婴儿卧于量板中线上，头顶接触头板，测量者一手按住婴儿膝部，使两下肢伸直紧贴底板，一手移动足板紧贴婴儿足底，并使底板与足底相互垂直，准确读数至 0.1 cm；3 岁以上小儿用身高计或固定于墙上的软尺进行测量，要求小儿脱鞋、帽，身体直立，双下肢夹拢，皮尺也要拉紧，两眼平视前方，足跟、臀部、两肩部都接近测量杆或墙壁，测量者移动身高计，使头顶板与小儿头顶平齐，准确读数至 0.1 cm。

（三）坐高

坐高指头顶到坐骨结节的垂直长度，反映头颅与脊椎的发育。坐高占身长（高）的比例:出生时约占 66%,4 岁时约占 60%,14 岁时约占 53%。相对于上下部量来说,坐高测量更方便,比身长(高)的绝对值更有意义。

坐高的测量:与身长(高)测量一致,3 岁以下小儿仰卧位测量,称为顶臀长,小儿平卧于量板上,测量者一手提起小儿小腿使膝关节屈曲,大腿与底板垂直而骶骨紧贴底板,一手移动足板紧压臀部,准确读数至 0.1 cm;3 岁以上小儿用坐高计测量,小儿坐于坐高计上,身体先前倾使骶部紧靠量板,再挺身坐直,大腿靠拢紧贴凳面并与躯干成直角,膝关节屈曲成直角,两脚平放,移下头板与头顶接触,准确读数至 0.1 cm。

(四)头围

头围是眉弓最高点至枕骨结节绕头一周的长度,反映脑及颅骨的发育情况,正常足月儿出生时头围约 34 cm,前 3 个月增长约 6 cm,出生后前 3 个月头围的增长值约等于后 9 个月头围的增长值,即 1 岁时头围约 46 cm;出生后第二年头围增长减慢,约为 2 cm;2 岁时头围约 48 cm;5 岁时约 50 cm;15 岁时 54~58 cm。

头围的测量:测量者将软尺 0 点固定于小儿头部一侧眉弓上缘,将软尺紧贴头皮绕枕骨结节最高点及另一侧眉弓上缘回至 0 点,准确读数至 0.1 cm。

头围测量在 2 岁内最有意义,连续追踪测量头围比一次测量更重要。较小的头围($<\mathrm{X}-2\mathrm{SD}$)常提示脑发育不良;头围增长过速往往提示脑积水。

(五)胸围

胸围是指乳头下缘经肩胛下角绕胸一周,取吸气和呼气的平均值,胸围代表肺与胸廓的生长。小儿出生时胸围约 32 cm,小于头围 1~2 cm;1 岁左右胸围约等于头围;1 岁至青春前期胸围应大于头围,其计算公式:头围+年龄-1(cm)。小儿 1 岁左右头围与胸围的增长在生长曲线上形成头围、胸围的交叉,此交叉时间与小儿营养、胸廓的生长发育有关,生长较差者头围、胸围交叉时间延后。

胸围的测量:小儿取卧位或立位,两手自然平放或下垂,测量者将软尺 0 点固定于一侧乳头下缘,将软尺紧贴皮肤,经背部两侧肩胛骨下缘回至 0 点,记录读数至 0.1 cm。

(六)腹围

腹围指平脐(小婴儿剑突与脐连线的中点)水平绕腹一周的长度。2 岁前腹围和胸围大约相等,2 岁后腹围较胸围小。患腹部疾病如有腹水时需测量腹围。

腹围的测量:婴儿取卧位,软尺 0 点固定于剑突与脐连线的中点,经同一水平线绕腹一周,回至 0 点,准确读数至 0.1 cm。

(七)上臂围

上臂围是指沿肩峰与耻骨鹰嘴连线中点的水平绕上臂一周的长度。上臂围的增大代表上臂肌肉、骨骼皮下脂肪和皮肤的增长,常用来评估小儿的营养状况。1 岁以内上臂围增长迅速,1~5 岁增长缓慢。如无条件测量体重和身高,可用上臂围普查 5 岁以下小儿营养状况。上臂围大于 13.5 cm 代表营养良好;12.5~13.5 cm 代表营养中等;小于 12.5 cm 代表营养不良。

上臂围的测量:小儿上臂自然平放或下垂,软尺 0 点固定于肩峰与耻骨鹰嘴连线中点,软尺紧贴皮肤绕上臂一周,周径与肱骨成直角,回至 0 点,准确读数至 0.1 cm。

（八）其他发育指标

1. 骨骼的发育

（1）颅骨的发育

颅骨随脑的发育而发育,故其发育较面部骨骼早。依据颅骨及前后囟门闭合的时间可以衡量颅骨的生长状况。出生时颅骨骨缝稍有分离,于3～4个月龄时闭合,前囟门为顶骨和额骨边缘形成的菱形间隙,其对边中点连线长度在出生时为1.5～2.0 cm,6个月左右开始变小,1～1.5岁闭合。后囟门为顶骨和枕骨构成的三角形间隙,出生时就很小或已经闭合,最迟于出生后6～8周闭合。

前囟门检查的临床意义较大,前囟门闭合过早常见于头小畸形;前囟门闭合过晚常见于佝偻病、甲状腺功能减退;前囟门饱满提示颅压增高、维生素A中毒;前囟门凹陷常见于脱水、重度营养不良。

（2）脊柱的发育

脊柱的发育反映脊椎骨的发育。出生后第一年脊柱增长快于四肢,1岁以后增长则落后于四肢。新生儿时脊柱仅轻微后凸,3个月左右随抬头动作的发育出现颈椎前凸,此为脊柱第一个弯曲;6个月后会坐时出现胸椎后凸,为脊柱第二个弯曲;1岁左右开始行走时出现腰椎前凸,为脊柱第三个弯曲。生理弯曲的形成与直立姿势有关,是人类的特征,有加强脊柱弹性的作用,有利于身体平衡,至6～7岁时韧带发育后,这3个脊柱自然弯曲被韧带固定。

2. 牙齿的发育

牙齿生长与骨骼有一定关系,但并不完全平行。人一生有乳牙和恒牙两副牙齿。乳牙20颗,小儿4～10个月开始萌出乳牙,12个月不出牙者视为异常,2.5岁时乳牙出齐,2岁以内乳牙数目为月龄－(4～6)。出牙为生理现象,个别小儿会有低热、唾液增多、流涎、睡眠不安及烦躁等症状。牙齿的发育与蛋白质、钙、磷、氟、维生素C和维生素D等营养素,以及对食物的咀嚼和甲状腺激素有关,牙齿发育异常可见于严重营养不良、佝偻病、甲状腺功能减退。

恒牙的骨化从新生儿期开始,6岁左右开始萌出第一恒牙,在第二乳牙之后;6～12岁乳牙逐个被同位恒牙替代,其中第1、2双尖牙替代第1、2乳牙;12岁左右萌出第二恒牙;17～18岁左右萌出第三恒牙(智齿),也有终生不萌出者,恒牙28～32颗,一般20～30岁出齐。

3. 生殖系统的发育

受内分泌系统下丘脑-垂体-性腺轴的控制,生殖系统迟至青春期前才开始发育,持续6～7年,即女孩为12～18岁,男孩为13～20岁。青春期出现的年龄、持续时间及第二性征出现顺序有很大个体差异。性早熟指女孩在8岁以前,男孩在10岁以前出现第二性征;性发育延迟指女孩满14岁,男孩满16岁未出现第二性征。

青春期可以分为三个阶段:第一阶段为青春前期,女孩9～11岁,男孩11～13岁开始,体格生长明显加速,出现第二性征,此期为2～3年;第二阶段为青春中期,14～16岁,体格生长迅速达高峰,第二性征全部出现,性器官在解剖和生理功能上均已成熟;第三阶段为青春后期,女孩17～21岁、男孩19～24岁,体格生长停止,生殖系统发育完全成熟,此期为3～4年。

二、体格发育的评价

（一）评价内容

1.发育水平

将小儿某一年龄时期、某一体格生长指标的测量结果与参照人群进行比较,可以得出该小儿该项体格生长指标的发育水平。

2.生长速度

定期连续测量小儿某项体格生长指标,得到该小儿该项生长指标的生长速度。可发现个体小儿的"生长轨道",预测生长趋势,发现生长偏差。生长速度能真实反映小儿生长状况。

3.匀称程度

对小儿体重、身长(高)等各项指标之间的关系进行评估,以评价孩子的身材发育是否匀称。

（二）评价方法

1.均值离差法

均值离差法是常用的统计学方法之一,以平均值加减标准差来表示。一般认为,被检查小儿的测量值在平均值加减 2 个标准差(含 95.4% 的受检总体)的范围内,被视为正常。

2.百分位数法

百分位数法是将一组变量值按从小到大的顺序排列成 100 份,每份即代表一个百分位数。被检查小儿的测量数值如在 3～97 百分位(含 95% 的受检总体)的范围内,被视为正常。

3.生长曲线图

生长曲线图是近年来 WHO 推荐的方法。将同性别、各年龄组某项体格生长指标制成生长曲线图,对个体儿童从出生到青春期进行全程动态检测,将每月或每年连续测量的结果绘制丁生长曲线图上进行数据比较,可看出小儿的生长发育趋势和生长速度为向下、向上或平坦,及时发现偏差,了解该小儿目前所处的发育水平。

考点提示 小儿生长发育的正常值及体重、身长的计算公式,常以 A1、A2 形式考核。

Key Words

1.体格生长常用指标有 _____ 、_____ 、_____ 、_____ 、_____ 、_____ 、_____ 。

2.骨骼的发育包括_____和_____。

3.体格生长发育的评价方法包括_____ 、_____ 、_____ 。

任务三　小儿神经心理发育及评价

学习目标

【知识目标】

能说出小儿运动功能发育的特点；正确说出小儿感知觉发育和神经发育的特点

【能力目标】

能正确说出小儿心理发展的过程及特点

【素养目标】

能说出小儿语言发育的特点；识记小儿神经心理发育的评价的相关内容

案例导入 2-3

明明，男孩，5岁，体重18 kg，身高100 cm，智力发育正常，现在幼儿园大班学习。

请问：（1）此期小儿的心理发育特征是什么？

（2）此期小儿开始增多的疾病是什么？

一、神经系统的发育

在胚胎时期，神经系统首先形成，尤其是脑的发育最为迅速。新生儿脑的重量已达成人脑重量的25％左右（1 500 g左右），神经细胞数目与成人相同，树突和轴突少而短。出生后脑重的增加主要由于神经细胞体积增大和树突增多、加长，以及神级髓鞘的形成和发育。神级纤维的髓鞘化在小儿4岁左右完成，在此之前，尤其在婴儿期，各种刺激引起的神经冲动传导缓慢，且易于泛化，不易形成兴奋灶，易疲劳而进入睡眠状态。生长期脑组织耗氧量大，小儿脑耗氧占总耗氧量的50％，成人仅占20％。因此，围生期缺氧易患新生儿缺氧缺血性脑病。

脊髓的发育与运动功能的发育保持平衡，在胎儿期，脊髓下端在第二腰椎下缘，4岁时上移至第一腰椎。因此，在进行腰椎穿刺时应注意穿刺部位的选择。

婴儿在出生时已具备一些基本的生理反射，如拥抱反射、吸吮反射、握持反射、觅食反射、吞咽反射等，其中一些反射会随着年龄的增长而消失，否则会影响动作发育。如果出生时不能引出这些先天性反射或者这些反射持续数月不消失，都表示神经系统异常。2岁以下小儿巴彬氏征等病理反射呈阳性可为生理现象。

二、感知觉的发育

（一）视觉的发育

新生儿已有视觉感应功能，但不稳定，视距在20 cm以内，对强光有闭眼反应。3个月时，头可随物体水平转动180°；6～7个月时，目光可随上下移动的物品垂直方向转动；8～9个月时能看到小物体；1.5岁时能区别各种图形；2岁时能区别垂直线和横线；

5岁时能区别各种颜色；6岁及以后视深度已充分发展，视力可达1.0。

(二)听觉的发育

新生儿出生时基本无听力，3～7天后听力良好；3个月时有定向反应，朝声响方向转头；6～7个月时能辨别父母声音；7～9个月时能区别语言的意义、听懂自己的名字；13～16个月时可寻找不同响度的声源；2岁时能听懂简单的吩咐；4岁时听觉已发育完善。听觉对于语言发育有重要意义，听力障碍如果不在语言发育关键期内或之前得到确诊或干预，则可因聋致哑。

(三)味觉的发育

出生时味觉发育已很完善，对酸、甜、苦等各种味道的反应都不同，4～5个月时甚至对食物轻微的味道改变已很敏感，为味觉发育关键期，此期应适时引入各类食物。

(四)嗅觉的发育

出生时嗅觉中枢与神经末梢已发育成熟，3～4个月时能区别愉快与不愉快的气味；7～8个月时开始对芳香气味有反应。

(五)皮肤感觉的发育

皮肤感觉包括触觉、痛觉、温度觉及深感觉等。触觉是引起某些反射的基础。新生儿眼、口周、手掌、足底等部位的触觉已很灵敏，而前臂、大腿、躯干的触觉则较迟钝。新生儿已有痛觉，但较迟钝，从第2个月起才逐渐改善。出生时温度觉就很灵敏，尤其对冷的反应，如出生时遇冷则啼哭。

(六)知觉的发育

知觉的发育和上述各个感觉的发育密切相关，是人对事物各种属性的综合反应，小儿5～6个月时已有眼手的协调动作，通过各种感觉器官及功能如看、咬、摸、敲击等活动逐渐感知物体各方面的属性，随着语言的发展，小儿的知觉开始在语言的调节下进行。1岁末时空间和时间的知觉开始萌出；2岁时能辨上下；4岁时能辨前后；4～5岁时开始有时间概念如早晚、今天、明天、昨天；5岁时能辨自身左右等。

三、运动功能的发育

运动功能的发育可分为大运动(包括平衡)和精细运动两大类。

(一)大运动

大运动发育可大致归纳为"二抬四翻六会坐、七滚八爬周会走"。

1. 抬头

新生儿俯卧时能抬头1～2秒；3个月时抬头较稳；4个月时抬头很稳。

2. 坐

3个月时能扶坐；5个月时能靠着坐；6个月时能双手向前撑住独坐；8个月时能坐稳。

3. 翻身

5个月时扶前臂可站直；7个月时能有意识地从仰卧位翻身至俯卧位或从俯卧位翻身至仰卧位。

4.爬

8～9个月时可用双上肢向前爬;12个月左右爬时手膝并用。

5.站、走、跳

11个月时可独自站立片刻;15个月时可独自走稳;24个月时可双足并跳;30个月时会独足跳。

(二)精细动作

3～4个月时握持反射消失;6～7个月时出现换手与捏、敲等探索性动作;9～10个月时可用拇、食指拾物,喜撕纸;12～15个月时学会用匙,乱涂画;18个月时能叠2～3块方积木;2岁时可叠6～7块方积木,会翻书;3岁时在家人指导下会穿衣服;4岁时能自己穿、脱衣服。

四、语言的发育

语言的发育要经过发音、理解和表达3个阶段。语言是表达思维、观念的心理过程,一般需要四个条件:智能、听觉、发音器官和周围环境。语言对于小儿社会性行为的发展具有重要意义。新生儿已会哭叫,1～2个月时会咿呀发音;6个月时能听懂自己的名字;12个月时能说简单的单词,如"再见""没了";18个月时能使用15～20个字,并指认和说出家庭主要成员的称谓;24个月时能指出简单的人名、物名和图片;3岁时能指认许多物品名,并能说由2～3个字组成的短句;4岁时能讲述简单的故事情节。

五、小儿心理发展的过程及特征

(一)注意的发展

注意是人对某一部分或某一方面环境的选择性警觉,或对某一刺激的选择性反应。注意是认知的开始,护理中要注意去除外界干扰,加强目的性,引导小儿兴趣。注意分为无意注意和有意注意,婴儿期以无意注意为主,无意注意为自然发生的,不需要任何努力。3个月时开始能短暂地注意人的脸和声音。随着年龄的增长,小儿逐渐开始出现了有意注意,但稳定性差;5～6岁时,小儿才能较好控制自己的注意力,但集中时间较短,只有15分钟左右;7～10岁时约20分钟;11～12岁后,小儿注意力的集中性和稳定性提高,约30分钟,注意的范围也不断扩大。

▮ 知识链接 ▮

上课时间和注意的关系:大家都知道,小学1节课的时间是40分钟,中学和大学1节课的时间是45分钟,这样的安排其实就与小儿的注意发展有关。刚上小学的小儿,总的注意时间不超过20分钟,上课时间长了,效果并不好。有经验的老师会在课程进行到一半时采取一些方法来引导学生的兴趣,也就是为了再次提高学生的注意力。

(二)记忆的发展

记忆是将所学得的信息识记、贮存和读出的神经活动过程,可分为感觉、短暂记忆和长久记忆三个系统,是一个复杂的心理活动过程。其中,长久记忆又分为再认和重现两种。5~6个月的婴儿虽能再认母亲和其他亲近的人,但不能重现,1岁以后才能出现重现。婴幼儿时期的记忆特点是时间短,内容少,对带有欢乐、愤怒、恐惧等情绪的食物容易记忆,且以机械记忆为主,持久性和精确性差,暗示性大,常被人误认为是在说谎;随着年龄的增长,理解、语言思维能力的加强,逻辑记忆逐渐发展,才有了有意记忆和逻辑记忆,使记忆能力进一步拓宽加深,能记忆大量较复杂的事情。

(三)思维的发展

思维是人应用理解、记忆和综合分析能力来认识事物的本质和掌握其发展规律的一种精神活动,是心理活动的高级形式。小儿1岁以后开始产生思维;在3岁以前都只有初级的形象思维,没有抽象思维;3岁以后开始有初步抽象思维;随着年龄的增长,逐渐学会分析、分类、比较等抽象思维的方法,开始具有进一步独立思考的能力。

(四)认知的发展

认知是指获得和使用知识。瑞士哲学家和心理学家让·皮亚杰(Jean. Piaget,1896~1980)最先提出了小儿认知发展理论,他把认知过程分为4个阶段,即感觉运动期(0~2岁)、前运思期(2~6、7岁)、具体运思期(6、7~11、12岁)和形式运思期(11、12~15、16岁)。皮亚杰认为小儿的智力起源于他们的动作或行为,智力的发展就是要求小儿与经常变化着的外部环境相互作用后,不断做出新反应的结果。

(五)想象的发展

想象是人感知客观事物后在脑中创造出新的思维活动。新生儿没有想象力,小儿1~2岁时仅有想象萌芽,局限于模仿成人生活中的某些个别动作;3岁以后想象内容逐渐增多,但以无意想象为主;学龄前有意想象和创造性想象才开始迅速发展。

(六)情绪和情感的发展

情绪是活动时的兴奋心理状态,是人们对事物情景或观念所产生的主观体验和表达。情感则是在情绪的基础上产生的对人、物的关系的体验,属较高级复杂的情绪。外界环境对情绪的影响甚大。小儿从新生儿时期开始,情绪和情感就很丰富。如对饥饿、不舒适、寒冷等表现出不安、啼哭等消极情绪,而哺乳、抚摸、拥抱等能使其情绪愉快,这是小儿社会性发展的最早表现。它的建立有利于婴儿获得母亲的养育和长大后与人良好相处。

小儿在1个月时积极情绪开始增多;6个月后能辨认熟人和陌生人,对母亲有明显依恋;2岁以后小儿的情绪表现日渐复杂和丰富。小儿情绪表现的特点是时间短、反应强烈、易变化、易冲动、外显而真实。随年龄增长与周围人交往的增加,对不愉快因素的耐受性逐渐增强,能有意识地控制自己的情绪,使情绪反应渐趋稳定,同时情感也日益分化,产生信任感、安全感、荣誉感和责任感。

(七)性格和个性的发展

个性是个人所表现出来的与他人不同的习惯行为和倾向性。性格是个人处理环境关系的心理活动的综合形式,每个人都有特定的生活环境和自己的心理特点,因此表现在兴趣、能力、气质等方面的个性各不相同。性格是个性心理特征的重要方面,并非先天决定,而是在后天的生活环境中形成。婴儿期逐渐建立对亲人的信任感和依赖感;幼儿期有一定自主感但又不能完全脱离对亲人的依赖,所以在这一时期常出现违拗言行与依赖行为交替的现象;学龄前期生活基本能自理,主动性增强,但主动行为失败时易出现失望和内疚心理;学龄期重视自己勤奋学习的成就,如不能发现自己学习潜力将产生自卑心理;青春期体格生长和性发育开始成熟,心理适应能力增强但容易波动,若在感情、伙伴、人生观等问题上处理不当,容易发生性格变化。成功解决每一阶段的中心问题就可以健康地步入下一阶段,但如果不成功,则会影响以后的性格发展,性格一旦形成,则相对稳定。

(八)意志的发展

意志是自觉克服困难完成预期目标的心理过程。新生儿没有意志,婴幼儿时期开始有有意行动或抑制自己某些行为的意志萌芽。此后,随着年龄的增长、语言思维的发展、成人的教育等,小儿的意志逐渐形成。因此,父母应注意培养孩子积极的意志品质。

课程思政 小儿心理的发展是一个渐进的过程,护理人员要对小儿的成长充满爱心、耐心、责任心。

考点提示 感知觉发育及运动功能的发育规律,常以 A1、A2 形式考核。

六、神经心理发育的评价

(一)能力测验

1. 筛查测验

(1)丹佛发育筛查法(DDST)。丹佛发育筛查法是测量小儿心理发育最常用的方法,用于 6 岁以下小儿的发育筛查,实际应用时对 4.5 岁以下的小儿较为适用。丹佛发育筛查法分为个人-社会、精细运动-适应性行为、语言和大运动四个能区。结果分为正常、异常、可疑或无法判断。

(2)皮博迪图片词汇测验(PPVT)。适用于 4～9 岁小儿,共 120 张图片,每张由黑白线条画 4 幅画,测试者说一个词语,要求小儿指出其中相应的一幅画。该法可测试小儿听觉、视觉、知识、推理、综合分析、语言词汇、注意力、记忆力等功能发育情况。

(3)画人测验。适用于 5～9.5 岁小儿,要求被测试小儿根据自己的想象绘制一幅全身正面人像画,以身体部位、各部比例和表达方式的合理性计分。测试结果与其他智能测试的相关系数在 0.5 以上,与推理、空间概念、感知能力有更显著的相关性。

2. 诊断测验

(1)贝莉婴儿发育量表。适用于 2～30 个月的婴儿,包括精神发育量表、运动量表和婴儿行为记录。精神发育量表测试小儿感知、记忆、学习、语言等能力;运动量表测试小儿控制自己身体的程度、大肌肉协调和手指精细动作;行为记录包括小儿情绪、社会性行为、注意力、坚持性、目的性等性格特征。其结果分别得出精神发育指数和运动发育指数。

(2)盖瑟尔发育量表。适用于 4 周至 3 岁的婴幼儿,从大运动、精细动作、个人-社会、语言和适应性行为五个方面测试,并把 4 周、16 周、28 周、40 周、52 周、18 个月、24 个月、36 个月作为关键年龄,结果以发育商(DQ)表示。

(3)韦茨勒学前及初小儿童智能量表(WPPSI)。适用于 4～6.5 岁小儿,包括词语类及操作类两大部分。运用此量表可获得儿童全面智力才能,客观地反映学前儿童的智能水平。

(4)斯坦福-比奈智能量表。适用于 2.5～18 岁,包括幼儿的具体智能(感知、认知、记忆)和年长儿的抽象智能(思维、逻辑、数量、词汇),用以评价小儿学习能力以及对智能发育迟缓者进行诊断及程度分类,结果以智商(IQ)表示。

(二)适应性行为测试

此测试适用于对 6 个月～15 岁小儿社会生活能力的评定。小儿社会生活能力包括独立生活能力、运动能力、写作业能力、交往能力、参加集体活动能力、自我管理能力等行为能力。此测试可用于临床小儿智力低下的诊断与分级。

Key Words

1.大运动的发育可概括为一句话是_____。
2.神经心理发育的评价包括_____、_____。

 思考题

1.一健康小儿体重 6.5 kg,前囟门 1 cm,出牙 1 颗,能喃喃发音及伸手取物,不会爬。该小儿最可能的月龄是几个月?
2.简述小儿生长发育的顺序性。
3.简述小儿上臂围的测量方法及临床意义。

(程红)

直击护考

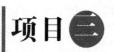

项目 三
儿童保健

任务一 各年龄期儿童特点及保健

学习目标

【知识目标】

能说出小儿年龄分期分为哪几期;正确描述各年龄期小儿的特点

【能力目标】

能正确描述各年龄期小儿的保健要点

【素质目标】

识记各年龄期小儿的健康评估和护理指导

案例导入 3-1

男孩,3个月,体重6 kg,母乳喂养,看到人脸时会笑,听到声音会转头寻找,俯卧位时能抬头。

请问:(1)该小儿在年龄分期中属于哪一期?

(2)对此期小儿如何实施保健指导?

小儿处于生长发育的动态过程中,各组织、器官、系统逐渐发育完善,功能不断趋于成熟。根据小儿生长发育不同阶段的特点,人为地将小儿年龄划分为以下七个时期,护理人员应以整体、动态的观点认识各期小儿的特点,并采取相应的保健指导,促进小儿身心健康,降低小儿发病率和死亡率。

一、胎儿期特点及保健

(一)胎儿期特点

从精、卵结合开始至胎儿出生为止称为胎儿期,共40周,280天。其中,妊娠前8周是各个器官成形阶段,也是胎儿发育的关键时期,如受内外不利因素影响,可导致流产或各种先天畸形。该期胎儿生长发育迅速,完全依赖母体生存,因此孕母的保健、营养、情绪等状况对胎儿的生长发育有着重大影响。母亲感染、受创伤、滥用药物、接触放射性物质和毒品等均可造成严重的不良结果,如胎儿畸形或宫内发育不良等。

(二)胎儿期保健

此期受环境因素的影响较大,易造成围生期胎儿与新生儿的发病和死亡,因此,应重视孕期保健和胎儿保健。

1. 给予孕母良好的生活环境

孕妇此期应生活规律,劳逸结合,保持心情愉快,减少精神负担。尽可能避免妊娠期并发症,预防流产、早产、异常分娩的发生,高危孕妇应加强随访。

2. 保证充足营养

妊娠后期应加强铁、锌、钙、维生素 D 等重要营养素的补充,但也应防止营养素摄入过多而导致胎儿体重过重,影响分娩和成年期的健康。

3. 预防遗传性疾病和先天疾病

大力提倡和普及婚前进行遗传咨询,禁止近亲结婚;孕早期应预防弓形虫、风疹病毒、巨细胞病毒及单纯疱疹病毒等的感染,以防造成先天畸形及宫内发育不良;避免接触放射线、铅、汞、苯等化学毒物;患有严重心、肝、肾疾病以及糖尿病、甲状腺功能亢进、结核病等慢性疾病的育龄妇女应在医生指导下确定孕期用药;对高危产妇除定期产前检查外,应加强观察,必要时可终止妊娠。

二、新生儿期特点及保健

(一)新生儿期特点

从脐带结扎到出生满 28 日称为新生儿期。严格来说,此期也属于婴儿期。新生儿期的特点为小儿脱离母体开始独立生活,但适应能力尚不完善,发病率、死亡率高,特别是出生后第一周是新生儿发病率和死亡率最高的时期,婴儿死亡中约 2/3 是新生儿,1周内的新生儿占新生儿死亡总数的 70% 左右。

(二)新生儿期保健

1. 家庭访视

家庭访视包括新生儿出院回家后 1~2 天的访视,5~7 天的周访,10~14 天的半月访,27~28 天的满月访,建立新生儿健康管理卡片和预防接种卡片。每次访视根据新生儿及其家庭的具体情况进行针对性的保健指导。对早产儿、低出生体重儿、足月小样儿等需增加访视的次数。

2. 合理喂养

母乳是新生儿最健康和最方便的食品,应鼓励和支持母乳喂养。护理人员应教授喂养的方法和技巧,并指导母亲观察乳汁分泌是否充足,新生儿吸吮是否有力,指导其按需哺乳。

3. 保暖

保持新生儿的体温正常稳定是新生儿时期重要的护理目标。新生儿房间应阳光充足,通风良好,温湿度适宜。有条件者室内温度保持在 22~24 ℃,湿度 55%~65%,冬季环境温度过低可使新生儿(特别是低出生体重儿)体温不升,影响代谢和血液循环,甚至发生新生儿寒冷综合征。所以,要根据气温变化,调节室内温度,增减衣被、包裹。

4. 日常生活护理

新生儿娩出后应迅速清除口腔内黏液,保持呼吸道通畅,严格消毒,结扎脐带,注意脐部护理,预防感染;提倡母婴同室,尽早开奶,指导家长掌握正确的日常护理方法,对新生儿进行全面评估,包括外表、皮肤颜色、反应、呼吸、体温、排便情况,记录出生时Apgar评分、体温、呼吸、心率、体重和身长等,新生儿皮肤娇嫩,应保持皮肤清洁,避免损伤。

5. 早期教养

新生儿的视觉、听觉、触觉已初步发育,大量研究证实了新生儿与环境之间的相互关系,父母可通过抚摸、和新生儿说话、唱歌等多种方式与新生儿进行情感交流,以促进新生儿的智力发育。

6. 预防疾病和意外

定时开窗通风,保持室内空气清新,新生儿食具要消毒,接触新生儿前后要彻底洗手,以防交叉感染;按时接种卡介苗和乙肝疫苗;防止喂养不当、乳房堵塞新生儿口鼻、蒙头过严等造成新生儿窒息;对高危新生儿应做好特殊监护。

三、婴儿期特点及保健

(一)婴儿期特点

自出生到满1周岁之前为婴儿期。此期是小儿体格、动作和认知能力发育最快的时期。该期小儿对热量和营养素尤其是蛋白质的需求量相对较高,但消化吸收功能不成熟,易发生营养和消化不良;从母体获得的抗体逐渐减少,免疫功能低下,易患感染性疾病。

(二)婴儿期保健

1. 合理喂养

6个月以内的婴儿提倡母乳喂养。4个月以上的婴儿要及时添加辅食,使其适应多种食物,减少以后偏食、挑食现象的发生。在添加辅食的过程中,家长要注意小儿的排便情况,以判断添加辅食是否合适,自添加辅食起,应训练婴儿用勺进食;7~8个月后学习用杯喝奶和水,以促进咀嚼、吞咽及口腔协调动作的发育;9~10个月的婴儿开始有主动进食的要求,可先训练其自己抓取食物的能力,锻炼小儿的独立性。

2. 日常生活护理

婴儿衣着应简单、宽松,便于穿脱和四肢活动,最好穿连体衣裤或背带裤,以利于胸廓发育。冬季衣服不宜过厚,以免影响四肢的血液循环和运动,以婴儿双足温暖为宜。养成每日早晚给婴儿擦洗的习惯,有条件的情况下,每日沐浴,沐浴后应特别注意皮肤皱褶处,并擦爽身粉。婴儿前囟门易形成污垢或痂皮,可涂植物油,24小时后用清水或肥皂洗净,不可强行剥落。保证婴儿健康的先决条件之一是充足的睡眠,但个体差异大,一般情况下,婴儿晚上能睡9~11小时,一天可有15小时左右的睡眠,为保证充足的睡眠,必须在出生后即培养良好的睡眠习惯,应有固定的睡眠场所和时间,不应含奶头入睡。牙齿的卫生从小儿4~10个月乳牙萌出就要开始注意,每天用软布蘸水清洁齿龈和乳牙。

3. 早期教养

及早进行视、听能力的训练,对3个月内的婴儿,可以在婴儿床上悬吊颜色鲜艳、能发声及转动的玩具,逗引婴儿注意;3~6个月婴儿需进一步完善视觉、听觉,可选择各种颜色、形状、发声的玩具,逗引婴儿看、摸和听;对6~12个月婴儿应培养其稍长时间的注意力,引导其观察周围事物,促使其逐渐认识和熟悉常见的事物。照顾与哺育婴儿时,应不断提供促进视觉、听觉、感知觉发育的良好刺激,母亲应尽量哺乳,经常逗哄、抚摸,给予婴儿温暖,满足婴儿生理、心理需求,愉快的情绪可使婴儿更加天真活泼。婴儿3个月后可以把尿,会坐后可以练习大小便坐盆,小便训练从6个月开始,婴儿大便次数每日1～2次时,可以训练定时大便。此期还要注意婴儿语言培养和动作发育,坚持户外活动,锻炼婴儿的体格。

4. 预防疾病和防止意外

此期常见的意外事故有异物吸入、窒息、中毒、跌伤、触电、溺水和烫伤等,应向家长强调意外的预防。婴儿抵抗力弱,易患各种传染病,因此婴儿期应落实计划免疫程序,完成基础免疫,预防传染性疾病的发生。定期进行健康检查和生长发育检查,便于及早发现缺铁性贫血、佝偻病、营养不良、发育异常等疾病,及时给予干预和治疗。

四、幼儿期特点及保健

(一)幼儿期特点

自满1周岁后至满3周岁之前为幼儿期。此期小儿生长发育速度减慢但智力发育(语言、动作)速度加快,同时活动范围渐广,接触社会事物渐多,自主性和独立性不断增强,但识别危险事物能力差,自身防护能力较弱,易发生意外,易受各种因素的影响而导致疾病的发生和性格行为的偏离;乳牙先后出齐;消化吸收功能尚不完善,添加辅食应在幼儿早期完成,注意防止营养缺乏和消化紊乱。

(二)幼儿期保健

1. 合理喂养

大部分小儿约在18个月时都会出现营养需求下降,食欲下降,称为生理性厌食。保健人员应帮助家长了解小儿进食的特点,指导家长掌握合理的喂养方法和技巧。各种营养素要全面均衡,烹饪上要做到细、软且易于消化吸收,但同时还要注意食物的色、香、味。每日4餐为宜,给孩子准备他们喜欢的食具,以增加食欲,鼓励孩子自己进食,注意进餐礼仪,给孩子创造良好的进餐环境,成人要为孩子树立榜样,做到不偏食、不挑食、不吃零食。

2. 日常生活护理

小儿在幼儿期自理能力不断增强,家长应培养小儿的独立生活能力,安排规律的生活,养成良好的生活习惯,如睡眠、进食、排便、户外活动等。幼儿衣着应颜色鲜艳便于识别,穿脱简便便于自理。幼儿3岁左右应学习穿脱衣服,整理自己的用物;幼儿的睡眠时间随着年龄的增长而减少,一般每晚可睡10～12小时,白天小睡1～2次,幼儿就寝前不要给幼儿阅读情节紧张的故事或做剧烈的游戏,可用低沉的声音重复讲故事帮助其入眠;做好幼儿的口腔保健,3岁后,幼儿应能在父母的指导下自己刷牙,并做到饭后漱口,家长还应带幼儿定期进行口腔检查。

3. 早期教养

18～24个月时,幼儿开始能够自主控制肛门和尿道括约肌,要逐渐训练其排便习惯。幼儿认知能力和自我意识发展,对周围环境产生好奇,乐于模仿,是社会心理发育最为迅速的时期,父母应了解这一变化的规律,因势利导,不要强迫小儿不能做什么,只能做什么,更不要责骂或当众殴打,会伤孩子自尊心,产生羞愧和疑虑,导致逆反心理,滋长倔强任性行为。要鼓励小儿做些符合社会规范的事(不乱丢乱扔、不随地大小便、讲秩序、有礼貌),并给予表扬,培养自信,既尊重小儿的独立性,又支持小儿的合理要求,因此,父母的个性与教养、管理方式均极为重要和关键。

4. 预防疾病和防止意外

每3～6个月为幼儿做1次健康检查,预防龋齿,筛查听力、视力异常等,进行生长发育检测。指导家长防止意外发生,如异物吸入、烫伤、跌伤、中毒、电击伤等。

5. 防治常见心理行为问题

幼儿常见的心理行为问题包括违拗、发脾气和破坏行为等,家长应针对原因采取有效措施。

五、学龄前期特点及保健

(一)学龄前期特点

自满3周岁后至满6～7周岁入小学之前为学龄前期。此期小儿智力发育更为突出,求知欲增强,即"三好"(好问、好奇、好模仿),具有高度的可塑性,同时小儿开始发展语言能力、拓展社会关系,自我观念也开始形成。虽预防疾病的能力有所增强,但仍易患免疫性疾病,此期是小儿性格形成的关键时期,应加强早期教养,培养其良好的道德品质和生活自理能力。

(二)学龄前期保健

1. 合理喂养

学龄前期小儿饮食接近成人,须保证能量和蛋白质的摄入,注意培养小儿健康的饮食习惯和进餐礼仪,保证充足营养。

2. 日常生活护理

学龄前期小儿已有部分自理能力,但动作缓慢、不协调,需要家长的协助,要鼓励小儿自理,不能包办。学龄前期小儿想象力丰富,单独睡觉会害怕,不敢一个人在卧室睡觉,常需成人陪伴,家长要支持小儿的想象和创造力,并给予指导;耐心解释和回答小儿提出的问题,开发思维,并培养小儿思考问题的能力。

3. 早期教养

做好学龄前期小儿的品德教育,培养小儿关心集体、遵守纪律、团结协作、热爱劳动等品质。有意识引导小儿进行复杂的智力游戏,增强思维能力和动手能力,小儿会更具有社会性,逐渐认识到他们在家庭中的角色和地位。

4. 预防疾病和防止意外

每年进行1～2次健康检查和体格测量,检测生长发育,筛查与矫治龋齿、近视、贫血等常见疾病。对学龄前期小儿开展安全教育,采取相应的安全措施,以预防外伤、溺水、中毒等意外发生。

5. 防治常见心理行为问题

学龄前期小儿常见的心理行为问题包括吮拇指和咬指甲、遗尿、手淫、攻击性和破坏性行为等,家长应针对原因采取有效措施。

六、学龄期特点及保健

(一)学龄期特点

自入小学(6~7周岁)至青春期前为学龄期。此期智力发育更为成熟,除生殖系统外,各系统已接近成人,是接受系统科学文化教育的重要时期。同学、学校和社会对小儿影响较大,加强教育,促进小儿德、智、体、美、劳全面发展,注意防治小儿精神、情绪和行为异常。学龄期小儿抵抗力增强,发病率降低,但仍需注意卫生,培养良好的习惯。

(二)学龄期保健

1. 合理喂养

此期应给小儿提供充足的营养,做到平衡膳食,以促进体格生长发育,重视早餐和课间加餐,同时要特别重视补充含铁丰富的食物,以降低贫血的发病率。

2. 日常生活护理

培养良好的睡眠习惯,注意口腔卫生,预防近视,学龄期是骨骼生长发育的重要时期,培养正确的坐、立、行等姿势,避免写字时弯腰、歪头、扭身,以及站立和行走时歪肩、驼背等,造成骨骼畸形。培养对学习和学校的兴趣,培养良好的学习习惯,正确处理学与玩的关系,不可强制灌输"学习第一"的观念,不要唯"分数"论,共同找出学习困难的原因,帮助建立良好的学习习惯,并培养其生活自理、勤俭节约、礼貌谦让、诚实守信、遵守社会规范等。

3. 体育锻炼

学龄期小儿应每天进行户外活动和体育锻炼,系统、积极的体育锻炼不仅可以增强小儿体质,同时也培养了耐力和意志力。体育锻炼的内容要适当,循序渐进,不可操之过急。课间参加户外活动,可以清醒头脑,缓解躯体疲劳,促进生长发育。

4. 预防疾病和防止意外

培养小儿养成良好的睡眠习惯,注意口腔卫生,预防近视,培养正确的坐立行等姿势,学校和家庭要重视学龄期小儿预防脊柱异常弯曲等畸形的发生及意外伤害等,常见的意外伤害包括车祸、溺水、活动中的意外伤害等。家长必须强化小儿交通规则及意外事故的防范意识,以减少意外的发生。

5. 防治常见心理行为问题

学龄期小儿对学校不适应是比较常见的问题,具体表现为焦虑、恐惧或拒绝上学。其原因比较多,如不喜欢学校的环境;害怕某位老师;不愿意与父母分离,上学时产生分离性焦虑;与同伴关系紧张;害怕考试等。学校要和家长配合,查明原因,采取相应措施,帮助小儿尽快适应学校生活。

七、青春期特点及保健

(一)青春期特点

青春期年龄范围一般为 11~20 岁,此期是体格发育的第二个高峰期,生殖系统开始发育并且逐渐成熟,内分泌系统发生一系列变化,此期是生长发育的特殊时期,生理、心理变化都特别明显,女孩青春期开始和结束年龄比男孩早 2 年左右,女孩从 11~12 岁至 17~18 岁,男孩从 13~14 岁至 18~20 岁为青春期。此期女孩骨盆变宽、脂肪丰满,男孩的肩部增宽、肌肉发达、声音变粗、长出胡须;青春期到来的标志,女孩出现月经,男孩出现遗精。这一阶段外界环境对其影响较大,常引起心理、行为、精神方面的不稳定,所以此期应正确引导,促进身心健康,加强生理卫生和性知识教育,使之树立正确的人生观和价值观,养成良好的道德品质,建立健康的生活方式。

(二)青春期保健

1.加强营养

青春期体格生长迅速,脑力和体力消耗过多,营养需求增加,须提供足够的蛋白质等营养素。应注意饮食平衡及营养不良等问题。当女孩开始关心自己的外貌和身材时,她们会为正常范围内的体重增加和脂肪增加担心,形成过度偏食或挑食,影响身体健康。学校老师、家长和保健人员均有责任指导青少年选择营养适当的食物和保持良好的饮食习惯。

2.健康教育

青春期应保证充足的睡眠,满足迅速生长的需要,每日睡眠不少于 9 小时。老师和家长要学会处理青春期常见的健康问题,加强少女的经期卫生指导,避免受凉、剧烈和重体力劳动,注意会阴部卫生。结合生理卫生课,举办青春期卫生专题讲座;组织人体生理与解剖图解教育;使青少年了解青春期特点及第二性征发育规律等,加强性卫生教育,使其知道必要的自我保护措施。青少年会学成人吸烟、酗酒,甚至吸毒和滥用药物,要告知这些不良行为的危害,帮助他们养成良好的生活方式。

3.预防疾病和防止意外

预防屈光不正、龋齿、缺铁性贫血等常见病的发生。此期,女孩易出现月经不规律、痛经;男孩常见问题有意外伤害和事故,包括打架、斗殴、车祸等,因此学习交通规则和意外伤害的防范知识是十分必要的。

> **课程思政** 能够为各年龄期的儿童体格健康保健,做好患者的健康咨询师和心理咨询师,为患者的健康保驾护航。

> **考点提示** 各年龄期儿童特点及保健的方法,常以 A1、A2 形式考核。

▌▌ Key Words ▐▐

1. 小 儿 年 龄 分 期 有 _____、_____、_____、_____、

_____、_____、_____。

2. 青春期保健包括_____、_____、_____。

任务二　体格锻炼

学习目标

【知识目标】

能说出体格锻炼的作用

【能力目标】

能正确描述体格锻炼的方法

【素质目标】

识记体格锻炼的注意事项

案例导入 3-2

一个出生3个月的婴儿。

请问：

(1)通过什么方式可促进小儿生长及神经系统发育,通过刺激皮肤、利于呼吸、循环、消化、肌肉骨骼等的放松与活动,帮助婴儿获得安全感?

(2)有哪些注意事项?

体格锻炼是促进小儿生长发育、促进健康、增强体质的积极措施,通过体格锻炼可以锻炼肌肉的发育和增长,提高对外界的抵抗力和耐受力。提供适当的体育锻炼机会,还可培养小儿坚强的意志和性格,促进德、智、体、美、劳全面发展。小儿体格锻炼的形式多种多样,如利用自然因素(日光、空气和水)、体育运动、集体游戏等,都能对小儿机体发生重要的影响,维持机体处于最佳的功能状态,包括肌力、耐力、柔韧度、外形和心肺耐力。常用的锻炼方法如下:

一、皮肤锻炼

(一)婴儿抚触

婴儿抚触可促进生长及神经系统发育,通过刺激皮肤,有利于呼吸、循环、消化、肌肉、骨骼等的放松与活动,帮助婴儿获得安全感。婴儿抚触不仅给婴儿以愉快的刺激,同时也是父母与婴儿之间最好的交流方式之一。婴儿抚触可从新生儿期开始,一般在婴儿洗澡后进行。抚触时,房间温度要适宜,可用少量润肤霜使婴儿皮肤润滑,每日1~2次,每次5~10分钟,在婴儿面部、胸部、腹部、背部及四肢有规律地轻揉,抚触力度应逐渐增加,以婴儿舒适合作为宜。心理学研究发现,有过婴儿抚触经历的小儿在成长中较少出现攻击性行为,喜爱助人、合群。

(二)水浴

水浴是利用水的机械作用和水的温度刺激机体,使皮肤血管收缩和舒张,以促进机体的血液循环、新陈代谢及体温调节,增强机体对温度变化的适应能力。不同年龄和体质的小儿应选择不同的水浴方法。常见的水浴方法有擦浴、淋浴、温水浴和游泳。

擦浴适用于 7～8 个月以上的婴儿,开始水温为 32～33 ℃,待适应后,水温可逐渐降至 26 ℃,室温保持在 16～18 ℃,先将能吸水而软硬度适中的毛巾浸入水中,拧半干,然后在婴儿四肢做向心性擦浴,擦毕再用干毛巾擦至皮肤微红。

淋浴是一种较强烈的锻炼,适用于 3 岁以上的小儿,效果比擦浴好,每日一次,每次冲淋身体 20～40 分钟,室温保持在 18～20 ℃,水温 35～36 ℃,待小儿适应后,可逐渐将水温降至 26～28 ℃,年长儿可降至 24～26 ℃。淋浴时间一般在早餐前或午睡后进行,浴后用干毛巾擦至全身皮肤微红。

温水浴不仅可以保持皮肤清洁,还可提高皮肤适应外界环境的能力,促进新陈代谢,有利于睡眠和小儿的生长发育。温水浴水温一般为 37～37.5 ℃,每日 1～2 次。冬季应做好温水浴前的准备工作,注意保暖。

游泳也是非常常见的体格锻炼项目,但在空腹或刚进食后不可游泳。有条件者可从小训练,但注意要有成人在旁监护。浴场应选择平坦、活水、水底为沙质、水质清洁、附近无污染源的地方或游泳池。气温不应低于 24～26 ℃,水温不低于 22 ℃。开始时间每次 1～2 分钟,逐渐延长。一有寒冷或寒战等不良反应应立即出水,擦干身体,并做柔软操以取暖。

(三)日光浴

日光浴是按照一定的方法使日光照射在人体上,引起一系列的生理、生化反应的锻炼方法,每次 20～30 分钟。适用于 1 岁以上的小儿,宜在气温 22 ℃以上且无大风时进行。夏季以早餐后 1～1.5 小时最佳,春、秋季可在上午 10～12 时进行。小儿躺在树荫或凉棚下,空气流通且无强风处进行,头戴帽子以防止有日光直射头部而引起中暑,眼带遮阳镜以保护眼睛。不满 5 岁的小儿很难安静接受日光,可以做安静的游戏如玩积木等。先晒背部,再晒身体两侧,最后晒胸腹部。日光中的紫外线能将皮肤中的 7-脱氢胆固醇变成维生素 D,改善钙、磷代谢,防治佝偻病和骨软化症等;日光中的红外线可促进皮肤中的血管扩张,使血液循环加速,增强小儿的心肺功能。

(四)空气浴

空气浴是利用空气的温度、湿度、气流、气压、散射的日光等物理因素对人体进行刺激,气温越低,作用时间越长,刺激强度就越大,可促进机体新陈代谢、增强呼吸器官功能和心脏活动。空气浴应从温暖季节的热空气浴开始,逐步向寒冷季节的冷空气浴过渡。每次时间根据气候条件和个体特点灵活掌握,以不出现寒战,口唇发青为度。如遇大风、大雾或寒流,可暂停或在室内进行。体质虚弱的小儿不宜进行空气浴。健康小儿从出生即可进行。一般先在室内进行,预先做好通风换气使室内空气新鲜,室温不低于 20 ℃,逐渐减少衣服至只穿短裤,习惯后可移至户外。宜从夏季开始,随着气温的降低,使机体逐步适应。一般在饭后 1～1.5 小时进行较好,每日 1～2 次,每次 2～3 分钟,逐步延长至夏季 2～3 小时,冬季以 20～25 分钟为宜,室温每 4～5 天下降 1 ℃。3 岁以下及体弱儿气温不宜低于 15 ℃,3～7 岁不低于 12～14 ℃,学龄儿可降至 10～12 ℃。

二、户外活动

户外活动可增强小儿体温调节机能及对外界气温变化的适应能力,同时可促进小儿生长及预防佝偻病的发生,一年四季均可进行。婴儿出生后应尽早进行户外活动,到人少处接触新鲜空气。户外活动时间由开始每日 1～2 次,每次 10～15 分钟,逐步延长至 1~2 小时。年长儿除恶劣天气外,应多在户外玩耍。外出时,衣着适宜,避免过多。

三、体育运动

体育运动包括体操、游戏、田径和球类等。体操可促进骨骼、肌肉的生长发育,增强心肺功能,预防疾病。体操包括婴儿被动操、婴儿主动操、幼儿体操、幼儿主动操和儿童体操。婴儿被动操适用于 2~6 个月的婴儿,每日 1~2 次,完全由成人给婴儿做四肢伸展运动,可促进婴儿大运动的发育,改善全身血液循环。婴儿主动操适用于 6~12 个月大运动开始发育的婴儿,可训练其爬、坐、仰卧起身、扶站、扶走、双手取物等动作。幼儿体操适用于 12~18 个月走尚不稳的幼儿,在成人的帮助下,进行前进、后退等有节奏的活动。幼儿主动操适用于 18 个月~3 岁的幼儿,可配合音乐或儿歌做有节奏的模仿操。儿童体操包括广播体操、健美操等,适用于 3~6 岁的小儿,可增进动作协调性,有利于肌肉、骨骼的发育。

小儿体格锻炼应注意做到坚持不懈、持之以恒、循序渐进、量力而行。托儿所及幼儿园可以组织小体育课,采用活动性游戏方式,如赛跑、扔沙包、滚球、丢手绢、立定跳远等。年长儿可利用器械进行锻炼,如木马、滑梯,还可由老师组织各种田径活动、球类、舞蹈、跳绳等进行体格锻炼。

考点提示 体格锻炼的重要性,常以 A1、A2 形式考核。

▌ Key Words ▐

1.体格锻炼常用方法＿＿＿＿＿、＿＿＿＿＿、＿＿＿＿＿。
2.皮肤锻炼包括＿＿＿＿＿、＿＿＿＿＿、＿＿＿＿＿、＿＿＿＿＿。

任务三 意外事故的预防

📺学习目标

【知识目标】

能说出小儿常见的意外事故有哪些;能说出窒息和异物进入的预防措施

【能力目标】

识记外伤的种类及预防措施

【素质目标】

能说出小儿常见的中毒种类及预防措施

▌ 案例导入 3-3 ▐

明明,男,3 岁,平日身体健康,饮食正常。8 月 11 日上午,明明在外面吃饭后,突然出现发烧、腹痛、腹泻、恶心、呕吐等症状,急诊入院。

请问:(1)该患儿出现的问题可能是什么?

(2)如何预防此种情况再次发生?

小儿由于认知能力缺乏,识别危险的能力差,没有自身防御能力,加上好奇心重、活泼好动等,往往由于成人一时疏忽,发生意外和损伤,如中毒、外伤、窒息与异物进入、溺水与交通事故等。预防意外事故是儿童保健工作的一个重要的组成部分,社会各方应给予关注和支持,建立小儿意外伤害和死亡的信息网络系统和社区管理系统。

一、中毒

中毒是5岁以下小儿意外身亡的主要原因。引起小儿中毒的物品较多,常见的急性中毒包括食物、有毒动植物、药物、化学药品中毒等。预防小儿中毒应做到以下几点:

(1)保证小儿食物的清洁和新鲜,防止食物在制作、储备、运输、出售过程中处理不当导致的细菌性食物中毒,腐败变质及过期的食物不能食用,生吃蔬菜瓜果要洗净。

(2)妥善保管药物,口服药物及日常使用的灭虫、灭蚊、灭鼠等剧毒物品应放置在小儿拿不到的地方,使用时应充分考虑小儿的安全,家长喂药前要认真核对药瓶标签、用量及服法,对变质、标签不清的药物切勿服用。

(3)冬季室内使用煤炉或烤火炉应注意室内通风,并定期清扫管道,避免管道阻塞或经常检查煤气是否漏气,避免一氧化碳中毒。

(4)教育小儿勿采集野生植物及野果,避免食用有毒的植物,如毒蘑菇、含氰果仁(苦杏仁、苦桃仁、李子仁等)、白果仁等。

二、外伤

常见的外伤有灼伤、电击伤、骨折和脱位等。预防小儿外伤应做到以下几点:

(1)合理安排活动场所,室内地面宜用地板或铺有地毯;户外活动场所应平整无碎石、泥沙,最好有草坪。

(2)小儿玩耍时,应有成人在旁照顾;大型玩具如滑梯、跷跷板、攀登架等,应定期检查,及时维修。

(3)雷雨时勿在大树下、电线杆旁或高层的墙檐下避雨,以免触电;室内电器、电源应有防止触电的安全装置。

(4)妥善存放易燃、易爆、易损的物品,如烟火、鞭炮、玻璃器皿等,教育年长儿不可随意玩火柴、打火机、煤气等危险物品。

(5)指导家长正确使用热水袋保暖以免烫伤;热水瓶、热锅应放在小儿不能触及的地方;暖气片应加罩;给小儿洗脸、洗脚及洗澡时应先倒冷水后加热水;小儿最好远离厨房,避免被开水、油、汤等烫伤。

(6)婴幼儿居室的窗户、楼梯、阳台、睡床等都应置有护栏,防止发生坠床或跌伤,家具边缘最好以圆角为宜,以免发生碰伤。

三、窒息与异物进入

窒息是1~3个月婴儿常见的意外事故,故3个月以内的婴儿应注意被褥不要掩盖口鼻,不能包裹过严;母亲哺乳时注意乳房不要堵住小儿口鼻,喂奶后应轻拍小儿背部,防止小儿溢乳造成窒息。由于婴幼儿的好奇心重,在玩耍时,他们可能会将小物品如塑料小玩具、硬币、纽扣和豆类等塞入鼻腔、外耳道或放入口内,从而引起鼻腔、外耳道或消化道异物,此种情况多见于1~5岁的婴幼儿。呼吸道异物则多见于学龄期儿童,小儿进食时嬉笑、哭闹或将异物含入口中,当哭笑、惊恐而深吸气时,将异物吸入呼吸道,

如瓜子、果冻、花生等,也有因成人给小儿强迫喂药而引起。预防窒息与异物进入应做到以下几点:

(1)正确选用玩具,不给小儿玩体积小、锐利、带有毒性物质的玩具及物品,如小刀、剪刀、硬币、图钉、别针、小珠子、纽扣、棋子等,以免塞入耳、鼻或放入口中误吞,造成耳、鼻、气管及食道异物,引起刺伤、割伤、中毒等。

(2)培养良好的生活习惯,小儿在进食时勿惊吓、逗乐、责骂,以免小儿大笑、大哭而将食物吸入气管;不给婴幼儿整粒的瓜子、花生、豆子及带刺、带骨或带核的食物;细嚼慢咽,以免将鱼刺、骨头或果核吞下。

(3)婴儿与母亲应分床睡,婴儿床上无杂物,看护婴儿时必须做到放手不放眼,放眼不放心,对易发生意外事故的情况应有预见性。

四、溺水与交通事故

溺水是水网地区小儿常见的意外事故,包括失足落井或掉入水缸、粪缸,同时溺水也是游泳中最严重的意外事故。交通事故也很常见。预防小儿溺水和交通事故应做到以下几点:

(1)教育小儿不可独自或结伴去无安全措施的池塘、江河玩水或游泳。绝不可将婴幼儿单独留在澡盆中。

(2)托幼机构应远离公路、河塘等,以免发生车祸或溺水。在农村房前屋后的水缸、粪缸均应加盖,以免小儿失足跌入。

(3)教育小儿遵守交通规则,识别红绿灯,不要在马路上玩耍、打闹;对学龄前儿童要做好接送工作。

考点提示 常见意外事故的类型及预防,常以 A1、A2 形式考核。

▎Key Words ▎

1.常见意外事故包括_____、_____、_____、_____。
2.常见的外伤有_____、_____、_____、_____。

任务四 | 儿童计划免疫

📊学习目标

【知识目标】

能说出计划免疫的概念;正确说出疫苗的种类

【能力目标】

识记疫苗的接种程序及处理方法

【素养目标】

能说出疫苗接种前的准备工作

案例导入 3-4

军军是一个四个月的婴儿。

请问：（1）按照计划免疫程序应该接种什么疫苗？

（2）接种前的准备工作有哪些？

儿童计划免疫是根据小儿的免疫特点和传染病发生的情况制定的免疫程序，有针对性地将生物制品接种到婴幼儿体内，严格实施基础免疫（即全程足量的初种）及随后适时的"加强"免疫（即复种），以确保儿童获得可靠的免疫，达到预防、控制和消灭相应传染病发生的目的。

一、免疫方式及常用制剂

（一）特异性免疫方式

主动免疫：是指给易感者接种特异性抗原，刺激机体产生特异性抗体，从而产生相应的免疫力。这是预防接种的主要内容。这种免疫的抗体持续时间久，可达 $1\sim5$ 年。在完成基础免疫后，适时安排加强免疫，以巩固免疫效果。

被动免疫：未接受主动免疫的易感者在接触传染源后，可给予相应的抗体，使之立即获得免疫力称之为被动免疫。这种免疫抗体在体内存留时间短暂，一般 3 周左右，只能作为暂时性的预防和治疗。如受伤时注射破伤风抗毒素以预防破伤风；给未注射麻疹疫苗的麻疹易感儿注射丙种球蛋白以预防麻疹。

（二）免疫制剂种类

1. 主动免疫制剂

主动免疫常用制剂包括菌苗、疫苗和类毒素，我们可以统称各种免疫制剂为"疫苗"。菌苗是用细菌菌体或细菌多醣体制成；疫苗是用病毒或立克次体接种于动物、鸡胚或在组织中培养，经处理后形成；类毒素是用细菌所产生的外毒素加入甲醛等物质处理后变成无毒性而仍有抗原性的物质。

按性质可以将疫苗分为死疫苗和活疫苗。死疫苗又称灭活疫苗，其性质稳定、安全，应放置于冷暗处保存。由于死疫苗进入体内不能生长繁殖，对人体刺激时间短，产生免疫力不高，因此，需多次重复注射，且接种量大，如霍乱菌苗、乙型脑炎疫苗等。活疫苗接种到人体后，可生长繁殖，但不引起疾病，产生免疫力持久且效果好，因此，接种量小，次数少，如卡介苗、脊髓灰质炎疫苗等。

2. 被动免疫制剂

被动免疫制剂统称免疫血清，包括抗毒素、抗菌血清和抗病毒血清，以及丙种球蛋白等。此类制剂来自于动物血清，对人体是一种异体蛋白，注射后容易引起过敏反应或血清病，特别是重复使用时，更应谨慎。

二、免疫程序

我国明确规定：中华人民共和国境内的任何人均应按照有关规定接受预防接种，并且对小儿实施预防接种证制度。实施预防接种证制度可保证接种对象和接种项目能够准确、及时，避免发生错种、漏种和重种。小儿在 1 岁以内必须完成卡介苗、脊髓灰质炎疫苗、百白破混合制剂、麻疹疫苗和乙肝疫苗的接种。此外,小儿还可根据本地疾病的流行情况和家长的意愿选择疫苗进行接种,如流行性脑脊髓膜炎疫苗、流感疫苗、腮腺炎疫苗、风疹疫苗、甲型肝炎疫苗等。我国卫生部规定的儿童计划免疫程序见表 3-1。

表 3-1　　　　　　　　　　　儿童计划免疫程序

年龄	接种疫苗		
出生	卡介苗	乙型肝炎疫苗	
1 个月			乙型肝炎疫苗
2 个月	脊髓灰质炎疫苗		
3 个月	脊髓灰质炎疫苗	百白破混合制剂	
4 个月	脊髓灰质炎疫苗	百白破混合制剂	
5 个月		百白破混合制剂	
6 个月			乙型肝炎疫苗
8 个月	麻疹减毒活疫苗		
1.5～2 岁		百白破混合制剂复种	
4 岁	脊髓灰质炎疫苗复种		
7 岁	麻疹减毒活疫苗复种	百白破混合制剂复种	
12 岁			乙型肝炎疫苗

课程思政　如何运用沟通技巧与小儿和家属建立良好的护患关系,指导患者按时进行预防接种,体现人文关怀。

考点提示　疫苗的种类、接种方法及注意事项,常以 A1、A2 形式考核。

三、预防接种的准备工作及注意事项

(一)预防接种的准备工作

环境准备:要求接种场所光线明亮,空气流通,室温适宜,物品摆放有序。受种者的准备:做好受种者的解释、准备工作,消除家长和小儿的紧张、恐惧心理;接种应在饭后进行,以免晕针。

(二)预防接种的注意事项

1. 严格执行查对制度及无菌操作原则

做到每人用一支注射器、一个针头,以免交叉感染;仔细查对小儿姓名和年龄;严格按照规定的接种剂量接种;注意预防接种的次数,按使用说明完成全程免疫;按各种制品要求的间隔时间接种,一般接种活疫苗后需间隔 4 周,接种死疫苗后需间隔 2 周,再接种其他活或死疫苗;接种活疫苗时,只用 75% 乙醇消毒;抽吸后如有剩余药液放置时间不能超过 2 小时;接种后剩余活疫苗应烧毁。

2. 严格掌握禁忌证

接种前认真询问病史及传染病接触史,必要时先做体检。

一般禁忌证:急性传染病,包括有急性传染病接触史而未过检疫期者;消耗性疾病,

活动性肺结核、化脓性皮肤病、过敏者如哮喘、荨麻疹、严重湿疹等；严重慢性病如风湿病、心脏病、高血压、肝、肾疾病等；有癫痫或惊厥史的小儿等。

特殊禁忌证：正在接受免疫抑制剂治疗如放射治疗、糖皮质激素、抗代谢药物和细胞毒药物；小儿发热或一周内每日腹泻4次以上；近1个月内注射过丙种球蛋白者，不能接种活疫苗；各种制品的特殊禁忌证应严格按照使用说明执行。

四、预防接种的反应及处理

(一)一般反应

1. 局部反应

局部反应一般于接种后数小时至24小时左右出现，注射部位会出现红、肿、热、痛等情况，有时还伴有局部淋巴结肿大或淋巴管炎。红晕直径在2.5 cm以下为弱反应，2.6～5 cm为中等反应，5 cm以上为强反应。局部反应一般持续2～3天。如接种活菌(疫)苗，则局部反应出现较晚、持续时间较长。

2. 全身反应

全身反应一般于接种后24小时出现不同程度的体温升高，多为中、低度发热，持续1～2天。体温37.5 ℃左右为弱反应，37.5～38.5 ℃为中等反应，38.6 ℃以上为强反应。但接种活疫苗需经过一定潜伏期(5～7天)才会有体温上升的情况发生。此外，还常伴有头晕、恶心、呕吐、腹泻、全身不适等反应。个别儿童接种麻疹疫苗后5～7天出现散在皮疹。

多数儿童的局部和(或)全身反应是轻微的，无须特殊处理，注意适当休息、多饮水即可。局部反应较重时，用干净毛巾热敷；全身反应则对症处理。如果局部红肿继续扩大，高热持续不退，应到医院诊治。

(二)异常反应(发生于少数人，临床症状较重)

1. 过敏性休克

过敏性休克于注射免疫制剂后数秒钟或数分钟内发生。表现为烦躁不安、面色苍白、口周青紫、四肢湿冷、呼吸困难、脉搏细速、恶心呕吐、惊厥、大小便失禁以致昏迷。如不及时抢救，可在短期内危及生命。此时应使患儿平卧，头稍低，注意保暖，给予氧气吸入，并立即皮下或静脉注射1：1 000肾上腺素0.5～1 mL，必要时可重复注射。

2. 晕针

晕针是由于各种刺激引起反射性周围血管扩张所致的一过性脑缺血。儿童在空腹、疲劳、室内闷热、紧张或恐惧等情况下，在接种疫苗时或几分钟内，出现头晕、心慌、面色苍白、出冷汗、手足冰凉、心跳加快等症状，重者心跳、呼吸减慢，血压下降，知觉丧失。此时应立即使患儿平卧，头稍低，保持安静，饮少量热开水或糖水，必要时可针刺人中、合谷穴，一般即可恢复正常。数分钟后不恢复正常者，皮下注射1：1 000肾上腺素，每次0.5～1 mL。

3. 过敏性皮疹

过敏性皮疹中荨麻疹最为多见，一般于接种后几小时至几天内出现，经服用抗组胺药物后即可痊愈。

4. 全身感染

有严重原发性免疫缺陷或继发性免疫功能遭受破坏者,接种活菌(疫)苗后可扩散为全身感染。

⊪ Key Words ⊪

1. 小儿在 1 岁以内必须接种的疫苗为 _____、_____、_____、_____、_____。

2. 计划免疫的常见异常反应包括:_____、_____、_____、_____。

 思考题

1. 刚出生的小儿应该接种哪种疫苗?此期的小儿应该如何实施护理?

2. 简述外伤的预防措施。

(程红)

直击护考

项目四

住院患儿的护理

任务一 儿科医疗机构的设置及护理管理

学习目标

【知识目标】

掌握儿科病房管理中预防交叉感染的方法；熟悉儿科医疗机构的护理管理要点；了解儿童医疗机构的设置

【能力目标】

能够根据患儿的临床表现正确分诊；能够对儿科病房实施有效的管理

【素质目标】

具有关心、爱护患儿的职业素质和团队协作能力

案例导入 4-1

菲菲，女，3个月，突发高热至39.4 ℃，急送入院。由于是新手父母，菲菲父母不知如何就医，如果你是导医，如何协助？

我国的儿科医疗机构可分为三类：儿童专科医院、妇幼保健院、综合医院中的儿科。不同的医疗机构，设置布局有所不同，其中儿童专科医院的设置最全面，包括儿科门诊、儿科急诊及儿科病房。

一、儿科门诊

(一)设置

儿科门诊与一般门诊设置类似，设置有预诊处、挂号处、测体温处、候诊室、诊查室、治疗室、化验室等，可根据医院的规模缩减或合并，场所的设置具有儿科的独特性。

1. 预诊处

(1)预诊目的。及时发现传染病患儿，使其在传染病隔离室诊治，防止患儿之间的交叉感染。此外，预诊还可帮助家长鉴别患儿所需诊治的科别，并根据病情的急、重、缓、轻给予适当安排。若遇危重患儿可直接护送至急诊室抢救，以赢得抢救危重患儿的时机。

(2)设置位置。预诊处设在儿科门诊入口处或医院内距离大门最近处，并与普通门诊、传染病隔离室及急诊室相通，方便患儿的转运。传染病隔离室必须备有隔离衣及针

对不同传染病的消毒设施和洗手设备。有条件的医院,应附设挂号处、治疗室、化验室及药房等,以便检出传染病或疑似传染病患儿在该室内进行诊治、挂号、收费等。

(3)预诊方式。预诊主要为问诊、望诊及简单的护理体检。预诊时应力求抓住关键,简单扼要,并根据不同季节传染病的流行特点,结合患儿的接触史、主诉及特殊体征迅速做出判断。

2. 挂号处

小儿经过预诊,确系非传染病患儿,方可挂号。

3. 测体温处

发热患儿在就诊前需测试体温。室内设候诊椅,让已挂号的患儿及家属按序就座,依次给患儿测体温。

4. 候诊室

候诊室需宽敞,空气流通,照明良好,温、湿度适宜。室内应设置足够的候诊椅,并设有1～2张小床为患儿换尿布、包裹之用。同时应备有饮水设备及消毒水杯,可设宣传栏或通过电视进行儿科健康教育,也可设置儿童娱乐的场地,以减轻患儿的陌生感和恐惧感。

5. 诊查室

诊查室应设有多个单间诊室,以免因患儿哭闹而互相干扰,同时也可保护较大患儿的隐私。室内设诊查床、桌、椅,诊查用具及洗手设备等。

6. 治疗室

治疗室内应备有常用治疗器械及药品。根据情况可进行注射、穿刺及灌肠等治疗。有条件的医院可设小套间专门做各种穿刺用。

7. 化验室

化验室应设在诊查室附近,便于患儿就近化验检查。

8. 其他

药房及收费处可设在门诊出口处。厕所内应备便盆、采集大便用的小棍、粪便盒及小便瓶等。根据医院的规模及设置,还可设有专门的儿科配液中心、输液中心及采血中心等,以提高工作效率。

(二)护理管理

儿科门诊的特点是人流量大,陪伴家属多,家长的焦虑程度大,因此儿科门诊在管理上必须做到:

1. 保证就诊秩序有条不紊

安排经验丰富的工作人员进行分诊,主动做好家长及患儿的沟通协调工作,给予情感上的心理支持,以温暖的言语、诚挚的态度,积极提供必要的帮助。同时做好就诊前的准备、诊查中的协助及诊后的解释工作,以减轻患儿及家长的不安,争取合作,提高就诊速度和质量。

2. 密切观察病情变化

儿童病情变化较快,在预诊及门诊整个诊治进程中,护士应经常巡视患儿,如出现病情突变者,应及时报告医生,必要时就地或护送患儿至急诊室抢救。

3. 预防院内交叉感染

制定并严格执行消毒隔离制度及无菌技术操作规范。及时发现传染病的可疑征象，并予以隔离，避免患儿之间的交叉感染。

4. 杜绝差错事故

严格执行各项操作规程、药品管理及核对等制度，进行给药、注射等操作时均应认真、仔细，避免差错事故的发生。除此之外，随时注意患儿安全，防止发生意外事故。

5. 提供健康教育

儿科门诊是进行健康宣教的重要场所，为就诊患儿及家长提供健康教育是门诊护士的重要职责。护士可提供生长发育、合理喂养以及常见病的预防和早期发现等知识。对慢性病患儿要了解其平时用药、营养、生长发育等情况，给予正确的保健指导，减少或避免影响儿童健康的不利因素。对家长提出的问题要给予耐心的解释和必要的指导。宣传可采取集体指导、个别讲解或咨询等方式。

二、儿科急诊

（一）儿科急诊的特点

（1）儿童起病急，病情变化快，突发情况多，应及时发现，做好抢救准备。

（2）儿童疾病表现常不典型，若延误诊断易危及生命，如化脓性脑炎的感染性休克，医护人员应通过询问、仔细观察尽快明确诊断，进行处置。

（3）儿童疾病的种类和特点有一定的季节规律性，如冬季的呼吸道感染、夏季的腹泻等，应根据规律做好充足准备。

（二）设置

儿科急诊分为分诊处、抢救室、观察室和手术室，是抢救患儿生命的第一线，因此各室应必备抢救器械、用具及药物，及时准确地为患儿进行诊治。

1. 分诊处

分诊处也称预检处，应设立在急诊科门厅入口最明显的位置，便于对患者进行预检、分诊。分诊处应设有诊查台、电话传呼系统、对讲机、信号灯、呼叫器等装置，以便及时与值班医生取得联系并组织抢救。还需备有常规医疗检查器械，如血压计、听诊器、体温表、手电筒、开口器、压舌板等，以及病人就诊登记本和常用的检查及化验单等。

2. 抢救室

抢救室是抢救患儿最主要的场所，设在靠近急诊科进门处，应有充足的照明和足够的空间，抢救室内设有病床，备有抢救患儿必需的仪器设备、器材和药品。考虑到儿童年龄和体格差异，儿科急诊应备有适合各年龄段儿童的医疗设备和药物，如不同规格的简单呼吸器、不同型号的气管插管、儿科急救尺（Broselow 急救尺）等，及时准确地为患儿诊治。

（1）仪器设备。呼吸机、心电监护仪、除颤仪、洗胃机、心电图机、输液泵、中心供氧装置以及中心吸引装置等。

（2）器材。喉镜、开口器、气管插管、气管导管、洗胃管、三腔双囊管、吸氧管、静脉切开包、穿刺包、导尿包、无菌手套以及一次性手套等。

（3）药品。主要是常用的一些急救药品，置于抢救室里，便于随时抢救患儿。急救药品包括止血药、抗休克药、抗心律失常药、强心药、血管活性药、中枢兴奋药、利尿药、降压药、镇静止痛药等,同时还要配备生理盐水、平衡盐、甘露醇等常用液体。

3.观察室

观察室设有病床,设备基本与普通病房相似,设有供氧和吸引装置等,并按病房要求建立各种医疗护理文件,对患儿采取分级护理和晨晚间护理制度等。

4.手术室

手术室与抢救室、诊查室相邻,除基本设备与一般手术室相同外,应准备清创缝合小手术、大面积烧伤的初步处理、骨折固定等器械、用具及抢救药品。

(三)护理管理

1.重视急诊抢救的五要素

人、医疗技术、药品、仪器设备和时间是急诊抢救的五要素,其中人起主要作用。儿科急诊护士应有高度的责任心、敏锐的观察力,熟练掌握患儿各种急诊抢救的理论和急救技能,出现紧急情况时,有较强的组织和处理能力。此外,药品种类齐全、仪器设备先进、争分夺秒都是保证抢救成功的重要因素。

2.执行急诊岗位责任制度

坚守岗位,分工明确,各司其职,随时做好抢救患儿的准备。经常巡视,观察病情变化并及时处理。对抢救药物和设备的使用、保管、补充、维护等应有明确的分工及交班制度,做到每班清点及检查。如有损坏或缺失,应立即修理或补充,保证抢救工作的连续性。

3.建立并执行儿科常见急诊的抢救护理常规

儿科急诊护士应坚持学习,巩固已掌握的各种常见疾病的抢救程序、护理要点,更新知识和程序,总结经验,不断提高抢救效率。

4.加强急诊文件管理

应建立完整规范的病历材料。紧急抢救中的口头医嘱,须当面复述确保无误后执行,并及时补记于病历上,方便日后核对并且为进一步治疗和护理提供依据。

三、儿科病房

(一)设置

1.病房

儿科病房一般根据小儿年龄、病种及身心特点合理安排。每个病区以收治30～40名患儿为宜。设有大、小两种病室,大病室设病床4～6张,小病室设病床1～2张。每张床位占地至少2 m²,床间距、床与窗台相距至少各为1 m。病床两侧应有床栏,可以上下拉动。每间病室均有洗手设备及夜间照明装置,以方便观察病情、照顾患儿。

2.护士站及医护人员办公室

设在病房中部,靠近危重患儿病室,以便随时观察患儿,及时发现病情变化,及时处理。

3.治疗室

治疗室内设治疗桌、治疗车、药柜、器械柜、冰箱等,并备有各种注射、输液、穿刺用物及常用药品等,可进行各种注射和必要的治疗,如各类穿刺、换药等。

4. 配膳(奶)室

将营养室备好的患儿饮食按医嘱分发到患儿床前。室内设配乳用具消毒设备、冰箱、配膳桌、分发饮食的餐车等。

5. 游戏室

游戏室内宜宽敞,阳光充足;地面采用木板或塑料等防滑材料。布局应体现儿童身心发育的特征,备有小桌、小椅、玩具柜及适合不同年龄儿童的玩具及连环画等,定时开放,能帮助患儿尽快适应住院生活。

6. 厕所及浴室

各种设备应适合儿童使用,注意安全。厕所应有门,但勿加锁,以防发生意外。浴室要宽敞,浴池宜浅而宽,便于儿童出入及护理人员协助患儿沐浴。

此外,病房需设有库房、值班室、仪器室等;规模较大的病房还应设家属接待室、隔离室及1~2间备用房(供临时隔离或空气消毒时轮换使用)。

(二)护理管理

1. 环境管理

病房应整洁、美观。墙壁、窗帘、寝具及患儿衣物等采用明快的颜色。细节设置也应为患儿和家长考虑,符合儿童的心理特征,如墙壁可装饰患儿喜爱的卡通图案或玩具,使病房气氛欢快、活泼、减少恐惧感。不同年龄的患儿对环境温、湿度有不同的要求(表4-1),普通病房夜间灯光应较暗,以免影响睡眠;NICU则应控制光照和噪声,因为持续明亮的灯光对早产儿不利,过大的声音会带来压力刺激,可影响听力和情感发展,应在需要时开灯,避免灯光直射患儿眼部,人为活动控制音量。美国儿科学院环境健康委员会建议NICU最安全的声音水平为45 dB以下。室内应设温、湿度计,根据需要随时观察、调节,注意保持室内空气流通和清洁,室内一律采用湿式清洁法。

表 4-1	不同年龄患儿适宜的温、湿度	
年龄	室温/℃	相对湿度/%
早产儿	24~26	55~65
足月新生儿	22~24	55~65
婴幼儿	20~22	55~65
年长儿	18~20	50~60

2. 生活管理

(1)饮食管理。患儿饮食不仅要符合治疗的需要,也要满足其生长发育的要求。在为患儿进行营养评估的基础上,进行良好的饮食护理,帮助患儿摄入充足、合理的营养素。对个别患儿特殊的饮食习惯,应与家长及营养室联系给予相应的调整。食具由医院供给,做到每次用餐后进行消毒。

(2)作息时间。根据患儿的疾病种类、病情及年龄合理安排其活动与休息的时间,形成有序的生活规律,帮助患儿消除或减轻因住院而出现的心理问题。协助患儿进行适当的活动,特别是户外活动,有助于患儿康复。对长期住院的学龄期患儿要适当安排学习时间,形成规律的作息生活,减轻或消除离开学校后的寂寞、焦虑心理。

(3)其他。医院负责提供样式简单、布料柔软的患儿衣裤,经常换洗,保持整洁。医护人员工作时尽量动作轻柔,以免引起患儿不安。

3. 安全管理

儿科病房安全管理的范围广泛,内容繁杂,所有设施、设备及日常护理均应考虑患儿的安全。防止跌伤、烫伤,防止用药差错、误饮误服。病房对紧急事件应有应急预案,安全出口要保持通畅,消防、照明器材应由专人管理。

4. 感染控制

保持病室清洁、整齐,严格执行医院的清洁、消毒、隔离、探视、喂乳及陪住等制度,积极采取措施预防交叉感染的发生。工作人员应注意个人卫生、衣帽整洁,操作前后认真洗手,加强对患儿家长的健康教育,家长患感染性疾病时应暂禁探望,提高其自我保护意识。

考点提示 本任务中急诊抢救五要素、儿科病房护理管理内容为护考的重点考核内容,常以 A1、A2 形式考核。

Key Words

1. 急诊抢救的五要素是_____、_____、_____、_____ 及_____。
2. 儿科病房的护理管理包括_____、_____、_____、_____。

任务二 住院患儿评估和心理特点

学习目标

【知识目标】

掌握住院患儿护理评估的主要内容及注意事项;熟悉患儿住院护理常规;了解不同年龄阶段住院患儿的心理护理要点

【能力目标】

能够对住院患儿进行健康史采集及体格检查

【素质目标】

具有共情能力,能设身处地的体验患者家庭的处境,感受和理解家属的心情

案例导入 4-2

患儿,女,3岁,因支气管肺炎收住入院。护士小张要对患儿进行健康史采集时,主要询问哪些内容?

一、患儿护理评估的特点及入院常规护理

随着健康观念和现代医学模式的转变,为患儿实施系统化、个体化的整体护理是儿科护理工作者面临的重要任务。儿童时期是不断生长发育的动态变化时期,儿童无论在心理方面,还是在生理方面均不成熟,容易受环境的影响,使自身功能发生改变。护理评估是儿科健康评估的最初阶段,是整个护理程序的基础。在评估儿童健康状况时,

要掌握其身心特点,运用多方面知识,获得全面、正确的客观资料,为制订治疗和护理方案打下良好的基础。

(一)健康史的采集

健康史可由患儿本人、家长及照顾者、其他医务人员的叙述获得。

1.内容

(1)一般情况。包括患儿姓名(乳名)、性别、年龄(采用实际年龄,如新生儿记录天数,婴儿记录月数,1岁以上记录到几岁几个月,必要时注明出生年月)、民族、入院日期,以及患儿父母(抚养人)的姓名、年龄、职业、文化程度、家庭地址、联系电话等。

(2)主诉。包括来院就诊的主要症状、体征及其持续时间。如"右下腹间歇性疼痛2天"。

(3)现病史。即来院诊治的主要原因及发病经过,包括发病时间、起病过程、主要症状、病情发展及严重程度、接受过何种处理等,还包括其他系统和全身的伴随症状,以及同时存在的其他疾病等。

(4)个人史。包括出生史、喂养史、生长发育史、生活史等情况。询问时根据不同年龄及不同健康状况,问题各有侧重。

①出生史:胎次、胎龄、分娩方式及过程,母孕期情况,出生时体重、身长、有无窒息、有无产伤、Apgar评分等。对新生儿及婴幼儿尤应详细了解。

②喂养史:婴幼儿及患营养性疾病和消化系统疾病的患儿要详细询问喂养史。母乳喂养还是人工喂养,人工喂养以何种乳品为主、如何配制,喂哺次数及量,添加辅食及断母乳情况,近期进食食物的种类、餐次、食欲、大小便情况等。年长儿应了解有无挑食、偏食、吃零食等不良饮食习惯。

③生长发育史:了解患儿体格生长指标如体重、身高、头围增长情况;前囟闭合时间及乳牙萌出时间、数目;会抬头、翻身、坐、爬、走的时间;语言的发展;对新环境的适应性;学龄儿还应询问在校学习情况及与同伴间的关系等。

④生活史:患儿的生活环境、卫生习惯、睡眠、休息、排泄习惯等情况,是否有特殊行为,如吸拇指、咬指甲等。

(5)既往史。即患儿以往身体健康状况,包括既往健康史、疾病史、预防接种史、过敏史等。

①健康史:询问患儿既往健康还是多病。

②疾病史:既往患过何种疾病,患病时间及治疗结果。尤其应了解传染病的患病情况,且是否有手术史。

③预防接种史:接种过何种疫苗,接种次数,接种年龄,接种后有何不良反应。

④过敏史:是否有过敏性疾病,注意了解患儿有无对食物、药物或其他物质(如植物、动物或纤维)的过敏史。

(6)家族史。是否有遗传性疾病;了解父母是否近亲结婚;家族其他成员健康情况等。

(7)心理-社会状况。了解患儿的性格特征,是否开朗、活泼、好动或喜静、合群或孤僻、独立或依赖;患儿及其家庭对住院的反应,是否了解住院的原因,对住院环境能否适应,对治疗护理能否配合,对医护人员是否信任;患儿父母的年龄、职业、文化程度、健康状况;父母与患儿的互动方式;家庭经济状况、居住环境,有无宗教信仰。学龄儿还应询问在校学习情况及与同伴间的关系等。

2.注意事项

(1)收集健康史最常用的方法是交谈、观察。在交谈前,护理人员应明确谈话的目的,安排适当的时间、地点。

(2)儿科采集病史较困难,应集中精神,重点询问,认真倾听,语言通俗易懂,态度和蔼可亲,以取得家长和孩子的信任,获得准确、完整的资料,同时应避免使用暗示的语气来引导家长或孩子做出主观期望的回答。

(3)对年长儿可让其自己叙述病情,但患儿因为害怕各种诊疗活动,或表达能力欠缺,会导致信息失真,要注意分辨真伪。

(4)病情危急时,应简明扼要,边抢救边询问主要病史,以免耽误救治,详细的询问可在病情稳定后进行。

(二)身体评估

通过对患儿身体的全面检查,对其在身心、社会方面的功能进行评估,为制订护理计划提供依据。

1.体格检查的原则

(1)环境舒适。体格检查所用的房间应光线充足,温度适宜,环境安静。检查物品应齐全、适用,根据需要可提供玩具、书籍安抚患儿。检查时体位不强求统一,婴幼儿可由父母抱着检查,怕生的孩子可从背部查起。尽量让孩子与家长在一起以增加其安全感。

(2)态度和蔼。开始检查前要与患儿交谈,或用玩具逗引片刻,用鼓励表扬的语言获得其信任与合作;同时,也可借此观察患儿的精神状态、对外界的反应及智力情况。对年长儿,可说明要检查的部位、有何感觉,使患儿能自觉配合。

(3)顺序灵活。体格检查的顺序可根据患儿当时的情况灵活掌握。一般患儿安静时先进行心肺听诊、腹部触诊、数呼吸脉搏,因这些检查易受哭闹的影响;皮肤、四肢躯干、骨骼、全身淋巴结等容易观察到的部位则随后检查;口腔、咽部和眼结合膜、角膜等对患儿刺激大的检查应放在最后进行;在急诊,首先检查重要生命体征和疾病有关的部位。

(4)技术熟练。检查尽可能迅速,动作轻柔。检查过程中全面仔细,注意保暖,冬天检查时,双手及听诊器胸件等应先温暖处理。

(5)保护和尊重患儿。患儿免疫力弱,易感染疾病,要注意防止院内感染,检查前后要洗手,听诊器应消毒。对于学龄期的患儿和青少年要注意保护隐私。

2.体格检查的内容和方法

(1)一般状况。在询问健康史的过程中,在患儿不注意时就开始观察,以便取得可靠资料。观察患儿发育与营养状况、精神状况、面部表情、皮肤颜色、哭声、语言应答、活动能力、对周围事物反应、体位、行走姿势等,根据这些观察,可初步判断患儿的神志状况、发育情况、病情轻重、亲子关系等。

(2)一般测量。除体温、呼吸、脉搏、血压外,患儿还应测量体重、身高、头围、胸围、前囟、坐高等生长发育指标。

①体温:根据患儿的年龄和病情选择测量方法。能配合的年长儿可测口温,37.5 ℃以下为正常;小婴儿可测腋温,36～37 ℃为正常;肛温较准确,但对患儿刺激大,36.5～37.5 ℃为正常,但不适用于腹泻患儿;电子体温计较水银体温计方便和安全,20秒左右可显示体温,较准确,适用范围广。

②呼吸和脉搏:应在患儿安静时测量。年幼儿以腹式呼吸为主,可按小腹起伏计数。呼吸过快或不易看清者可用听诊器呼吸音计数,还可以用少量棉花纤维贴近鼻孔边缘,观察棉花纤维扇动计数。除呼吸频率外,还应注意呼吸的节律及深浅。年幼儿腕部脉搏不易扪及,可计数颈动脉或股动脉搏动,也可通过心脏听诊测得。各年龄阶段呼吸和脉搏正常值见表4-2。

③血压:根据患儿不同年龄选择不同宽度的袖带,宽度应为上臂长度的1/2～2/3。袖带过宽测出的血压较实际值低,太窄则测得值较实际值高。年幼儿血压不易测准确。新生儿及小婴儿可用心电监护仪或多普勒超声诊断仪测定。不同年龄的血压正常值可用公式推算:收缩压(mmHg)＝80＋(年龄×2),舒张压为收缩压的2/3。

表 4-2　　　　　　　　　　各年龄阶段呼吸和脉搏正常值

年龄	呼吸(次/分)	脉搏(次/分)	呼吸:脉搏
新生儿	40～45	120～140	1:3
1岁以下	30～40	110～130	1:3～1:4
1～3岁	25～30	100～120	1:3～1:4
4～7岁	20～25	80～100	1:4
8～14岁	18～20	70～90	1:4

④体重:晨起空腹排尿后或进食后2小时测量为佳。测量时应脱鞋,只穿内衣裤,衣服不能脱去时应减去衣服重量,以求准确。小婴儿用盘式杠杆秤测量(图4-1),电子秤直接读数,机械秤准确读数至10 g;1～3岁的幼儿用坐式杠杆秤测量(图4-2),准确读数至50 g;大于3岁的患儿能配合独立站立,可采用站式杠杆秤测量(图4-3),准确读数至100 g。测量前必须校正秤,称量时患儿不可接触其他物体或摇动。

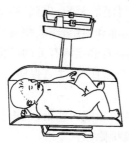 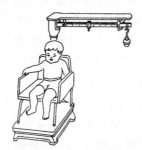 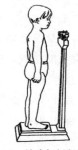

图4-1　盘式杠杆秤测量　　　　　图4-2　坐式杠杆秤测量　　　　　图4-3　站式杠杆秤测量

⑤身高(长):身高测量方法随年龄而不同。3岁以下患儿以卧位用量板测身长:患儿脱帽、鞋、袜及外衣,仰卧于量板中线上。助手将患儿头扶正,使其头顶接触头板,测量者一手按直患儿膝部,使双下肢伸直;一手移动足板使其紧贴患儿两侧足底并与底板相互垂直,当量板两侧数字相等时读数,记录至小数点后一位数(图4-4)。3岁以上患儿可用身高计或将皮尺钉在平直的墙上测量身高:要求患儿脱鞋、帽,直立,背靠身高计的立柱或墙壁,两眼正视前方,挺胸抬头,腹微收,两臂自然下垂,手指并拢,脚跟靠拢,脚尖分开60°,两足后跟、臀部、肩胛间和头部同时接触身高计的立柱或墙壁。测量者移动身高计头顶板与患儿头顶接触,板呈水平位读数,记录至小数点后一位数(图4-5)。

⑥坐高(顶臀长):3岁以下患儿卧于量板上测顶臀长,测量者一手握住患儿小腿使其膝关节屈曲,骶骨紧贴底板,大腿与底板垂直;一手移动足板紧贴臀部,量板两侧刻度

相等时读数,记录至小数点后一位数(图 4-6)。3 岁以上患儿用坐高计测量坐高:患儿坐于坐高计凳上,骶骨紧贴立柱,再直挺身坐直,大腿靠拢紧贴凳面与躯干成直角,膝关节屈曲成直角,两腿平放于地面;测量者移下头顶板与头顶接触读数,记录至小数点后一位数(图 4-7)。

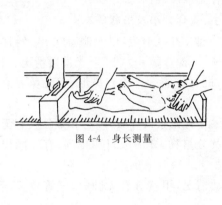

图 4-4 身长测量

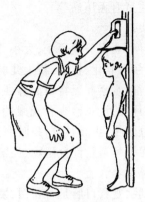

图 4-5 身高测量

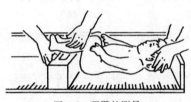

图 4-6 顶臀长测量

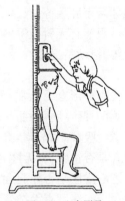

图 4-7 坐高测量

　　⑦头围:头围测量在 2 岁前最有价值。患儿取立位或坐位,测量者用左手拇指将软尺 0 点固定于患儿头部右侧眉弓上缘,左手中、食指固定软尺与枕骨粗隆,手掌稳定患儿头部;右手使软尺紧贴头皮(头发过多或有小辫者应将其拨开)绕枕骨结节最高点及左侧眉弓上缘回至 0 点读数,记录小数点后一位数(图 4-8)。

　　⑧胸围:患儿取卧位或立位,3 岁以上取立位,两手自然平放或下垂,测量者一手将软尺 0 点固定于患儿一侧乳头下缘(乳腺已发育的女孩,固定于胸骨中线第 4 肋间),一手将软尺紧贴皮肤,经背部两侧肩胛骨下缘回至 0 点,取平静呼吸的中间读数,或呼、吸气时的平均数,记录至小数点后一位数(图 4-9)。

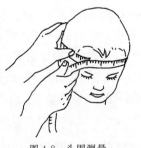

图 4-8 头围测量

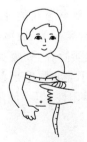

图 4-9 胸围测量

（3）皮肤和皮下组织。在明亮的自然光线下观察皮肤颜色,注意有无苍白、潮红、黄疸、发绀、皮疹、瘀点、瘀斑、脱屑、色素沉着等;观察毛发颜色、光泽,注意有无干枯、易折、脱发;触摸皮肤温度、湿润度、弹性、皮下脂肪的厚度,有无脱水、水肿等。

（4）淋巴结。检查枕后、颈部、耳后、腋窝、腹股沟等处的淋巴结大小、数目、质地和活动度,注意有无压痛等。

（5）头部。

①头颅:观察头颅形状、大小,注意前囟大小和紧张度,是否隆起或凹陷;小婴儿应注意有无颅骨软化、枕秃;新生儿应注意有无产瘤、血肿等。

②面部:观察有无特殊面容、眼距大小、双耳大小及形状等。

③眼耳鼻:注意检查有无眼睑水肿、下垂、闭合不全,以及眼球突出、斜视,结膜充血,脓性分泌物,巩膜黄染,角膜浑浊、溃疡等;检查瞳孔大小、对光反射情况。检查双耳外形,有无外耳道脓性分泌物、局部红肿、提耳疼痛等。检查鼻形,有无鼻翼翕动、鼻腔分泌物、鼻塞等。

④口腔:观察口唇是否苍白、发绀、干燥,有无张口呼吸,硬腭和颊黏膜有无溃疡、麻疹黏膜斑、鹅口疮,腮腺出口处有无红肿及分泌物,牙的数目和排列,有无龋齿,咽部是否充血,扁桃体是否肿大等。

（6）颈部。观察有无斜颈等畸形,活动情况,甲状腺有无肿大,气管位置,有无颈抵抗,颈静脉充盈、搏动情况等。

（7）胸部。

①胸廓:检查外形有无异常,胸廓是否对称,有无畸形,尤其是佝偻病引起的畸形,如肋骨串珠、鸡胸、漏斗胸等;肋间隙是否凹陷,有无"三凹征"等。

②肺:注意呼吸频率、节率,有无呼吸困难;触诊语颤有无改变;叩诊有无浊音、鼓音等;听诊呼吸音是否正常,有无啰音等。

③心:注意心前区是否隆起,心尖搏动是否移位;触诊有无震颤;叩诊心界大小;听诊心律、节律、心音,注意有无杂音等。

（8）腹部。望诊腹部的大小及形状,腹部有无静脉曲张,新生儿注意脐部是否有分泌物、出血或炎症,有无脐疝;触诊腹壁紧张度,有无压痛、反跳痛,有无肿块等。正常婴幼儿肝脏可在肋缘下 1~2 cm,小婴儿有时可触及脾脏,肝脾均质软,无压痛,6~7 岁后不应再触及。叩诊有无移动性浊音;听肠鸣音是否亢进。腹水患儿应测腹围。

（9）脊柱和四肢。观察脊柱有无畸形,有无脊柱侧弯、强直;四肢活动度是否正常;有无"O"型或"X"型腿,有无手、足镯征等佝偻病体征;肌力是否正常;有无杵状指、多指（趾）畸形等。

（10）肛门及外生殖器。观察有无畸形、肛裂,女孩阴道有无分泌物,男孩有无包皮过长、阴囊鞘膜积液、隐睾、腹股沟疝等。

（11）神经系统。观察患儿的神志、精神状态、面部表情、前囟饱满度、反应灵敏度、动作语言发育、有无异常行为、肢体动作能力等。注意是否存在脑膜刺激征。新生儿应检查某些特有反射是否存在,如吸吮反射、握持反射、拥抱反射等;有些神经反射有其年龄特点,如新生儿和小婴儿腹壁反射、提睾反射或不能引出,但跟腱反射亢进。2 岁以下患儿 Babinski 征呈阳性,但一侧阳性、一侧阴性有临床意义。

（三）家庭评估

家庭评估包括家庭结构评估和家庭功能评估,是儿科健康评估的重要组成部分,因为患儿与其家庭成员的关系是影响其身心健康的重要因素。

1. 家庭结构评估

家庭结构是指家庭中成员的构成及其相互作用、相互影响的状态,以及由这种状态形成的相对稳定的联系模式,是影响小儿身心健康的重要因素。

(1)家庭组成应包括整个家庭支持系统。评估中应涉及父母目前的婚姻状况,是否有分居、离异及死亡情况,同时应了解对家庭危机事件的反应。

(2)家庭及社区环境包括住房类型、居住面积、房间布局、安全性等。社区环境包括邻里关系、学校位置、上学交通状况、娱乐空间和场所、环境中潜在的危险因素等。

(3)家庭成员的职业及教育情况。父母的职业包括目前所从事的工作、工作强度、工作地离居住地的距离、工作满意度以及是否暴露于危险环境等,还应涉及家庭的经济状况、医疗保险情况等;父母的教育状况是指教育经历、所掌握的技能习惯等。

(4)文化及宗教特色。此方面的评估应注意家庭育儿观念、保健态度、饮食习惯等。

2. 家庭功能评估

家庭功能是指家庭对人类生存和社会发展所起的作用。家庭的功能是多方面的,能满足人和社会的多种需求,它是决定家庭健康的重要因素。

(1)家庭成员的关系及角色。家庭成员的关系是指成员之间是否亲近、相互关心,有无偏爱、溺爱、冲突、紧张状态等,能否使小儿获得爱与安全;家庭角色是指每个家庭成员在家庭中所处的地位及所需承担的责任。

(2)家庭中的权威及决策方式。评估父母的权力分工对家庭的影响。家庭问题如何决策以及谁具有决策权对于家庭健康是十分重要的。传统上,母亲在照顾家人生活和健康上承担更多责任,父亲在家庭重大事项的决策上起到主导作用。

(3)家庭的沟通交流评估。评估内容包括父母是否鼓励孩子与他们交流,孩子是否耐心倾听父母的意见,家庭是否具有促进小儿生理、心理和社会性成熟的条件;与社会的联系情况,是否能从中获得支持等。

(4)家庭卫生保健功能评估。家庭成员有无科学育儿的一般知识、家庭用药情况、对患儿疾病的认识、提供疾病期间护理照顾的能力等;同时,了解家庭其他成员的健康状况。

3. 注意事项

在家庭评估的过程中,护理人员应使用沟通技巧,获得家长的信任,涉及隐私的问题应注意保护,并对患儿家长进行解释,以得到家长的理解和支持。

二、住院患儿心理特点及护理

儿童正处于生长发育阶段,患病及住院可造成身心创伤,从而影响日后的人格发展。刚入院的患儿通常会对陌生的环境、陌生的人群、医疗设备、紧张的气氛和噪声不能适应,表现为沉默、哭泣、抵触各种治疗和护理程序,甚至会剧烈反抗,拒绝配合治疗等。而曾有负性住院经历的患儿再次入院后,其心理问题往往更为严重,表现为对治疗和护理依从性差,难以配合。因此,护理人员应了解各年龄阶段儿童对疾病的认识及对住院的反应,这样才能给予患儿良好的心理护理,有助于帮助他们尽快适应疾病和住院产生的变化,促使患儿身心早日康复。

（一）各年龄阶段患儿对疾病的认识

由于认知能力的局限,患儿对疾病的认识因年龄的不同而有所差异,各年龄阶段患儿对疾病的认识有以下特点:

1. 幼儿与学龄前期

这一阶段患儿对自己身体各部位和器官的名称有所了解,但不知道其功能;开始了解和知道疾病,但只注意疾病的现象,认为疾病是外在的事物,仅仅是使身体感到不适,而不能从疾病现象中找到原因;对疾病的病因常用自身的感情和行为模式来解释,易将疾病和痛苦当作对自身不良行为的惩罚。

2. 学龄期

此期患儿具有一定的抽象思维能力,随着认知能力的提高,学龄期患儿开始了解身体各部位的功能,对疾病的病因有一定认识,能听懂关于疾病和诊疗程序的解释,从而关注自己的身体和治疗,喜欢询问相关的问题,对身体的损伤和死亡感到恐惧。

3. 青春期

此期患儿的抽象思维能力进一步发展,认知水平的提高使青春期患儿能够认识到疾病的原因,对疾病的发生和治疗有一定的理解,并具有一定的自我控制能力。同时,患儿也易对疾病和治疗所导致的后果感到焦虑、恐惧或者因不当的幻想而失眠,无法得到充分的休息。自我意识增强,使青少年难以接受疾病造成的身体功能损害和外表改变。

🎓 **课程思政** 职业伦理,感悟临床护士严谨的工作态度;友善关爱,对患者感同身受,从而自主关爱患者,具有爱伤观念。

（二）各年龄阶段患儿对住院的反应及护理

1. 婴儿期患儿对住院的反应及护理

（1）婴儿期患儿对住院的反应

婴儿出生后,在外界刺激的不断影响下,脑的内部结构和功能迅速发展起来,在非条件反射的基础上形成条件反射,这是心理活动的开端。婴儿在出生第 2 个月后,开始能对母亲做出特别的反应,注视母亲的脸、手脚乱动、微笑,母婴之间逐渐加深了解,产生感情,从而使婴儿的需要得到满足。住院使婴儿和母亲正在开始建立信任感的过程被中断,同时婴儿所需要的外界刺激、手脚的动作受到限制,感觉、动作的发育将受到一定的影响。小于 6 个月的婴儿如能满足其生理需要,一般比较平静,较少哭闹。大于 6 个月的婴儿基本已能辨认熟人和陌生人的面孔,认识自己的母亲,并对母亲有着越来越强烈的依赖性。此阶段的婴儿住院,主要反应是分离性焦虑(separation anxiety),即指婴儿跟他们的父母或最亲密的人分开所表现出来的行为特征。患儿哭闹不止,寻找母亲,避开和拒绝陌生人。如果住院时间较长,表现出不活泼、抑郁、退缩、对周围事物不感兴趣。

（2）护理措施

对于这一阶段的患儿,要尽量减少他们与父母的分离,使父母陪护整个住院过程,满足患儿的生理需要,同时患儿在护理中得到感情上的温暖和感觉上的刺激,对他们的身心发育也是十分重要的。尽量做到有固定的护士对患儿进行全面护理,以建立护患间的信任感。多给患儿舒适的接触,如怀抱、抚摸等,提供适当的感知觉刺激,如颜色、声音等,协助局部或全身的动作训练,以维持患儿正常的发育。了解患儿住院前的习惯,鼓励家长把患儿喜爱的玩具和物品带到医院,以减轻分离性焦虑,解除寂寞,满足其爱好,使之尽快适应住院生活。

2.幼儿期患儿对住院的反应及护理

(1)幼儿期患儿对住院的反应

幼儿对母亲的依恋变得十分强烈,对住院误认为是对以往行为的惩罚,对医院环境不熟悉、生活不习惯而缺乏安全感,害怕被父母抛弃,由此产生分离性焦虑。由于幼儿语言的表达及理解能力有限,入院后在语言沟通上有很大困难,使他们有可能被误解或被忽视,从而感到十分苦恼。2岁左右的幼儿开始探索世界,开始要求改变过去那种完全依赖别人的状态,发展自主性。在医院里患儿受到束缚,有可能形成羞怯、疑虑,甚至产生孤独感和反抗情绪。分离性焦虑具体表现为三个阶段:

①抗议期(protest):连续呼喊父母,拒绝护理,采用打、踢、跑等行为,企图逃跑去找父母,拒绝他人的劝阻和照顾。

②失望期(despair):越加感到没有希望找到父母,明显地表现出悲哀、压抑,面带愁容,无精打采,对周围的一切不感兴趣,部分患儿出现退化现象,即出现过去发展阶段的行为,如尿床、吸吮奶嘴和过度依赖等,这是小儿逃避压力常用的一种行为方式。

③否认期(denial):如果患儿住院时间长,即可进入此期。不再抑郁,假装对周围的一切有较大的兴趣,假装乐意和其他人接触,表现得很愉快;把对父母的感情全部压抑下来,父母来院探望时,表现满不在乎,父母离开后不哭。出现此期反应的患儿更需要精神上的支持和安慰。

(2)护理措施

在护理过程中要鼓励父母陪伴、照顾患儿,尽量由固定护士对幼儿进行全面的、连续的护理,加强关心爱护;尽可能满足幼儿住院前的爱好及生活习惯,并用患儿能理解的语言耐心讲解医院内的生活安排及介绍周围环境,使其对陌生环境有所了解,减少焦虑情绪;了解患儿惯用的词汇及表达需要和要求的特殊方式;非语言沟通方式是和患儿沟通的一条主要途径,患儿的面部表情、动作、态度等都能提供重要线索,同样,医护人员的面部表情、动作、态度、语调等也会影响患儿的情绪和心理变化;创造机会鼓励患儿表现其自主性,如自己吃饭、穿衣或参与清理个人卫生,在病情允许的情况下,不过分限制其活动;允许患儿表达自己的情绪,接受其退化行为,并向其父母做适当的解释。

3.学龄前期患儿对住院的反应及护理

(1)学龄前期患儿对住院的反应

学龄前期患儿与父母分离依旧会出现分离性焦虑,但在一般情况下反应不如婴幼儿强烈,主要表现为悄悄哭泣、难以入睡,能把情感和注意力转移到游戏、绘画等活动中。住院期间,患儿迫切希望得到父母的照顾与安慰,父母不在身边,会感到孤独无依、失望和不安全。医院环境导致的陌生感,对疾病及住院的不理解,惧怕身体的完整性及器官功能被破坏,患儿容易产生恐惧心理。

(2)护理措施

鼓励家长参与治疗与护理计划,关心、爱护、尊重患儿,尽快熟悉患儿;护理人员应尽可能相对固定,介绍病房环境、其他工作人员,帮助其消除陌生感;可以用患儿易于理解的语言说明住院的原因、手术的重要性和过程以及身体有关部位的愈合情况等,执行任何操作前应做好解释,以减少疑虑;创造条件让患儿参加适宜的游戏、绘画、看电视、听故事等活动,以帮助减轻患儿的恐惧和担忧;给患儿提供自我选择的机会,在许可情况下鼓励他们自我照顾,以帮助树立自信心,并维持其自尊心。

4.学龄期患儿对住院的反应和护理

(1)学龄期患儿对住院的反应

学龄儿童已进入学校学习,接触范围扩大,同学和教师对其有较大的影响,对父母的依赖较少。因住院与学校及同学分离,会感到孤独,并担心失去新近掌握的各种知识、本领,落后于别人。因为对疾病缺乏了解,患儿担忧自己会变成残废或死亡。因怕羞而在体格检查时不能很好配合,不愿意回答个人卫生方面的问题。也有患儿唯恐因自己住院给家庭造成严重的负担感到内疚。由于此阶段患儿自尊心较强,独立性增强,他们不愿向医护人员寻求帮助,以示自己成熟,有可能做出若无其事的样子隐瞒内心的恐惧,或否认自己的症状。

(2)护理措施

对于此阶段的患儿可以用他们能理解的语言,讲解疾病的知识、治疗的必要性及方式等,关心他们的疑虑,密切与患儿的关系,增强患儿的信任感和安全感;与患儿及家长共同制订每天的生活安排,在病情允许的前提下,鼓励患儿尽快恢复学习;鼓励患儿与同伴、同学联络,允许他们来院探视,交流学习进展情况;进行体格检查及各种操作时,需采取措施维护患儿的自尊心;提供自我护理的机会,发挥他们的独立能力,以使他们情绪稳定,安心地接受治疗。

5.青春期患儿对住院的反应及护理

(1)青春期患儿对住院的反应

青春期患儿的个性基本形成,住院后常常不愿接受医护人员过多的干涉,心理适应能力加强,但情绪容易波动,也易出现担心日常生活被打乱的情绪。

(2)护理措施

护士要运用沟通交流技巧建立良好的护患关系,增加患儿的安全感,使患儿充分表达其情绪反应;与患儿及其家长共同制订生活时间表,根据病情安排治疗、学习、锻炼、娱乐活动等;对于长期住院的患儿,可在日历上标记特殊事件的日期和时间,如生日、探望时间、节日等,特别是治疗方面的变化;在执行治疗护理措施时,提供给患儿部分选择权,通过强调患儿的个人能力,消除不合作或消极的情绪和行为,强化患儿的自我管理能力。

考点提示 本任务中病史采集的内容,体温、脉搏、呼吸、血压、身高、头围、胸围的测量方法及分离性焦虑的具体表现为护考的重点考核内容,常以 A1、A2、A3 形式考核。

▎▎ Key Words ▐

1.患儿护理评估包括_____、_____及_____三个部分。

2.分离性焦虑具体表现为三个阶段,分别为_____、_____、_____。

任务三　　与患儿及家长的沟通

学习目标

【知识目标】

掌握与患儿的沟通技巧；熟悉与患儿的沟通方法；了解与小儿沟通的特点

【能力目标】

能与不同年龄的患儿进行有效沟通

【素质目标】

具有关心、爱护患儿的职业素养和良好的团队协作能力

案例导入 4-3

9岁的贝贝因生病住院，儿科护士小刘应如何与贝贝沟通更有效？

沟通是儿科护理中重要的技能，通过沟通不仅可以使护理人员完成有效的护理评估，而且能与患儿建立良好的护患关系。但是，由于患儿处于生长发育阶段，沟通能力在不同年龄阶段差异较大，护士在与患儿沟通时需要掌握一定的技巧，同时注意与患儿家长沟通交流。

一、与患儿的沟通

(一)小儿沟通的特点

1. 语言表达能力差

不同年龄阶段的小儿，语言表达能力不同，年龄越小，掌握词汇量越少，表达能力越差。婴儿只能用不同音调、响度的哭声来表达自己的需要。幼儿吐字不清楚、用词不准确，不仅自己表达不清，也使对方难以理解。但是在非语言沟通方面，已经能够熟练地通过他人的面部表情、着装、语调、手势等获取正确的信息。

2. 缺乏认识、分析问题的能力

随着年龄的增长，小儿对事物的认识逐渐从直觉活动思维和具体形象思维过渡到抽象逻辑思维。在这个转变的过程中，常因经验不足、知识有限而在理解、认识、判断、分析等环节出现偏差，对自己及周围事物缺少正确的认识和估计，容易影响沟通的进展与效果。

3. 模仿能力强，具有很强的可塑性

学龄前小儿智力发育日趋完善，思维能力进一步发展，他们注意、模仿成人的一言一行，设法了解和认识周围环境。学龄期小儿接触范围扩大，开始有意识地进入社会，能流利地使用语言进行沟通。

(二)与患儿沟通的原则和技巧

与患儿沟通最根本的原则是尊重儿童，护士在与患儿交往的过程中应坚持这一原

则,并促使家长也遵守。

1. 主动介绍

初次接触患儿及其家长时的自我介绍对进一步沟通具有重要的意义。应采用适合患儿年龄和发育水平的沟通方式与患儿交流。以患儿能够理解的语言来表达,并注意观察患儿的反应,及时调整沟通方式。鼓励患儿做自我介绍或提出疑问,避免所有问题只向家长询问,挫伤了患儿主动合作的积极性。可以从询问患儿熟悉的环境、喜爱的玩具或宠物开始,自然地让患儿接纳自己并开始交流。

2. 耐心倾听和交谈

沟通时,要善于倾听,这是获取患儿相关信息的主要来源。倾听时,要全身心地投入,不要无故打断患儿及家属的叙述,可恰当地给予其反馈信息,鼓励和引导沟通。与患儿交谈时语气平和,语言简单易懂,语调亲善。交流时适时提问、恰当引导、适时应和及语言重复,对患儿多夸奖、多鼓励、多呵护。

3. 保持诚信

护患相互信任关系建立的基础是诚信。在诊疗前应诚实地向患儿提供有关知识和信息,特别是患儿将要听到、看到和感受到的,不要试图隐瞒和欺骗。在诊疗过程中及诊疗结束时还应询问患儿的感受,避免因前期交流中的误解导致患儿不信任。诚信能使患儿感到安全,护士不要随意向患儿许诺,承诺的事情一定要实现,以免破坏护患之间的互信关系。

4. 尊重患儿,保护隐私

尊重患儿情绪和情感变化对建立护患关系十分重要。护士在与患儿交流时要给予尊重、平等对待。在体态上,护士与患儿交流时应保持目光的接触,与患儿的视线保持水平,必要时可坐下或蹲下。患儿表现恐惧、退化行为和哭泣时,应给予理解和安慰,避免责备和羞辱。对青春期患儿,则应尊重患儿的想法和隐私,以客观而不加批判的开放态度与其交流。

5. 非语词性沟通

在某种情况下许多不能用语言来形容和表达的思想感情,可以通过非语词性沟通得以流露。非语词性沟通分为静态与动态两种。静态包括容貌、体格、服饰与环境信息等;动态包括表情、体态、目光接触、躯体距离等。通过无声交流,护患双方可以有效地分享信息,这对语言表达或理解能力差的患儿尤为重要。护士和蔼、友好的微笑,亲切、轻柔的抚摸,能使患儿感到安全、信任与舒适。在适当的时候使用肢体的接触,给予患儿拥抱或抚摸,如轻拍患儿后背的简单动作就能体现出关心、安慰、信任和支持。

6. 游戏

游戏不仅可以拉近护患的距离,还可以帮助护士了解患儿内心的想法,甚至可以协助护士向患儿解释诊疗程序。譬如,护士可以通过绘画、讲故事来了解患儿难以用语言表达的内心感受,通过扮演医师和患者的医疗游戏向患儿演示手术程序等。

二、与患儿家长的沟通

护理人员与患儿家长之间良好的沟通,可获得家长的信任与配合,从而建立良好的护患关系,更好地为患儿服务。在沟通过程中,护士可采用适当的沉默、倾听、观察,并配合接受、尊重、移情等方法，以达到沟通顺畅、有效。

1. 鼓励交谈

护士应尽快使用开放性问题鼓励家长交谈，并注意倾听和观察语言和非语言信息，获得有效信息，了解患儿健康及发育状况，明确相关的影响因素。

2. 集中主题

在与家长沟通过程中注意对谈话主题进行引导和限制，避免与患儿家长的交流偏离目标和主题。

3. 倾听

倾听是有效沟通的重要技巧。护士在与患儿家长接触时，应积极热情，展现自身良好的专业素质，体现对患儿健康状况的关心，耐心倾听患儿家长的观点和想法，避免偏见和环境的干扰，了解患儿和患儿家庭面临的问题和困难。

4. 移情

移情是感受他人内心所想，尽量以对方的眼光看待整个世界。由于担忧患儿的病情，患儿家长容易产生质疑，表现出挑剔、易怒，并心情烦躁。护士应理解患儿家长的心情，耐心解答家长的问题，不敷衍，不使用家长难以理解的医疗术语。进行各项操作时应给予耐心的解释，表现对患儿的关心爱护。

课程思政 提高职业素质，具有同理心；友善关爱，学会与患儿共情，主动关爱患儿，聆听家长倾诉。

考点提示 本任务中与患儿沟通的原则和技巧、与患儿家长沟通的方法为护考的重点考核内容，常以 A1、A2、A3 形式考核。

ᛁ Key Words ᛁ

1. 小儿沟通的特点：_____、_____、_____。
2. 与患儿家长沟通时可采用_____、_____、_____、_____等方法。

任务四 | 儿科护理技术

学习目标

【知识目标】

掌握儿科护理技术的操作；熟悉儿科护理技术操作的注意事项；了解儿科护理技术操作的目的和准备

【能力目标】

能够够熟练、正确地实施各项护理操作

【素质目标】

加强爱伤意识培养，动作轻柔

案例导入 4-4

新生儿涛涛,出生后 14 天,护士在给涛涛沐浴时应注意什么?

一、口服给药法

(一)目的

药物通过口服喂给,经过胃肠道吸收和利用,达到治疗疾病的目的。

(二)评估和准备

1.评估

患儿年龄、病情、意识状态、合作程度;是否留置鼻饲管,有无口腔、食道疾患,有无吞咽困难、呕吐及禁食等。

2.准备

(1)护士准备。操作前洗手,戴口罩。

(2)用物准备。发药车、药盘、针药单、研钵、搅拌棒、温开水、毛巾。

(三)操作步骤

1.认真核对患儿的床号、姓名、药名、时间、浓度、剂量、方法,了解药物的性能,注意服药方法和时间,有无特殊储存要求。

2.根据患儿的年龄及服药能力准备药物,将药片研碎,倒入温开水使其溶解,用搅拌棒或小勺搅匀。

3.将发药车推至患儿床旁,核对姓名、住院号。

4.再次核对床号、姓名、药名、时间、浓度、剂量、方法。

5.将患儿抱起,头部抬高,头侧向对侧,小毛巾围于患儿颈部。

6.喂药。年长儿能自己吞咽者鼓励其自己服药,婴幼儿可选择药杯喂药或药匙喂药。

(1)药杯喂药。操作者左手固定患儿前额,轻捏双颊,右手持药杯从患儿口角顺口颊方向慢慢倒入药液,药杯在口角旁停留片刻,直至药液都咽下。喂药时避免损伤患儿嘴角皮肤(图 4-10)。

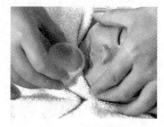

图 4-10 药杯喂药

(2)药匙喂药。将药液置药匙内,顺口角放入口中舌上,药匙压在舌上,将药液缓慢倒入口内少许,待婴儿咽下药液,再继续倒入药液,反复将药液喂完。

7.用毛巾蘸少许温开水擦掉患儿口角的药液,置患儿右侧卧位。

8.再次核对,观察服药后的反应并向家属交代注意事项。

9.整理好床单位,做好用药记录。

(四)注意事项

1.服药前要仔细查看药物,如有变色、混浊、潮解及失效、过期均不可再服用。

2.认真核对并掌握好药物剂量,以免药量不足影响疗效或过量导致中毒。

3.患儿服药时不能将药液溶于牛奶中,以防二者混合后使药效降低,任何药物不得与食物混合喂哺。

4.对于不合作的患儿切忌捏住鼻孔硬灌,尤其是哭闹或吸气时,以防药液呛入气管引起窒息。

5.喂药时要观察患儿的吞咽情况,确信药物服下后方可离开,防止患儿漏服。了解药物的性能,注意服药方法和时间,有无特殊储存要求。

6.护士将药盘、发药车携入病房时不能离开,有甜味或颜色鲜艳的药片、药丸切勿放在患儿易够着的地方,以防患儿因好奇或无知而误服导致中毒。

7.同时服用几种药物时要间隔一定时间,以防药物之间相互作用而加重不良反应或降低疗效。服药后要注意观察药物效果与机体反应。

二、沐浴法

(一)目的

保持患儿皮肤的清洁,促进新陈代谢,改善血液循环,使患儿舒适;观察全身皮肤的情况。

(二)评估和准备

1.评估

评估患儿全身、四肢活动情况;注意皮肤完整性,有无感染、溃破、硬肿、皮下坏疽等异常情况,判断患儿能否沐浴。

2.准备

(1)护士准备。修剪指甲,操作前洗手。

(2)环境准备。关闭门窗,调节室温至26～28 ℃。

(3)用物准备。沐浴装置、婴儿衣服、尿布、包被、大小毛巾、浴皂、温热水、护理篮(指甲刀、弯盘、干棉签、75%乙醇溶液、碘伏、5%鞣酸软膏、婴儿爽身粉等)。

(4)患儿准备。沐浴于喂奶前或喂奶后1小时进行,以防呕吐和溢奶。

(三)操作步骤

1.操作台上按使用顺序备好浴巾、衣服、尿布、包被等,物品按需摆放。

2.抱婴儿放于操作台上,脱衣服解尿布,检查全身情况后用毛巾包裹。

3.调试水温至38～42 ℃,并温热沐浴床垫。

4.面部。用单层面巾擦拭眼,方向由内眦至外眦,更换面巾部位以同法擦另一只眼,再擦洗双侧耳郭、外耳道,最后擦洗脸部,以额头、鼻翼、面部、下颏的顺序进行。禁用肥皂,根据情况用棉签清洁鼻孔。

5.头部。抱起小儿,用左手托住头颈部,左臂将小儿躯干挟于腋下,拇指与中指分别将小儿双耳郭折向前方,轻轻按压,堵住外耳道口,右手用水淋湿头发,再将洗发液涂于手上,洗头、颈、耳后,然后用清水冲洗,并用大毛巾擦干头发。

6.解开大毛巾,左手握住小儿左肩及腋窝处,使头颈部枕于操作者左前臂,右手握住患儿左大腿,轻轻放入水中。用右手将沐浴液按顺序涂于小儿颈下、胸、腹、腋下、上肢、手、会阴、下肢,边洗边冲净沐浴液。

7.以右手从婴儿前方握住婴儿左肩及腋窝处,使其头颈部俯于操作者右前臂,左手抹沐浴液清洁婴儿后颈、背部、臀部及下肢,边洗边冲净沐浴液(图4-11)。

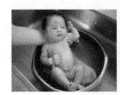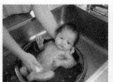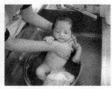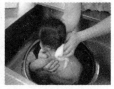

图 4-11 小儿沐浴

8.清洗完毕,迅速将小儿依照放入水中的方法抱出,用大毛巾包裹全身并吸干水分。

9.脐带未脱落者,用75％乙醇溶液擦拭脐带残端和脐周,再用碘伏消毒;颈下、腋下、腹股沟处扑婴儿爽身粉,女婴注意遮盖会阴部;臀部擦护臀霜或5％鞣酸软膏。

10.包好尿布、穿衣,裹好包被,用干棉签清洁耳鼻。

11.核对手腕带和床号,放回婴儿床。

12.清理用物,洗手。

(四)注意事项

1.加强观察。操作过程中随时观察患儿的面色、呼吸,如有异常,立即停止操作。注意观察患儿全身及四肢活动情况;观察皮肤有无红肿、糜烂等感染灶,如有异常情况及时报告医生。

2.操作熟练、正确。洗头部时用手掩盖耳孔,勿使浴水流入患儿耳内;防止浴水误入患儿眼、鼻;淋浴洗腹部时尽量避免沾湿脐部;扑婴儿爽身粉时用手遮盖嘴和眼睛,避免粉进入眼内和吸入呼吸道。

3.注意保暖,避免受凉;注意水温,防止烫伤;沐浴过程中,操作者不能离开患儿并始终用手接触和保护患儿,防止坠落受伤。

4.婴儿头部如有皮脂结痂不可用力去除,可涂油剂浸润,如液状石蜡、植物油等,待痂皮软化后清洗。

三、脐部护理法

(一)目的

保持脐部清洁,预防新生儿脐炎发生。

(二)评估和准备

1.评估

脐带有无红肿、渗血、渗液、异常气味。

2.准备

(1)护士准备。衣帽整洁、剪指甲、洗手、戴口罩。

(2)环境准备。环境温度保持在22～26 ℃。

(3)用物准备。75％乙醇溶液、无菌棉签、3％过氧化氢溶液、皮肤消毒液、2.5％碘酊、生理盐水、弯盘。局部需要用药者,按医嘱备药。

(三)操作步骤

1.新生儿取仰卧位,更换尿布,暴露脐部。

2.脐部护理(图 4-12)包括以下方面：

(1)脐轮无红肿无脓性分泌物。以棉签蘸 75％乙醇溶液轻轻擦净脐带残端和脐轮。

(2)脐轮红肿有脓性分泌物。以棉签蘸 75％乙醇溶液轻轻擦净脐带残端和脐轮，然后以干棉签蘸 3％过氧化氢溶液擦洗后，涂以 2.5％碘酊后再用 75％乙醇溶液脱碘。必要时送分泌物做细菌培养。

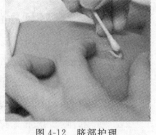

图 4-12　脐部护理

(3)脐带一般于出生后 3～7 天脱落，脱落处如不干燥，可撒外用消炎粉；如有红色肉芽组织增生，可用 5％～10％硝酸银溶液烧灼，并用棉签蘸生理盐水擦洗局部，注意烧灼时勿触及正常组织，以免引起皮肤烧灼。

(4)淋浴后脐窝有水者，可用 75％乙醇溶液消毒脐窝及脐带残端。

3.处理完毕后，洗手，记录。

（四）注意事项

1.脐部护理时，应严密观察脐带有无特殊气味及脓性分泌物。如脐部红肿或分泌物有臭味，提示脐部感染，应及时报告医生，除局部进行相应护理外，应同时全身使用抗生素，预防败血症。

2.脐带未脱落前，勿强行剥落，结扎线如有脱落应该重新结扎。

3.脐部消毒时均以脐根部为中心，由内向外，环形消毒，动作轻柔。

4.勤换尿布。尿布勿盖住脐部，防止尿液污染脐部，尿布潮湿或污染时，应随时给予更换。

四、臀红护理法

新生儿臀红是指婴儿臀部皮肤长期受尿液、粪便、尿布漂洗不净及湿尿布刺激、摩擦或局部湿热等引起皮肤潮红、溃破甚至糜烂及表皮破脱。

（一）目的

保持臀部皮肤干燥、清洁，减轻患儿疼痛，促进受损皮肤康复。

（二）评估和准备

1.评估

评估患儿病情、年龄、合作情况；检查患儿臀部皮肤情况。

2.准备

(1)护士准备。衣帽整洁、剪指甲、洗手、戴口罩。

(2)环境准备。关上门窗，保持室内温、湿度适宜。

(3)用物准备。尿布、面盆内盛温开水、小毛巾、尿布桶、棉签、弯盘；药物(根据臀红分度不同准备相应的药物)、40 W 鹅颈式台灯或站灯(按需要)。

（三）操作步骤

1.轻轻掀开患儿下半身被子，解开污湿尿布，用上端清洁处的尿布轻擦会阴及臀部，对折尿布将污湿部分盖住并垫于臀下。

2.用温水清洗臀部，用软毛巾吸干水分，换清洁尿布垫于臀下。

3.臀部护理：

(1)臀红(Ⅰ°)。可涂紫草油或5％鞣酸软膏。

(2)臀红表皮破损(Ⅱ°)。可涂鱼肝油。

(3)表皮破损面积较大，而且伴有渗液(Ⅲ°)。可适当暴露臀部或用烤灯烤或太阳晒。烤灯的使用：臀部涂鱼肝油，将灯泡置于距臀30～40 cm处，灯光照射前用前臂内侧皮肤试温，有温热感即可。10～15分钟后关闭电源，涂鱼肝油。

(4)臀部湿疹可涂克霉唑软膏或复方康纳乐霜、达克宁霜。

4.给患儿松兜尿布，拉平衣服，盖好被子，整理用物并记录。

(四)注意事项

1.选择合适的尿布，勤换尿布，保持臀部清洁、干燥。

2.臀部清洗时禁用肥皂，并避免用小毛巾直接擦洗。

3.暴露时应注意保暖，一般每日2～3次；照射臀部时必须有护士守候，观察患儿病情，避免烫伤，如果是男孩，用尿布遮住会阴部。

4.使用烤灯时经常涂鱼肝油以滋润创面，以免过度干燥引起创面再度出血。

5.涂药时不可在皮肤上反复涂擦，应用棉签在皮肤上轻轻滚动涂药。

五、小儿约束法

(一)目的

1.限制患儿活动，便于诊疗。

2.保护躁动不安的患儿，防止碰伤、抓伤和坠床等意外发生。

(二)评估和准备

1.评估

了解患儿的病情及约束的目的，向家长做好解释工作，以取得合作。

2.准备

(1)全身约束。方便包裹患儿的物品皆可，如毯子、大毛巾、包被等，根据需要可备绑带。

(2)手足约束。棉垫、绑带或手足约束带。

(3)沙袋约束。2.5 kg沙袋(用便于消毒的橡皮布缝制)、布套。

(三)操作步骤

1.全身约束法(图 4-13)

(1)将毯子(大毛巾)折叠，宽度相当于患儿肩至踝，长度可以稍长，能包裹患儿两圈半左右。

(2)将患儿平卧于毯子上，用一侧的大毛巾从肩部绕过前胸紧紧包裹患儿一侧上肢、躯干和下肢，至对侧腋窝处，将毯子整齐地压在小儿身下。

(3)再用另一侧毯子绕过前胸包裹另一侧手臂，经胸压于背下。

(4)如患儿躁动明显，可用绑带系于毯子外。

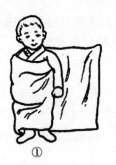
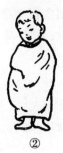

图 4-13　全身约束法

2. 手足约束法(图 4-14)

(1)置小儿手或足于约束带甲端中间,将乙、丙两端绕手腕或踝部对折后系好,松紧度以手或足不易脱出且不影响血液循环为宜。

(2)将丁端系于床缘上。

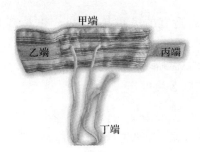
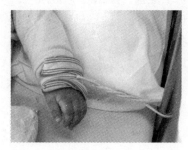

图 4-14　手足约束法

3. 关节约束法(图 4-15)

(1)伸直需要制动的手臂,将扇形约束袖带的长边向上,短边向下,硬面置于关节处。

(2)待固定妥当,将约束袖带的左右两面黏合,也可在约束袖带外再加布条固定。

(3)松紧度以手不易脱出且不影响血液循环为宜,此方法多用于小婴儿。

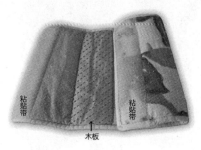
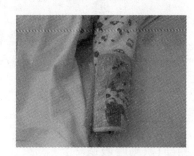

图 4-15　关节约束法

(四)注意事项

1.应在必要时才使用约束法,并注意向患儿和家长解释。

2.实施约束时,用力均衡,不能强拉一侧肢体,以防患儿扭伤与骨折。

3.保持患儿姿势的舒适,肢体处于功能位置,定时给予短时的姿势改变,减少疲劳。

4.松紧应适宜,定时观察患儿情况,检查约束是否松脱。观察末梢循环情况:皮肤颜色、温度、动脉搏动、毛细血管充盈时间、水肿等。遇约束部位皮肤苍白、发绀、麻木、刺痛、冰冷时,应立刻放松约束带,必要时进行局部按摩。

六、小儿抚触法

(一)目的

促进小儿生长发育(体格、智力);改善小儿睡眠;增加机体免疫力,刺激消化功能,减少小儿焦虑。

(二)评估和准备

1.评估

评估患儿全身皮肤完整性、脐部情况、健康状况和行为反应。

2.准备

(1)护士准备。操作前洗手。

(2)环境准备。选择安静、清洁的房间,保持适宜的房间温度(26～28 ℃),光线柔和,放一些轻柔有节奏的音乐作背景音。

(3)用物准备。尿片、替换的衣物、无刺激的抚触油。

(4)患儿准备。喂奶后1小时,睡眠或清醒状态均可。

(三)操作步骤

一般是按照从上而下、自前而后的顺序进行操作,即先脸部、胸部、腹部、手部、腿部,最后背部,亦可根据患儿具体情况而定,以灵活掌握为要。

1.脸部(舒缓脸部紧绷)

取适量抚触油,从前额中心处用双手拇指往外推压,画出一个微笑状。眉头、眼窝、人中、下巴,同样用双手拇指往外推压,画出一个微笑状。双手捧起头部时,要注意脊柱和颈部的安全。不要把抚触油滴到宝宝眼睛里(图4-16)。

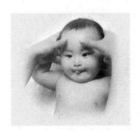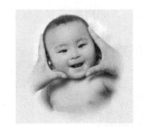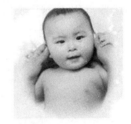

图4-16 新生儿抚触:脸部抚触

2.胸部(顺畅呼吸循环)

双手放在两侧肋缘,右手向上滑向婴儿右肩,复原;左手以同样方法进行(图4-17)。

3.腹部(有助于肠胃活动)

按顺时针方向按摩腹部,用手指尖在婴儿腹部从操作者的左方向右按摩,操作者可能会感觉气泡在指下移动。可做"I LOVE YOU"亲情体验,用右手在婴儿的左腹由上往下画一个英文字母"I",再依操作者的方向由左至右画一个倒写的"L",最后由左至右画一个倒写的"U"。在做上述动作时要用关爱的语调说"我爱你",传递爱和关怀。按照顺时针的方向按摩,利于胃肠消化。脐带还未脱落时,尽量不要碰到脐部(图 4-18)。

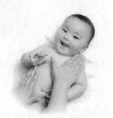
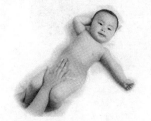

图 4-17　新生儿抚触:胸部抚触　　　图 4-18　新生儿抚触:腹部抚触

4. 手部(增加灵活反应)

自如地转动婴儿的手腕、肘部和肩部的关节,不要在关节部位施加压力。

(1)两手交替,从上臂至腕部轻轻地挤捏新生儿的手臂。

(2)双手挟着手臂,上下轻轻搓滚肌肉群至手腕。

(3)从近端至远端抚触手掌,逐指抚触、捏拿婴儿手指。

(4)同样方法抚触另一上肢(图 4-19)。

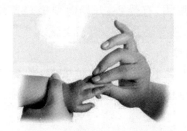
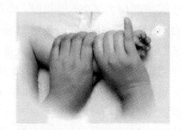

图 4-19　新生儿抚触:手部抚触

5. 腿部(增加运动协调功能)

(1)双手交替握住新生儿一侧下肢,从近端到远端轻轻挤捏。

(2)双手挟着下肢,上下轻轻搓滚肌肉群至脚踝。

(3)从近端到远端抚触脚掌,逐指抚触、捏拿婴儿脚趾(图 4-20)。

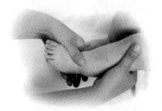
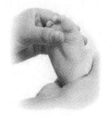

图 4-20　新生儿抚触:腿部抚触

6. 背部(舒缓背部肌肉)

(1)双手与脊椎成直角,往相反方向移动双手,从背部上端开始移向臀部。

(2)用食指和中指从尾骨部位沿脊椎向上抚触到颈椎部位。

(3)双手在两侧臀部做环形抚触(图 4-21)。

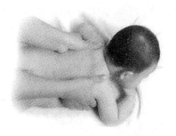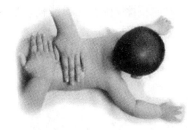

图 4-21　新生儿抚触：背部抚触

7. 抚触结束

穿衣，安置婴儿于舒适体位并保持整齐、清洁。

（四）注意事项

1. 对新生儿每次抚触十五分钟即可，根据婴儿的需要，一旦感觉婴儿满足了即应停止。一般每天进行三次抚触。

2. 抚触过程中需观察婴儿体温、心率、呼吸、肤色；婴儿哭闹时，应暂停抚触，查找原因。饥饿或进食后 1 小时之内，不宜按摩。

3. 注意按摩的用力度，不可粗暴，动作要温柔，有爱心，开始时要轻轻抚触，之后逐渐增加压力，让婴儿逐步适应。抚触过程中注意与婴儿进行情感交流。

4. 有脐部感染、皮肤病的婴儿不宜进行按摩。

5. 不要强迫婴儿保持固定姿势，如果婴儿哭了，先设法让他安静，然后才可继续。一旦婴儿哭得很厉害应停止抚触。如在按摩过程中发现新生儿面色苍白，全身发抖，必须停止按摩，以免发生不良后果。

6. 抚触室必须配备吸氧、吸痰装置。

七、温箱使用法

（一）目的

为早产儿创造一个温度和湿度均适宜的环境，以保持其体温的恒定，并促进早产儿的发育。

（二）评估和准备

1. 评估

测量生命体征，了解患儿胎龄、出生体重、日龄，有无并发症等。

2. 准备

（1）护士准备。操作前洗手。

（2）环境准备。调节室温＞23 ℃，以减少辐射散热。温箱避免放置在阳光直射、有对流风或取暖设备附近，以免影响箱内的温度。

（3）物品准备。功能完好，用前已清洁消毒的温箱（图 4-22）、温度表、湿度表。

（4）患儿准备。穿单衣，包裹尿布。

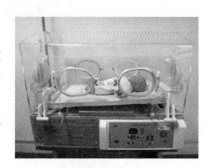

图 4-22　婴儿温箱

（三）操作步骤

1. 入温箱前准备

（1）温箱水槽内加蒸馏水。

（2）接通电源，预热温箱，达到所需的温、湿度。一般温箱的温度应根据患儿体重及出生日龄而定（表4-3）。

表 4-3　　　　　　　　　　　　不同出生体重早产儿适中温箱温度

出生体重 （g）	温箱温度				相对湿度
	35 ℃	34 ℃	33 ℃	32 ℃	
1 000	初生 10 天内	10 天后	3 周内	5 周内	
1 500		初生 10 天内	10 天后	4 周后	55%～60%
2 000		初生 2 天内	2 天后	3 周后	
2 500			初生 2 天内	2 周后	

2. 入箱后护理

（1）温箱达到预定温度，核对患儿后，把患儿放入箱中。如果使用温箱的肤控模式调节箱温，应将温度探头置于患儿腹部较平坦处，通常用胶布固定探头于上腹部，一般设置探头肤温在 36 ℃～36.5 ℃。

（2）刚入箱时每小时监测早产儿的肛温和箱温，并观察早产儿末梢肢体温度。根据早产儿的体温随时调节温箱温度，以维持早产儿的中性温度。体温正常后每 4 小时监测并记录体温，每 2 小时监测并记录箱温。交班时应注意温箱的实际温度。

（3）为温箱内早产儿进行的护理操作应集中进行，并尽量在箱内完成，如喂奶、换尿布、清洁皮肤、体格检查、各种注射、静脉输液等，应尽量减少温箱门的开启次数，以免箱内温度波动。若某些治疗检查确需暂出温箱，务必注意包裹、保暖，抱被应预先烘热。

3. 出温箱

（1）患儿情况稳定，体重达 2000 g 或以上，体温正常。

（2）体重虽不到 2 000 g，但在 24～26 ℃室温中，患儿穿衣在不加热的温箱中能保持正常的体温。

（3）患儿在温箱内生活一个月以上，虽然体重达不到 2 000 g，但一般情况良好的。

（四）注意事项

1. 掌握温箱性能，严格执行操作规程，定期检查有无故障，保证绝对安全。

2. 定时观察温箱温度和湿度，有任何报警信号，应及时查找原因，妥善处理。

3. 严禁骤然提高箱温，以免早产儿体温上升造成不良后果。

4. 工作人员做任何操作前均要洗手以免交叉感染。

5. 用皮肤探头来测量体温的新生儿，则应注意探头是否位置正确、是否有松脱。

6. 操作中注意安全，每次操作后及时关闭温箱的门。

7. 温箱内早产儿的体位应保持 15°～30°的角度倾斜；应避免室内光线过强，晚间应避免温箱过亮；避免在温箱旁大声说话，开、关温箱门时应轻柔，避免外界噪声的干扰。

8. 进行护理操作过程中应注意与早产儿交流，抚慰其情绪。

9. 保持温箱的清洁，每天用消毒液及清水擦拭擦洗温箱内外层，及时擦去奶渍和葡萄糖液；每天更换水槽内的蒸馏水；每周更换温箱 1 次，以便清洁、消毒，定期除菌；培养机箱下面的空气净化垫每月清洗一次,如有破损,立即更换;患儿出温箱后,应对温箱进行终末清洁、消毒处理。

八、光照疗法

(一)目的

光照疗法是新生儿高胆红素血症的辅助治疗手段,使患儿血中的未结合胆红素转变为水溶性异构体,随胆汁、尿液排出体外。

(二)评估和准备

1. 评估

评估患儿日龄、体重、黄疸的程度和范围、胆红素检查结果、生命体征、反应等情况。

2. 准备

(1)护士准备。操作前洗手。

(2)物品准备。①光疗箱:一般采用波长 425~475 nm 的蓝光最为有效,也可用绿光、日光灯或太阳照射,光亮度以单面光 160 W,双面光 320 W 为宜,双面光优于单面光。灯管与患儿皮肤的距离为 33~50 cm(图 4-23);②遮光眼罩:用不透光的布或纸制成。

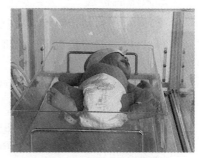

图 4-23 新生儿光照疗法

(3)患儿准备。进行皮肤清洁,禁忌在皮肤上涂粉或油类;剪短指甲,防止抓破皮肤;双眼佩带遮光眼罩,防止光线损伤视网膜;脱去衣裤,全身裸露,尿布遮盖会阴部,男婴注意保护阴囊。

(三)操作步骤

1. 光疗前准备

对光疗箱进行清洁,特别注意清除灯管及玻璃板的灰尘。接通电源,光疗箱须预热至适中温度,相对湿度为 55%~65%。

2. 入光疗箱

患儿全身裸露,尿布遮盖会阴部,佩戴眼罩,进入已预热的光疗箱内,记录开始时间。

3. 光照过程中的护理

(1)监测箱温及体温。光疗时应每小时测量一次体温或根据病情及体温情况随时监测。根据体温调节箱温,使体温保持在 36~37 ℃,若光疗时体温超过 38.5 ℃,应暂停光疗。

(2)若使用单面光疗箱一般每 2 小时更换体位一次,可以仰卧、侧卧、俯卧交替更换。俯卧位时应有专人巡视,以免口鼻部受压影响呼吸。

(3)出箱前应先将患儿的衣服预热,检查患儿皮肤情况后,给患儿穿衣包裹,除去眼罩,抱回小床。清洁、消毒光疗设备,记录出箱时间及灯管使用时间。

（四）注意事项

1. 光疗过程中，应按医嘱静脉输液，按需喂奶，保证水分及营养供给，记录出入液量。

2. 严密观察病情，注意患儿精神、反应、呼吸、脉搏及黄疸的变化；观察大小便颜色与性状；检查皮肤有无发红、干燥、皮疹及皮肤黄疸消退情况；有无呼吸暂停、烦躁、嗜睡、发热、腹胀、呕吐、惊厥等，监测血清胆红素。若有异常情况须及时与医师联系，及时处理。

3. 患儿光疗时随时观察患儿眼罩、会阴遮盖物有无脱落，注意皮肤有无破损。

4. 保持灯管和反射板的清洁，并及时更换灯管。每天清洁灯管及反射板，蓝光灯使用 300 小时后其能量输出减弱 20%，900 小时后减弱 35%，因此灯管使用 1 000 小时后必须更换。

5. 光疗过程中勤巡视，及时清除患儿的呕吐物、汗水、大小便，保持玻璃板的透亮度。

九、静脉穿刺法

婴幼儿头皮静脉丰富、表浅，分支甚多，互相沟通交错成网，头皮静脉输液易于固定，方便患儿肢体活动，因此，婴幼儿静脉输液多采用头皮静脉，常选用额上静脉、颞浅静脉及耳后静脉等。

（一）目的

1. 补充水分、电解质，维持水和电解质的平衡。

2. 补充血容量，改善血液循环；输入药物达到治疗疾病的目的。

3. 维持营养，供给热量。

（二）评估和准备

1. 评估

评估患儿病情、年龄、意识状态、营养状态、皮肤、血管情况及用药目的。

2. 准备

(1)物品准备。无菌盘、配置好的药液、2 mL 注射器、0.9%氯化钠注射液 1 支、注射单、静脉盘(安尔碘、干棉签、砂轮、开瓶器、止血带、头皮针、胶布、弯盘)、理发器。

(2)护士准备。操作前洗手，戴口罩。

(3)患儿准备。为小婴儿更换尿布，协助幼儿排尿。

(4)环境准备。清洁、宽敞、温馨，温度适宜。

（三）操作步骤

1. 检查药液、输液器，按医嘱加入药物，将输液器针头插入输液瓶塞内，关闭调节器；2 mL 空针抽 0.9%氯化钠注射液作为穿刺引导液，接上头皮针，排气后放入无菌盘中。

2. 携带药物至床旁核对患儿，再次查对药液，将输液瓶挂于输液架上，排尽空气，备好胶布。

3. 患儿置于操作台上，取仰卧位，助手固定患儿的头部、躯干及四肢或用全身约束法约束患儿，操作者站于患儿头部一侧。

4.选择静脉,根据需要剃去穿刺部位的毛发。

5.常规消毒皮肤,再次核对后,操作者左手拇、食指固定绷紧穿刺点前后皮肤,右手持头皮针在距静脉最清晰点后 0.3 cm 处,针头与皮肤呈 15°～20°角刺入皮肤,沿血管方向徐徐进针,见到回血后推注 0.9％氯化钠引导液,确定通畅后固定针头,取下注射器,接上输液导管,固定针头,将输液管绕于合适位置,妥善固定。

6.调节输液速度,必要时约束患儿双手,记录输液时间、输液量及药物并签名;清理用物。

(四)注意事项

1.严格执行查对制度和无菌技术操作原则,遵医嘱及药品说明书使用药品,注意药物配伍禁忌。

2.穿刺中密切观察患儿的面色和全身情况。

3.针头刺入皮肤,如未见回血,可用注射器轻轻抽吸以确定回血;因血管细小或充盈不全而无回血者,可试推入极少量液体,如畅通无阻,皮肤无隆起及变色现象,且点滴顺利,证实穿刺成功。

4.根据患儿病情、年龄、药物性质调节输液速度,观察输液情况,如速度是否合适,局部有无肿胀,针头有无移动、脱出,瓶内溶液是否滴完,各连接处有无漏液,以及有无输液反应发生。

知识链接

静脉留置针穿刺

留置针因其留置时间长,有效保护血管,并能减少反复穿刺带来的痛苦,目前在临床上已被广泛应用。

结构组成:留置针核心的组成部件包括可以留置在血管内的柔软的导管/套管,以及不锈钢的穿刺引导针芯。使用时将导管和针芯一起穿刺入血管内,当导管全部进入血管后,回撤出针芯,仅将柔软的导管留置在血管内从而进行输液治疗。

分类:留置针分为开放式和密闭式,开放式分为普通型和安全型(防针刺伤型),密闭式分为普通型和安全型(防针刺伤型)。

留置针与头皮针区别见表4-4。

项目	头皮针	留置针
消毒范围	5 cm×5 cm,φ50 m	8 cm×8 cm,φ8 cm
选择血管	从细到粗	粗直、血流量丰富、弹性好、无静脉瓣
选择穿刺点	血管一侧	血管的上方直刺
进针角度	5°～15°	15°～30°
进针速度	快	慢
进入血管后	停止进针或进针少许	进针少许后退针芯2～3 mm,送入全部导管
固定	普通胶布	透明敷贴
保留时间	2～4 小时	基于输液治疗的要求和专业人员对留置情况的评估,一般96小时以内

表 4-4   留置针与头皮针的区别

考点提示　本任务中口服给药的注意事项；沐浴时的室温、水温，沐浴顺序；脐部处理操作步骤；臀红分度及处理原则；小儿抚触的顺序；出温箱的标准；光照疗法注意事项为护考的重点考核内容，常以 A1、A2、A3 形式考核。

Key Words

1.脐部消毒时均以_____为中心，由_____向_____，环形消毒，动作轻柔。

2.小儿抚触一般按照_____、_____的顺序进行操作。

 思考题

1.患儿系孕 34＋3 W 剖宫产，Apgar 评分 9～10～10，入院时测体温不升，P：128 次/分，R：48 次/分，BP：64/33 mmHg，体重：2 310 g。反应好，面色红润，唇及唇周无发绀，四肢肌张力正常，腹软，脐带残端已结扎，无渗血、渗液。立即给予保暖、心电监护、禁食、静脉输液等处理。试述该患儿 T、P、R 的正常范围，血压的计算方式，出温箱的标准。

2.小儿口服给药的注意事项有哪些？

3.臀红的分度及护理有哪些？

4.光照疗法的注意事项有哪些？

（黄勤）

 直击护考

项目 五 营养障碍性疾病患儿的护理

任务一　能量与营养素的需要

学习目标

【知识目标】

掌握小儿对能量与营养素的需要;熟悉营养、能量及营养素的有关概念;了解小儿对蛋白质、能量、脂肪、碳水化合物、维生素和矿物质、水及膳食纤维的需要量

【能力目标】

能够估算患儿三大营养素的需求量

【素质目标】

具备关心、爱护患儿的职业素质和团队协作能力

案例导入 5-1

桐桐,男,10 个月,10 kg,混合喂养。请估算出桐桐每天的蛋白质、脂肪和碳水化合物三大营养素的需求量。

营养(nutrition)指人体消化、吸收、利用食物或营养物质的过程,也是人类从外界获取食物满足自身生理需要的过程,包括摄取、消化、吸收和体内利用等。小儿的生长发育迅速,新陈代谢旺盛,只有摄入充足合理的营养,才能满足肌体组织细胞的增生和修复要求,维持各种正常的生理功能。但小儿的消化与吸收功能尚不完善,容易发生营养紊乱,造成小儿生长发育障碍和营养性疾病。因此,掌握小儿各个时期的营养需要,给予准确合理的指导是促进小儿健康成长的重要环节。

一、小儿能量需要

供给人体能量的三大营养素为蛋白质、脂肪、碳水化合物,每克营养物质的产能分别为:蛋白质 17 kJ/g(4.1 kcal)、脂肪 38 kJ/g(9.1 kcal)、碳水化合物 17 kJ/g(4.1 kcal)。它们提供的能量是维持小儿健康的必要条件。正常小儿在 5 个方面需要能量的供给。

(一)基础代谢

小儿基础代谢的需要量较成人高,随年龄增长而逐渐减少。所需能量按每日每千克体重计算,婴幼儿时期基础代谢的能量需要占总能量的 50%～60%,1 岁以内约需 230 kJ(55 kcal),7 岁约需 184.2 kJ(44 kcal),12 岁以后约需 126 kJ (30 kcal),接近成人。

（二）食物特殊动力作用

由于机体摄入食物而引起机体能量代谢的额外增高的作用称为食物特殊动力作用，蛋白质在食物中特殊动力作用最大。婴儿摄入的食物中蛋白质含量较高，故此项能量占总能量的 7%～8%，年长儿约占总能量的 5%，与成人相近。

（三）活动所需

小儿能量需要与身体大小、活动强度、活动时间长短有关。初生婴儿睡眠时间较多，活动量较小，能量消耗较少；随年龄增长，活动量逐渐加大，能量需要量也增加。婴儿每日每千克需 63～84 kJ（15～20 kcal），12 岁时每日每千克约需 126 kJ（30 kcal）。能量需要在不同的小儿之间有很大差异，喜爱活动的小儿与同龄安静小儿相比，活动所需的能量可多 3～4 倍。

（四）生长发育所需

这一部分热能消耗为小儿所特有，与生长速度成正比，1 岁以内的婴儿，此项能量的需要占总热量的 25%～30%，以后逐渐减少，至青春期又增加，若饮食所供给的热量不足，生长发育即会停顿或迟缓。6 个月内的婴儿每日每千克需 167～209 kJ（40～50 kcal），1 岁时每日每千克约需 63 kJ（15 kcal）。

（五）排泄损耗

每天摄入的食物不能完全吸收，一部分食物未经消化吸收即排泄于体外，此项热量损失不超过 10%，但腹泻时，此项热量损失会大增。

综上所述，婴儿用于维持安静状态所需热量（包括基础代谢与食物特殊动力作用），约占总热量的 50%，用于活动所需约占 25%，用于生长发育所需热量约占 25%，按单位体表面积计算，能量需要量以婴儿为最高。如总热量长期供给不足可致消瘦、发育迟缓、体重不增、抵抗力降低易患疾病。而总热量长期供给过多时，又可发生肥胖。

实际应用时，主要依据年龄、体重来估计总热量的需要。每千克体重每日所需热量：新生儿第一周约为 250 kJ（60 kcal），第 2～3 周为 418 kJ（100 kcal），不满 1 岁的婴儿每日为 460 kJ（110 kcal），以后每 3 岁减去 40 kJ（10 kcal），至 15 岁时为 250 kJ（60 kcal）左右，成人为 120 kJ（29 kcal）左右。总能量的需求存在个体差异，如体重相同的健康儿，瘦长体型者因体内有较多的代谢活跃组织，对能量的需要往往多于肥胖儿。

二、营养素的需要

人体必需的营养素包括蛋白质、脂肪、碳水化合物、维生素、矿物质、水、膳食纤维等。

（一）蛋白质

蛋白质是构成人体细胞和组织的基本成分，具有参与调节人体的生理活动、供给能量、输送各种小分子物质、促进生化反应、防御病原体侵入等多项功能。由于小儿生长发育需要正氮平衡，故蛋白质按体重计算需要量比成人高。婴儿饮食中蛋白质含量约占总热量的 15%，母乳喂养每日需蛋白质 2.0 g/kg，牛乳喂养每日 3.5 g/kg，混合喂养为每日 3.0 g/kg。1 岁以后供给量逐渐减少，至青春期又增加。成人每日约需 1.1 g/kg。

氨基酸是组成蛋白质的基本单位，共有 20 种，其中作为优质蛋白质的 8 种氨基酸需直接由食物供给，称为必需氨基酸，即异亮氨酸、亮氨酸、缬氨酸、色氨酸、苏氨酸、苯丙氨酸、甲硫氨酸、赖氨酸。其中奶及奶制品类、蛋类、肉类、鱼类和豆类中含有的必需氨基酸高,其生物学价值比谷类食物中蛋白质高。

(二)脂肪

脂肪是供给能量的重要物质,是组织和细胞的组成成分,同时脂肪可提供必需脂肪酸,协助脂溶性维生素的吸收,防止散热及保护脏器。脂肪主要来源于乳类、肉类、植物油。婴幼儿饮食中脂肪供给占总热量的 35%,每日需 4~6 g/kg。随着年龄的增长,脂肪提供能量的比例逐渐下降,为总热量的 25%~30%,必需脂肪酸占总热量的 1%~3%。

(三)碳水化合物

碳水化合物为人体主要的产能物质,是构成细胞和组织不可缺少的物质,所供给的热量应占总热量的 50%。1 岁以内婴儿每日需 10~12 g/kg,2 岁以上者每日需 8~12 g/kg。碳水化合物来源于乳类、谷类、水果、蔬菜等食物。当碳水化合物摄入过多时,就会转化成脂肪贮存于身体内,小儿体重增长加快,继而面色苍白,下肢浮肿;反之,缺乏碳水化合物将导致小儿营养不良、水肿、酸中毒。

(四)维生素

维生素是维持正常生长及生理功能所必需的营养素,是构成许多辅酶的成分,多数维生素在体内不能合成或合成的数量不足,须由食物供给。维生素种类很多,按其溶解性可分为水溶性维生素与脂溶性维生素两大类。水溶性包括维生素 B_1、维生素 B_2、维生素 B_6、维生素 C 等,在烹饪过程中易损失,体内不能贮存。脂溶性包括维生素 A、维生素 D、维生素 E、维生素 K 等,吸收后可在体内贮存,过量则易蓄积中毒。造成维生素缺乏的原因除膳食摄入不足外,还可能是消化吸收障碍、分解破坏增强、生理需要量增加以及肠道细菌合成障碍等。其中,维生素 A、维生素 B_1、维生素 B_2、维生素 C、维生素 D、维生素 B_{12}、叶酸等常因膳食中含量不足而导致缺乏。

(五)矿物质

矿物质是构成人体组织和维持正常生理功能必需的各种元素的总称,包括常量元素和微量元素。钙、磷、镁、钠、钾、氯、硫含量较多,称为常量元素。铁、铜、锌及碘、氟等存在数量较少,称为微量元素。必需微量元素具有明显的营养作用及生理功能,例如铜、铁、锌、锰、硒、碘、铬等,缺乏后产生特征性生化紊乱、病理改变及疾病。儿童易因微量元素代谢不平衡引发疾病,例如,肠病性肢端皮炎是遗传性锌缺乏症,钢发综合征是遗传性缺铜症,缺碘引起克汀病,缺硒引起克山病,缺铁引起贫血。

(六)水

水参与体内所有的新陈代谢及体温调节活动,是机体重要的组成部分,是人类赖以生存的重要条件。小儿处于生长发育时期,新陈代谢旺盛,热量需要多,因此所需水分相对较多。婴儿每日约需 150 mL/kg,3~7 岁时每日需 90~110 mL/kg,10 岁时每日需 70~85 mL/kg,14 岁时每日需 40~60 mL/kg 至成人每日需 40~45 mL/kg。

(七)膳食纤维

膳食纤维是植物性食物中的一组多糖类碳水化合物,可分为水溶性纤维与非水溶性纤维。水溶性纤维包括果胶和树胶等,在大麦、豆类、胡萝卜、柑橘、燕麦等食物中有丰富的含量。非水溶性纤维最常见的是纤维素、半纤维素和木质素,存在于植物细胞壁中,可从芹菜、果皮和根茎蔬菜等食物中摄取。膳食纤维可吸收大肠水分,使粪便体积增加,肠蠕动加速。小儿适宜的摄入量为每日 20～30 g。

考点提示 本任务中人体三大营养素、人体必需的营养素及其作用、氨基酸的分类、维生素的分类为护考重点考核内容,常以 A1、A2 形式考核。

‖ Key Words ‖

1. 供给人体能量的三大营养素为_____、_____、_____。
2. 小儿能量需要包括 _____、_____、_____、_____ 及_____ 五个方面。

任务二 | 小儿喂养、膳食安排及营养评估

学习目标

【知识目标】

掌握母乳喂养的优点及人工喂养的种类与注意事项;熟悉母乳喂养的方法与婴儿辅食添加的原则

【能力目标】

能够指导家长进行母乳喂养;能够根据月龄评估患儿需要添加的辅食

【素质目标】

关爱患者,能与家长有效沟通

‖ 案例导入 5-2 ‖

萌萌,7 个月大的女婴。

请问: (1)给萌萌添加辅食应注意的原则是什么?

(2)萌萌此时主要添加的辅食是什么?

一、婴儿的喂养

婴儿期的生长发育是出生后最迅速的阶段,因此,喂养不当导致的影响也最明显和严重,正确掌握婴儿喂养技术和方法是至关重要的。婴儿的喂养方法主要有母乳喂养、混合喂养和人工喂养。除此之外,还有辅助食品的添加。

(一)母乳喂养

母乳喂养是指出生后 4～6 个月的婴儿,除了吃自己母亲的乳汁,不摄入其他食物或饮料,是婴儿最合理、最自然的喂养方式。研究显示,母乳喂养的婴儿发育更为健康,其效果包括增强免疫力、提升智力、减少婴儿猝死症的发生、减少儿童期肥胖、减小罹患过敏性疾病的概率等。婴儿出生后应在 2 小时内按需哺喂母乳。一般健康母亲的乳汁

分泌量可满足 4～6 个月以内婴儿的营养需要,因此应大力提倡母乳喂养。

1. 母乳的成分

世界卫生组织定义:产后 4 天内的乳汁称初乳;5～10 天为过渡乳;11 天～9 个月的乳汁为成熟乳;10 个月以后的乳汁为晚乳。

初乳:量少,质略稠而带黄色,密度较高($1.030\sim1.060$ kg/cm^3),含脂肪较少而含蛋白质较多,主要为免疫球蛋白,能保护小儿免受细菌和病毒的感染。初乳中微量元素、条件性必需氨基酸和活性物质的含量颇丰富,并含有更多的抗体和白细胞,具有营养和免疫的双重作用,非常适合新生儿的需要,应尽量让小儿得到初乳喂养,不要因量少而放弃。过渡乳:总量有所增多,含脂肪最高,蛋白质与矿物质逐渐减少。成熟乳:蛋白质含量更低,每日泌乳总量多达 700～1 000 mL。晚乳:总量和营养成分都较少。各阶段乳汁中乳糖的含量变化不大。

(1)蛋白质。母乳中的白蛋白为乳清蛋白,占总蛋白的 60%,与酪蛋白的比例为6:4,优于牛乳(牛乳的比例为 1:4)。乳白蛋白可促进糖的合成,在胃中遇酸后造就的凝块小,有益消化。母乳蛋白中含有较多的必需氨基酸,营养价值高,如牛磺酸的含量达 425 mg/L,是牛乳的 10～30 倍,能促进婴儿神经系统和视网膜的发育。

(2)脂肪。母乳中脂肪球少,且含多种消化酶,对胃肠道的刺激小,有助于脂肪的消化。此外,母乳中的不饱和脂肪酸对婴儿脑和神经的发育有益。

(3)碳水化合物。母乳中 90% 的碳水化合物为乙型乳糖,不仅对婴儿脑发育有促进作用,还能间接抑制大肠杆菌生长,故母乳喂养儿消化不良的发生率较低。另外,乙型乳糖还有助于钙的吸收。

(4)矿物质。母乳中矿物质的含量较低,约为牛乳的 1/3,适应婴儿肾溶质负荷,但吸收率远高于牛乳。母乳钙的含量与牛乳相比虽较低,但由于钙、磷比例合理(2:1),因此钙的吸收良好。母乳中铁的含量与牛乳相似(0.05 mg/dL),但其吸收率为 50%,而牛乳仅为 10%;锌吸收率高达 62%,有利于婴儿生长发育。此外,母乳中还有丰富的铜,对保护婴儿娇嫩心血管有很大作用。

(5)免疫因子。母乳中含有多种抗细菌、抗病毒和抗真菌感染的物质,对预防新生儿和婴儿感染有着重要的意义。

①体液免疫成分:母乳中含有较多免疫因子,尤其是初乳中的分泌型 IgA(SIgA)含量最高,其分布在婴儿的咽部、鼻咽部和胃肠道局部黏膜表面,中和毒素,凝集病原体,保护呼吸道及消化道,防止病原微生物入侵。乳铁蛋白在母乳中含量丰富,能与细菌竞争结合乳汁中的元素铁,阻碍细菌的代谢和分裂繁殖,从而达到抑菌效果,在预防新生儿和婴儿肠道感染中起重要作用。

②细胞成分:母乳中含大量免疫活性细胞,包括巨噬细胞、中性粒细胞和淋巴细胞,具有吞噬和杀灭葡萄球菌、致病性大肠杆菌和酵母菌的能力,能合成补体 C3、C4、溶菌酶和乳铁蛋白,在预防疾病方面有重要意义。

③其他因子:双歧因子在母乳中含量高而稳定,可促进肠道内乳酸杆菌生长,从而抑制大肠杆菌、痢疾杆菌的生长繁殖。母乳中溶菌酶较牛乳中高 300 倍,能水解细菌细胞膜上的黏多糖,溶解其细胞膜而杀伤细菌。初乳中的补体 C3、C4 经活化后具调理性的趋化性,可溶解破坏与特异性抗体结合的细菌。

2. 母乳喂养的优点

(1)营养丰富,易于消化吸收。各种营养素比例适宜,易于消化吸收。尤其以最初

4～6个月最为适宜。

（2）增进婴儿免疫作用。母乳中含较多的免疫成分，能有效抵抗病原微生物的侵袭。

（3）母乳的温度适宜，不易污染，省时、省力、经济方便。

（4）增加母婴的情感交流，并可密切观察小儿的细微变化，有利于婴儿心理的健康发展。

（5）母乳喂养有利于促进产后子宫收缩，加速其复原，减小患乳腺癌和卵巢癌的概率。

3. 母乳喂养的护理

（1）鼓励母乳喂养，宣传母乳喂养的优点，排除各种干扰因素，从妊娠期开始直至整个哺乳期，不断鼓励母亲增加哺乳的信心，并帮助其提高喂养的能力。

（2）重视母亲健康，保证母亲合理的营养、适量的活动、充足的睡眠、愉悦的情绪。室内空气新鲜，避免各种有害的理化因素影响。

（3）哺乳的指导方法如下：

①开奶时间：产后即可哺喂，可防止新生儿低血糖，也可促进乳汁的分泌和排出。

②哺乳次数：婴儿出生后2个月，应根据婴儿饥饱和吸吮情况，按需哺乳，不宜严格规定间隔时间和次数，以促进乳汁的分泌。随着婴儿成长，奶量逐渐增加，可采用按时喂养，一般每2～3小时哺乳一次，以后随月龄增加添加辅食并逐渐减少哺喂的次数。

③哺乳的时间：每次哺乳时，通常在开始哺乳的2～3分钟内乳汁分泌极快，占乳汁的50%，4分钟时吸乳量占全部乳量的80%～90%，以后乳汁渐少，因此每次哺乳的时间不宜过长，15分钟即可。

④哺乳的技巧：哺喂前，先做好清洁准备，包括给婴儿更换尿布，母亲洗手，清洁乳头；哺喂时可采取不同的姿势，使母亲全身肌肉放松，体位舒适，一方面有利于乳汁的分泌，另一方面可刺激婴儿的口腔动力，便于吸吮；母亲多采取坐位，一手怀抱婴儿，其头、肩置于母亲哺乳侧肘弯部；另一手拇指和其余四指分别放在乳房上、下方，手掌托住乳房，将整个乳头和大部分乳晕置于婴儿口中，使婴儿含住乳头而不致堵鼻；每次哺乳婴儿均应吸吮两侧乳房，先吸空一侧，再吸另一侧，因为定时排空乳房是刺激母乳分泌的最好方法；喂乳完毕后用食指轻压婴儿下颌，将乳头轻轻拔出，强行拉出易致乳头受伤；每次哺喂后将婴儿抱直，头部紧靠在母亲肩上，轻拍背部，使空气排出。再保持右侧卧位，利于乳汁进入十二指肠，以防呕吐。

（4）母乳喂养的注意事项：母亲感染艾滋病病毒（HIV）或患有严重疾病，如慢性肾炎、恶性肿瘤、严重心脏病、精神病、癫痫、糖尿病等应停止哺乳。乙型肝炎的母婴传播主要发生在临产或分娩时，是通过胎盘或血液传递的，因此乙肝病毒携带者并非哺乳禁忌，但这类婴儿应在出生后24小时内给予特异性高效乙肝免疫球蛋白，继而接受乙肝基因疫苗免疫。新生儿某些疾病，如半乳糖血症、遗传代谢病是母乳喂养的禁忌证。

（5）断奶：指由完全依赖乳类组建过渡到多元化食物的过程。在婴儿于4～6个月起应逐渐添加一些辅食，并逐步减少哺乳的次数，一般于10～12个月完全断奶。如遇夏季炎热或婴儿疾病时可延迟断奶，以免发生腹泻等消化紊乱，但最迟不超过1岁半。

（二）混合喂养

因母乳不足或乳母因故不能按时提供母乳喂养时，加喂其他乳类或代乳品的方法称为混合喂养。混合喂养的方法分为补授法和代授法两种。

1. 补授法

补授法指补充母乳量不足的方法。每日母乳喂养次数照常，在喂完母乳之后，再补喂代乳品直到婴儿饱足。

2.代授法

代授法每日至少有一次用代乳品完全代替母乳的喂养方式。

（三）人工喂养

当母亲因各种原因不能哺喂婴儿时,可选用牛、羊乳等动物乳类,或其他代乳品喂养婴儿,这些统称为人工喂养。选用时应注意代乳品的营养成分,代乳品与人乳的营养成分越接近越好。

1.人工喂养的婴儿食品

(1)鲜牛乳。牛乳是人工喂养最常用的乳品,但成分不适合婴儿。牛乳中蛋白质含量高,其中以酪蛋白为主,入胃后凝块较大,不易消化;脂肪中不饱和脂肪酸含量较低,脂肪颗粒大且缺乏脂肪酶,不易消化吸收;乳糖含量较少,且以甲型乳糖为主,有利于大肠埃希菌生长;矿物质较多,加重肾脏的负担,钙磷比例不适宜,不利于钙的吸收;最大的缺点是缺乏各种免疫物质,且容易被细菌污染。

(2)牛乳制品。①配方奶粉:配方奶粉是在全脂奶粉的基础上,采用多种调配方法使之更接近母乳的品质,即将牛乳脱脂及去掉部分盐分,用植物油代替牛乳脂肪,降低酪蛋白、矿物质的浓度,添加乳清蛋白、不饱和脂肪酸、乳糖等重要营养素,并强化婴儿生长发育时所需要的微量营养素,如锌、铜、铁等及维生素,使其营养素成分接近母乳,更利于婴儿的生长。人工喂养婴儿应首选配方奶粉。②全脂奶粉:全脂奶粉是由鲜牛奶浓缩、干燥制成的粉剂,是较好的代乳食品,便于携带和保存。在加工的过程中,酪蛋白颗粒变细,较鲜牛奶易于消化。冲制奶粉时可按重量计算,比例为1∶8(如1 g奶粉加8 g水)或按容量计算,比例为1∶4(如1匙奶粉加4匙水)。③脱脂奶粉:将牛乳中的脂肪几乎全部脱去或部分脱去,称为全脱脂或半脱脂奶粉。脱脂奶粉为治疗性奶粉,适用于消化功能低下或腹泻儿童,不宜长期喂养小儿,以免造成营养不良。④酸奶:酸奶是鲜牛奶中加乳酸杆菌或乳酸等制成,有利于消化吸收。

(3)鲜羊乳。羊乳的成分与牛乳相仿,蛋白质与脂肪稍多,尤以白蛋白为高,故凝块细,脂肪球也小,易消化。但其叶酸含量极低,维生素 B_{12} 也少,故羊乳喂养者应添加叶酸和维生素 B_{12},否则会因红细胞制造和成熟受影响而引起营养不良性贫血。

(4)不含奶的代乳品。一些不易获得动物乳与乳制品的地区,常选用大豆、大米、小麦或其他谷类磨粉煮成糊状,加糖喂养婴儿。由于谷类的主要营养素为淀粉,蛋白质含量较低,必需氨基酸含量不足,婴儿长期食用会因蛋白质缺乏而产生营养不良症。大豆类代乳品的营养价值较谷类代乳品为好,因大豆含蛋白质量多质优,氨基酸谱较完善,含铁也较高,但脂肪和糖含量较低,供能较少,钙含量也少。出生后2个月内的婴儿体内尚无淀粉酶,不能将这些代乳品中的淀粉分解,故此类代乳品存在较多缺陷,不能满足婴儿的生长发育需要。

知识链接

鲜牛奶稀释调配方法

新生儿2周内饮用牛奶应按2∶1(2份鲜牛奶加1份温开水)的比例稀释,3周内3∶1,4周内4∶1,满月后可不稀释。加水稀释可使牛奶中蛋白质的浓度与母乳相近,但由于稀释,牛乳中的碳水化合物与脂肪较人乳含量少,热能含量会大大降低,所以应在稀释的牛乳中加入白糖,以提高热能的含量。一般应在100 mL鲜牛奶中加入8 g白糖,使牛乳的热能含量基本接近人乳的热能含量。

2.奶量的计算方法

为了指导家长或评价婴儿的营养状况,常需要估计婴儿奶制品的摄入量。婴儿的体重、推荐摄入量以及奶制品规格是估计婴儿奶量的必备资料。

(1)牛乳摄入量评估。婴儿每日牛乳需要量的个体差异较大,可根据具体情况增减。一般按每日能量需要计算:婴儿每日约需能量460 kJ/kg(110 kcal/kg),需水量每日150 mL/kg。全牛乳100 mL供能272 kJ(65 kcal),100 mL含8%糖的牛乳约供能量418 kJ(100 kcal),故婴儿每日约需加8%糖牛奶110 mL/kg。全日牛奶量可分成5次哺喂。一般婴儿全日鲜牛奶喂哺量以不超过800 mL为宜,能量供应不够时可增补辅助食品。

举例 3个月大婴儿,体重5 kg

每日需要总能量:5 kg×460 kJ(110 kcal)/kg=2 300 kJ(549 kcal)

每日需喂8%糖牛奶量为:5 kg×110 mL/kg=550 mL;

每日需水量:5 kg×150 mL/kg=750 mL

牛乳以外的需水量:750 mL−550 mL=200 mL

(2)配方奶摄入量评估。婴儿每日能量需要量为460 kJ(110 kcal)/kg,一般市场销售的婴儿配方奶粉100 g供能2 029 kJ(485 kcal),故婴儿配方奶粉每日约20 g/kg可满足需要。按规定调配的配方奶可满足婴儿每日营养素、能量及液体的总需要量。

3.人工喂养的方法

宜选用大口玻璃奶瓶,易于清洗,便于煮沸消毒;喂奶前先为婴儿更换尿布,洗净双手后喂奶;哺喂时婴儿取半卧位,舒适的卧于喂食者怀中。哺喂前,先将乳液滴于喂食者手腕掌内侧测试乳温,无烫灼感方可哺喂。奶瓶呈斜位,使乳液充满奶嘴,以免婴儿吸奶无效或吸入过多的空气造成溢乳,哺喂后轻拍婴儿背部,促使其吞咽下的空气排出以防止吐奶。

4.人工喂养的注意事项

(1)选择适合婴儿年龄的乳品及代乳品。乳品及代乳品的量和浓度应按小儿的年龄和体重计算,不可过稀或过浓。

(2)选择适宜的奶嘴,奶嘴的软硬度与奶嘴孔的大小应适宜,孔的大小以奶瓶倒置,奶液呈滴状连续滴出为宜。

(3)加强奶具卫生,在无冷藏条件下,奶液应分次配制,所有用具每次用后均要洗净,消毒。

(4)婴儿食量有个体差异,在初次哺喂后,要观察小儿食欲、体重及粪便的性状,对食量随时进行调整。婴儿获得合理喂养的标志是发育良好,二便正常,食奶后安静。

(四)辅助食品的添加

婴儿4~6月龄后,无论是母乳喂养、混合喂养还是人工喂养都已不能满足其生长发育需要,应及时添加辅助食品,以保障婴儿的健康,同时为断奶做准备。即使母乳非常充足,满6个月也要开始添加辅食。辅食添加过早容易造成过敏、排便异常等问题。

1.辅助食品添加的原则

(1)由稀到稠。首先应选择质地细腻的辅助食物,以利于婴儿学会吞咽的动作,随着时间推移,逐渐增大辅食的黏稠度,从而适应胃肠道的发育,即从菜汤、果汁、米汤过渡到米糊、菜泥、果泥、肉泥,然后再过渡成软饭、小块的菜、水果及肉类。

(2)由少到多。每次添加新的食品时,一天只能喂一次,而且量不宜过大。比如加蛋黄时先喂1/4个,三四天后大便正常,消化及食欲情况良好,再增加到半个蛋黄,以后逐渐增至整个蛋黄。

(3)由细到粗。开始添加的食物颗粒要细小,口感要嫩滑,可锻炼小儿的吞咽能力,为以后过渡到固体食物打下基础。之后可把食物的颗粒逐渐做得粗大,这样有利于促进宝宝牙齿的生长,并锻炼他们的咀嚼能力。如添加蔬菜,应从菜汁、菜泥、碎菜到菜块。

(4)由一种到多种。遵循循序渐进的原则,根据婴儿胃肠道的消化、吸收能力和营养需要量逐步增加。开始只添加一种与月龄相宜的辅食,尝试3~4天或一周后,如果小儿大便正常,消化吸收情况良好,再尝试另一种,不可同时添加几种辅食。

(5)患病期间可暂停添加辅食,气候炎热,应慎添新食品,以免造成消化不良。

2.辅助食品添加的顺序

(1)1~3个月。食物应当以母乳为主,可添加菜汁、水果汁,开始时应稀释,逐渐加浓,在两次喂乳之间进行。鱼肝油从1滴开始,每月增加1滴,观察有无腹泻,直至4个月后维持每天5滴,以补充维生素A和维生素D。

(2)4~6个月。辅食以单一口味的水果和蔬菜泥、婴儿米粉、蛋黄泥、粥、烂面等为主,以补充热量、蛋白质、钙、铁、纤维素及维生素A、维生素B、维生素C等。使小儿逐渐适应从流质食物向半流质食物的过渡。

(3)7~8个月。开始添加混合口味的各种水果和蔬菜泥、豆腐、粥、肝泥、鱼泥、肉末等,以增加热量、动物蛋白质、铁、锌及维生素A、维生素B等。使小儿逐渐适应从半流质食物向固体食物的过渡。

(4)8~12个月。食物的形状由泥状过渡到碎末状,可训练咀嚼。如软饭、挂面、蛋糕、带馅食物、碎肉等。

二、幼儿膳食安排

(一)幼儿膳食的特点

1~3岁的幼儿,乳牙陆续萌出,咀嚼能力和消化能力都逐渐增强,并且活动量增大,脑的发育加快,因此,食物中应注意供给足够的能量和优质蛋白质。此期小儿的户外活动增加,面对各种小食品、饮料会难以抵御,多吃零食会导致小儿厌食和消化道功能紊乱,故应正确引导,控制零食,保证主食。

(二)幼儿膳食安排

(1)供给足够的能量和优质蛋白质。注意三种营养素的比例,蛋白质、脂肪、碳水化合物所产生热量各占总热量的12%~15%、25%~30%、50%~60%,优质蛋白质的供应量应占总量的50%,适量的脂肪也有助于增加食欲。

(2)食物种类多样化。注意肉类、蛋类、鱼类、豆制品、蔬菜、水果的供给。在进食各类食物的基础上,保证每天摄入牛奶500 mL左右,分两次,也可用豆制品替代乳制品。

（3）合理加工和烹饪。幼儿的食物应单独制作，质地应细、软、碎、烂，低盐，避免刺激性强和油腻的食物。食物烹调时还应具有较好的色、香、味、形，并经常更换烹调方法，以刺激小儿胃酸的分泌，促进食欲。

（4）增加进餐次数。幼儿的胃容量相对较小，但对能量的需要相对比成人多，故每天进餐的次数要相应增加，以满足体格生长发育的需要。应每日进食5～6次，即三次正餐之外再加2～3次点心。

（5）创造良好的进餐环境。安静、舒适、秩序良好的进餐环境，可使小儿专心进食。

（6）注意饮食卫生。幼儿抵抗力差，容易感染，应从小培养小儿良好的卫生习惯，餐前、便后要洗手；不吃不干净的食物，少吃生冷的食物；瓜果应洗净才吃，动物性食品应彻底煮熟煮透。

三、学龄前儿童的膳食

与婴幼儿时期相比，此期儿童生长速度减慢，各器官持续发育并逐渐成熟。因此，供给其生长发育所需的足够营养，建立良好的饮食习惯，为建立健康膳食模式奠定坚实基础，是学龄前儿童膳食的关键。学龄前儿童的食物应多样化，以谷类为主，多吃新鲜蔬菜和水果，经常吃适量的鱼类、禽类、蛋类及瘦肉，每天饮奶，常吃豆制品。膳食清淡少盐，正确选择零食，少喝含糖量高的饮料，食量与体力活动要平衡，保证正常体重增长。不挑食，不偏食，注重饮食卫生，培养良好的饮食习惯。

四、学龄儿童和青春期少年的膳食

学龄时期和青春期是体格和智力发育的关键时期，也是行为和生活方式形成的重要时期。学龄儿童、青少年生长发育增快，代谢旺盛，因此，所需要的能量和各种营养素相对增加，尤其是能量、蛋白质、钙、铁和锌等。摄取的食物应种类齐全、比例适宜，满足热量的供应。选择富含优质蛋白质的蛋类、鱼类、肉类及豆类食物，多吃富含钙、铁、锌及维生素的食物，避免挑食和盲目节食。每天进行充足的户外活动，提高机体各部位的柔韧性和协调性，保持合理的体重，预防和控制肥胖。

五、儿童营养状况评估

儿童营养状况评估指的是儿童从食物中获得的营养素和能量是否能够满足其生理需要。婴幼儿的营养状况评价包括健康史询问和营养调查，营养调查包括体格测量、膳食调查、临床检查和实验室检测。

（一）健康史询问

通过询问了解儿童进食情况，如每日进食种类及数量，母乳喂养儿每日母乳喂养次数，人工喂养儿则了解代乳品种类、调配浓度、次数，以及其他食物食用情况，有无偏食习惯，有无腹泻及便秘等。此外，还要了解有无营养缺乏症状，如消瘦、面色苍白、出汗、夜惊、夜盲等。

（二）营养调查

1. 体格测量

儿童的体格测量数据应该在正常范围内，例如身长、体重、头围及胸围等的发育，都应该在相应的性别、年龄的标准范围内。其中，身长和体重最为重要，身长可以反映长期的营养状况,体重可以反映近期的营养状况。体格发育状况的评定,可以以 2006 年世界卫生组织提供的或原卫生部于 2009 年发布的中国 7 岁以下儿童生长发育参考标准作为依据。

2. 膳食调查

通过膳食调查可以了解儿童每天能量和营养素的摄入量以及食物的消耗量。可根据中国居民膳食营养素参考摄入量,结合体格发育评价和临床以及实验室检测的结果,对儿童的营养状况进行综合评价。目前采用最多的是 24 小时膳食回顾法。通过膳食回顾法来调查儿童 24 小时膳食摄入的情况,其内容包括食物名称、原料名称、原料编码、原料重量、进餐时间和进餐地点,然后计算出 24 小时各种营养素的摄入量,分析能量、蛋白质、脂肪的食物来源分布及三餐提供能量的比例,可综合给出膳食评估。

3. 临床检查

临床检查是对儿童进行全面查体,注意是否有营养素缺乏的早期症状和体征。如维生素 A 缺乏症常表现为眼干不适、流泪,角膜外侧出现灰黄色的"毕脱氏斑"。维生素 D 缺乏症表现为多汗、夜惊、好哭,出现枕秃或者是环形脱发等。

4. 实验室检测

实验室检测是为了了解机体每种营养素储存或缺乏水平。通过实验方法测定儿童体液或排泄物中各种营养素及其代谢产物或其他有关化学成分,了解食物中营养素的吸收利用情况,可对疾病做出早期诊断。

课程思政 增强职业认同感,作为一名健康教育者和协调者,为患儿及其家长提供不同的健康指导,传授科学的育儿知识,以达到预防疾病,促进健康的目的。

考点提示 本任务中母乳的成分及母乳喂养的优点、人工喂养的注意事项、辅食添加的原则及顺序、儿童营养状况评估的内容以及营养调查的方法为护考的重点考核内容,常以 A1、A2 形式考核。

Key Words

1. 婴儿的喂养方法有_____、_____及_____三种方式。
2. 婴幼儿营养状况评价包括_____和_____,营养调查包括_____、_____、_____和_____。

任务三 蛋白质-能量营养障碍性疾病

学习目标

【知识目标】

掌握蛋白质-能量营养不良、儿童单纯性肥胖的常见护理诊断及护理措施;熟悉蛋白质-能量营养不良、儿童单纯性肥胖的病因及临床表现。了解蛋白质-能量营养不良

的概念、发生机制及治疗原则以及儿童单纯性肥胖的治疗

【能力目标】

能够对蛋白质—能量营养不良的患儿进行护理评估并提出护理诊断、制定护理措施

【素质目标】

具有关心、爱护患儿的职业素质和团队协作能力

案例导入 5-3

患儿,女,10 个月。主诉:2 个多月体重不增。患儿近 3 个月来反复腹泻,大便呈稀水样或蛋花样,每日十余次,病初有呕吐,治疗后好转,食欲尚可,进食即泻,小便多,明显消瘦,无抽搐。近 2 个月主要以米粉喂养。第一胎、第一产,足月顺产,出生体重 3.5 kg,母乳喂养至 4 个月后添加牛奶及米粉。查体:T,36.2 ℃;P,108 次/分;R,28 次/分;W,5 kg。精神欠佳,消瘦,皮下脂肪少,无水肿,皮肤松弛,弹性差,全身浅表淋巴结肿大,前囟 1 cm×1 cm,稍凹陷;头发稀疏、干枯;双肺呼吸音清晰;心音有力,无杂音;腹软。腹壁皮下脂肪 0.2 cm。肝肋下 2.5 cm,脾肋下未及,肠鸣音亢进。

请问:(1)该患儿的初步诊断是什么?诊断依据有哪些?

(2)请分析患儿主要的护理诊断。

一、蛋白质-能量营养不良

蛋白质-能量营养不良(protein-energy malnutrition,PEM)是由于膳食中蛋白质和热能摄入不足引起的营养缺乏病,是世界范围内最常见的营养缺乏病之一,主要发生于 3 岁以下的婴幼儿。主要表现为渐进性消瘦,皮下脂肪减少,水肿及各器官功能紊乱。临床上常见 3 种类型:以能量供应不足为主的消瘦型;以蛋白质供应不足为主的浮肿型;介于两者之间的消瘦-浮肿型。

(一)病因和发生机制

1.病因

(1)长期摄入不足

喂养不当是导致婴儿营养不良的主要原因,如母乳不足而未及时添加其他乳品;突然停奶而未及时添加辅食;奶粉配制过稀;长期以粥、米粉、奶糕等淀粉类食品喂养等。年长儿童的营养不良多为婴儿期营养不良的继续,或因不良的饮食习惯如偏食、挑食、吃零食过多、早餐过于简单或不吃早餐等引起。

(2)消化吸收障碍

消化系统解剖或功能的异常,如唇裂、腭裂、幽门梗阻、小儿迁延性腹泻、过敏性肠炎、肠吸收不良综合征等,均可影响食物的消化和吸收而造成蛋白质-能量营养不良。

(3)需要量增多

急、慢性传染病(如麻疹、伤寒、肝炎、结核)后的恢复期,双胞胎早产,生长发育快速时期均可因营养需要量增多而造成蛋白质-能量相对不足。

(4)消耗量过大

糖尿病、大量蛋白尿、发热性疾病、甲状腺功能亢进、恶性肿瘤等均可使蛋白质消耗或丢失增多,导致蛋白质-能量营养不良。

2.发生机制

(1)新陈代谢异常

①蛋白质。由于蛋白质摄入不足或蛋白质丢失过多,体内蛋白质代谢处于负平衡。当血清总蛋白浓度<40 g/L,白蛋白浓度<20 g/L时,便可发生低蛋白性水肿。

②脂肪。能量摄入不足时,体内脂肪大量消耗以维持生命活动的需要,故血清胆固醇浓度下降。肝脏是脂肪代谢的主要器官,当体内脂肪消耗过多,超过肝脏的代谢能力时,大量甘油三酯在肝脏蓄积,造成肝脂肪浸润及变性。

③碳水化合物。由于碳水化合物摄入不足和消耗增多,故糖原不足和血糖偏低,摄入轻度不足时症状并不明显,重者可引起低血糖昏迷甚至猝死。

④水、盐代谢。由于水、盐摄入不足,易出现低渗性脱水、酸中毒、低血钾、低血钠、低血钙和低血镁等。

⑤体温调节能力下降。营养不良儿体温偏低,可能与以下方面有关:热能摄入不足;皮下脂肪薄,散热加快;血糖降低;耗氧量降低;脉率和周围血循环量减少;等等。

(2)各器官系统功能低下

①消化系统。消化液和酶的分泌减少,酶活力降低,肠蠕动减弱,菌群失调,导致消化功能低下,易发生腹泻。

②循环系统。心脏收缩力减弱,心排出量减少,血压偏低,脉细弱。

③泌尿系统。肾小管重吸收功能降低,尿量增多而尿比重下降。

④神经系统。精神抑郁,时有烦躁不安、表情淡漠、反应迟钝、记忆力减退等情况出现,条件反射不易建立。

⑤免疫功能。非特异性免疫功能如皮肤黏膜屏障功能、白细胞吞噬功能、补体功能降低,特异性免疫功能也明显降低。由于免疫功能全面低下,患儿极易并发各种感染。

(二)临床表现

体重不增是营养不良的早期临床表现,之后体重逐渐下降,患儿主要表现为消瘦,皮下脂肪逐渐减少以致消失,皮肤干燥、苍白,面部皮肤皱缩松弛,头发干枯,四肢可有挛缩现象。皮下脂肪层消耗的顺序首先是腹部,其次为躯干、臀部、四肢,最后为面颊。皮下脂肪层厚度是判断营养不良程度的重要指标之一。营养不良初期,身长(高)不受影响,但随着病情加重,骨骼生长减慢,身长(高)低于正常均值。轻度营养不良时精神状态正常,重度会有精神萎靡,反应差,体温偏低,脉细无力,无食欲,腹泻、便秘交替等情况发生。血浆白蛋白明显下降时,会有凹陷性浮肿、皮肤发亮的症状,严重时会破溃、感染形成慢性溃疡。重度营养不良可能导致重要脏器功能损害,如心功能下降等。

临床上可根据症状程度将小儿营养不良分为三度,见表5-1。

表5-1　　　　　　　　　　　小儿营养不良的分度

指标	Ⅰ度(轻度)	Ⅱ度(中度)	Ⅲ度(重度)
体重低于正常均值	15%～25%	25%～40%	40%以上
腹部皮褶厚度	0.4～0.8 cm	<0.4 cm	消失
身长(高)	正常	低于正常	明显低于正常
皮肤	干燥	干燥、苍白	干皱、无弹性
肌张力	正常	明显降低,肌肉松弛	低下,肌肉萎缩
精神状态	正常	烦躁不安	萎靡、抑制与烦躁交替

体格测量是评估营养不良最可靠的指标,目前国际上对评价营养不良的测量指标有较大的变更,包括以下三部分:

(1)体重低下。儿童的体重与同年龄、同性别参照人群标准相比,低于中位数减2个标准差,但高于或等于中位数减3个标准差,为中度体重低下;如果低于参照人群的中位数减3个标准差为重度体重低下。此指标表明儿童过去和(或)现在有慢性和(或)急性营养不良,但单凭此指标不能区分属急性还是慢性营养不良。

(2)生长迟缓。儿童的身高与同年龄、同性别参照人群标准相比,低于中位数减2个标准差,但高于或等于中位数减3个标准差,为中度生长迟缓;如果低于参照人群的中位数减3个标准差为重度生长迟缓。此指标主要表明过去或长期慢性营养不良。

(3)消瘦。儿童的体重、身高与同年龄、同性别参照人群标准相比,低于中位数减2个标准差,但高于或等于中位数减3个标准差,为中度消瘦;如果低于参照人群的中位数减3个标准差为重度消瘦。此指标表明儿童近期急性营养不良。

临床上可出现以下并发症:

(1)营养性贫血。以小细胞低色素性贫血最为常见,贫血与缺乏铁、叶酸、维生素B_{12}、蛋白质等造血原料有关。

(2)多种维生素缺乏。尤以脂溶性维生素 A、维生素 D 缺乏最为常见。在营养不良时,维生素 D 缺乏的症状不明显,在恢复期生长发育加快时症状比较突出。约有 3/4 的病儿伴有锌缺乏。

(3)感染。由于免疫功能低下,故易患各种感染,如反复呼吸道感染、鹅口疮、肺炎、结核病、中耳炎、尿路感染等;婴儿腹泻常迁延不愈加重营养不良,形成恶性循环。

(4)自发性低血糖。患儿可突然表现为面色灰白、神志不清、脉搏减慢、呼吸暂停、体温不升等症状,但一般无抽搐,若不及时诊治,可因呼吸麻痹致死亡。

(三)辅助检查

1. 血清蛋白测定

血清蛋白中血清白蛋白浓度降低是最重要的改变,但其半衰期较长(19~21 d),故不够灵敏。视黄醇结合蛋白(半衰期 10 h)、前白蛋白(半衰期 1.9 d)、甲状腺素结合前白蛋白(半衰期 2 d)和转铁蛋白(半衰期 3 d)等代谢周期较短的血浆蛋白质具有早期诊断价值。胰岛素样生长因子 1(IGF-1)不仅反应灵敏且受其他因素影响较小,是诊断蛋白质营养不良的较好指标。

2. 酶活性测定

在营养不良的情况下,血清淀粉酶、脂肪酶、胆碱酯酶、转氨酶、碱性磷酸酶等活力均下降,经治疗后可恢复正常。

3. 其他测定

在营养不良的情况下,胆固醇、各种电解质及微量元素浓度下降,但生长激素水平升高。血清、氨基酸、牛磺酸和必需氨基酸浓度降低,而非必需氨基酸变化不大。

(四)治疗原则

营养不良的治疗原则是祛除病因、调整饮食、促进消化功能、处理并发症。

1. 祛除病因

在查明病因的基础上,积极治疗原发病,如纠正消化道畸形、控制感染性疾病、根治各种消耗性疾病、改进喂养方法等。

2.调整饮食

营养不良患儿的消化道因长期摄入过少,已适应低营养的摄入,过快增加摄食量易出现消化不良、腹泻等症状,故饮食调整的量和内容应根据实际的消化能力和病情逐步增加,不能操之过急。母乳喂养儿可根据患儿的食欲哺乳,按需哺喂;人工喂养儿除乳制品外,可给予蛋类、肝泥、肉末、鱼粉等高蛋白质食物,必要时也可添加酪蛋白水解物、氨基酸混合液或要素饮食。食物中应含有丰富的维生素和微量元素。

3.促进消化功能

营养不良的患儿主要靠药物来帮助消化,可给予 B 族维生素和胃蛋白酶、胰酶等。蛋白同化固醇制剂如苯丙酸诺龙能促进蛋白质合成,并能增加食欲,每次肌注 0.5～1.0 mg/kg,每周 1～2 次,连续 2～3 周,用药期间应供给充足的热量和蛋白质。对食欲差的患儿可给予胰岛素注射,降低血糖,增加饥饿感以提高食欲,通常每日 1 次皮下注射胰岛素 2～3 U,注射前先服葡萄糖 20～30 g,每 1～2 周为一疗程。锌制剂可提高味觉敏感度,有增加食欲的作用,每日可口服元素锌 0.5～1.0 mg/kg。同时给予维生素 A、铁、钾、镁的补充,利于组织修复。

4.处理并发症

严重营养不良常发生危及生命的并发症,如腹泻时的严重脱水和电解质紊乱、酸中毒、休克、肾功能衰竭、自发性低血糖、继发感染等。病情严重、伴明显低蛋白血症或严重贫血者,可考虑成分输血。

(五)护理评估

1.健康史

了解患儿的喂养及生长发育情况,如每日进食种类及数量,母乳喂养或人工喂养数量及次数等,是否有偏食习惯、腹泻及便秘等。此外,还要了解有无急、慢性疾病史等。

2.身体评估

测量患儿身长、体重、头围及胸围等体格发育数据;观察生命体征如神志、体温、脉搏、呼吸、血压、皮肤、黏膜情况等;注意患儿是否有营养素缺乏的早期症状和体征。

3.辅助检查

查看实验室检查结果,如血清白蛋白浓度是否下降;血清淀粉酶、脂肪酶、胆碱酯酶、转氨酶、碱性磷酸酶等活力是否降低;胆固醇、各种电解质及微量元素浓度是否下降;生长激素水平情况等。

4.心理-社会状况

了解家长的心理状态及对疾病的认知程度,是否缺乏小儿喂养和卫生知识;评估患儿家庭居住环境条件、经济状况、家长的文化程度等。

(六)常见护理诊断

1.营养失调

营养摄入量低于机体需要量,与蛋白质、能量摄入不足和(或)需要量与消耗量过多有关。

2. 有感染的危险

与机体免疫功能低下有关。

3. 生长发育迟缓

与营养物质缺乏,不能满足生长发育有关。

4. 潜在并发症

营养性缺铁性贫血、低血糖、维生素 A 缺乏等。

5. 知识缺乏

患儿家长缺乏营养知识及育儿知识。

（七）护理措施

1. 生活护理

(1)预防呼吸道感染。宜与呼吸道感染患儿分室居住;室内保持适宜的温、湿度;注意防寒保暖,少去公共场所。

(2)预防消化道感染。注意饮食卫生,加强口腔护理。

(3)预防皮肤感染。做好皮肤的清洁护理工作。骨突出部位垫海绵并经常按摩,防止皮肤破损。

2. 对症护理

密切观察患儿的病情变化。观察有无低血糖、维生素 A 缺乏、酸中毒等临床表现,若有及时报告,做好急症抢救准备。治疗及护理开始后应每天记录患儿进食情况,定期测量体重、身长(高)及皮下脂肪厚度,以判断治疗效果。

(1)调整饮食。调整饮食要由少到多、由稀到稠,循序渐进,逐渐增加摄食量,直至恢复正常。不可过快增加摄食量,以免出现消化不良、腹泻等症状而加重胃肠功能负担。选择易消化吸收、高热能、高蛋白质的食物,能母乳喂养的儿童尽量母乳喂养,所增加的补充食物最好是半流质和固体食物。

①能量的供给:轻度营养不良患儿不应过快地改变原有的摄食量和饮食习惯,应在原有的基础上增加能量,开始每日可供给能量 250～330 kJ(60～79 kcal/kg),以后逐渐增加。当能量供给达每日 585 kJ(140 kcal/kg)时,体重可获得满意增长。待体重接近正常时再恢复到供给正常需要量。中重度营养不良患儿消化吸收功能紊乱,对食物的耐受差,能量供给应从少量开始,每日可供给能量 165～230 kJ(39～55 kcal/kg),逐渐少量增加,待食欲和消化功能恢复,供给高于正常生理需要量的能量,每日可供给能量 500～727 kJ(119～174 kcal/kg),直至体重接近正常再恢复至正常生理需要量。

②蛋白质的供给:从每日 1.5～2.0 g/kg 开始,逐步增加到 3.5～4.5 g/kg,过早给予高蛋白质食物可引起腹胀、肝肿大。食品除乳制品外,可给予蛋类、肝泥、肉末、鱼粉等高蛋白质食物,必要时也可添加酪蛋白水解物、氨基酸混合液或要素饮食。

③补充维生素及微量元素:一般采用每日给予新鲜蔬菜、水果的方式,如菜泥、果泥、肉泥等。应从少量逐渐增多,以免引起腹泻。

④选择合适的补充途径:如果患儿胃肠道功能较好,要尽量选择口服补充的方法;如果患儿食欲差或吞咽功能、吸吮力弱,可选择鼻胃管喂养;如果肠内营养明显不足或胃肠道功能严重障碍,则应选静脉营养。

(2)预防低血糖的护理。不能进食的患儿可按医嘱静脉输入葡萄糖溶液;密切观察病情,特别在夜间或清晨时,患儿易发生低血糖而出现头晕、出冷汗、面色苍白、神志不清等症状,应立即按医嘱静脉给予葡萄糖溶液。

3.用药护理

营养不良的患儿应按医嘱给予助消化药物,如胃蛋白酶、胰酶及B族维生素。必要时给予苯丙酸诺龙肌肉注射,以促进蛋白质合成。病情重者少量输血浆、白蛋白、静脉高营养液,以增强机体抵抗力。在输液时速度宜慢,补液量不宜过多。

4.心理护理

做好家长的沟通及心理疏导工作,找出致病因素,通过护理及与医疗或社区工作者的合作予以消除。

课程思政 对于蛋白质-能量营养障碍性疾病的患儿,应做好家长的沟通及心理疏导工作,找出致病因素,通过护理及与医疗或社区工作者的合作予以消除,故需要较强的团队协作力和沟通能力。

5.健康教育

向家长介绍营养不良的常见原因及预防方法,介绍科学育儿知识,大力提倡母乳喂养,指导婴儿喂养的具体方法;纠正患儿不良的饮食习惯,避免偏食,建立合理的生活作息;坚持户外活动,加强小儿体格锻炼;预防感染性疾病,按时进行预防接种;做好发育监测。

考点提示 本任务中蛋白质-能量营养不良的病因、临床表现,小儿营养不良的分度、治疗原则及如何预防低血糖,单纯性肥胖的病因及治疗原则为护考的重点考核内容,常以A1、A2形式考核。

二、儿童单纯性肥胖症

儿童单纯性肥胖症(simple obesity)是由于长期能量摄入超过人体的消耗,儿童体内脂肪积聚过多,体重超过一定范围的一种营养性疾病。一般认为按身高计算,体重超过平均标准体重20%,或者超过按年龄计算的平均标准体重加上2个标准差以上时,即为肥胖症。造成儿童肥胖的原因很多,现代人的饮食特点是导致儿童普遍肥胖的主要原因之一,在我国肥胖儿童已占儿童总数的10%,并正以每年8%的速度递增。儿童肥胖不仅影响青少年正常的身心健康,还能成为成年期动脉硬化、高血压、高脂血症、糖尿病、中风、心脏病、脂肪肝等疾病的诱因,故应重视对儿童肥胖症的防治。

(一)病因和发生机制

在肥胖儿童中,有95%以上的儿童为单纯性肥胖症,不伴有明显的内分泌和代谢性疾病,其发病与以下因素有关:

1.营养摄入量过多

长期营养摄入量超过消耗量,多余的热量以甘油三酯形式储存于体内致肥胖。

2.活动量过少

活动量过少和缺乏适当的体育锻炼是发生肥胖的重要因素,即使未摄入过多的高热量食物也可引起肥胖。

3.遗传因素

肥胖症有高度的家族遗传倾向。双亲中双方均为肥胖,子代 70%～80%出现肥胖;双亲之一肥胖,子代 40%～50%出现肥胖;双亲均无肥胖,子代 10%～14%出现肥胖。单卵孪生者同病率亦极高。

4.其他因素

心理因素,如情绪创伤或心理障碍等都可使儿童过量进食;中枢能量平衡调节功能失衡、进食过快可使机体摄入营养素过多,超过其需求。

（二）临床表现

单纯性肥胖症可见于小儿的任何年龄,以婴儿期、学龄前期及青春期为发病高峰。患儿食欲极佳,进食量大,喜吃甜食和高脂肪食物,懒于活动。明显肥胖的患儿常有疲劳感,用力时出现气短或腿疼明显,在上楼梯或干体力活时表现最为明显。严重肥胖者可由于胸廓及膈肌的活动受限,使肺泡的换气量减少,造成低氧血症,出现气促、发绀,甚至导致红细胞增多、心脏扩大及充血性心力衰竭,即所谓肥胖-换气不良综合征(pickwickian syndrome)。

体格检查可见患儿皮下脂肪丰满,分布均匀,腹部膨隆下垂,严重肥胖者可因皮下脂肪过多,使胸腹、臀部及大腿皮肤出现白纹或紫纹。因体重过重,走路时下肢负荷过度可致膝外翻和扁平足。女孩胸部脂肪过多应与乳房发育相鉴别,后者可触到乳腺组织的硬结。男性患儿因大腿内侧和会阴部脂肪过多,阴茎可隐匿在脂肪组织中而被误诊为阴茎发育不良。

肥胖小儿性发育常较早,故最终身高常略低于正常小儿。由于怕被别人讥笑而不愿与其他小儿交往,故常有心理上的障碍,如自卑、胆怯、孤独等。

诊断:儿童单纯性肥胖症的诊断是根据患儿的体重与身长的计算值来衡量的。小儿体重达到或超过按身长计算的平均标准体重 20%,有营养过度、少动史或家族肥胖史,呈均匀肥胖而无其他异常临床表现者,可诊断为单纯性肥胖症。体重超过标准体重的 20%～29%为轻度肥胖症,超过 30%～49%为中度肥胖症,超过 50%为重度肥胖症。

（三）辅助检查

患有单纯性肥胖症的患儿血清甘油三酯、胆固醇大多显著升高,严重的患儿血清β脂蛋白也增高;血清胰岛素水平增高,血生长激素水平降低,生长激素激发试验的峰值也较正常儿童低;肝脏超声检查有脂肪肝。

（四）治疗原则

控制饮食,适量体育锻炼,消除心理障碍,配合药物治疗,以减少热量摄入,增加机体热量消耗,减少体内过剩的脂肪,使体重逐渐减轻。

（五）护理评估

1.健康史

应详细询问患儿的饮食及生活习惯,有无能量摄入过多、活动量过少的现象,评估有无家族肥胖史。

2.身体评估

测量生命体征、身高、体重、皮下脂肪厚度,了解体格发育及智力发育情况,评估肥胖程度;体格检查注意全身脂肪的分布情况,胸腹、臀部、大腿处皮肤有无花纹;有无膝外翻、扁平足;女孩有无假性乳房增大,男孩有无隐匿性阴茎。

3. 辅助检查

了解血清甘油三酯、胆固醇的化验结果。

4. 心理-社会状况

因本症与饮食过量、活动过少有关,故应注意评估其家长对该病病因的了解程度和小儿外形变化对患儿心理的影响,如是否出现自卑、胆怯、孤独等心理障碍。

(六)常见护理诊断

1. 营养失调

营养摄入量高于机体需要量,与摄入热量过多、缺乏运动有关。

2. 自我形象紊乱

与肥胖引起的自身形体改变有关。

3. 社交障碍

与肥胖造成的心理障碍有关。

4. 潜在并发症

高血压、高脂血症、糖尿病等。

5. 知识缺乏

患儿及家长缺乏合理营养知识。

(七)护理措施

1. 生活护理

(1)培养良好的饮食习惯。提倡少量多餐,杜绝过饱,不吃夜宵及零食,细嚼慢咽等。

(2)改变生活方式。多外出活动,尤其食后活动。

2. 对症护理

(1)合理控制饮食。为了达到减轻体重的目的,患儿每日摄入的热量必须低于机体消耗的总热量,同时必须满足小儿的基本营养及生长发育需要,以免影响其正常的生长发育。

①根据患儿年龄及其肥胖程度,相应减少每日食物供能的总量。多采用低脂肪、低碳水化合物和高蛋白质食谱,其中蛋白质食物的供应量每天不宜低于 2 g/kg。碳水化合物有助于脂肪和蛋白质的代谢,可作为主食,但应限制糖量和脂肪。

②鼓励患儿选择体积大、饱腹感明显而热能低的蔬菜类食品,其所富含的纤维可减少糖类的吸收和胰岛素的分泌,并能阻止肝肠循环、促进胆固醇的排泄,且有一定的通便作用,如萝卜、青菜、黄瓜、番茄等。食品应以蔬菜、水果、米饭、面食为主,加适量的蛋白质如瘦肉、鱼类、禽蛋、豆类及其制品,同时注意补充维生素及矿物质。

(2)运动疗法。运动疗法是减轻肥胖者体重的重要手段。鼓励患儿选择喜欢的、有效的、易于坚持的运动,如晨跑、跳绳、游泳等。运动要循序渐进,持之以恒。以运动后轻松愉快、不感到疲劳为原则,如果运动后出现疲惫不堪、心慌气促以及食欲大增等现象,则为活动量过度的提示,应放缓运动节奏,保证身体健康。

3. 用药护理

儿童处于生长发育阶段,对于减肥的治疗药物必须经过严格的筛选才能使用,服药过程中必须进行严密监护。

4. 心理护理

引导患儿正确认识自身体态的改变,解除患儿的心理负担,消除因肥胖带来的自卑心理;鼓励患儿坚持控制饮食和运动锻炼,增加减肥的信心;鼓励患儿参与正常的社交活动,帮助患儿对自身形象建立信心,以利于身心健康发展。

5. 健康教育

向患儿家长讲述科学喂养的知识,培养患儿良好的饮食习惯,避免营养过剩;创造条件和机会增加患儿的活动量,对患儿实施生长发育监测;经常向学龄期及青春期儿童强调正常饮食原则及良好饮食习惯的重要性,鼓励患儿树立信心。

‖ Key Words ‖

1. 皮下脂肪层消耗的顺序首先是_____,其次为_____、_____、最后为_____,_____的厚度是判断营养不良程度的重要指标之一。

2. 蛋白质-能量营养不良的常见并发症包括_____、_____、_____、_____。

任务四 维生素营养障碍性疾病

学习目标

【知识目标】

掌握维生素 D 缺乏性佝偻病、维生素 D 缺乏性手足搐搦症的护理诊断及相应护理措施;熟悉维生素 D 缺乏性佝偻病、维生素 D 缺乏性手足搐搦症的病因及临床表现;了解维生素 D 缺乏性佝偻病、维生素 D 缺乏性手足搐搦症的发病机制及治疗原则

【能力目标】

能够对维生素 D 缺乏性佝偻病、维生素 D 缺乏性手足搐搦症患儿进行护理评估并提出护理诊断、制定护理措施

【素质目标】

关爱患儿,具备良好的沟通能力,指导家长建立科学的育儿观

‖ 案例导入 5-4 ‖

患儿,男,8 个月。睡眠欠佳、易惊两月余。近两个月来睡眠不安,哭闹,易激惹,有惊跳,多汗,大小便正常,食欲正常。出生 5 个月后反复腹泻 3 次,每次 5～7 天,无黄疸史及特殊服药史。足月顺产,出生体重 3.2 kg,母乳与奶粉混合喂养,出生 5 个月后添加蛋黄、米粉等,现每天喂少量蔬菜汁、果汁,前 5 个月间断服用维生素 D 制剂,户外活动少。母孕期无疾病史,无下肢抽搐史。查体:T,36.8 ℃;P,116 次/分;R,28 次/分;

身长,70 cm;体重,8.5 kg;头围,44 cm。神智清,生长发育正常,体态匀称,皮肤不粗糙;前囟 2.5 cm×2.5 cm,枕秃明显,方颅,无特殊面容,未出牙;胸廓无畸形,无赫氏沟,心肺检查未见异常;腹部膨隆柔软,肝肋下 1.5 cm,质软,脾肋下未及;无手镯征及脚镯征。辅助检查:X 线影像显示腕骨骨化中心 1 枚,尺桡骨远端呈毛刷样及杯口样改变,干骺端骨皮质疏松,临时钙化带消失,软骨间隙增宽。

    请问:(1)该患儿的初步诊断是什么?诊断依据有哪些?

            (2)请分析患儿主要的护理诊断。

一、维生素 D 的来源、转运及生理功能

1. 来源

婴幼儿体内的维生素 D 根据来源可分为内源性维生素 D 与外源性维生素 D,即经皮肤转化形成的维生素 D 和经口摄入获得的维生素 D。

(1)内源性维生素 D 是人类维生素 D 的主要来源。人类皮肤内的 7-脱氢胆固醇经日光中的紫外线照射后转化为胆骨化醇,即内源性维生素 D_3。

(2)外源性维生素 D 来自食物,如鱼、肝、蛋、乳类等,以及鱼肝油等维生素制剂。在植物油及酵母中含有丰富的麦角固醇,不被人体吸收,经紫外线照射后才变为可被人体吸收的麦角骨化醇,即外源性维生素 D_2。

2. 转运

食物中的维生素 D 在胆盐作用下,在小肠黏膜刷状缘经淋巴管吸收入血;皮肤合成的维生素 D_3 直接进入血循环。这两种形式的维生素 D 在人体均无生物活性,它们进入血循环后即与血浆中的维生素 D 结合蛋白(DBP)相结合,之后被转运并贮存于肝脏、脂肪、肌肉等组织内。维生素 D 在体内须经过两次羟化作用后生成 1,25-二羟胆骨化醇[1,25-dihydroxy cholecalciferol;1,25-$(OH)_2D_3$]才能发挥生物效应。

3. 生理功能

在正常情况下,血循环中的 1,25-$(OH)_2D_3$ 约 85% 与 DBP 相结合,约 15% 与白蛋白结合,仅 0.4% 以游离形式存在而对靶细胞发挥其生物效应。1,25-$(OH)_2D_3$ 是维持钙、磷代谢平衡的主要激素之一,主要通过对肠、肾、骨等靶器官的作用发挥其抗佝偻病的生理功能。其生理功能包括:①促进小肠黏膜细胞合成钙结合蛋白(Ca-binding pretein,CaBP),促进钙、磷从肠道吸收,促使骨钙沉积;②增加肾小管对钙、磷重吸收,特别是对磷的重吸收,提高血钙磷浓度,有利于骨的矿化作用;③促进成骨细胞增殖和破骨细胞分化,直接影响钙、磷在骨中的沉积和重吸收;④与甲状旁腺激素、降钙素一起对维持体液和组织的钙、磷内环境起主要作用。

二、维生素 D 缺乏性佝偻病

维生素 D 缺乏性佝偻病(vitamin D deficiency rickets)是由于儿童体内维生素 D 缺乏,导致钙、磷代谢紊乱和临床以骨骼的钙化障碍为主要特征的疾病。本病是常见的儿童营养缺乏症,多见于 3 个月~2 岁的婴幼儿,我国北方的发病率高于南方。佝偻病虽然很少直接危及生命,但因发病缓慢,易被忽视,而影响小儿的生长发育。重症佝偻病患儿,机体的抵抗力低下,易并发肺炎、腹泻、贫血等其他疾病。近年来,随着生活、经

济、文化水平的提高,我国维生素 D 缺乏性佝偻病的发病率逐年降低且病情较轻。

（一）病因和发生机制

1. 病因

（1）日照不足

维生素 D 可由皮肤经日照产生,婴幼儿缺乏户外活动即可导致内源性维生素 D 生成不足。此外,日光中的紫外线经常被尘埃、煤烟、衣服或普通玻璃所遮挡或吸收,影响其作用;地理环境、季节及紫外线对地面的照射量影响也很大,雨雾多、寒冷季节长、日照时间短不利于户外活动的地区,小儿佝偻病发病率明显增高。

（2）维生素 D 摄入不足

天然食物中维生素 D 含量甚少,不能满足婴幼儿的需要,若不及时补充鱼肝油、蛋黄、肝泥等富含维生素 D 的辅食,易发生佝偻病。

（3）钙含量过低或钙、磷比例不当

食物中钙含量不足以及钙、磷比例不当均可影响钙、磷的吸收。母乳中钙、磷含量虽低,但比例（2:1）适宜,容易被吸收,而牛乳中钙、磷含量较高,但钙磷比例（1.2:1）不当,钙的吸收率较低,故人工喂养儿佝偻病发病率较高。

（4）生长过速

骨骼生长速度与维生素 D 和钙的需要量成正比。早产或双胎婴儿体内贮存的维生素 D 不足,且出生后生长速度较足月儿快,若不及时补充维生素 D 及钙,极易发生佝偻病。

（5）疾病因素

肝胆、胃肠道慢性疾病,如婴儿肝炎综合征、先天性胆道狭窄或闭锁、脂肪泻、胰腺炎、慢性腹泻等均影响维生素 D 和钙、磷的吸收、利用,严重肝、肾疾病亦可致维生素 D 羟化障碍、生成量不足而引起佝偻病。

（6）药物影响

长期服用苯妥英钠、苯巴比妥等抗惊厥类药物,可激活肝细胞微粒体氧化酶系统的活性,加速维生素 D 和 $1,25\text{-}(OH)_2D_3$ 分解成无活性的代谢产物;糖皮质激素能拮抗维生素 D 对钙的转运。

2. 发病机制

维生素 D 缺乏性佝偻病可以看成是机体为维持血钙水平而对骨骼造成的损害。维生素 D 缺乏造成肠道吸收钙、磷减少,血钙水平降低,甲状旁腺激素分泌增加,以动员骨释放出钙、磷,使血钙浓度维持在正常或接近正常水平。但甲状旁腺激素同时也抑制肾小管重吸收磷,使尿磷排除增加,血磷降低。当血清钙、磷浓度不足时,骺软骨正常生长和钙化受阻,软骨细胞失去增殖、分化的正常程序,骨骺端临时钙化带被新形成、未钙化的骨样组织沉积,失去正常的形态,成为参差不齐、无规则的阔带,骨骺端增厚,向两侧膨出,形成临床所见的肋骨串珠和手、足镯征等症状,骨的生长停滞不前。扁骨和长骨骨膜下的骨质也矿化不全,骨皮质渐为不坚硬的骨样组织代替,骨膜增厚,骨质疏松,容易受肌肉牵拉和重力影响而发生弯曲变形,甚至出现病理性骨折;颅骨骨化障碍表现为颅骨变薄和软化,颅骨骨样组织堆积出现方颅。

（二）临床表现

本病最常见于 3 月～2 岁婴幼儿,主要表现为生长最快部位的骨骼改变、肌肉松弛及神经兴奋性改变。因此,年龄不同,临床表现也不同。佝偻病的骨骼改变常在维生素

D缺乏数月后出现,患有骨软化症的乳母,其哺喂儿可在生后2个月内即出现佝偻病症状。重症佝偻病常伴有消化、心肺功能障碍,并影响动作和智力发育及免疫功能。佝偻病在临床上分期如下:

1.初期(早期)

初期多见于6个月以内,尤其是3个月以内的婴儿。主要表现为神经兴奋性增高,如激惹、烦闹、睡眠不安、夜间啼哭,汗多且与室温无关,尤其是头部,刺激头皮而摇头擦枕出现枕秃(图5-1)。但这些并非佝偻病的特异症状。

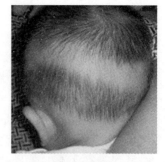

图5-1 枕秃

2.激期(活动期)

(1)骨骼病变体征如下:

①头部:因小儿身体各部骨骼的生长速度随年龄不同而不同,故不同年龄有不同骨骼表现。

a.颅骨软化:颅骨软化是佝偻病最早出现的体征,主要见于6个月以内的婴儿,即用双手固定婴儿头部,指尖稍用力压颞部或枕骨中央部位时,可有压乒乓球样的感觉,故称"乒乓头"。小于3个月的低出生体重儿近骨缝周围颅骨软化为正常现象。

b.方颅(图5-2):方颅多见于8个月以上的婴儿,额骨和顶骨双侧骨样组织增生呈对称性隆起形成"方盒状"头形(从上向下看),严重时呈鞍状或十字状头形,方颅应与前额宽大的头形区别。

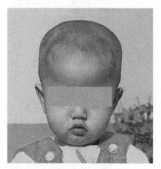

图5-2 方颅

c.前囟闭合延迟:严重者可迟至2~3岁,头围也较正常增大。

d.乳牙萌出延迟,牙釉质发育差,易患龋齿。

②胸部:胸部改变多见于1岁左右婴儿。

a.肋骨串珠(图5-3):肋骨串珠又称佝偻病串珠(rachitic rosary),肋骨和肋软骨交界处因骨样组织堆积膨大而形成钝圆形隆起,以两侧第7~10肋最明显,上下排列如串珠状。

b.鸡胸(图5-4)及漏斗胸(图5-5):由于肋骨骺部内陷,以致胸骨向前突出,形成鸡胸;如胸骨剑突部向内凹陷,则形成漏斗胸。

c.肋膈沟:由于膈肌附着处的肋骨受牵拉而内陷形成的一道横沟,又称郝氏沟(Harrison groove),卧位时尤其明显。上述胸部病变均会不同程度影响呼吸功能,并发呼吸道感染,甚至肺不张。

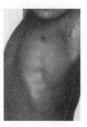
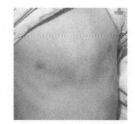
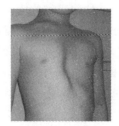

图5-3 肋骨串珠　　　图5-4 鸡胸　　　图5-5 漏斗胸

③四肢:

a.手、足镯征:该类症状多见于6个月以上的患儿。手腕、足踝部可形成钝圆形环状隆起(图 5-6)。

b.下肢畸形:下肢畸形见于能站立或行走的 1 岁左右婴儿,由于骨质软化与肌肉关节松弛,小儿双下肢因负重可出现股骨、胫骨、腓骨弯曲,形成严重膝内翻("O"型)畸形(图 5-7)或膝外翻("X"型)畸形(图 5-8)。

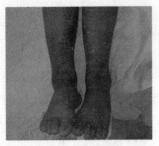
图 5-6　足镯征

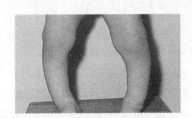
图 5-7　"O"型腿

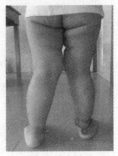
图 5-8　"X"型腿

④脊柱:患儿在会坐和站立后,因韧带松弛可致脊柱后突畸形,严重患儿可伴有骨盆畸形,造成生长迟缓。

(2)运动功能发育迟缓。由于低血磷所致肌肉中糖代谢障碍,全身肌肉松弛、乏力、肌张力降低,坐、立、行等运动功能发育落后,腹肌张力低下,腹部膨隆如蛙腹。

(3)神经、精神发育迟缓。佝偻病重症患儿神经系统发育迟缓,表情淡漠,语言发育落后,条件反射形成缓慢;免疫力低下,易合并感染及贫血。

3. 恢复期

患儿经治疗和日光照射后,临床症状和体征逐渐减轻、消失。

4. 后遗症期

少数重症佝偻病可残留不同程度的骨骼畸形或运动功能障碍,多见于大于 2 岁的儿童。

(三)辅助检查

1. 初期(早期)

初期患儿骨骼改变不明显,骨骼 X 线影像可正常,或钙化带稍模糊,血清 $1,25$-$(OH)_2D_3$ 下降,甲状旁腺激素升高,血钙浓度正常或稍低,血磷降低,碱性磷酸酶正常或稍高。

2. 激期(活动期)

此期生化检测除血清钙稍低外,其余指标改变更加显著;X线长骨片显示骨骺端钙化带消失,呈杯口状、毛刷状改变,骨骺软骨带增宽(>2 mm),骨质疏松,骨皮质变薄,可有骨干弯曲畸形或青枝骨折,骨折可无临床症状。骨骼 X 线影像如图 5-9 所示。

3. 恢复期

恢复期血清钙、磷浓度数天内恢复正常,碱性磷酸酶需 1~2 个月降至正常水平;骨骼 X 线影像在治疗 2~3 周后有所改善,出现不规则的钙化线,以后钙化带致密增宽,骨质密度逐渐恢复正常。

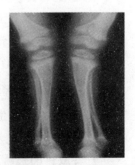
图 5-9　骨骺 X 线影像

4. 后遗症期

后遗症期血生化正常,骨骼 X 线影像显示干骺端病变消失。

（四）治疗原则

维生素 D 缺乏性佝偻病治疗的目的在于控制病情活动,防止骨骼畸形。

1. 一般治疗

一般治疗方法为合理喂养,及时添加辅食;坚持户外活动,多晒太阳。

2. 维生素 D 制剂

①口服法:维生素 D 每日 $50 \sim 100$ μg($2\,000 \sim 4\,000$ IU),或 $1,25\text{-}(OH)_2D_3$($1,25$-二羟胆骨化醇)$0.5 \sim 2$ μg,视临床和骨髓 X 线影像改善情况而定,$2 \sim 4$ 周后改为维生素 D 预防量每日 10 μg(400 IU)。需大量长期服用维生素 D 制剂时,不宜用鱼肝油,以防维生素 A 中毒。②突击疗法:重症佝偻病者或无法口服者可一次肌肉注射维生素 D_3 $7\,500 \sim 15\,000$ μg,$2 \sim 3$ 个月后口服预防量。治疗 1 个月后应复查治疗效果。

3. 矫形

对已有严重骨骼畸形的后遗症期患儿应加强体格锻炼,可采用主动或被动运动方法矫正。严重骨骼畸形可考虑外科手术矫治。

（五）护理评估

1. 健康史

了解患儿的居住环境、作息、睡眠习惯;了解患儿饮食习惯、辅食添加情况;了解患儿生长发育情况;了解患儿有无胃肠道、肝胆、肾脏等脏器疾病。

2. 身体评估

了解患儿有无神经或精神症状,如易激惹、烦躁、睡眠不安、易惊、多汗及枕秃;进行体格检查:了解患儿有无骨骼改变,有无方颅或鞍形颅,出牙、前囟闭合情况,有无肋骨串珠、鸡胸、漏斗胸或肋膈沟;四肢骨骼有无腕踝畸形,有无手、足镯征,有无"O"型腿或"X"型腿;有无肌张力低下;进行运动及智力测量,了解有无运动功能障碍及智力发育迟缓。

3. 辅助检查

了解患儿血清 $25\text{-}(OH)D_3$、甲状旁腺激素、血钙、血磷及碱性磷酸酶的检查结果;了解骨骼 X 线影像结果。

4. 心理-社会状况

应注意评估父母对合理喂养、户外活动的必要性的了解程度,日常照顾患儿有无困难,对患儿出现的骨骼变化有无焦虑;还应注意评估患儿是否随着年龄的增长由于对自身形象的感知而产生自卑等不良心理活动,从而影响其心理健康及社会交往。

（六）常见护理诊断

1. 营养不足（维生素 D 缺乏）

与日光照射不足及维生素 D 摄入少有关。

2. 有感染的危险

与免疫功能低下有关。

3.潜在并发症

骨骼畸形、药物副作用。

4.知识缺乏

与家长缺乏佝偻病的预防和护理知识有关。

5.焦虑

与患儿骨骼畸形、活动形态异常有关。

（七）护理措施

1.生活护理

（1）户外活动。一般来说户外活动越早越好,出生后1~2个月即可到户外接受日光照射,根据不同年龄、地区、季节选择户外活动的时间和日光照射的方法。活动时间根据年龄逐渐增加,从数分钟到1小时,夏季避免阳光直接照射,冬季可在室内,但要注意开窗,让紫外线能够直接照射到皮肤,照射时注意保暖,尽量暴露皮肤。

（2）合理喂养。加强饮食中维生素D的含量,提倡母乳喂养,按时添加辅食。人工喂养者,可选用维生素A、维生素D强化奶,及时添加鱼肝油制剂。年长儿可多进食海水鱼、肝、蛋黄及鱼肝油制剂等。

（3）预防感染。保持空气新鲜,温湿度适宜,阳光充足,预防交叉感染。

2.对症护理

（1）加强体格锻炼。对骨骼畸形者采取主动或被动方法矫正,胸部畸形可做俯卧位抬头展胸运动;下肢畸形可做肌肉按摩,"O"型腿按摩外侧肌,"X"型腿按摩内侧肌,增加肌张力以矫正畸形。对于行外科手术矫治者,指导家长正确使用矫形工具。

（2）预防骨骼畸形和骨折。患儿骨骼软化,应避免久坐,防止脊柱后突畸形;避免久站、久走,防止下肢弯曲;严重佝偻病患儿肋骨、长骨易发生骨折,应避免重压和强力牵拉。

3.用药护理

按医嘱补充维生素D。口服鱼肝油滴剂时将其直接滴于舌上,以保证用量。肌肉注射维生素D时,注射部位要深,并经常更换注射部位,以利于吸收。大量维生素D治疗时易使血钙降低,应补充钙剂,注意观察有无手足抽搐。用药后加强观察,若出现恶心、呕吐、食欲减退、腹泻等症状,为维生素D过量中毒表现,应立即停药。

4.心理护理

提供舒适的环境,避免各种不必要的刺激;态度和蔼,关心、体贴患儿;执行各项操作时耐心,动作轻柔;介绍疾病的相关知识,及时与患儿家长进行心理疏导及沟通。

5.健康教育

加强有关疾病的预防、护理、恢复期锻炼等知识的宣教;宣传母乳喂养,及时添加辅食,指导家长选择富含维生素D、钙、磷和蛋白质的食物;尽早开始户外活动,新生儿出生2周后每日给予维生素D 400~800 IU;告知家长所用药物的作用、不良反应、剂量及服用方法,不可过量服用,注意有无维生素D中毒的表现;指导合理、正确地进行户外日光浴及按摩肌肉矫正畸形的方法。

三、维生素D缺乏性手足搐搦症

维生素D缺乏性手足搐搦症(Tetany of vitamin D deficiency)多发病于6个月以

下的婴儿。主要由于维生素 D 缺乏及甲状旁腺代偿功能不足,血清钙离子降低,神经肌肉兴奋性增高,出现惊厥、手足肌肉抽搐或喉痉挛等症状。

(一)病因和发病机制

维生素 D 缺乏性手足搐搦症发病原因与维生素 D 缺乏性佝偻病相同,如图 5-10 所示,但骨骼变化不明显,多有甲状旁腺代偿功能不全的症状。

当维生素 D 缺乏时,血钙下降,在甲状旁腺代偿功能不全时,低血钙无法恢复。当血清总钙量低于 1.88 mmol/L 或离子钙低于 1 mmol/L 时,可发生惊厥或手足搐搦。

血钙降低与下列因素有关:

(1)维生素 D 缺乏初期,若甲状旁腺未能代偿其血钙的降低,以致血磷正常而血钙降低,临床上出现低钙血症的表现而骨骼变化不显著。

(2)春夏季户外活动增多,使体内维生素 D 合成骤增,或在使用维生素 D 治疗初期,体内维生素的含量亦增多,两者均使未钙化的骨骼加速钙化,血钙大量沉着于骨骼,骨骼钙化加速,旧骨脱钙减少,肠道钙吸收又相对不足,使血钙下降。

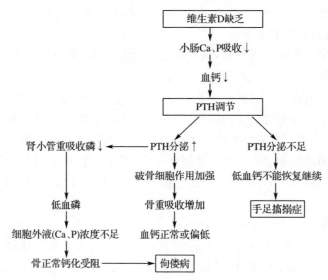

图 5-10　维生素 D 缺乏性佝偻病和维生素 D 缺乏性手足搐搦症的发病机制

(3)感染、发热、饥饿时,由于组织分解,磷从细胞内释出,血磷升高,使血钙下降。

(4)6 个月以内婴儿,生长发育最快,需要钙较多,若饮食中供应不足,加上维生素 D 缺乏,则易发病。

(5)长期腹泻或梗阻性黄疸,维生素 D 与钙的吸收减少,致血钙降低。

(6)当血液 pH 升高,如过度换气所致的呼吸性碱中毒、碱性溶液注射过量或酸中毒被纠正时,钙离子加速在骨中沉积,致血钙降低。

(二)临床表现

1. 典型症状

(1)惊厥。惊厥为婴儿期最常见的症状。特点为患儿无发热,无其他原因突然发生惊厥,持续时间短者数秒钟,长者达数十分钟,发作次数可数日一次或一日数次,间歇期意识清晰,活动如常。发作时表现为四肢抽动,两眼上翻,面肌颤动,神志不清。

(2)手足搐搦。手足搐搦多见于幼儿和较大儿童。发作时神志清,手痉挛呈弓状,双手腕部屈曲,手指伸直,拇指内收向掌心;足部踝关节伸直,足趾同时向下弯曲,呈"芭蕾舞足"。手痉挛、足痉挛分别如图 5-11 和图 5-12 所示。

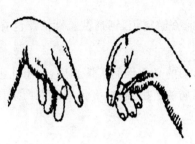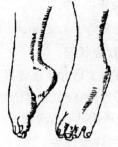

图 5-10　手痉挛　　　　　　　　　　图 5-11　足痉挛

(3)喉痉挛。喉痉挛多见于婴儿期。由于喉部肌肉痉挛而出现呼吸困难,吸气时间延长,可闻及哮鸣音,重者可致窒息死亡,应予重视。

2. 隐性体征

在患儿低血钙接近临界水平,但临床尚未出现上述典型发作症状时,称隐性手足搐搦症。此时,其神经肌肉应激性增强,刺激周围神经可诱发局部肌肉抽搐,出现以下体征:

(1)面神经征(Chvostek sign)。即击面神经试验,以指尖或叩诊锤叩击耳颞弓与口角间的面神经穿出处,引起同侧口角及眼睑肌肉抽动者为阳性。

(2)特鲁索征(Trousseau sign)。即人工痉挛症,以血压计袖带包扎上臂,加压使血压维持在收缩压与舒张压之间,5 分钟内出现手痉挛症状者为阳性。

(3)腓神经征(Peroneal sign)。叩击膝外侧腓骨头上方的腓神经,引起足部向外展者为阳性。

(三)治疗原则

1. 急救处理

痉挛期立即吸氧,保持呼吸道通畅,喉痉挛时应先将舌头拉出口外,做人工呼吸或加压给氧,必要时行气管插管术;控制惊厥可应用镇静止痉剂,首选地西泮,每次 0.1～0.3 mg/kg,肌内或静脉注射,或 10％水合氯醛,每次 40～50 mg/kg 保留灌肠。

2. 钙剂治疗

尽快给予 10％葡萄糖酸钙 5～10 mL 加 10％葡萄糖溶液稀释后静脉滴注或缓慢静脉注射(10 分钟以上);重症者每日可重复 2～3 次,直到惊厥停止后改为口服钙剂。

3. 维生素 D 治疗

急诊控制后,按维生素 D 缺乏性佝偻病治疗方法采用维生素 D 治疗。

(四)护理评估

1. 健康史

了解患儿的居住环境、作息、睡眠习惯;了解患儿饮食习惯、辅食添加情况;了解患儿生长发育情况;了解患儿有无胃肠道、肝胆、肾脏等脏器疾病;了解患儿惊厥发作的次数、发作时间及发作时患儿的状态。

2. 身体评估

了解患儿有无维生素 D 缺乏性佝偻病的症状、体征。

3. 辅助检查

患儿血钙常低于 1.9 mmol/L，必要时查游离钙，钙剂试验性治疗也有助于诊断。

4. 心理-社会状况

应注意评估父母对合理喂养、户外活动的必要性的了解程度，对患儿出现惊厥有无焦虑及恐惧心理；还应注意评估患儿对疾病的了解程度，有无因此而产生自卑等不良心理活动，从而影响其心理健康及社会交往。

（五）常见护理诊断

1. 有窒息的危险

与惊厥、喉痉挛发作有关。

2. 营养失调

营养摄入量低于机体需要量，与维生素 D 缺乏有关。

3. 有受外伤的危险

与惊厥发作有关。

4. 知识缺乏

家长缺乏疾病的发病、治疗、急救处置等相关知识。

（六）护理措施

1. 生活护理

定时户外活动，多晒太阳；加强体格锻炼；合理喂养，补充维生素 D 及鱼肝油，适量补钙。

2. 对症护理

（1）控制惊厥、喉痉挛。遵医嘱立即使用镇静剂、钙剂。

（2）防止窒息。密切观察惊厥、喉痉挛的发作情况，一旦发现症状应及时吸氧，做好气管插管或气管切开的术前准备。喉痉挛者需立即将舌头拉出口外，同时将患儿头偏向一侧，清除口、鼻分泌物，保持呼吸道通畅，避免窒息；对已出牙的患儿，应在上、下门齿间放置牙垫，避免舌被咬伤，必要时行气管插管或气管切开术。

（3）防止受伤。惊厥发作时避免家长将患儿紧抱、摇晃或抱起疾跑就医，防止加重抽搐，造成机体缺氧引起脑损伤。不要对患儿肢体强加约束，勿强力撬开患儿紧咬的牙关，以免造成损伤。

3. 用药护理

（1）静脉注射钙剂。需缓慢推注（10 分钟以上）或滴注，以免因血钙骤升，发生呕吐甚至心搏骤停现象；避免药液外渗，以免造成局部坏死。

（2）口服钙剂。首选 10% 氯化钙，服用时需用糖水稀释 3～5 倍，两餐间服用，不可与茶水同服。

4. 心理护理

介绍疾病的相关知识，及时与患儿家长沟通，疏导其心理。

5.健康教育

（1）指导合理喂养，合理安排儿童日常生活，坚持每天有一定时间的户外活动。

（2）遵医嘱补充维生素 D，适量补充钙，以预防维生素 D 缺乏性手足搐搦症复发及治疗佝偻病。

（3）教会家长惊厥、喉痉挛发作时的处理方法，如使患儿平卧，松开衣领，颈部伸直，头后仰等，以保持呼吸道通畅，同时呼叫医护人员。

考点提示　本任务中维生素 D 缺乏性佝偻病的病因、临床表现、用药护理及健康宣教，维生素 D 缺乏性手足搐搦症的临床表现、症护理、健康宣教为护考的重点考核内容，常以 A1、A2、A3 形式考核。

Key Words

1.维生素 D 缺乏性佝偻病是由于儿童体内维生素 D 缺乏，导致_____和_____为主要特征的疾病，是常见的儿童营养缺乏症。

2.维生素 D 缺乏性手足搐搦症的临床典型症状有_____、_____及_____。

任务五　微量元素障碍性疾病

学习目标

【知识目标】

掌握锌缺乏症、碘缺乏症的临床表现与护理措施，了解锌缺乏症、碘缺乏症的病因及治疗原则

【能力目标】

能够对锌缺乏症、碘缺乏症患儿进行护理评估并提出护理诊断、制定护理措施

【素质目标】

关爱患儿，具备良好的沟通能力，指导家长建立科学的育儿观

案例导入 5-5

患儿，女，18 个月。主诉：食欲下降 1 月余。体格检查：患儿头发枯黄，面色苍白，口腔黏膜有数个溃疡。身长 73 cm，体重 8 kg。

请问：（1）该患儿的初步诊断是什么？诊断依据有哪些？

（2）请分析患儿主要的护理诊断。

一、锌缺乏症

锌缺乏症（zinc deficiency）是指各种原因所致的体内锌含量过低导致的疾病。以食欲降低、生长发育迟缓、性成熟障碍、免疫功能减退及皮炎为主要临床表现。

（一）病因和发生机制

1. 摄入不足

摄入不足是引起小儿缺锌的主要原因。动物性食物不仅含锌丰富而且易于吸收，谷类等植物性食物含锌量较少，故长期单纯乳类喂养或素食者易缺锌。年长儿多因偏食、挑食造成锌摄入不足。

2. 需求量增加

生长发育期、营养不良恢复期、感染和发热等状态下，机体对锌需要量增加，如未及时补充，易发生锌缺乏。

3. 吸收障碍

各种原因所致腹泻皆可妨碍锌的吸收。谷类食物中含植酸盐与粗纤维多，会妨碍锌的吸收。牛乳中含锌量与母乳相似，但吸收利用率低，长期纯牛乳喂养易导致缺锌。

4. 丢失过多

反复失血、溶血、外伤、烧伤皆可使大量锌随体液丢失；蛋白尿及长期应用金属螯合剂（如青霉胺等）均造成锌的丢失而导致锌缺乏。

（二）临床表现

1. 食欲减退

缺锌时味蕾功能减退，味觉灵敏度降低，以致食欲不振，出现摄食量减少、厌食及异食癖等症状。

2. 生长发育落后

缺锌妨碍核酸、蛋白质的合成和分解代谢酶的活性，并妨碍生长激素轴功能以及性腺轴的成熟，导致小儿的生长发育迟缓，体格矮小，性发育延迟。

3. 免疫功能降低

缺锌可严重损伤小儿 T 细胞免疫功能，故易患各种感染病。

4. 神经系统受损

缺锌可使脑 DNA 和蛋白质合成障碍，谷氨酸浓度降低，从而引起智能发育迟缓，表现为注意力不集中、学习困难，补锌后异常行为可恢复。

5. 其他

如地图舌、反复口腔溃疡、创伤愈合迟缓及影响维生素 A 的代谢而导致暗适应时间延长、夜盲等。

（三）辅助检查

测定血清、全血、头发、白细胞、尿液、组织中的锌的含量，其中血清锌低于正常值下限（11.47 μmol/L），则为锌缺乏；做餐后血清锌浓度反应实验（PICR），PICR＞15％则为锌缺乏。

（四）治疗要点

改善饮食结构，治疗原发疾病；给予含锌较多的食物；口服锌制剂，常用葡萄糖酸锌，每日剂量为锌元素 0.5～1 mg/kg，连服 2～3 个月。

（五）护理评估

1. 健康史

仔细、详细地询问健康史，如婴儿是否断母乳或改用牛乳喂养的历史，是否喂养中食物含锌量过低，或存在长期吸收不良的病史。

2. 身体评估

判断患儿是否有生长发育迟缓、味觉灵敏度降低、食欲减退或厌食、异食癖、经常发生感染性疾病等临床表现。

3. 辅助检查

实验室检查血清锌是否低于 11.47 μmol/L。

4. 心理-社会状况

锌缺乏可影响小儿的食欲和正常发育，家长会产生焦虑心理。

（六）常见护理诊断

1. 营养失调

营养摄入量低于机体需要量，与锌摄入不足、需要量增加、吸收障碍、丢失过多有关。

2. 有感染的危险

与锌缺乏所致的免疫力低下有关。

3. 知识缺乏

与患儿家长缺乏小儿合理喂养的有关知识有关。

（七）护理措施

1. 生活护理

（1）改善营养。供给含锌量多的食物，如肝、瘦肉、鱼、动物血等。鼓励母乳喂养，按时添加辅食，培养小儿不偏食、不挑食的习惯，除动物性食物外，应多鼓励小儿进食含锌量较丰富的豆类及坚果类食品。

（2）避免感染。保持室内空气新鲜，加强口腔和皮肤护理，防止交叉感染。

2. 对症护理

定时监测患儿身高、体重及智力发育情况。

3. 健康教育

向家长解释锌对人体的重要意义和导致缺锌的原因，以配合治疗和护理。了解锌的需要量及补充方法，指导家长正确监测小儿的身高、体重及智力发育的方法。

二、碘缺乏症

碘缺乏症（iodine deficiency disease）是指由于自然环境碘缺乏而造成机体碘摄入不足所引起的一组有关联疾病的总称。它包括地方性甲状腺肿、地方性克汀病、地方性亚临床克汀病、单纯性聋哑、流产、早产、死胎、先天性畸形等，是一种分布极为广泛的地方病，除了挪威、冰岛等少数国家，世界各国都不同程度地受到缺碘的威胁。

（一）病因和发生机制

食物及饮水中缺碘是引起碘缺乏症根本的原因,碘缺乏导致甲状腺素合成障碍,从而影响生长发育。

（二）临床表现

临床表现的轻重取决于缺碘的程度、持续时间以及患病的年龄。胎儿期缺碘可致死胎、早产及先天畸形;新生儿期缺碘表现为甲状腺功能低下;学龄和青春期缺碘会引起地方性甲状腺肿、地方性甲状腺功能减低症及单纯性聋哑。儿童长期轻度缺碘则可出现亚临床型甲状腺功能减低症,常伴有轻度智力迟缓或听力障碍,体格生长落后。

（三）辅助检查

血清总 T_3、T_4 或游离 T_3、T_4 明显降低,而 TSH 增高;尿碘降低;骨骼 X 线影像示骨龄发育延迟。

（四）治疗原则

给予含碘丰富的食物;给予碘剂、甲状腺素治疗。

（五）护理评估

1.健康史

注意询问母亲的妊娠史、抗甲状腺药物服用史、患自身免疫性疾病史和家族有无类似病人;了解患儿居住当地水、土和食物中是否缺乏碘,或母亲怀孕期间饮食是否缺乏碘;询问患儿是否是过期产,有无出生后吸吮差、喂养困难、安静少动、少哭、新生儿生理性黄疸延长、腹胀、便秘等现象。

2.身体评估

测量患儿体格发育指标,注意有无身材矮小、躯干长四肢短的情况;观察患儿有无智力低下、表情呆滞、神经反射迟钝的表现,有无特殊面容;注意检查患儿的生命体征。

3.辅助检查

实验室检查血清中是否 T_4 下降、TSH 明显升高,手腕 X 线影像有无骨龄发育落后表现,同位素甲状腺扫描有无甲状腺缺如或异位。

4.心理社会评估

评估家长是否对本病有正确的认识,是否知道预后与治疗的年龄有关;家长是否称职;能否坚持终身治疗。

（六）常见护理诊断

1.营养失调

营养摄入量低于机体需要量,与碘摄入不足有关。

2.生长发育改变

碘缺乏影响甲状腺素合成。

3.知识缺乏

家长缺乏儿童喂养知识,缺乏对小儿生长发育的监测。

（七）护理措施

1.生活护理

改善饮食，食用海藻和海鱼等海产品以补充碘。在缺碘的地区可采用碘盐。

2.用药护理

补充碘剂、甲状腺素制剂，遵医嘱给予复方碘溶液和碘化钾及甲状腺素制剂。

3.健康教育

让家长了解导致患儿缺碘的原因，正确选择含碘丰富的食物，预防碘缺乏，指导碘剂补充方法。

考点提示 本任务中锌缺乏症的病因、临床表现、生活护理及健康教育为护考的重点考核内容，常以 A1、A2、A3 形式考核。

▌▌ Key Words ▌▌

1.锌缺乏症是指各种原因所致的体内锌含量过低导致的疾病，以_____、_____、_____、_____及_____为主要临床表现。

2.碘缺乏症临床表现的轻重取决于_____、_____以及_____。

 思考题

1.患儿，女，5.5 个月，因反复抽搐 1 周入院。患儿系足月顺产，G1P1，出生体重 3.5 kg，生后母乳喂养，未添加辅食。近 1 周反复发作，四肢抽动，两眼上翻，每次历时数秒至数十秒，一日数次，可自行缓解，发作后活动正常。未补充过鱼肝油及钙剂，两便正常。无外伤史。体格检查：T，36.5 ℃；P，108 次/分；R，26 次/分；体重 8 kg，身长 63 cm，头围 42 cm。前囟 2 cm×2 cm，平软。神清，精神反应好，生长发育正常。无特殊面容，轻度枕秃，无颅骨软化，面神经征呈阳性，心肺检查正常，肝肋下 1 cm，脾未及，四肢肌张力正常。请问：

（1）该患儿初步诊断为何种疾病？

（2）护理评估包括哪些方面？

（3）如何对家长进行健康宣教？

2.简述母乳喂养的优点。

3.简述辅食添加的原则。

4.简述维生素 D 缺乏性佝偻病的病因。

（黄勤）

直击护考

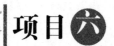

项目六

新生儿及新生儿疾病患儿的护理

任务一 正常足月儿和早产儿的特点及护理

学习目标

【知识目标】

掌握新生儿不同的分类方法;正常足月儿和早产儿的外观特点;足月儿和早产儿的护理措施。熟悉新生儿几种特殊的生理状态

【能力目标】

能够对足月儿和早产儿进行护理评估和提出护理诊断并提供正确的护理措施。

能够对新生儿家属进行健康宣教。

【素质目标】

具有关心、爱护患儿的职业素养和良好的团队协作能力

案例导入 6-1

王兰之子,生后 2 小时,孕周 38W,G1P1,重 3.5 kg,自然分娩。现随其母回到产后休养室,家属面对新生儿有点手足无措,对于喂养护理知识一无所知。

请问:如何对该产妇进行新生儿护理的健康宣教?

新生儿(neonate)是指从出生后脐带结扎到满 28 天的婴儿。

围生期(perinatal period)是指围绕分娩前后的一段特定时期,期间的胎儿和新生儿称为围生儿。目前我国将围生期定义为从妊娠 28 周(此时胎儿体重约 1 000 g)至生后 1 周。围生期的婴儿由于经历了宫内向宫外环境的转换阶段,因此死亡率和发病率居于人的一生之首。国际上常以新生儿死亡率和围生期死亡率作为衡量一个国家卫生保健水平的标准。

一、新生儿的分类

(一)根据胎龄分类

1.早产儿

指胎龄≥28 周至<37 周(196~258 天)的新生儿。

2.足月儿

指胎龄≥37 周至<42 周(259~293 天)的新生儿。

3.过期产儿

指胎龄≥42周(≥294天)的新生儿。

(二)根据出生体重分类

1.低出生体重儿

指出生体重<2 500 g者。其中,体重<1 500 g者称为极低出生体重儿;体重<1 000 g者称为超低出生体重儿或微小儿。低出生体重儿一般为早产儿和小于胎龄儿。

2.正常出生体重儿

指出生体重为2 500~4 000 g的新生儿。

3.巨大儿

指出生体重>4 000 g者,包括正常和有疾病者。

(三)根据出生体重和胎龄关系分类

1.小于胎龄儿(SGA)

小于胎龄儿(SGA)指出生体重在同胎龄儿平均体重的第10百分位以下的新生儿。我国习惯上将胎龄已足月而体重在2 500 g以下的新生儿称足月小样儿,是小于胎龄儿中最常见的一种,多由于宫内发育迟缓引起。

2.适于胎龄儿(AGA)

适于胎龄儿(AGA)指出生体重在同胎龄儿平均体重的第10~90百分位的新生儿。

3.大于胎龄儿(LGA)

大于胎龄儿(LGA)指出生体重在同胎龄儿平均体重的第90百分位以上的新生儿。

(四)高危儿

高危儿(high risk infant)指已发生或有可能发生危重情况而需要密切观察的新生儿。包括以下几种情况:

1.与母亲有关的因素

母亲有糖尿病、妊高征、先兆子痫、阴道流血、感染、吸烟、酗酒史及母亲为Rh阴性血型等;母亲过去有死胎、死产史等。

2.与婴儿有关的因素

异常分娩的新生儿(各种难产如高位产钳,臀位娩出,分娩过程中使用镇静和止痛药物等);出生时有异常的新生儿(如出生时Apgar评分低于7分、脐带绕颈、各种先天性畸形等)。

二、正常足月儿的特点及护理

正常足月儿(normal full-term infant)是指37周≤胎龄<42周,2 500 g≤体重≤4 000 g,身长在47 cm以上,无任何畸形和疾病的活产婴儿。

(一)正常足月儿特点

1.外观特点

足月儿与早产儿的外观特点比较见表6-1。

表 6-1		足月儿与早产儿的外观特点比较	
项目	足月儿	早产儿
哭声	响亮	弱
四肢	屈曲	伸直或松软无力
皮肤	红润、皮下脂肪丰满和毳毛少	绛红、水肿和毳毛多
头部	头大(占全身比例 1/4)，头发分条清楚	头更大(占全身比例 1/3)，头发细而乱
耳壳	软骨发育好，耳舟成形、直挺	软，缺乏软骨，耳舟不清楚
指、趾甲	达到或超过指、趾端	未达指、趾端
足底纹理	足纹遍及整个足底	足底纹理少，跖纹
乳腺	结节≥4 mm	无结节或结节<4 mm
外生殖器	男婴睾丸已降至阴囊，女婴大阴唇遮盖小阴唇	男婴睾丸未降或未全降，女婴大阴唇不能遮盖小阴唇

2. 生理特点

(1)呼吸系统。胎儿在宫内有微弱的呼吸运动。分娩后新生儿在第一次吸气后紧接着啼哭，肺泡张开。由于呼吸中枢发育不成熟，呼吸节律常不规则，频率较快，40 次/分左右。由于胸腔较小，肋间肌肉较弱，胸廓运动较浅，主要靠膈肌运动，以腹式呼吸为主。

(2)循环系统。①脐带结扎，胎盘-脐血循环终止；②随着呼吸建立和肺膨胀，肺血管阻力下降，肺血流增加；③卵圆孔功能性关闭；④动脉导管功能性关闭；⑤新生儿心率波动大，100～160 次/分；⑥血压平均为 70/50 mmHg。

(3)消化系统。足月儿吞咽功能已经完善，但食管下端括约肌松弛，胃呈水平位，幽门括约肌较发达，易发生溢乳和呕吐。新生儿消化道面积相对较大，有利于吸收。消化道已能分泌大部分消化酶，只是淀粉酶至出生后 4 个月才能达到成人水平。生后 10～12 小时开始排胎粪，2～3 天排完。胎粪由胎儿肠道分泌物、胆汁及咽下的羊水等组成，呈墨绿色，若超过 24 小时还未见胎粪排出，应检查是否为肛门闭锁及其他消化道畸形。新生儿肝葡萄糖醛酰基转移酶的活力较低，多数新生儿出现生理性黄疸，同时对某些药物解毒能力低下，易出现药物中毒。

(4)血液系统。足月新生儿血容量平均为 85 mL/kg(50～100 mL/kg)；出生时血液中的血红蛋白量和红细胞数较高，以后逐渐下降；HbF 约占 70%，后渐渐被成人HbA 替代；出生时白细胞数也较高，维生素 K 储藏比较少，凝血因子活力低。

(5)泌尿系统。新生儿一般生后 24 小时内排尿。如生后 48 小时无尿，需要检查原因。新生儿肾小球滤过率低，浓缩功能较差，因此排出同样量的溶质需比成人多 2～3 倍的水分；肾脏的稀释功能尚可而排磷功能较差，因此易导致低钙血症。

(6)神经系统。新生儿脑相对较大，重 300～400 g，占体重 10%～20%(成人仅占 2%)。脊髓相对较长，大脑皮层兴奋性低，睡眠时间长。新生儿期间视觉、听觉、味觉、触觉、温觉发育良好，痛觉、嗅觉(除对母乳外)相对较差。足月儿出生时已具有原始的神经反射如觅食反射、吸吮反射、握持反射、拥抱反射和交叉伸腿反射。新生儿巴氏征、克氏征、佛斯特征阳性属正常现象。

(7)免疫系统。特异性免疫与非特异性免疫低下。胎儿可从母体通过胎盘得到免疫球蛋白 IgG，因此新生儿对一些传染病如麻疹有免疫力而不易感染；而免疫球蛋白IgA 和 IgM 则不能通过胎盘传给新生儿，因此新生儿易患呼吸道、消化道感染。新生儿网状内皮系统和白细胞的吞噬作用较弱，血清补体比成人低，白细胞对真菌的杀灭能力也较低，这是新生儿易患感染的另一原因。

(8)体温调节功能。体温调节功能差,皮下脂肪薄,体表面积相对较大,散热快,寒冷时易致寒冷损伤综合征;室温过高时,皮肤水分蒸发散热,可发生脱水热。

适中温度(neutral temperature)是指能维持正常体核及皮肤温度的最适宜的环境温度,在此温度下身体耗氧量最少,蒸发散热量最少,新陈代谢最低。新生儿适中温度与胎龄、日龄和出生体重有关。

(9)常见几种特殊生理状态。①生理性体重下降:新生儿初生2~4天,因丢失水分较多及胎粪排出,出现体重下降,但一般不超过10%,生后10天左右恢复到出生时体重。②生理性黄疸:50%~60%足月儿和80%早产儿在生后可出现暂时性的高胆红素血症,称生理性黄疸。③乳腺肿大和假月经:生后第3~5天,男、女新生儿均可发生乳腺肿大,切勿挤压,以免感染。乳腺肿大会自行消退。有些女婴生后5~7天阴道可见血性分泌物,可持续1周,称假月经。这是受母体激素影响所致。④"马牙"和"螳螂嘴":新生儿上腭中线和齿龈切缘上常有黄白色小斑点,俗称"马牙",系上皮细胞堆积或黏液腺分泌物积留所致,于生后数周至数月自行消失。新生儿面颊部有脂肪垫,俗称"螳螂嘴",对吸乳有利,不应挑割,以免发生感染。⑤粟粒疹:新生儿生后在鼻尖、鼻翼、面颊部长出细小的、白色或黑色的、突出在皮肤表面的皮疹,系新生儿皮脂腺功能未完全发育成熟所致,多自行消退,一般不必处理。

(二)常见护理诊断

1.有窒息的危险

与羊水吸入或溢乳等有关。

2.有体温改变的危险

与体温调节中枢发育不完善有关。

3.有感染的危险

与新生儿免疫功能不足及皮肤黏膜屏障功能差有关。

(三)护理措施

1.生活护理

(1)环境与保暖。新生儿所在房间保持室温为22~24 ℃,相对湿度为55%~65%。每张床最好拥有2.5 m² 的空间,床间距宜60 cm以上。远离危险的环境,如火源、电源及尖锐物品等。新生儿出生后应立即擦干身体,用温暖的包被包裹,以减少散热,并应因地制宜采取不同的保暖措施,使新生儿处于"适中温度"。保暖方法有添加包被、戴帽、亲人"袋鼠"式怀抱,必要时应用婴儿暖箱和远红外辐射床等。此外,接触新生儿的手、仪器、物品等均应预热。所有的医疗和护理操作应相对集中。

(2)合理喂养。正常足月儿提倡早吸吮、早哺乳,一般生后半小时内即可让母亲怀抱新生儿使其吸吮,以促进乳汁分泌,并可防止低血糖。鼓励按需哺乳。无法母乳喂养者先试喂5%~10%葡萄糖水,如无消化道畸形,吸吮吞咽功能良好者可给予配方乳。喂完奶后将婴儿竖起拍奶嗝,减少溢乳,然后取右侧卧位。定时测量体重,为了解喂养状况提供依据。

2.对症护理

(1)保持呼吸道通畅。新生儿娩出后迅速清除口、鼻部的黏液及羊水,以免呼吸不畅或引起吸入性肺炎;保持新生儿舒适体位,以侧卧为宜;专人看护,经常检查鼻孔是否通畅;避免物品遮挡住新生儿口鼻腔或压迫其胸腹部。

(2)脐部护理。一般在新生儿分娩后立即结扎脐带,消毒处理好残端。脐带脱落前应注意脐部有无渗血,保持脐部不被污染。脐带脱落后应注意脐窝有无分泌物及肉芽,有分泌物者先用3%的过氧化氢溶液棉签擦拭,再用0.2%~0.5%的碘伏棉签擦拭,并保持干燥。有肉芽组织可用5%~10%硝酸银溶液烧灼局部。

(3)皮肤护理。体温稳定后,每天沐浴1次,以保持皮肤清洁和促进血液循环。皮肤皱褶处的胎脂,可用石蜡油拭去。同时检查脐带、皮肤完整性等情况。每次大便后用温水清洗会阴及臀部,以防尿布性皮炎。应选纯棉、宽大、质软、透气性好的衣服。

3.预防感染

严格执行消毒隔离制度,接触新生儿前后勤洗手,避免交叉感染。工作人员或新生儿如患感染性疾病应立即隔离,防止交叉感染;避免过分拥挤,防止空气污染和杜绝乳制品污染。

4.心理护理

提供舒适的环境,避免各种不必要的刺激;关心爱护患儿,执行各项操作时要耐心,动作轻柔;做好家长基本知识宣传教育,加强沟通,提高家长的疾病防护意识,促进患儿健康,消除家长的紧张、焦虑情绪。

5.健康教育

(1)促进母子感情建立。提倡母婴同室和母乳喂养。在母婴情况允许下,应尽早将新生儿安放在母亲身旁,进行皮肤接触,鼓励提早吸吮,促进感情交流,利于新生儿身心发育。

(2)宣传育儿保健知识。对家长进行喂养、保暖、皮肤护理、安全知识、预防接种、添加辅食的原则等知识宣传。

(3)做好新生儿筛查。护士应了解有条件对新生儿进行筛查的单位及项目,如先天性甲状腺功能减低症、苯丙酮尿症和半乳糖症等,以便建议可疑者进行筛查。

三、早产儿的特点和护理

早产儿或称未成熟儿,是指28周≤胎龄<37周,出生体重多小于2 500 g,身长多小于47 cm的活产新生儿。

(一)早产儿特点

1.外观特点

外观特点详见表6-1。

2.生理特点

(1)呼吸系统。早产儿呼吸中枢发育较足月儿更不成熟,呼吸浅表而不规则,常出现呼吸暂停现象。如呼吸停止时间达15~20秒,或虽不到15秒,但伴有心率减慢(<100次/分)并出现发绀及四肢肌张力下降称为呼吸暂停。早产儿的肺发育不成熟,表面活性物质缺乏,易发生肺透明膜病。

(2)循环系统。早产儿心率快,血压较足月儿低,部分可伴有动脉导管未闭。因毛细血管脆弱,缺氧容易导致出血。

(3)消化系统。早产儿的吸吮能力差,吞咽反射弱,贲门括约肌松,胃容量小,容易发生胃食道反流和溢乳;各种消化酶不足,尤其是胆酸的分泌不足,对脂肪的消化吸收较差；早产儿肝脏发育不成熟，肝葡萄糖醛酸转换酶不足，生理性黄疸比较重，容易引起核黄疸；早产儿肝内储存糖原比较少，合成蛋白质的功能不足，容易导致低蛋白血症和低血糖；肝内维生素 K 依赖凝血因子的合成少，容易发生出血症。

（4）血液系统。早产儿血小板数量较足月儿略低，贫血为常见症状；维生素 K、铁及维生素 D 贮存量较足月儿少，更易发生颅内出血、贫血和佝偻病等。

（5）泌尿系统。早产儿肾功能不成熟，易发生水、电解质紊乱；肾小管排酸能力差，用普通牛奶喂养时，可发生晚期代谢性酸中毒。

（6）神经系统。神经系统成熟程度与胎龄有关，胎龄越小，原始反射愈难引出或反射不完全，如拥抱、握持、吸吮、觅食反射均不敏感。觉醒程度低，呈嗜睡状态。早产儿易发生缺氧，导致缺氧缺血性脑病。此外，由于早产儿脑室管膜下存在发达的胚胎生发层组织，因而易导致颅内出血。

（7）免疫系统。早产儿皮肤娇嫩，屏障功能弱，体液及细胞免疫功能均很不完善，IgG 和补体水平较足月儿更低，极易发生各种感染。

（8）体温调节功能。早产儿体温调节功能更差，棕色脂肪少，基础代谢低，产热量少，而体表面积相对大，易散热，同时汗腺发育不成熟和缺乏寒冷发抖反应。因此，常因寒冷而导致硬肿症的发生。

（二）常见护理诊断

1. 体温过低

与体温调节功能差有关。

2. 自主呼吸障碍

与呼吸中枢不成熟、肺发育不良有关。

3. 营养失调

营养摄入量低于机体需要量，与吸吮、吞咽、消化功能差有关。

4. 喂养困难

与吸吮无力、吞咽功能不良有关。

5. 有感染的危险

与免疫功能不足及皮肤黏膜屏障功能差有关。

（三）护理措施

1. 生活护理

（1）维持体温稳定。根据早产儿的体重、成熟度及病情，给予不同的保暖措施，加强体温监测。一般体重小于 2 000 g 者，应尽早置婴儿温箱保暖（详见项目五任务四温箱使用法）。体重大于 2 000 g 在箱外保暖者，应给予戴帽加盖毛毯保暖，以降低氧耗量和散热量。暴露操作应在远红外辐射床保暖下进行，没有条件者，因地制宜，加强保暖，尽量缩短操作时间。维持室温为 24～26 ℃，相对湿度为 55%～65%。

（2）合理喂养。尽早开奶，以防止低血糖。提倡母乳喂养，无法母乳喂养者，以早产儿配方乳为宜。喂乳量及间隔时间根据早产儿耐受力而定，以不发生胃潴留及呕吐为原则（表 6-2）。吸吮能力差和吞咽不协调者可用间歇鼻饲喂养、持续鼻饲喂养，能量不足者以静脉高营养补充并合理安排，补液与喂养时间交叉，尽可能减少血糖浓度波动。每天详细记录出入量，准确测量体重，以便分析、调整喂养方案，满足能量需求。早产儿缺乏维生素 K 依赖凝血因子,出生后应及时补充维生素 K,预防出血症。除此之外,还应补充维生素 A、维生素 C、维生素 D、维生素 E 和铁剂等物质。

表 6-2　　　　　　　　　　　　　早产儿喂乳量与间隔时间

出生体重(g)	<1 000	1 000～1 499	1 500～1 999	2 000～2 499
开始量(mL)	1～2	3～4	5～10	10～15
每天隔次增加量(mL)	1	2	5～10	10～15
哺乳间隔时间(h)	1	2	2～3	3

2. 对症护理

(1)维持有效呼吸,保持呼吸道通畅。早产儿仰卧时可在肩下放置小的软枕,避免颈部弯曲、呼吸道梗阻。出现发绀时应查明原因,同时给予吸氧,一般为间歇低流量给氧。一旦症状改善立即停用,预防氧疗并发症。呼吸暂停者给予拍打足底、托背、刺激皮肤等处理,还可以通过给予早产儿俯卧位或放置水囊床垫,利用水振动减少呼吸暂停的发生。反复发作者可遵嘱给予氨茶碱静脉输注。

(2)密切观察病情。早产儿病情变化快,常出现呼吸暂停等生命体征的改变,除应用监护仪监测血氧饱和度、脉搏、呼吸等生命体征外,还应注意观察患儿的进食情况、精神反应、哭声、反射、面色、皮肤颜色、肢体末梢的温度等情况。若早产儿需药物治疗及补液时,要加强补液管理。配制液体时,剂量要绝对精确。在输液过程中,最好使用输液泵,严格控制补液速度,定时巡回记录。

3. 预防感染

病室应有空气净化装置,严格执行消毒隔离制度,工作人员相对固定,严格控制入室人数,室内物品定期更换消毒,防止交叉感染。强化洗手意识,每次接触早产儿前后要洗手或用快速消毒液擦拭手部,严格控制医源性感染。早产儿的皮肤屏障功能更差,应加强皮肤和脐部的护理。做好温箱的日常清洁消毒工作。

4. 心理护理

提供舒适的环境,避免各种不必要的刺激;关心爱护患儿,执行各项操作时要耐心,动作轻柔;做好家长基本知识宣教,加强沟通,促进患儿健康,消除家长的紧张、焦虑情绪。

5. 健康教育

生育早产儿的母亲部分会有忧郁情绪,而早产儿往往需要较长的住院时间,这使父母会挂念和担心患儿。因此,应在提供隔离措施的前提下,提供父母探视和参与照顾患儿的活动,如抱抚、亲自喂奶等。指导父母照顾早产儿包括喂养、保暖、预防接种等,以使他们得到良好的信息支持和树立照顾患儿的信心。

考点提示　足月儿和早产儿的护理为护考的重点内容,常以 A1、A2 形式考核。

▌ 知识链接 ▐

关于早产儿的发展性照顾

最早在美国、日本等发达国家提出的一种针对早产儿的护理模式。护士采取个性化的护理,创造更良好的环境。具体措施包括:集中护理,避免打扰其正常的睡眠时间,操作前可轻柔唤醒;非营养性吸吮;模拟子宫环境:给温箱盖遮光毯,减少声光的刺激;"鸟巢"式护理,让早产儿四肢屈曲于胸腹前,提供类似触觉的刺激,增加安全感,消除紧张情绪;新生儿抚触等。通过发展性照顾,早产儿体重增长明显,住院时间缩短,住院费用减少,生存能力增强,从而真正提高早产儿的存活质量。

▌▌Key Words ▌

1. 新生儿分类可以分为 _____ 、 _____ 、 _____ 、 _____ 。
2. 足月儿的特点包括 _____ 、 _____ 。
3. 早产儿的护理包括 _____ 、 _____ 、 _____ 、 _____ 、 _____ 。

任务二 | 新生儿窒息

学习目标

【知识目标】

掌握新生儿窒息的临床表现和护理措施

【能力目标】

能够对新生儿窒息患儿进行护理评估并提供恰当的护理措施

【素养目标】

具有关心、爱护患儿的职业素养和良好的团队协作能力

▌案例导入 6-2 ▌

患儿,男,胎龄 36 周,母亲因胎动减少入院行剖宫产,出生体重 2 550 g,心率 98 次/分,呼吸无,全身青紫,弹足底会皱眉但四肢松弛。

请问:(1)该患儿的护理诊断是什么?

(2)根据患儿情况应该给予哪些护理措施?

新生儿窒息(asphyxia of newborn)是指由于产前、产时或产后的各种病因,使胎儿缺氧而发生宫内窘迫或娩出过程中发生呼吸、循环障碍,导致生后 1 分钟内无自主呼吸或未能建立规律呼吸,以低氧血症和酸中毒为主要病理、生理改变的疾病。严重窒息是导致新生儿伤残和死亡的重要原因之一,严重并发症包括缺氧缺血性脑病和颅内出血。

一、病因和发病机制

(一)产前原因

1. 母体疾病

如妊娠高血压综合征、先兆子痫、子痫、急性失血、严重贫血、心脏病、急性传染病、肺结核等。

2. 子宫因素

如子宫过度膨胀、痉挛和出血,影响胎盘血液循环。

3. 胎盘因素

如胎盘功能不全、前置胎盘、胎盘早剥等。

4. 脐带因素

如脐带扭转、打结、绕颈、脱垂等。

（二）产时原因

如骨盆狭窄、头盆不称、胎位异常、羊膜早破、助产术不顺利或处理不当以及应用麻醉、镇痛、催产药物不妥等。

（三）胎儿因素

如新生儿呼吸道阻塞、颅内出血、肺发育不成熟以及严重的中枢神经系统、心血管系统畸形和膈疝等。

二、病理、生理

（一）窒息时胎儿向新生儿的呼吸、循环受阻

窒息时新生儿呼吸停止或抑制,缺氧和酸中毒使得胎儿的循环重新开放、肺动脉高压等进而加重组织的缺血缺氧,造成器官的不可逆损伤。

（二）呼吸改变

呼吸改变主要为呼吸障碍,往往先有过度呼吸,随之迅速转入原发性呼吸暂停,但受感官刺激仍可出现节律性喘息状呼吸,频率和强度逐渐减退,最后进入继发性呼吸暂停,如不予积极抢救则死亡。

（三）各器官缺血、缺氧改变

窒息开始时,由于低氧血症和酸中毒,引起体内血液重新分布,即各器官间血液分流,肺、肠、肾、肌肉、皮肤等处血管收缩,血流量减少,从而保证生命器官如心、脑、肾上腺等处的供血。如缺氧继续,无氧代谢使酸性产物极度增加,导致重度代谢性酸中毒。此时体内储存糖原耗尽,血流代偿机制丧失,心脏功能受损,心率和动脉压下降,生命器官供血减少,脑损伤发生;身体其他已处于缺血情况下的器官,则因血内含氧量的进一步下降而更易受到缺血、缺氧的伤害。

（四）血液生化和代谢改变

1. 缺氧导致血 $PaCO_2$ 升高,pH 和 PaO_2 降低。
2. 在窒息应激状态时,还会造成糖代谢的紊乱。
3. 血游离脂肪酸增加,促进了钙离子与蛋白结合而致低钙血症。
4. 窒息导致酸中毒,可抑制胆红素与白蛋白的结合,降低肝内酶的活力而致高胆红素血症。

三、临床表现

1. 胎儿缺氧（宫内窒息）

早期胎动增加,胎儿心率增快,≥160 次/分;晚期胎动减少甚至消失,胎儿心率变

慢或不规则,<100次/分,甚至停搏。羊水被胎粪污染呈黄绿色或墨绿色。

2.新生儿窒息的诊断和分度

参见新生儿 Apgar 评分法(表6-3),这是一种简易的临床上评价新生儿窒息程度的方法。总共10分,8～10分为正常,4～7分为轻度(青紫)窒息,0～3分为重度(苍白)窒息。生后1分钟评分可区别窒息程度,5分钟及10分钟评分有助于判断复苏效果和预后。5分钟后评分仍低于6分者,则可能影响神经系统,预后较差。

表6-3 新生儿 Apgar 评分法

体 征	评分标准			出生后评分	
	0分	1分	2分	1分钟	5分钟
皮肤颜色	青紫或苍白	躯干红、四肢青紫	全身红		
心率(次/分)	无	<100	>100		
弹足底或插鼻管反应	无反应	有些动作,如皱眉	哭,打喷嚏		
肌张力	松弛	四肢略屈曲	四肢能活动		
呼吸	无	慢,不规则	正常,哭声响		

3.各器官受损表现

窒息、缺氧、缺血造成多器官性损伤,但发生的频率和程度则常有差异。

四、辅助检查

血气分析为最主要实验室检查,显示呼吸性酸中毒或代谢性酸中毒。当胎儿头皮血 pH≤7.25时提示胎儿严重缺氧,需准备各种抢救措施。出生后应监测 pH、$PaCO_2$ 和 PaO_2,作为应用碱性溶液和供氧的依据。根据病情需要还可选择性测血糖、血电解质、血尿素氮及肌酐等生化指标。必要时行头颅 B 超或 CT 等,可显示脑水肿或颅内出血的情况。

五、治疗要点

1.预防及积极治疗孕母疾病

寻求原发病,积极治疗。

2.早期预测

估计胎儿娩出后有窒息危险时,应充分做好准备工作,包括人员、仪器、物品等。

3.及时复苏

按 ABCDE 复苏方案。A(air way):清理呼吸道;B(breathing):建立呼吸,增加通气;C(circulation):维持正常循环,保证足够心搏出量;D(drug):药物治疗;E(evaluation):评价。其中 ABC 最为重要,A 是根本,B 是关键,E 贯穿于整个复苏过程。

4.复苏后支持治疗

评估和监测呼吸、心率、血压、尿量、肤色、经皮氧饱和度及窒息所致的神经系统症状等,注意维持内环境稳定,控制惊厥,治疗脑水肿。

六、护理评估

1.病史

了解母亲孕史,有无任何疾病,了解分娩过程及用药情况;询问患儿出生状况包括评分等。

2.身体评估

进行身体检查,了解各脏器的功能等。了解各项辅助检查的结果和意义。

3.辅助检查

采集血等标本及时送检并收集结果,评估检查结果。

4.心理-社会状况

了解患儿父母的心理状况、对本病的了解程度、家庭的居住环境及经济状况等。

七、常见护理诊断

1.气体交换受损

与羊水、气道分泌物吸入导致低氧血症和高碳酸血症有关。

2.体温过低

与缺氧有关。

3.有感染的危险

与免疫功能低下有关。

4.潜在并发症

颅内压增高。

5.焦虑(家长)

与病情危重及预后不良有关。

八、护理措施

微课 📱

胸外按压新生儿
窒息复苏

1.生活护理

注意保暖,抢救最好在远红外保暖床上进行。

2.对症护理

新生儿窒息的复苏应由产科及儿科医生、护士共同合作进行。

(1)复苏程序。严格按照 A→B→C→D→E 步骤进行,顺序不能颠倒。

①通畅气道(15～20 秒完成)。a.保暖:新生儿娩出后即置于远红外或其他方法预热的保暖台上;b.减少散热:用温热干毛巾擦干头部及全身;c.摆好体位:肩部以布卷垫高 2～3 cm,使颈部轻微伸仰;d.清除分泌物:吸净口、咽、鼻黏液,吸引时间不超过10 秒。

②建立呼吸。a.触觉刺激:拍打足底和摩擦婴儿背来促使呼吸出现。婴儿经触觉刺激后,如出现正常呼吸,心率＞100 次/分,肤色红润或仅手足青紫者可予以观察;b.正压通气:触觉刺激如无自主呼吸建立或心率＜100 次/分,应立即用复苏器加压给氧;面罩应密闭遮盖下巴尖端、口鼻,但不盖住眼睛(图 6-1);通气频率为 40～60 次/分,吸呼比 1∶2,压力大小根据患儿体重而定,氧流量为 5 L/分或以上。15～30 秒后再评估,如心率＞100 次/分,出现自主呼吸可予以观察;如仍无规律性呼吸,心率＜100 次/分或窒息严重估计需要较长时间复苏的患儿须进行气管插管正压通气。插管在 20 秒内完成。

③恢复循环。气管插管正压通气 30 秒后,心率＜80 次/分或心率在 60～80 次/分不再增加,应同时进行胸外心脏按压,可采用双指法和拇指法(图 6-2)。常用拇指法:操

作者双拇指并排或重叠于患儿胸骨体下 1/3 处,其他手指围绕胸廓托在后背,按压频率为 120 次/分(每按压 3 次,正压通气 1 次),压下深度为 1～2 cm,按压放松过程中,手指不离开胸壁;按压有效时可摸到股动脉搏动。按压 30 秒未见好转立刻用药。

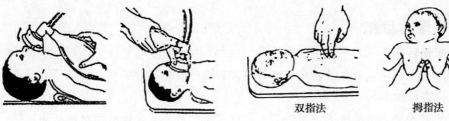

图 6-1　复苏器的使用　　　　　　　　　　双指法　　　拇指法

图 6-2　胸外心脏按压方法

④药物治疗。a.建立有效的静脉通路;b.保证药物的应用:胸外心脏按压不能恢复正常循环时,遵医嘱给予 1:10 000 肾上腺素 0.1～0.3 mL/kg,静脉或气管内注入;如心率仍<100 次/分,可根据病情酌情用纠酸、扩容剂,有休克症状者可给多巴胺或多巴酚丁胺;对其母在婴儿出生前 6 小时内曾用过麻醉药者,可用纳洛酮静脉或气管内注入。

⑤评价。复苏步骤中,每操作一步的同时,均要评价患儿的情况,再决定下一步的操作。

(2)复苏后监护和治疗。监护主要内容为体温、呼吸、心率、血压、尿量、肤色和窒息所导致的神经系统症状;注意酸碱失衡、电解质紊乱、大小便异常、感染和喂养等问题。认真观察并做好相关记录;遵医嘱给予患儿相应的支持治疗。

3. 用药护理

遵医嘱用药,注意观察药物的疗效和副作用。

4. 心理护理

提供舒适的环境,避免各种不必要的刺激;关心爱护患儿,执行各项操作时要耐心,动作轻柔,促进患儿健康,消除家长的紧张、焦虑情绪。

5. 健康教育

做好家长基本知识宣教,加强沟通,提高家长的疾病防护知识,为患儿出院后得到良好的照顾打下基础。

课程思政　新生儿病房里的弃婴现象,许多重度窒息的新生儿后遗症严重,家人在发现治愈无望后会选择将患儿抛弃在医院,杳无音信。引导学生讨论这类医院里的社会现象,激发学生关心社会和国家。

考点提示　新生儿窒息患儿的临床表现和护理措施为护考的重点内容,常以 A1、A2 形式考核。

▍Key Words ▍

1.新生儿窒息复苏步骤包括 _____、_____、_____、_____、_____。

2.新生儿窒息的临床表现分为 _____、_____、_____三个方面。

任务三　　新生儿缺氧缺血性脑病

学习目标

【知识目标】

掌握新生儿缺氧缺血性脑病患儿的临床表现和护理措施

【能力目标】

能够对新生儿缺氧缺血性脑病患儿进行护理评估并提供恰当的护理措施

【素养目标】

具有关心、爱护患儿的职业素养和良好的团队协作能力

案例导入 6-3

患儿，男，胎龄36周，母亲因胎动减少入院行剖宫产，出生体重2 550 g，心率98次/分，呼吸无，全身青紫，弹足底会皱眉但四肢松弛。经抢救复苏后，呼吸、心跳恢复正常，第2天医生查房发现该患儿前囟饱满，嗜睡，各种反射迟钝，有惊厥发作。

请问：（1）该患儿的护理诊断是什么？

　　　（2）根据患儿情况应该给予哪些护理措施？

新生儿缺氧缺血性脑病（hypoxic-ischemic encephalopathy，HIE）是由于各种围生期因素引起的新生儿窒息，进而使中枢神经系统受损。这是新生儿窒息后的严重并发症，病情重，病死率高，少数幸存者可产生永久性神经功能缺陷如智力障碍、癫痫、脑性瘫痪等。

一、病因和发病机制

（一）病因

1. 缺氧

围产期窒息；反复呼吸暂停；严重的呼吸系统疾病；右向左分流型先天性心脏病等。其中围产期窒息是引起新生儿缺氧缺血性脑病的主要病因。

2. 缺血

心跳停止或严重的心动过缓；重度心力衰竭或周围循环衰竭。

（二）发病机制

1. 脑血流改变

当窒息缺氧为不完全性时，体内出现器官间血液重新分布，以保证脑组织血液供应；如缺氧继续存在，这种代偿机制失败，脑血流灌注下降，遂出现第2次血流重新分布。当脑组织由低灌注转移到再灌注时，会出现一系列病理、生理改变。如氧自由基大量增加，导致细胞膜分解、血脑屏障破坏和脑水肿加重；Ca^{2+}内流使线粒体氧化磷酸化过程出现障碍，导致神经细胞代谢紊乱；兴奋性氨基酸如谷氨酸和门冬氨酸在脑内增

加,使 Na^+、Ca^{2+} 内流,导致神经细胞肿胀以致死亡。某些体液因子如 B 内啡肽、加压素和心钠素等,其血中浓度在 HIE 时均增高,对 HIE 的发病过程也起一定作用。

2. 脑组织生化代谢改变

脑在缺氧情况下,糖酵解作用增加 3～10 倍,大量丙酮酸被还原成乳酸,细胞内酸中毒发展快且严重。糖酵解时仅产生少量 ATP,由于能量来源不足,脑细胞不能维持细胞膜内外的离子浓度差,K^+、Mg^{2+} 自细胞内逸出,Na^+ 及 Ca^{2+} 进入细胞内,脑细胞的氧化代谢功能受到损害。缺氧时脑血管的自动调节功能降低,脑血流灌注易受全身血压下降影响而减少;血管周围的星形细胞肿胀和血管内皮细胞水泡样变性,使管腔变窄甚至闭塞。当脑血流恢复后,血液仍不能流到这些缺血区,造成区域性缺血或梗死,以后发展致脑实质不可逆性损害。缺氧时血管通透性增加,某些代谢产物在组织内积聚,以及抗利尿激素分泌增加等因素,形成脑水肿,使颅内压增高,脑血流进一步减少,引起严重的脑细胞代谢障碍,从而形成脑萎缩。

3. 神经病理学改变

足月儿常见的神经病理学改变是皮质梗死及深部灰质核坏死;早产儿则脑室周围出血和脑室内出血多见,其次是白质病变,包括白质脂类沉着、星形细胞反应性增生和脑室周围白质营养不良,后者发展为囊性改变。

二、临床表现

主要表现为意识改变及肌张力变化,严重者可伴有脑干功能障碍。根据病情不同可分为轻、中、重 3 度。

1. 轻度

主要表现为激惹兴奋,以 24 小时内最明显,持续 2～3 天即消失,肢体肌张力正常或略增强,自主活动增多;原始反射正常或稍活跃;无惊厥,无囟门张力增加。通常不需要治疗,预后良好。

2. 中度

以抑制症状为主,表现为嗜睡或迟钝,哭声弱;肢体肌张力降低,尤以上肢明显,自发动作少;原始反射减弱,拥抱反射动作常不完整,吃奶少;部分患儿有颅内压增高和惊厥。多数患者症状在 1 周内消失,少数症状持续时间较长,则可能有后遗症。

3. 重度

以昏迷为主,肢体肌张力消失,呈松软状态,无自发动作,原始反射也消失。多数患者有颅压增高和惊厥,有时惊厥频繁发作,即使用足量镇静药也难以控制。部分患者出现脑干症状,表现为呼吸节律不齐、呼吸暂停、瞳孔缩小或扩大,对光反应迟钝或消失。部分患者在 1 周内死亡,存活者有后遗症可能性较大。

三、治疗要点

1. 支持治疗

维持血气和 pH 在正常范围;对青紫、呼吸困难者给予吸氧,对代谢性酸中毒者可用碳酸氢钠;维持心率、血压、血糖等在正常范围。

2.对症处理

对症治疗可防止已经形成的病理、生理改变对受损神经细胞的进一步损害,可缩短新生儿期病程,从而减少后遗症的发生。

(1)降低颅压。颅压增高,最早在生后 4 小时便可出现,一般在第 2 天最明显。窒息儿多有抗利尿激素分泌增多和肾功能损害。尿量常偏少,生后第 1 天有颅压增高可先用呋塞米、地塞米松,静脉注射,4~6 小时后重复应用,连用 2~3 次激素不致对机体免疫功能产生抑制作用。第 2 天后颅压仍高,可用甘露醇,静脉注射,连用 2~3 次,间隔 4~6 小时,力争在生后 48~72 小时使颅压明显下降,很少需用到 72 小时后。若颅压增高迟迟不降,应做 CT 或 B 超检查,确认有无脑实质大面积缺氧缺血性损害。

(2)控制惊厥。常在生后 12 小时内产生惊厥,在排除低血糖、低血钙后,首选苯巴比妥控制惊厥,该药可降低脑代谢率,对 HIE 引起的惊厥更为合适。

(3)消除脑干症状。β-内啡肽是一种内源性阿片类物质,任何原因引起的中枢神经系统损伤都会导致其释放增加,并能引起中枢神经系统的继发性损伤。纳洛酮为阿片受体能特异性拮抗剂,能有效地阻断内源性阿片类物质引起的意识障碍、呼吸抑制和心血管交感功能的抑制等,使中枢性呼吸衰竭得到改善,心输出量增加,全身血液循环得到改善的同时,增加了脑部的血氧供应。

3.促脑细胞修复

这类药物有脑活素、胞二磷胆碱、1,6-二磷酸果糖,其共同特点为通过不同途径促进神经细胞代谢功能,防止或减轻各种病理刺激对神经细胞造成的损伤。

4.亚低温治疗

采用人工诱导方法使体温下降,减弱脑组织的代谢,保护神经细胞。目前仅适用于足月儿,对早产儿不宜采用。

▮ 知识链接 ▮

关于 HIE 的高压氧治疗

20 世纪 50 年代,苏联学者已报道用高压氧(HBO)治疗新生儿窒息取得满意效果。近来国内研制出婴儿透明氧舱,新生儿临床应用高压氧治疗才得以逐步开展,主要用于治疗 HIE。据国内报道,高压氧治疗 HIE 新生儿期疗效较令人满意,但缺乏远期随访结果,今后尚需对其远期疗效及可能产生的副作用进行深入研究。

高压氧的作用机理:

1.提高血氧分压,改善组织供氧,在 2 个大气压下吸入纯氧,肺泡氧分压和血液中物理溶解的氧量,较常压下吸入空气增加 10 倍以上,显著改善各脏器组织的氧供应状况,从而对全身和局部缺氧性疾病发挥治疗作用。

2.改善脑细胞代谢,促进脑损伤修复。

3.使正常部位脑组织的血管收缩,血流量减少,有利于防治脑水肿。

4.在 2 个大气压的高压氧下,可使红细胞的变形性增加,提高红细胞通过毛细血管的能力,增强组织氧合作用。

四、常见护理诊断

1. 低效性呼吸型态

与缺氧缺血致呼吸中枢损害有关。

2. 潜在并发症

颅压升高、呼吸衰竭。

3. 有废用综合征的危险

与缺氧缺血导致的后遗症有关。

五、护理措施

1. 生活护理

根据病情选择喂养方式，必要时采用鼻饲喂养或静脉营养，以保障肌体热量供给。

2. 对症护理

（1）给氧。及时清除呼吸道分泌物，保持呼吸道通畅。选择合适的给氧方式，根据患儿缺氧情况，可给予鼻导管吸氧或头罩吸氧。如缺氧严重，可考虑气管插管及机械辅助通气。

（2）监护。严密监护患儿的呼吸、血压、心率、血氧饱和度等，注意观察患儿的神志、瞳孔、前囟张力及抽搐等症状，观察药物反应。

（3）亚低温治疗的护理。在进行亚低温治疗的过程中，给予持续的动态心电监护、肛温监测、SPO_2 监测、呼吸监测及每小时测量血压，同时观察患儿的面色、反应、末梢循环情况，总结 24 小时的出入液量，并做好详细记录。在护理过程中应注意心率的变化，如出现心率过缓或心律失常，及时与医生联系确认是否停止亚低温的治疗。

3. 用药护理

用镇静剂后注意观察惊厥的发作状况是否改善；用完脱水剂后注意监测水、电解质的变化。

4. 心理护理

提供舒适的环境，避免各种不必要的刺激；关心爱护患儿，执行各项操作时要耐心，动作轻柔；做好家长基本知识宣教，加强沟通，提高家长的疾病防护知识，促进患儿健康，消除家长的紧张、焦虑情绪。

5. 健康教育

向患儿家长耐心细致地解答病情，以取得理解；对疑有功能障碍者，将其肢体安放于功能位。早期给予患儿动作训练和感知刺激的干预措施，促进脑功能的恢复。恢复期指导家长掌握康复干预的措施，以得到家长最佳的配合并坚持定期随访。

> **考点提示** 新生儿缺氧缺血性脑病患儿的临床表现和护理措施为护考的重点内容，常以 A2、A3 形式考核。

Key Words

1. 新生儿缺氧缺血性脑病临床表现分为＿＿＿＿＿＿、＿＿＿＿＿＿、＿＿＿＿＿＿ 3 度。

2.新生儿缺氧缺血性脑病的治疗要点包括 _____ 、_____ 、_____ 、
_____ 。

任务四 | 新生儿颅内出血

学习目标

【知识目标】
掌握新生儿颅内出血患儿的临床表现和护理措施
【能力目标】
能够对新生儿颅内出血患儿进行护理评估并提供恰当的护理措施
【素养目标】
具有关心、爱护患儿的职业素养和良好的团队协作能力

案例导入 6-4

早产儿生后一天,有窒息史,患儿烦躁不安,突然高声尖叫,拒乳,肢体痉挛,前囟紧
张饱满,生后 36 小时进入嗜睡状态,肌肉松弛,体温与血象正常。

请问:(1)该患儿的护理诊断是什么?
　　　(2)根据患儿情况应该给予哪些护理措施?

新生儿颅内出血(intracranial hemorrhage of the newborn)主要因缺氧或产伤引起,是
新生儿早期的重要疾病与死亡原因,预后较差。近年由于产科技术的进步,产伤所致的硬
膜下出血明显减少,而早产儿缺氧所致的出血已成为新生儿颅内出血最常见的病因。

一、病因和发病机制

1.产伤性

以足月儿多见,分娩过程中胎头所受压力过大、局部压力不均或头颅在短时间内变
形过速者均可导致大脑镰、小脑幕撕裂而致硬脑膜下出血;脑表面静脉撕裂常伴蛛网膜
下腔出血。如胎头过大、头盆不称、急产、臀位产、胎头吸引等。

2.缺氧缺血性

以早产儿多见,缺氧和酸中毒直接损伤毛细血管内皮细胞,使其通透性增加或破裂
出血;缺氧和酸中毒损伤脑血管自主调节功能而出血;引起室管膜下生发层基质的出
血,脑室周围纤溶系统活跃,故向外可扩散到白质致脑实质出血。

3.其他

不适当地输注高渗液体、频繁吸引和气胸等均可使血压急剧上升引致脑血流变化
而造成颅内出血。新生儿肝功能不成熟,凝血因子不足,也是引起出血的一个原因。此
外,一些出血性疾病也可引起新生儿颅内出血。

二、临床表现

颅内出血的临床表现与出血部位、出血程度有关。常见症状主要表现为中枢神经

系统的兴奋、抑制症状，多在出生后 3 天内出现。

1. 兴奋症状

早期常见：颅内压增高表现如前囟隆起、颅缝增宽、头围增加；意识形态改变，易激惹、过度兴奋、烦躁、脑性尖叫、惊厥等；眼症状如凝视、斜视、眼球上转困难、眼球震颤；肌张力早期增高等。

2. 抑制状态

随着病情发展，意识障碍则出现抑制状态，如淡漠、嗜睡、昏迷、肌张力低下、拥抱反射减弱或消失；常有面色苍白、青紫，前囟饱满或隆起，双瞳孔大小不等或对光反射消失和散大；呼吸障碍改变，呼吸节律由增快到缓慢、不规则或呼吸暂停等；原始反射减弱或消失等表现。

3. 其他

如贫血和无原因可解释的黄疸等。

▍知识链接 ▍

其他各类型颅内出血的特点

1. 硬脑膜下出血（SDH）。多数为产伤所致，天幕、大脑镰撕裂和大脑表浅静脉破裂所造成的急性大量出血，在数分钟或几小时内神经系统症状恶化、呼吸停止而死亡；亚急性者，在出生 24 小时后出现症状，以惊厥为主，有局灶性脑征，如偏瘫、眼斜向瘫侧等；亦有症状在新生儿期不明显，而在出生数月后产生慢性硬脑膜下积液，有惊厥发作、发育迟缓和贫血等。

2. 原发性蛛网膜下腔出血（SAH）。出血起源于蛛网膜下腔内的桥静脉，典型症状是在生后第 2 天发作惊厥，发作间歇情况良好，大多数预后良好，个别病例可因粘连而出现脑积水后遗症。少量出血者可无症状；大量出血者常于短期内死亡。

3. 脑室周围-脑室内出血（PVH-IVH）。多见于早产儿。根据头颅 CT 图像分为 4 级：Ⅰ级，脑室管膜下出血；Ⅱ级，脑室内出血，无脑室扩大；Ⅲ级，脑室内出血伴脑室扩大；Ⅳ级，脑室内出血伴脑实质出血。大部分在出生 3 天内发病，最常见症状为拥抱反射消失，肌张力低下，淡漠及呼吸暂停。小量Ⅰ、Ⅱ级出血可无症状，预后较好；Ⅲ、Ⅳ级出血则神经系统症状进展快，在数分钟到数小时内意识状态从迟钝转为昏迷，瞳孔固定，对光反应消失，惊厥及去大脑强直状态，血压下降，心动过缓，呼吸停止而死亡。部分患儿在病程中有好转间隙，有的患儿病情不再加重。有的经过稳定期后，出现新的症状，存活者常留有脑积水和其他神经系统后遗症。

4. 小脑出血（ICH）。多发生于胎龄<32 周的早产儿，常合并肺透明膜病、肺出血，临床症状不典型，大多数有频繁呼吸暂停、心动过缓，最后因呼吸衰竭而死亡。

三、辅助检查

1. 脑脊液检查

在蛛网膜下腔及脑室内急性出血时呈阳性，发现均匀一致的血性脑脊液。但是有些病例脑脊液不呈血性，故不能将腰椎穿刺作为确诊手段。

2. 头颅超声、头颅 CT

检查能对出血开始时间、部位及严重程度提供可靠的信息。

四、治疗要点

1.支持治疗

控制惊厥、降低颅内压、保暖、保持安静。

2.止血

可选择使用维生素 K_1、酚磺乙胺(止血敏)、卡巴克络(安络血)和立止血等。

3.恢复脑功能

出血停止后,可给予胞二磷胆碱、脑活素静脉滴注,10～14 天为 1 个疗程。恢复期可给脑复康。

5.外科处理

足月儿有症状的硬脑膜下出血,可用腰穿针从前囟边缘进针吸出积血。脑积水早期有症状者可行侧脑室穿刺引流,进行性加重者行脑室-腹腔分流。

五、护理评估

1.病史

了解母亲孕史,有无任何疾病,了解分娩过程及用药情况;询问患儿出生状况,包括评分等。

2.身体评估

进行身体检查,了解各脏器的功能等;了解各项辅助检查的结果和意义。

3.辅助检查

了解并评估各项检查结果。

4.心理-社会评估

了解患儿父母的心理状况、对本病的了解程度、家庭的居住环境及经济状况等。

六、常见护理诊断

1.潜在并发症

颅内压升高。

2.低效性呼吸型态

与呼吸中枢受损有关。

3.有窒息的危险

与惊厥、昏迷有关。

4.体温调节无效

与体温调节中枢受损有关。

七、护理措施

1.生活护理

保持绝对静卧,抬高头部,降低噪声,一切必要的治疗、护理操作要轻、稳、准,尽量减少对患儿移动和刺激。

2. 对症护理

（1）降低颅内压、控制出血。减少反复穿刺，防止加重颅内出血。

（2）严密观察病情，注意生命体征、神态、瞳孔变化。密切观察呼吸型态，及时清除呼吸道分泌物，并避免外界因素阻碍患儿气道的通畅。仔细耐心观察惊厥发生的时间、性质。及时记录阳性体征并与医生取得联系。

（3）合理用氧。根据缺氧程度予以用氧，注意用氧的方式和浓度。（可参看任务五中 NRDS 的用氧和辅助呼吸方法）

（4）维持体温稳定。使用物理或药物的方法使患儿的体温波动在正常的范围内，避免波动过大。

3. 用药护理

治疗脑水肿的用药：首选苯巴比妥，负荷量 20 mg/kg，15～30 分钟静脉滴入。止血药：可输注新鲜血、血浆、血小板；维生素 K_1 静脉注射；立止血静脉用药。用镇静剂后注意观察惊厥的发作状况是否改善；用完脱水剂后注意监测水、电解质的变化。

4. 心理护理

提供舒适的环境，避免各种不必要的刺激；关心爱护患儿，执行各项操作时要耐心，动作轻柔，消除家长的紧张、焦虑情绪。

5. 健康教育

做好家长基本知识宣教，加强沟通，提高家长的疾病防护知识，为患儿出院后得到良好的照顾打下基础。如有后遗症，鼓励坚持治疗和随访，教会家长给患儿功能训练的技术，增强战胜疾病的信心。

‖ Key Words ‖

1. 新生儿颅内出血的治疗要点包括 _____、_____、_____、_____。

2. 新生儿颅内出血的护理措施包括 _____、_____、_____、_____。

任务五 新生儿呼吸窘迫综合征

学习目标

【知识目标】

掌握新生儿呼吸窘迫综合征患儿的临床表现和护理措施；熟悉新生儿呼吸窘迫综合征的病因和辅助检查

【能力目标】

能够对新生儿呼吸窘迫综合征患儿进行护理评估并提供恰当的护理措施

【素质目标】

具有关心、爱护患儿的职业素养和良好的团队协作能力

案例导入 6-5

患儿,男,出生后 10 小时,以"发绀,呼吸困难 6 小时"为主诉入院。患儿孕 32 周,自然分娩 G1P1。患儿于出生后 4 小时出现呼吸困难、发绀,进行性加重伴呻吟。入院后床旁胸片显示:双肺透过度降低,可见颗粒样阴影和毛玻璃样改变及支气管充气征。

请问:(1)该患儿的护理诊断是什么?

(2)根据患儿情况应该给予哪些护理措施?

新生儿呼吸窘迫综合征(neonatal respiratory distress syndrome,NRDS)又称新生儿肺透明膜病,指新生儿出生后不久即出现进行性呼吸困难和呼吸衰竭等症状,主要是由于缺乏肺泡表面活性物质所引起,导致肺泡进行性萎陷。发病率与胎龄有关,胎龄越小,发病率越高;体重越轻,病死率越高。

一、病因和发病机制

本病主要由缺乏肺表面活性物质(pulmonary surfactant,PS)引起,PS 由肺泡 II 型上皮细胞合成和分泌,主要成分为磷脂。生理活性为降低肺泡表面张力,保持功能残气量,防止呼气末肺泡萎陷。PS 在孕 18～20 周开始产生,缓慢增加,35～36 周迅速增加,故本病在胎龄小于 35 周的早产儿中更为多见。此外,缺氧、剖宫产、肺部严重感染及糖尿病孕母的婴儿,本病的发病率显著增高。

PS 的缺乏使肺泡壁表面张力增大,肺顺应性降低。肺泡易于萎陷,吸气时肺泡难以充分扩张,潮气量和肺泡通气量减少,导致缺氧和 CO_2 潴留。由于肺泡通气量较少,而肺泡逐渐萎陷,导致通气不良,出现缺氧发绀。缺氧、酸中毒引起肺血管痉挛,阻力增大,导致在动脉导管、卵圆孔水平亦发生右向左分流,青紫加重,缺氧明显,形成恶性循环。即使吸入高浓度的氧,青紫也不易改善。

二、临床表现

多数出生后情况尚可,在生后 2～6 小时出现呼吸困难,呼吸窘迫呈进行性加重是本病的特点,主要表现为青紫,呼气性呻吟,呼吸浅表、节律不整,吸气时胸廓凹陷,出现鼻翼翕动,肌张力低下,呼吸暂停甚至出现呼吸衰竭。听诊两肺呼吸音减弱,早期无啰音,以后可听到细小湿啰音。生后第 1～2 天病情严重,72 小时后无并发症者会明显好转。

三、辅助检查

1. 血气分析示 PaO_2 下降,$PaCO_2$ 升高,pH 降低。

2. 分娩前抽取羊水测磷脂(PL)和鞘磷脂(S)的比值,如低于 1.5,则提示胎儿肺发育不成熟。

3. 胃液振荡试验。胃液 1 mL(代表羊水)加 95% 酒精 1 mL,振荡 15 秒后静止 15 分钟,沿管壁有多层泡沫为阳性。阳性者可排除本病。

4. X 线检查有特征性表现,对该病的诊断非常重要。早期有"毛玻璃样改变":两肺野普遍透明度降低,内有散在的细小颗粒和网状阴影(图 6-1);以后出现支气管充气征;重者可整个肺野不充气呈"白肺"(图 6-2),应随访 X 线的改变,可帮助诊断及评估治疗效果。

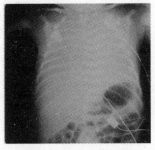
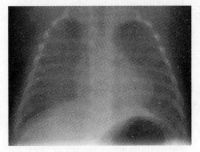

图 6-1 "毛玻璃样改变"　　　　　　　图 6-2 "白肺"

四、治疗要点

治疗目的是保证通换气功能正常,待自身 PS 产生增加,NRDS 得以恢复。

1. 一般治疗

保温:保持皮肤温度为 36.5 ℃;监测:体温、呼吸、心率、血压和血气;维持酸碱平衡,纠正酸中毒。

2. 支持治疗

保证液体和营养供应;纠正酸中毒;关闭动脉导管;必要时应用抗生素。

3. 替代治疗

表面活性物质制剂有 3 种:天然制剂、人工制剂、混合制剂。天然制剂从羊水或牛、猪肺灌洗液中提取,效果较好。

预防性给药适用于小于 30 周的早产儿,生后 30 分钟内常规运用。救治性给药主要对于确诊患儿,剂量 5 mg/kg,12 小时后给予第 2 次,可用 2～4 次。

4. 纠正缺氧

根据患儿情况可予头罩吸氧、鼻塞持续气道正压(CPAP)吸氧、气管插管、机械通气。

五、护理评估

1. 病史

了解母亲孕周,孕期健康史,有无任何疾病;了解分娩过程及用药情况;询问患儿出生状况包括评分及有无用药治疗等;询问患儿出现症状的时间,有无诱发因素等。

2. 身体评估

检查患儿呼吸系统的症状;了解其他器官有无功能损伤,特别是心血管系统及泌尿系统;了解各项辅助检查的结果和意义。

3. 辅助检查

了解并评估各项检查结果。

4. 心理-社会评估

了解患儿父母的心理状况,对本病的了解程度,家庭的居住环境及经济状况等。

六、常见护理诊断

1. 低效型呼吸形态

与 PS 缺乏导致的肺不张、呼吸困难有关。

2. 气体交换受损

与肺泡缺乏 PS、肺泡萎陷及肺透明膜形成有关。

3. 营养失调

与营养摄入量低于机体需要量有关。

4. 有感染的危险

与抵抗力降低有关。

七、护理措施

1. 生活护理

(1)保暖。环境温度维持在 22～24 ℃，肤温为 36～36.5 ℃，相对湿度为 55％～65％，减少水分损耗。

(2)喂养。保证营养供给，不能吸乳、吞咽者可用鼻饲法或静脉补充营养。

(3)预防感染。因为 NRDS 的患儿多为早产儿，住院时间较长，抵抗力较差，极易发生院内感染，做好各项消毒隔离工作至关重要。

2. 对症护理

(1)保持呼吸道通畅。体位正确，头稍后仰，使气道伸直。及时清除口、鼻、咽部分泌物，分泌物黏稠时可给予雾化吸入后吸痰。

(2)供氧。根据需要选择鼻导管、面罩或头罩给氧，使 PaO_2 维持在 50～70 mmHg（6.67～9.3 kPa），SaO_2 维持在 85％～92％。注意避免氧中毒。①头罩用氧应选择与患儿大小相适应的头罩型号，头罩过小不利于 CO_2 排出，头罩过大，氧气易外溢，二者均会降低实际吸入氧浓度。用氧流量不少于 5 L/min，以防止 CO_2 积聚头罩内；②CPAP 辅助呼吸在吸氧浓度超过 30％，仍然有低氧血症时使用。维持气道正压为 4～5 cmH_2O，氧气加温 32 ℃以上，湿度 100％；③气管插管用氧：如用 CPAP 后，症状仍无改善或频发呼吸暂停，即采用间隙正压通气（IPPV）及呼气末正压呼吸（PEEP）。

▶ 知识链接 ◀

持续正压通气(Continuous Positive Airway Pressure，CPAP)，即用鼻塞将持续的正压气流送入气道。用此种方式给氧的机器称为 CPAP 呼吸机。CPAP 指在自主呼吸条件下，患者应有稳定的呼吸驱动力和适当潮气量，在整个呼吸周期内人为地施以一定程度的气道内正压，从而有利于防止气道萎陷，增加功能残气量，改善肺顺应性，并提高氧合作用。在这种模式下，呼吸机只维持一定的气道正压，不进行机械通气。此方法仅限于有自主呼吸的患者。

3. 用药护理

使用 PS 之前彻底吸净气道内的分泌物，药液用生理盐水稀释后，在患儿吸气时从气管中滴入（取仰卧、左侧、右侧和再仰卧位各 1/4 量缓慢注入），滴入后用复苏器加压给氧通气，助药液扩散，用药后 4～6 小时，禁止气道内吸引。

4. 心理护理

提供舒适的环境，避免各种不必要的刺激；关心爱护患儿，执行各项操作时要耐心，动作轻柔;教会父母居家照顾的相关知识,让家属了解治疗过程和进展,取得最佳配合,促进患儿健康,消除家长的紧张、焦虑情绪。

5. 健康教育

做好家长基本知识宣教,加强沟通,提高家长的疾病防护知识,为患儿出院后得到良好的照顾打下基础。

考点提示 新生儿呼吸窘迫综合征患儿的病因、临床表现和护理措施为护考的重点内容,常以 A2、A3 形式考核。

Key Words

1. 新生儿肺透明膜病是由缺乏_____导致的。

2. 新生儿肺透明膜病护理措施包括 _____、_____、_____、_____。

3. 新生儿肺透明膜病的护理诊断包括 _____、_____、_____、_____。

任务六 | 新生儿黄疸

学习目标

【知识目标】

掌握生理性黄疸和病理性黄疸的特点;新生儿黄疸患儿的护理。熟悉胆红素代谢的特点;新生儿溶血病的临床表现

【能力目标】

能够对新生儿黄疸患儿进行护理评估并提供恰当的护理措施

【素质目标】

具有关心、爱护患儿的职业素养和良好的团队协作能力

案例导入 6-6

患儿,女,出生后 1.5 天,发现皮肤黄染 20 小时入院,系第一胎,足月顺产,于生后 12 小时发现患儿皮肤黄染,不发热,不呕,无抽搐,吃奶尚可,解胎便 1 次,尿色深。查体:T:37 ℃(肛),R:35 次/分,心率:120 次/分,足月新生儿貌,哭声洪亮,全身皮肤及黏膜中度黄染,未见皮疹及出血点,巩膜明显黄染,口唇不红,咽部正常,心肺正常,腹平软,肝右肋下 1.0 cm,脾未及,脐干燥,脊柱四肢无畸形。血常规:Hb:100 g/L,WBC:$14.0×10^9$/L,N:0.35,L:0.45,Pt:$350×10^9$/L。血生化:肝功正常,HbsAg(−),血清总胆红素:18 mg/dL (307.8 μmol/L),直接胆红素:1.0 mg/dL(17.1 μmol/L)。

请问:(1)该患儿的护理诊断是什么?

(2)根据患儿情况应该给予哪些护理措施?

一、概述

新生儿黄疸(neonatal jaundice)又称新生儿高胆红素血症,是胆红素(大部分为未结合胆红素)在体内积聚而引起皮肤巩膜等黄染的现象。有生理性和病理性之分,重者可致胆红素脑病,引起死亡或严重后遗症。

(一)新生儿胆红素代谢特点

1.胆红素生成较多

新生儿每日生成胆红素约 8.8 mg/kg,而成人仅为 3.8 mg/kg。其原因是:①红细胞相对过多,破坏亦多;②胎儿血红蛋白半衰期,形成胆红素的周期缩短;③其他来源的胆红素生成较多。

2.运转胆红素的能力不足

刚娩出的新生儿常有不同程度的酸中毒,影响血中胆红素与白蛋白的联结,早产儿白蛋白的数量较足月儿低,均使运送胆红素的能力不足。

3.肝功能发育未完善

新生儿肝细胞内摄取胆红素必需的 Y、Z 蛋白含量低;形成结合胆红素的功能差;排泄结合胆红素的能力差,易致胆汁郁积。

4.肠肝循环的特性

初生婴儿的肠道内缺乏正常菌群,不能将肠道内的胆红素还原成粪胆原、尿胆原;肠腔内葡萄糖醛酸酶活性较高,能将结合胆红素水解成葡萄糖醛酸及未结合胆红素,后者又被肠吸收进入血液循环而达肝脏。

由于上述特点,新生儿摄取、结合、排泄胆红素的能力都较差,因此极易出现黄疸,尤其在处于饥饿、缺氧、脱水、酸中毒、颅内出血、胎粪排出延迟等状态时黄疸加重。

(二)新生儿黄疸的分类

1.生理性黄疸

一般情况良好。足月儿生后 2～3 天出现,4～5 天达到高峰,10～14 天消退,但最迟不超过 2 周;早产儿黄疸延迟到 3～4 周。足月儿血清胆红素≤205.2 μmol/L(12 mg/dL),早产儿血清胆红素≤257 μmol/L(15 mg/dL)。

2.病理性黄疸

特点:(1)黄疸在出生后 24 小时内出现;(2)黄疸程度重,足月儿血清胆红素>205.2 μmol/L(12 mg/dL),早产儿血清胆红素>257 μmol/L(15 mg/dL);(3)发展快、程度重,每日上升超过 85 μmol/L(5 mg/dL);(4)黄疸持续时间长(足月儿>2 周,早产儿>4 周);(5)黄疸退而复现;(6)血清结合胆红素>26 μmol/L(1.5 mg/dL)。

病理性黄疸的原因:

(1)感染性。①新生儿肝炎,大多为胎儿在宫内由病毒感染所致,以巨细胞病毒、乙型肝炎常见。感染可经胎盘传给胎儿或在通过产道分娩时被感染。常在生后 2～3 周或更晚出现黄疸,病重时粪便色浅或灰白,尿色深黄,患儿可有厌食、呕吐、肝轻至中度增大。②新生儿败血症及其他感染,由细菌毒素的侵入加快红细胞破坏、损坏干细胞所致。

(2)非感染性。①新生儿溶血症(具体表现参见本任务之二)。②胆道闭锁:多在出生后 2 周始显黄疸并呈进行性加重；粪色由浅黄转为白色，肝进行性增大，边硬而光滑；肝功改变以结合胆红素增高为主。3 个月后可逐渐发展为肝硬化。③母乳性黄疸：一般纯母乳喂养后 4～5 天开始出现，2～3 周达到高峰。④遗传性疾病：红细胞 6-磷酸葡萄糖脱氢酶(G6PD)缺陷在我国南方多见，核黄疸发生率较高；其他如红细胞丙酮酸激酶缺陷病、球形红细胞增多症、半乳糖血症等。⑤药物性黄疸：如由维生素 K_3、维生素 K_4、新生霉素等药物引起。

▌▌ 知识链接 ▐▐

关于母乳性黄疸

大约 1% 母乳喂养的婴儿可发生母乳性黄疸，其特点是非溶血性未结合胆红素增高，常与生理性黄疸重叠且持续不退，血清胆红素可高达 342 μmol/L(20 mg/dL)，婴儿一般状态良好，黄疸于 4～12 周后下降，无引起黄疸的其他病因。停止母乳喂养后 3 天，如黄疸下降即可确定诊断。目前认为是因为此种母乳内 β-葡萄糖醛酸酶活性过高，使胆红素在肠道内重吸收增加而引起黄疸；此种母乳喂养的患儿肠道内能使胆红素转变为尿、粪胆原的细菌过少所造成。

(三)治疗要点

1. 找出引起病理性黄疸的原因，治疗基础疾病。

2. 降低血清胆红素，给予蓝光疗法；提早喂养诱导正常菌群建立，减少肠肝循环；保持大便通畅，减少肠壁对胆红素的再吸收。

3. 控制感染，注意保暖，供给营养，及时纠正酸中毒和缺氧。

4. 适当用酶诱导剂、输血浆和白蛋白，降低游离胆红素。

5. 保护肝脏，不用对肝脏有损害及可能引起溶血、黄疸的药物。

6. 换血疗法。

二、新生儿溶血病

新生儿溶血病(hemolytic disease of the newborn)是指母婴血型不合，母血中血型抗体通过胎盘进入胎儿循环，发生同种免疫反应导致胎儿、新生儿红细胞破坏而引起的溶血。

(一)病因和发病机制

新生儿溶血病以 ABO 血型不合最为多见，其次是 Rh 血型不合。

1. ABO 血型不合

多为母亲 O 型，婴儿 A 型或 B 型。如母亲为 AB 型或婴儿为 O 型，则均不会发生溶血。约 50% 的第一胎血型不合的婴儿可发病。

2. Rh 血型不合

主要发生在 Rh 阴性孕妇和 Rh 阳性胎儿。我国汉族人大多为 Rh 阳性，仅 0.34% 为 Rh 阴性。当胎儿红细胞的 Rh 血型和母亲不合时，若胎儿红细胞所具有的抗原为母体所缺少，一旦胎儿红细胞经胎盘进入母体循环，母体产生相应的血型抗体，由于初次致敏，免疫反应发展缓慢且产生的是不能通过胎盘的 IgM 弱抗体，Rh 溶血病一般不会在第一胎发生。再次怀孕时，即使经胎盘进入母体的胎儿血量很少，亦能很快地发生次发免疫反应,产生大量 IgG,通过胎盘进入胎儿体内引起溶血。因此,Rh 溶血病症状随胎次增多而越来越严重。

(二)临床表现

ABO 溶血多为轻症,Rh 溶血症一般较重。

1. 黄疸

Rh 溶血者大多在 24 小时内出现黄疸并迅速加重,而 ABO 溶血者大多在出生后 2~3 天出现黄疸,血清胆红素以未结合型为主。

2. 贫血

Rh 溶血者一般贫血出现早且重;ABO 溶血者贫血少,一般到新生儿后期才出现。重症贫血者出生时全身水肿,皮肤苍白,常有胸腔、腹腔积液,肝脾肿大及贫血性心衰。

3. 肝脾肿大

Rh 溶血者多有不同程度的肝脾肿大,由髓外造血活跃所致。ABO 溶血者则不明显。

4. 胆红素脑病

血胆红素超过 342 μmol/L(20 mg/dL)者会因未结合胆红素过多而透过血脑屏障,使脑细胞受损变性坏死,又称核黄疸。典型临床分期包括警告期、痉挛期、恢复期及后遗症期(表 6-4)。

表 6-4　　　　　　　　　　　　　胆红素脑病典型表现

分期	具体表现	持续时间
警告期	反应低下,肌张力下降,吸吮力弱	0.5~1.5 天
痉挛期	肌张力增大,发热,抽搐,呼吸不规则	0.5~1.5 天
恢复期	肌张力恢复,体温正常,抽搐减少	2 周
后遗症期	听力下降,眼球运动障碍,手足徐动,牙釉质发育不良,智力落后	终生

(三)辅助检查

血型检测可见母子血型不合;红细胞、血红蛋白降低及网织红细胞、有核红细胞增多;血清胆红素增高,血清特异性血型抗体检查三项试验(改良直接抗人球蛋白试验、患儿红细胞抗体释放试验、患儿血清中游离抗体试验)阳性。

(四)治疗要点

1. 产前治疗

可采用孕妇血浆置换术、宫内输血。

2. 新生儿治疗

包括换血疗法、光照疗法、纠正贫血及对症治疗(可输血浆、白蛋白,纠正酸中毒、缺氧,加强保暖,避免快速输入高渗性药物)。

3. 换血疗法

符合下列条件之一者即可进行:(1)母婴有 ABO 血型不合或 Rh 血型不合,产前已明确诊断,出生时脐血总胆红素>68 μmol/L(4 mg/dL),Hb<120 g/L,伴水肿、肝脾肿大、心力衰竭者;(2)生后 12 小时内胆红素每小时上升>12 μmol/L(0.7 mg/dL),或总胆红素已达到 342 μmol/L(20 mg/dL)者;(3)不论血清胆红素高低,已有胆红素脑病早期表现者;(4)早产儿或上一胎溶血严重者,尤其伴有缺氧、酸中毒等时,指征放宽。

三、新生儿黄疸的护理

(一)护理评估

1.病史

了解母亲孕周,孕期健康史,有无任何疾病;了解分娩过程及用药情况;询问患儿出生状况包括评分及有无用药治疗等;询问患儿出现黄疸的时间,有无诱发因素等。

2.身体评估

检查并注意皮肤黏膜、巩膜的色泽,大小便次数、量及性质,是否存在胎粪排出延迟情况;了解其他器官有无功能损伤,特别是神经系统。了解各项辅助检查的结果和意义。

3.辅助检查

了解并评估各项辅助检查结果。

4.心理-社会评估

了解患儿父母的心理状况、对本病的了解程度、家庭的居住环境及经济状况等。

(二)常见护理诊断

1.黄疸

与血清胆红素浓度过高有关。

2.潜在并发症

胆红素脑病。

3.(家长)知识缺乏

缺乏黄疸护理的有关知识。

(三)护理措施

1.生活护理

(1)密切观察病情。注意皮肤黏膜、巩膜的色泽,根据患儿皮肤黄染的部位和范围,估计血清胆红素的近似值,评价进展情况。观察大小便次数、量及性质,是否存在胎粪排出延迟情况。注意神经系统的表现,如患儿出现拒食嗜睡、肌张力减退等胆红素脑病的早期表现,立即通知医生,做好抢救准备。

(2)喂养。黄疸期间常表现为吸吮无力、纳差,应耐心喂养,按需调整喂养方式如少量多次、间歇喂养等,保证奶量摄入。

2.对症护理

(1)实施光照疗法和换血疗法,并做好相应护理(参见项目五的任务四)。

(2)遵医嘱给予白蛋白和酶诱导剂;纠正酸中毒,以利于胆红素和白蛋白的结合,减少胆红素脑病的发生。

3.用药护理

合理安排补液计划,根据不同补液内容调节相应的速度,切忌快速输入高渗性药物,以免血脑屏障暂时开放,使已与白蛋白联结的胆红素也进入脑组织。

4.心理护理

提供舒适的环境,避免各种不必要的刺激;关心爱护患儿,执行各项操作时要耐心,动作轻柔;教会父母居家照顾的相关知识,让家属了解治疗过程和进展,取得最佳配合,促进患儿健康,消除家长的紧张、焦虑情绪。

5.健康教育

做好健康宣教,若为母乳性黄疸,可改为隔次母乳喂养逐步过渡到正常母乳喂养;若黄疸严重,患儿一般情况差,可考虑暂停母乳喂养,黄疸消退后再恢复母乳喂养;若为红细胞 G6PD 缺陷者,需忌食蚕豆及其制品,患儿衣物保管时勿放樟脑丸,并注意药物的选用,以免诱发溶血;发生胆红素脑病者,注意后遗症的出现,给予康复治疗和护理。

考点提示 新生儿生理性黄疸和病理性黄疸的特点;新生儿溶血病的临床表现;新生儿黄疸患儿的护理为护考的重点内容,常以 A2、A3 形式考核。

Key Words

1.生理性黄疸和病理性黄疸的不同点包括_____、_____、_____、_____。

2.新生儿溶血常见的症状有_____、_____、_____、_____。

任务七 | 新生儿吸入性肺炎

学习目标

【知识目标】
掌握新生儿吸入性肺炎患儿的临床表现和护理措施。熟悉新生儿吸入性炎的病因

【能力目标】
能够对新生儿黄疸患儿进行护理评估并提供恰当的护理措施

【素质目标】
具有关心、爱护患儿的职业素养和良好的团队协作能力

案例导入 6-7

足月儿,出生体重 3.5 kg,有窒息史,羊水Ⅱ度混浊。出生时 Apgar 评分 5 分。生后 2 小时,出现呼吸急促,心率:75 次/分,呼吸困难、青紫、鼻翼翕动。

请问:(1)该患儿的护理诊断是什么?

(2)根据患儿情况应该给予哪些护理措施?

新生儿吸入性肺炎是指胎儿或新生儿在宫内、分娩过程中或出生后经呼吸道吸入异物(常见为羊水、胎粪、乳汁等)引起的肺部炎症反应。吸入性肺炎为新生儿早期常见病、多发病之一,死亡率高。

新生儿吸入性肺炎常发生于围生期胎儿宫内窘迫或发生过窒息的新生儿,此类患儿由于在分娩过程中产程长,胎盘或脐带原因影响胎儿血液循环,导致胎儿宫内缺氧,刺激胎儿呼吸中枢兴奋,出现喘息样呼吸,致羊水或胎粪吸入。也有少数患儿是由于喂

养不当导致乳汁吸入而致。剖宫产的新生儿口腔未经产道的挤压,呼吸道的羊水含量较自然分娩的多,如果清理呼吸道不彻底,新生儿较早呼吸,发生新生儿吸入性肺炎的机会就多。其中以胎粪吸入性肺炎病死率最高。

一、病因和发病机制

胎儿在宫内或分娩过程中发生窒息和急性或慢性低氧血症时,血流重新分布,肠道与皮肤血流量减少,致使肠壁缺血痉挛、肛门括约肌松弛而排出胎粪。活产儿中胎粪污染羊水的发生率为12%～21.9%。缺氧对胎儿呼吸中枢的刺激使呼吸运动由不规则而逐渐发生强有力的喘息,将胎粪吸入鼻、咽及气管内;而胎儿娩出后的有效呼吸,更使上呼吸道内的胎粪吸入肺内。气道内的黏稠胎粪造成机械性梗阻,引起阻塞性肺气肿和肺不张,导致肺泡通气-血流灌注平衡失调;小气道内的活瓣性阻塞更易导致气胸、间质性肺气肿或纵隔气肿,加重通气障碍,产生急性呼吸衰竭。胎粪内胆酸、胆盐、胆绿素、胰酶、肠酸等的刺激作用,以及随后的继发感染均可引起肺组织化学性、感染性炎症反应,产生低氧血症和酸中毒。重症病例由于严重缺氧和酸中毒可导致新生儿持续肺动脉高压。

二、临床表现

羊水吸入较少者出生时可无症状或症状较轻;胎粪大量吸入者可致死胎或生后不久死亡。分娩时可见羊水中混有胎粪。多数患儿在生后数小时出现呼吸急促(呼吸频率>60次/分)、呼吸困难、鼻翼翕动、呻吟、三凹征、胸廓饱满、发绀。两肺先有鼾音、粗湿啰音,以后出现中、细湿啰音。如临床症状突然恶化则应怀疑气胸的发生,胸部摄片可确诊。严重胎粪吸入和急性缺氧患儿常有意识障碍、颅压增高、惊厥等中枢神经系统症状以及红细胞增多症、低血糖、低钙血症和肺出血等表现。持续性肺动脉高压还可出现心脏扩大、肝大等心衰表现。乳汁吸入性肺炎患儿喂奶时有呛咳,乳汁从口、鼻流出,面青紫,吸入量过多可导致窒息。

三、辅助检查

1.血液检查

血气分析氧分压、二氧化碳分压的变化。

2.X线的检查

胸片显示两侧肺纹理的变化及有无肺气肿。

四、治疗要点

1.尽快清除吸入物,保持呼吸道通畅

立刻吸出气道内的羊水、奶汁。有胎粪吸入时,必要时行气管内插管,并通过气管内导管进行吸引。

2.给氧,保暖,对症处理

对并发脑水肿、肺水肿或心力衰竭者,应限制液体入量。必要时机械通气。有继发细菌感染时应用抗生素。并发气胸时做胸腔闭式引流,紧急状态下直接穿刺抽吸。

五、护理评估

1.病史

了解母亲孕史,有无任何疾病,了解分娩过程及用药情况;询问患儿出生状况包括评分等。

2.身体评估

进行身体检查,评估患儿的缺氧状况,询问出现呼吸急促等症状的时间。了解各项辅助检查的结果和意义。

3.辅助检查

了解并评估各项辅助检查结果。

4.心理-社会状况

了解患儿父母的心理状况、对本病的了解程度、家庭的居住环境及经济状况等。

六、常见护理诊断

1.清理呼吸道无效

与羊水、胎粪等吸入有关。

2.气体交换受损

与气道阻塞、通气障碍有关。

七、护理措施

1.生活护理

注意保温,细心喂养,供给足够的能量。

2.对症护理

(1)保持呼吸道通畅。及时有效清除吸入物,维持正常通气。

(2)合理用氧。选择与病情相适应的用氧方式,维持有效吸氧,改善呼吸功能。

(3)密切观察病情。如患儿出现烦躁不安、心率加快、呼吸急促、肝脏在短时间内迅速增大时,提示可能合并心力衰竭,应立即吸氧,遵医嘱给予强心、利尿药物,控制补液量和补液速度;如患儿突然出现气促、呼吸困难、青紫加重时,有合并气胸或纵隔气肿的可能,应立即做好胸腔穿刺及胸腔闭式引流准备。

3.用药护理

遵医嘱用药,注意观察药物的疗效和副作用。

4.心理护理

提供舒适的环境,避免各种不必要的刺激;关心爱护患儿,执行各项操作时要耐心,动作轻柔;教会家长居家照顾患儿的相关知识,让家长了解治疗过程和进展,取得最佳配合,促进患儿健康,消除家长的紧张、焦虑情绪。

5.健康教育

做好家长基本知识宣教,加强沟通,提高家长的疾病防护知识,为患儿出院后得到良好的照顾打下基础。

Key Words

1. 新生儿吸入性肺炎常见的有 _____、_____、_____。
2. 新生儿吸入性肺炎的治疗要点是 _____ 和 _____。

任务八　新生儿感染性疾病

学习目标

【知识目标】

掌握新生儿脐炎的病因和处理方法；新生儿败血症的临床表现和护理措施；新生儿梅毒的临床表现和护理措施

【能力目标】

能够对新生儿感染性疾病患儿进行护理评估并提供恰当的护理措施

【素质目标】

具有关心、爱护患儿的职业素养和良好的团队协作能力

案例导入 6-8

患儿，女，生后 14 天，因不吃、不哭、发热、呕吐而急诊入院，顺产，母乳喂养。体格检查：体温 39 ℃，面色青灰，反应低下，巩膜黄染，皮肤有小脓疱，肝肿大肋下 2.5 cm。实验室检查：白细胞升高，皮肤脓液培养金葡菌感染。

请问：（1）该患儿的护理诊断是什么？

（2）根据患儿情况应该给予哪些护理措施？

一、新生儿脐炎

新生儿脐炎是由于断脐时或出生后处理不当而被金黄色葡萄球菌（简称金葡菌）、大肠杆菌或溶血性链球菌等侵染脐部所致，金葡菌感染较多见。新生儿脐部有黏液、脓性分泌物，并带有臭味或脐窝周围皮肤发红。轻症者除脐部有异常外，体温及食欲均正常，重症者则有发热、吃奶少等表现。

处理方法：轻症者用 3％ 过氧化氢液清洗脐部，再涂以 75％ 酒精，每日 3 次；脐部化脓、蜂窝织炎或出现全身症状者可用青霉素、新青霉素Ⅱ、氨苄青霉素、氧哌嗪青霉素等药。脓肿形成较大者可切开排脓；肉芽肿形成者可用 10％ 硝酸银溶液烧灼后，敷以油膏，每日更换敷料，直到愈合为止。如肉芽肿较大，可做手术切除。

二、新生儿败血症

新生儿败血症（neonatal septicemia）指细菌侵入新生儿血循环并生长、繁殖、产生毒素而造成的全身感染。这是新生儿期常见的严重感染性疾病，死亡率较高。

（一）病因和发病机制

1.自身因素

新生儿免疫系统功能不完善，屏障功能差，血中补体少，白细胞在应激状态下杀菌

力下降,T 细胞对特异抗原反应差,细菌一旦侵入易致全身感染。

2. 病原菌

我国新生儿败血症的病原菌仍以葡萄球菌、大肠杆菌 G-杆菌为主,近年由于极低体重儿的存活率提高和血管导管、气管插管技术的广泛使用,表皮葡萄球菌、克雷白菌、绿脓杆菌等条件致病菌引起的败血症增多。

3. 感染途径

新生儿败血症感染可以发生在产前、产时或产后。产前感染与孕妇有明显的感染有关,尤其是羊膜腔的感染更易引发此病;产时感染与胎儿通过产道时被细菌感染有关,如胎膜早破、产程延长等;产后感染往往与细菌从脐部、皮肤黏膜损伤处及呼吸道、消化道等侵入有关。近年来医源性感染有增多趋势。

(二)临床表现

新生儿败血症可分为早发型和晚发型。

1. 早发型

早发型多在出生后 7 天内起病,感染多发生于出生前或出生时,病原菌以大肠杆菌 G-杆菌为主,多系受累,病情凶险,病死率高。

2. 晚发型

晚发型在出生 7 天后起病,感染发生在出生时或出生后,病原体以葡萄球菌、肺炎克雷伯菌常见,常有脐炎、肺炎等局部感染病灶,病死率较早发型相对低。

新生儿败血症的早期临床表现常不典型,早产儿尤其如此。起初表现为进奶量减少或拒乳,精神不振、哭声低、发热或体温不升,而后精神萎靡、嗜睡、不吃、不哭、不动。还会有其他的特殊表现:黄疸、肝脾肿大、出血倾向、休克征象、腹胀、中毒性肠麻痹、骨髓炎等。

(三)辅助检查

外周血检测白细胞总数多增高;血培养阳性;急相蛋白增加和血沉加快,直接涂片找细菌、病原菌抗体检测等有助于明确诊断。

(四)治疗要点

1. 抗生素治疗

用药原则:早期、联合、静脉给药;足疗程,一般应治疗 10～14 天,有并发症的治疗 3 周以上;病原菌已明确者可按药敏试验用药;病原菌尚未明确前,针对常见病原菌联合用药;注意药物的毒副作用。

2. 对症、支持治疗

保暖、供氧、纠正酸中毒及休克等;及时处理脐炎、脓疱疮等局部病灶;保证能量及水的供给;必要时输注新鲜血、粒细胞、血小板,早产儿可静注免疫球蛋白。

(五)护理评估

1. 病史

了解母亲孕期健康史,有无任何疾病;了解分娩过程及用药情况;询问患儿出生状况,包括评分及有无用药治疗等;家庭成员最近有无感染性疾病;询问患儿出现症状的时间,有无诱发因素等。

2. 身体评估

检查是否有皮肤黏膜破损或感染,了解其他器官和系统的功能状况,了解各项辅助检查的结果和意义。

3. 辅助检查

了解并评估各项辅助检查结果。

4. 心理-社会状况

了解患儿父母的心理状况、对本病的了解程度、家庭的居住环境及经济状况等。

(六)常见护理诊断

1. 体温调节无效

与感染、环境变化有关。

2. 皮肤完整性受损

与脐炎、脓疱疮等感染性病灶有关。

3. 营养失调

营养摄入量低于机体需要量,与吸吮无力、纳差及摄入不足有关。

4. 潜在并发症

肺炎、化脓性脑膜炎等。

(七)护理措施

1. 生活护理

(1)维持体温稳定。患儿体温易波动,除感染因素外,还易受环境因素影响。当体温低或体温不升时,及时给予保暖措施;当体温过高时,给予物理降温并多喂开水。

(2)保证营养供给。除经口喂养外,结合病情考虑静脉内营养或鼻饲喂养。

(3)观察病情。加强巡视,如患儿出现面色青灰、呕吐、脑性尖叫、前囟饱满、两眼凝视,提示有脑膜炎的可能;如患儿面色青灰、皮肤发花、四肢厥冷、脉搏细弱、皮肤有出血点等应考虑感染性休克或弥散性血管内凝血(DIC),应立即与医生联系,积极处理。必要时专人守护。

2. 对症护理

(1)及时处理局部病灶。如脐炎、鹅口疮、脓疱疮、皮肤破损等,促进皮肤早日愈合,防止感染继续蔓延扩散。皮肤脓疱可用75％酒精消毒后,用无菌针头刺破,拭去脓液,再涂以0.1％苯扎溴铵消毒,必要时可用抗生素软膏。口腔溃疡时用4％硼酸水冲洗。

(2)做好消毒隔离,预防交叉感染。各种医疗物品的使用注意严格消毒,预防医源性感染;重症患儿应与普通患儿隔离,避免交叉感染。

3. 用药护理

控制感染,遵医嘱使用抗生素,青霉素类注意现配现用、氨基甙类药物使用时要注意配置浓度及其毒副作用。

4. 心理护理

提供舒适的环境,避免各种不必要的刺激;关心爱护患儿,执行各项操作时要耐心,动作要轻柔;让家属了解治疗过程和进展,取得最佳配合,促进患儿健康,消除家长的紧张、焦虑情绪。

5.健康教育

教会患儿家长居家照顾的相关知识,能积极配合治疗;指导家长正确喂养和护理患儿,保持患儿皮肤的清洁。

三、新生儿梅毒

新生儿梅毒(neonatal syphilis)又称先天性梅毒、胎传梅毒,是梅毒螺旋体由母体经胎盘进入胎儿血液循环所致的感染。受累胎儿约半数以上会发生早产、流产、死胎或死产。存活婴儿发病年龄不一,2岁以内发病者为早期梅毒患儿,2岁以后为晚期梅毒患儿。

(一)临床表现

大多数早期梅毒患儿出生时无症状,生后2～3周逐渐出现。如母亲在妊娠早期感染梅毒又未及时治疗,则新生儿发病时间早且病情重。

1.一般表现

胎儿期表现:先天性梅毒在胎儿期可表现为肝脏肿大,胎盘增厚,胎儿水肿,宫内生长迟缓,非免疫性溶血,早产,死胎等。出生后表现:发育差,皮肤破损(图6-5),低热,黄疸,贫血,低血糖,哭声嘶哑,易激惹等。

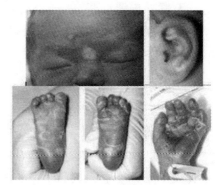

图6-5 皮肤破损

2.皮肤黏膜损害

皮疹发病率占30％～60％,数目多,分布广,不痛不痒,且有多种形态。可表现为全身散在斑丘疹,最常见于口周、鼻翼和肛周,皮损数月后呈放射状裂痕(图6-6)。梅毒性鼻炎表现为鼻塞、脓血样分泌物,即涕溢(图6-7),含有大量病原体,极具传染性,鼻黏膜溃疡累及鼻软骨时,鼻根下陷形成"鞍鼻",累及喉部引起声音嘶哑。除此之外,还有梅毒性天疱疮(图6-8)。

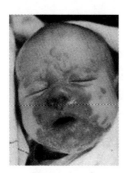

图6-6 斑丘疹

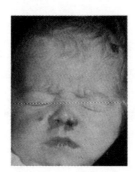

图6-7 涕溢

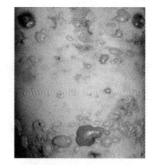

图6-8 梅毒性天疱疮

3.骨损害

发病率占20％～90％,多发生于生后数周,以骨炎、软骨炎及骨膜炎最常见,多发生于长骨,骨髓炎及骨膜炎引起肢体剧烈疼痛而使肢体呈假性瘫痪。

4. 其他

肝脾肿大、病理性黄疸和全身淋巴结肿大。淋巴结以肱骨滑车上淋巴结肿大最显著,还可有低蛋白血症、全身水肿、毛发脱落、脉络膜视网膜炎等。

后遗症有软骨炎、骨髓炎、脑膜血管梅毒性脑膜炎等,涉及神经系统可有慢性脑膜炎、痉挛性瘫痪、惊厥、智力低下、耳聋及视神经萎缩等。

(二)辅助检查

出生时胎盘大而苍白是宫内感染的指征。性病研究实验室实验(VDRL)可作为筛查试验,梅毒螺旋体抗原试验常用于确诊,荧光螺旋体抗体吸附试验则协助确诊。

(三)治疗要点

1. 早期诊断和治疗

强调早期诊断、及时治疗,防止发展至晚期。

2. 抗梅毒治疗

首选青霉素,每次 5 万 U/kg,静脉滴注,12 小时 1 次,7 天后改为 8 小时 1 次,再用 2 周。神经梅毒者:240 万 U/(kg·d),静脉滴注,治疗 3 周。先天性梅毒常规采用水剂青霉素治疗,青霉素治疗浓度为 0.03 U/mL,才能确保血液和脑脊液中的螺旋体被杀灭。青霉素过敏者可用红霉素,每日 15 mg/kg,连用 12~15 天。

3. 对症处理

积极治疗黄疸、贫血、低血糖等并发症,对于早产患儿提供早产儿相关治疗和护理。

(四)护理评估

1. 病史

了解母亲孕史,有无任何疾病,了解产检的内容及其他家庭成员有无梅毒病史等。

2. 身体评估

进行身体检查,评估患儿的发育状况、皮肤的完整性,有无肝脾淋巴结的肿大、神经系统的症状等。了解各项辅助检查的结果和意义。

3. 辅助检查

了解并评估各项辅助检查结果。

4. 心理-社会状况

了解患儿父母的心理状况、对本病的了解程度及家庭经济状况等。

(五)常见护理诊断

1. 皮肤完整性受损

与梅毒螺旋体损伤皮肤黏膜有关。

2. 疼痛

与骨损害有关。

3. 焦虑(家长)

与对治疗、预后知识缺乏有关。

（六）护理措施

1. 生活护理

做好消毒隔离工作，防止交叉感染。患儿必须住隔离病房，并做好床旁隔离。患儿用过的衣物、被褥套等要经过消毒处理后才能进行清洗，温箱、蓝光箱用后要严格消毒。护士注意自我保护性隔离，操作时戴一次性橡胶手套，操作前后均要及时进行双手消毒。患儿用过的一次性物品要集中焚烧处理，其他物品均要做好终末消毒工作。

2. 对症护理

（1）皮肤护理。梅毒患儿的皮肤护理极为重要，必要时置温箱内以便于观察和护理。在行静脉穿刺时，要注意避开皮肤斑丘疹的部位，动作轻柔，不要碰破皮疹处的皮肤。在所有斑丘疹处涂红霉素软膏，注意头发内斑丘疹的涂药，防止感染。患儿躁动时易擦伤足跟部，要用纱布加以包扎保护。加强臀部护理，保持全身皮肤清洁干燥。

（2）梅毒假性麻痹护理。患儿有不同程度的骨损害，较严重的会出现梅毒假性麻痹。这些患儿四肢呈弯曲状态，张力大，不能自然放松伸直，牵拉时患儿出现尖叫，提示有剧烈的疼痛。因此，在治疗、护理操作时动作要轻柔，不采取强行体位，尽量减轻患儿的疼痛和不必要的刺激。梅毒假性麻痹的患儿常常出现哭闹、烦躁不安，护士必须检查其全身情况，发现异常及时处理。

3. 用药护理

梅毒的治疗需要有个长期的过程，要注意观察疗效。

4. 心理护理

要针对产妇及配偶做好心理护理，取得配合极为重要。多数产妇要求对患儿的病情予以保密，护士应给予理解支持，不得歧视家长和患儿。同时根据家长不同的文化程度，进行有关本病的宣教，解除顾虑。

5. 健康教育

经治疗，患儿全身症状好转，皮肤斑丘疹完全消失，体检后予以接种乙肝疫苗和卡介苗。指导定期复查，进行追踪观察血清学试验，以保证患儿得到正确的、全程的、彻底的治疗。治疗后 1、2、3、6、12 个月时应进行随访。若治疗成功，快速血浆反应素试验（RPR）在 3 个月时滴度下降，6～12 个月时转阴。若 1 岁时滴度仍未降低或升高，应再次进行正规治疗（10～14 天）。神经梅毒患儿应每 6 个月进行脑脊液（CSF）检查直至细胞数正常、VDRL 阴性。6 个月时 CSF 中 VDRL 阳性和（或）异常细胞数或蛋白持续至 2 岁，应再次治疗。母亲未经治愈时不可母乳喂养。

考点提示 新生儿脐炎的病因和处理方法；败血症的临床表现和护理措施为护考的重点内容，常以 A1、A2、形式考核。

Key Words

1. 新生儿脐炎最常见的病原体是_____。
2. 新生儿败血症的感染途径有_____、_____、_____。
3. 新生儿败血症的常见护理诊断包括_____、_____、_____。
4. 新生儿梅毒的护理措施包括_____、_____、_____、_____、_____。

任务九 新生儿寒冷损伤综合征

学习目标

【知识目标】

掌握新生儿寒冷损伤综合征的临床表现和护理措施；熟悉新生儿寒冷损伤综合征的病因

【能力目标】

能够对新生儿寒冷损伤综合征患儿进行护理评估并提供恰当的护理措施

【素质目标】

具有关心、爱护患儿的职业素养和良好的团队协作能力

案例导入 6-9

患儿，男，早产儿，出生 4 d，因哭声低微、拒乳 2 d、发绀、呼吸不规则 2 h 入院。查体：体温不升，呼吸不规则，口鼻中有少许血性泡沫，全身凉，皮肤呈紫红色，双下肢、臀部、会阴、下腹部、面颊皮肤发硬，压之微凹陷，双肺闻及中细湿啰音。

请问：(1) 该患儿的护理诊断是什么？

(2) 根据患儿情况应该给予哪些护理措施？

新生儿寒冷损伤综合征（neonatal cold injure syndrome）主要由受寒引起，其临床特征是低体温和多器官功能损伤，严重者出现皮肤和皮下脂肪变硬和水肿，故又称新生儿硬肿症。早产儿多见。

一、病因和发病机制

寒冷、早产、感染和窒息为主要病因。

1. 内因

(1) 体温调节与皮下脂肪的特点。新生儿体温调节功能不足：①体温调节中枢发育不成熟；②皮肤表面积相对较大，血流丰富，易于失热；③能量贮备少，产热不足，尤以早产儿、低出生体重儿和小于胎龄儿明显。

(2) 皮下脂肪组成的特点：①以棕色脂肪组织的化学产热方式为主，缺乏寒战等物理产热方式；②新生儿皮下脂肪组织的饱和脂肪酸比未饱和脂肪酸多，当受寒或其他原因引起体温降低时，皮脂容易发生硬化，出现硬肿症。

2. 外因

(1) 寒冷损伤。寒冷环境或保温不当可使新生儿失热增加，当产热不抵失热时，体温随即下降，继而引起外周小血管收缩，皮肤血流量减少，出现肢端发冷和微循环障碍，更进一步引起心功能低下表现。低体温和低环境温度导致缺氧、各种能量代谢紊乱和代谢性酸中毒，严重时发生多器官功能损坏。

（2）疾病的影响。新生儿严重感染（肺炎、败血症、化脓性脑膜炎等）、早产、颅内出血和红细胞增多症等也易发生体温调节和能量代谢紊乱，出现低体温和硬肿症。

二、临床表现

本病多发生在寒冷季节，以出生 3 日内或早产新生儿多见。夏季发病大多由严重感染、重度窒息引起。

1.低体温

体核温度（肛门内 5 cm 处温度）常降至 35 ℃以下，重症低于 30 ℃，腋-肛温差由正变为负。早期出现食欲差、哭声低、反应低下、心率缓慢、尿少等症状。感染或窒息等发病者不一定出现低体温。

▎ 知识链接 ▎

关于 T_{A-R}（腋-肛温差）

新生儿腋窝下含有较多棕色脂肪，会在寒冷时氧化产热，使局部温度升高，此时腋温高于或等于肛温（体核温度）。因此，腋温与肛温差值（腋-肛温差，T_{A-R}）可作为判断棕色脂肪产热状态的指标。正常状态下，棕色脂肪不产热，$T_{A-R}<0$ ℃；重症硬肿症，因棕色脂肪耗尽，故 $T_{A-R}<0$ ℃；新生儿硬肿症初期，棕色脂肪代偿产热增加，则 $T_{A-R}\geq 0$ ℃。

2.硬肿

由皮脂硬化和水肿形成，其特点为皮肤发亮、暗红、硬肿，压之有轻度凹陷。硬肿呈对称性发生，依次顺序是：小腿→大腿外侧→整个下肢→臀部→面颊→上肢→全身。硬肿范围可按烫伤法估计：头颈部 20％，双上肢共计 18％，前胸及腹部 14％，背及腰骶部 14％，臀部 8％，双下肢共计 26％。

3.多器官功能损害

早期常有心率缓慢、微循环障碍表现；严重时可呈现休克、DIC、急性肾衰竭和肺出血等多器官衰竭（MOF）表现。

4.病情分度

根据临床表现，病情可分为轻、中和重 3 度（表 6-5）。

表 6-5　　　　　　　　　　新生儿寒冷损伤综合征的病情分度

分度	肛温	腋-肛温差	硬肿范围	全身情况及器官功能改变
轻度	≥35 ℃	>0 ℃	<20％	无明显改变
中度	<35 ℃	≤0 ℃	25％～50％	反应差、功能明显低下
重度	<30 ℃	<0 ℃	>50％	休克、DIC、肺出血、急性肾衰竭

三、治疗要点

1.复温

复温是低体温患儿治疗的关键。复温原则是逐步复温，循序渐进。

2. 支持疗法

足够的热量有利于体温恢复,根据患儿情况选择经口喂养或静脉营养。但应注意严格控制输液量及速度。

3. 对症处理

(1)有感染者选用抗生素;

(2)纠正器官功能紊乱:有出血倾向者用止血药,高凝状态时考虑用肝素,但 DIC 已发生出血时不宜用肝素。休克时除扩容纠酸外,可用多巴胺。

四、护理评估

1. 病史

了解母亲孕周,孕期健康史,有无任何疾病;了解分娩过程及用药情况;询问患儿出生状况,包括评分,以及有无用药治疗等;询问患儿出现症状的时间,有无诱发因素等。

2. 身体评估

了解患儿体温、脉搏、呼吸等生命体征状况,检查硬肿范围及程度;了解其他器官有无功能损伤,特别要观察尿量及有无出血症状;了解各项辅助检查的结果和意义。

3. 辅助检查

了解并评估各项辅助检查结果。

4. 心理-社会状况

了解患儿父母的心理状况、对本病的了解程度、家庭的居住环境及经济状况等。

五、常见护理诊断

1. 体温过低

与新生儿体温调节功能低下、寒冷、早产、感染、窒息等有关。

2. 营养失调

营养摄入量低于机体需要量,与吸吮无力、热量摄入不足有关。

3. 有感染的危险

与免疫、皮肤黏膜屏障功能低下有关。

4. 皮肤完整性受损

与皮肤硬肿、水肿有关。

5. 潜在并发症

肺出血、DIC。

6. 家长知识缺乏

缺乏正确保暖及育儿知识。

六、护理措施

1. 生活护理

(1)保证热能和液体供给。能吸吮者可经口喂养;吸吮无力者用滴管、鼻饲或静脉营养保证能量供给。重者遵医嘱补液,严格控制补液速度,应用输液泵。建立输液记录卡,每小时记录输入量及速度,根据病情加以调节,以防止输液速度过快引起心衰和肺出血。

(2)预防感染。做好消毒隔离,加强皮肤护理,经常更换体位,防止体位性水肿和坠积性肺炎,尽量减少肌肉注射,防止皮肤破损引起感染。

(3)观察病情。注意体温、脉搏、呼吸、硬肿范围及程度、尿量、有无出血症状等,详细记录护理单,备好抢救药物和设备(氧气瓶、吸引器、复苏囊、呼吸器等仪器),一旦发生病情突变,能分秒必争进行有效抢救。

2. 对症护理

主要是复温,目的是在体内产热不足的情况下,通过提高环境温度(减少散热或外加热),恢复和保持正常体温。

(1)若肛温>30 ℃,T_{A-R}≥0 ℃,提示体温虽低,但棕色脂肪产热较好,此时可通过减少散热使体温回升。将患儿置于已预热至30～34 ℃的温箱中,患儿一般在6～12小时恢复正常体温,体温正常后,温箱再调至患儿适中温度。

(2)当肛温<30 ℃时,多数患儿 T_{A-R}<0 ℃,提示体温很低,棕色脂肪被耗尽,一般均应将患儿置于箱温比肛温高1～2 ℃的温箱中进行复温。每小时监测肛温、腋温一次,同时提高箱温0.5～1 ℃(不超过 34 ℃),患儿一般在 12～24 小时恢复正常体温。然后根据患儿体温调整温箱温度。在肛温>30 ℃,T_{A-R}<0 ℃时,仍提示棕色脂肪不产热,故此时也应采用此方法使体温回升,并同时监测呼吸、心率、血压及血气等,防止复温时肺出血、复温中低血压及烫伤。

(3)如无上述条件者,可采用远红外辐射床、温水浴、热水袋、电热毯或母亲怀抱等方式复温,但要防止烫伤。

3. 用药护理

遵医嘱用药,注意观察药物的疗效和副作用。

4. 心理护理

提供舒适的环境,避免各种不必要的刺激;关心爱护患儿,执行各项操作时要耐心,动作轻柔;加强沟通,消除家长的紧张、焦虑情绪。

5. 健康教育

介绍有关硬肿症的疾病知识,指导患儿家长加强护理,注意保暖,保持适宜的环境温度和湿度,鼓励母乳喂养,保证足够的热量。

考点提示 新生儿寒冷损伤综合征的临床表现和护理措施为护考的重点内容,常以 A2、A3 形式考核。

Key Words

1.新生儿寒冷损伤综合征的主要病因是 _____、_____、_____、_____。

2.治疗低体温患儿的关键是_____。

任务十　新生儿糖代谢紊乱

学习目标

【知识目标】

掌握新生儿糖代谢紊乱患儿的临床表现和护理措施;熟悉新生儿糖代谢紊乱的定义

【能力目标】

能够对新生儿糖代谢紊乱患儿进行护理评估并提供恰当的护理措施

【素质目标】

具有关心、爱护患儿的职业素养和良好的团队协作能力

案例导入 6-10

早产儿,女,日龄 4 天,出现哭声低、精神萎靡、肌张力低、呼吸暂停等症状,经查血糖值为 1.1 mmol/L。

请问:(1)该患儿的护理诊断是什么?

(2)根据患儿情况应该给予哪些护理措施?

新生儿糖代谢紊乱包括低血糖症和高血糖症,在新生儿期极为常见。

一、新生儿低血糖

新生儿低血糖(neonatal hypoglycemia)一般指足月儿出生 3 天内全血血糖值<1.67 mmol/L(30 mg/dL),3 天后值<2.2 mmol/L(40 mg/dL);低体重儿出生 3 天内值<1.1 mmol/L(20 mg/dL),1 周后值<2.2 mmol/L(40 mg/dL)。目前认为凡全血血糖值<2.2 mmol/L(40 mg/dL)都诊断为新生儿低血糖。

(一)病因和发病机制

1. 暂时性低血糖

(1)葡萄糖储存不足。主要见于:①早产儿和小于胎龄儿:肝糖原储存主要发生在妊娠的最后 3 个月,因此,胎龄越小,糖原储存越少,糖异生中的酶活力较低;②围生期的应激反应:低氧、酸中毒时儿茶酚胺分泌增多,刺激肝糖原分解增加,加之无氧酵解使葡萄糖利用增多;③其他:如低体温、败血症、先天性心脏病等,常由于热量摄入不足,葡萄糖利用增加所致。

(2)葡萄糖利用增加(暂时性高胰岛素血症)。主要见于:①糖尿病母亲的婴儿;②Rh 溶血病,红细胞破坏致谷胱甘肽释放,刺激胰岛素浓度增加。

2. 持续性低血糖

(1)高胰岛素血症。主要见于胰岛细胞增生症、Beckwith 综合征、胰岛细胞腺瘤等。

(2)内分泌缺陷。如先天性垂体功能不全、皮质醇缺乏、胰高糖素缺乏、生长激素缺乏等。

(3)遗传代谢性疾病。①糖代谢异常:如糖原储积症Ⅰ型、Ⅲ型;②脂肪酸代谢性疾

病：如中链酰基辅酶 A 脱氢酶缺乏；③氨基酸代谢缺陷：如支链氨基酸代谢障碍、亮氨酸代谢缺陷等。

（二）临床表现

大多数低血糖者缺乏典型的临床症状，低血糖患儿依据低血糖的程度不同，临床表现不同。同一低血糖水平，临床表现的差异也会较大。少数有症状患儿临床上可表现为反应低下、多汗、苍白、阵发性发绀、喂养困难、嗜睡、呼吸暂停、青紫、哭声异常、颤抖、震颤，甚至惊厥等。

（三）辅助检查

测量血糖值，必要时要多次检测血糖。对于持续顽固性低血糖患儿，进一步做胰岛素、生长激素等检查，以明确是否有代谢性等先天疾病。

（四）治疗要点

无症状低血糖患儿可给予进食葡萄糖，如无效改为静脉输注葡萄糖。对有症状患儿都应静脉输注葡萄糖。对持续或反复低血糖患儿除静脉输注葡萄糖外，结合病情给予氢化可的松静脉点滴、胰高糖素肌注或强的松口服。

（五）护理评估

1. 病史

了解母亲孕周，孕期健康史，有无任何疾病；了解分娩过程及用药情况；询问患儿出生状况，包括评分以及有无用药治疗等；询问患儿出现症状的时间，有无诱发因素等。

2. 身体评估

了解体温、脉搏、呼吸等生命体征状况，了解各项辅助检查的结果和意义。

3. 辅助检查

了解并评估各项辅助检查的结果。

4. 心理-社会状况

了解患儿父母的心理状况、对本病的了解程度、家庭的居住环境及经济状况等。

（六）常见护理诊断

1. 营养失调

营养摄入量低于机体需要量，与摄入不足、消耗增加有关。

2. 潜在并发症

呼吸暂停。

（七）护理措施

1. 生活护理

注意保暖及做好皮肤护理。

2. 对症护理

注意保持血糖稳定。

（1）喂养。出生后能进食者尽早开奶，根据病情给予 10% 葡萄糖或吸吮母乳。早产儿或窒息儿尽快建立静脉通路，保证葡萄糖输入。

（2）定期检测血糖。静脉输注葡萄糖时及时调整输注量及速度，用输液泵控制并每小时观察记录1次。

（3）观察病情。观察病情变化，注意有无震颤、多汗、呼吸暂停等，有呼吸暂停者及时处理。

3. 用药护理

遵医嘱用药，注意观察药物疗效及不良反应。

4. 心理护理

提供舒适的环境，避免各种不必要的刺激；关心爱护患儿，执行各项操作时要耐心，动作轻柔；加强沟通，消除家长的紧张、焦虑情绪。

5. 健康教育

介绍有关该疾病的知识，指导患儿家长加强护理，注意保暖，保持适宜的环境温度和湿度，鼓励母乳喂养，保证足够的热量。

二、新生儿高血糖

新生儿高血糖(neonatal hyperglycemia)在目前国内多以静脉血糖值＞7.0 mmol/L作为高血糖症的诊断标准，由于新生儿肾糖阈值低，当血糖值＞6.7 mmol/L时常出现尿糖。

（一）病因和发病机制

（1）医源性高血糖。发生率高，常见于早产儿和极低体重儿。由于输注葡萄糖浓度过高、速度过快或机体不能耐受所致。

（2）血糖调节功能不成熟，对糖耐受力低。胎龄、体重、生后日龄越小，此特点越明显。

（3）疾病影响，疾病使新生儿处在应激状态下，如窒息、感染或寒冷时易发生高血糖。

（4）新生儿暂时性糖尿病，又称假性糖尿病，其病因和发病机制尚不十分清楚，可能与胰岛β细胞暂时性功能低下有关。多见于小于胎龄儿，多于生后6周内发病，病程呈暂时性，血糖值常高于14 mmol/L，出现消瘦、脱水和尿糖阳性，尿酮体常为阴性或弱阳性。治愈后不复发，不同于真性糖尿病。

（5）真性糖尿病在新生儿少见。

（二）临床表现

轻者可无症状，血糖显著增高患者表现为烦躁、尿糖、多尿、体重下降、惊厥等症状。患儿呈特有面貌，眼闭合不严，伴惊恐状，体重下降，血浆渗透压高，甚至发生颅内出血。

（三）辅助检查

测量血糖值，必要时要持续监测血糖。对于持续顽固性高血糖者，进一步做胰岛素、生长激素等检查，以明确是否有代谢性等先天性疾病。

（四）治疗要点

减少葡萄糖用量和减慢葡萄糖输注速度；治疗原发病，纠正脱水及电解质紊乱；高血糖不易控制者可考虑用胰岛素输注并做血糖监测。

（五）护理评估

1.病史

了解母亲孕周,孕期健康史,有无任何疾病;了解分娩过程及用药情况;询问患儿出生状况,包括评分以及有无用药治疗等;询问患儿出现症状的时间,有无诱发因素等。

2.身体评估

了解体温、脉搏、呼吸等生命体征状况,了解各项辅助检查的结果和意义。

3.辅助检查

了解并评估辅助检查的结果。

4.心理-社会状况

了解患儿父母的心理状况、对本病的了解程度、家庭的居住环境及经济状况等。

（六）常见护理诊断

1.有体液不足的危险

与多尿有关。

2.有皮肤完整性受损的危险

与多尿、糖尿有关。

（七）护理措施

1.生活护理

注意保暖和臀部护理,勤换尿布,保持臀部清洁干燥。

2.对症护理

（1）维持血糖稳定,严格控制输注葡萄糖的量及速度,监测血糖变化。
（2）观察病情变化,注意尿量和体重,遵医嘱及时补充电解质溶液,以纠正电解质紊乱。

3.用药护理

遵医嘱用药,静脉用葡萄糖时要注意控制好量和速度。

4.心理护理

提供舒适的环境,避免各种不必要的刺激;关心爱护患儿,执行各项操作时要耐心,动作轻柔;加强沟通,消除家长的紧张、焦虑情绪。

5.健康教育

介绍有关该疾病的知识,使家长积极配合治疗;指导患儿家长加强护理,注意保暖,保持适宜的环境温度和湿度。

考点提示 新生儿糖代谢紊乱的临床表现和护理措施为护考的重点内容,常以A2、A3形式考核。

Key Words

1.新生儿低血糖指全血血糖低于_____,高血糖指全血血糖高于_____。
2.新生儿低血糖护理时要注意观察_____、_____、_____等症状。

思考题

1.简述病理性黄疸的特点。

2.简述足月儿和早产儿外观特点的区别。

3.患儿男,生后 7 天,拒食、反应差 1 天,皮肤黄染并加重 10 小时,面部颈部有小脓疱,心肺无异常,肝肋下 1.5 cm。请给出此患儿的初步诊断及其主要护理措施。

4.早产儿,胎龄 32 周,出生体重 1 600 克,生后 5 小时出现进行性呼吸困难,入院时呼吸不规则,两肺呼吸音低,吸气时可听到细湿啰音,经皮氧饱含度为 75%。最可能的诊断是什么? 为确定诊断,应先做哪一项检查?

（张燕）

直击护考

项目七

消化系统疾病患儿的护理

任务一 小儿消化系统解剖生理特性

学习目标

【知识目标】
能说出小儿消化系统解剖生理特点

【能力目标】
正确说出各年龄小儿的胃容量;能说出不同食物的胃排空时间

【素质目标】
识记胎粪的性状、组成及排空时间

案例导入 7-1

朵朵,女,出生68天,吸吮和吞咽功能正常,由于母乳量不足,朵朵妈妈准备给朵朵添加点米糊喂养。

请问:(1)朵朵妈妈的做法合适吗?

(2)请简述其原因。

一、口腔

口腔是消化管的起始部,有采食、吸吮、泌涎、味觉、咀嚼和吞咽等功能。足月新生儿在出生时已具备较好的吸吮和吞咽能力,两颊脂肪垫发育良好,有助于吸吮活动。但唾液腺发育还不够完善,唾液及唾液中淀粉酶分泌不足,导致口腔黏膜干燥而受损,易患口炎,而早产儿则更易患病。3～4个月时唾液开始分泌增多,每天50～150 mL,但唾液中淀粉酶含量较低,所以3个月以下小儿不宜喂淀粉类食物,若喂淀粉类食物容易出现消化不良,致食物贮积;5～6个月后唾液腺完全发育,唾液量明显增多,而婴儿口底浅,又不会及时吞咽过多的唾液,易出现生理性流涎。近2岁时,唾液腺已成长为原来的5倍大,此时其功能与形状接近成人。乳牙的萌出促进了咀嚼功能的发展。

二、食管

食管是连接口、咽和胃的通道,主要功能是推进食物和液体进入胃内以防止胃内容物反流。新生儿和婴儿的食管呈漏斗状,黏膜纤弱、纤体缺乏、弹力组织及肌层尚不发达,新生儿食管下端贲门括约肌发育不成熟,控制能力差,易发生胃、食管反流,一般 9 个月时消失。

三、胃

婴儿的胃呈水平位,贲门括约肌发育不成熟,幽门括约肌发育良好,婴儿吸奶时常同时吸入空气,故易导致溢乳和呕吐,所以在喂食时和喂食后应注意配合胃的解剖位置,采取合适的体位,以免发生食物逆流或呕吐的现象。胃排空时间因食物的种类不同而异:一般水为 1.5～2 h,母乳为 2～3 h,牛乳为 3～4 h。脂肪、蛋白质及高渗溶液可使胃排空时间延长。早产儿胃排空速度慢,易发生胃潴留。小儿胃容量小,刚出生时为 30～60 mL,1～3 个月时为 90～150 mL,1 岁时为 250～300 mL,因哺乳不久幽门开放,胃内容物逐渐流入十二指肠,故实际哺乳量常超过上述胃容量,喂食要采取少量多餐。

四、肠

婴儿肠道相对较长,一般为身长的 5～7 倍,分泌面积及吸收面积较大,黏膜血管丰富,有利于消化吸收,但固定作用差,易发生肠套叠和肠扭转。早产儿肠乳糖酶活性低、肠壁屏障功能差和肠蠕动协调能力差,因此易发生乳糖吸收不良,以及细菌经肠黏膜吸收引起全身性感染或变态反应性疾病,同时由于肠蠕动协调能力差,易发生粪便滞留,胎粪延迟排出,甚至发生功能性肠梗阻。

五、肝

正常新生儿肝在右肋缘和剑突下可触及,6～7 岁以后一般不能触及,年龄越小,肝脏相对越大。小儿肝血管丰富,肝细胞再生能力强,不易发生肝硬化,但肝细胞和肝功能不成熟,解毒能力差,易受各种不利因素的影响,在感染、缺氧、中毒等情况下易使肝细胞发生肿胀、脂肪浸润、变性坏死、纤维增生而肿大,婴儿期胆汁分泌较少,影响脂肪的消化和吸收。

六、胰腺

胰腺分泌胰岛素和胰液。胰岛素调节糖代谢,胰液内含各种消化酶,与胆汁以及小肠的分泌物相互作用,共同参与蛋白质、脂肪和碳水化合物的消化。婴儿出生时胰液分泌量少,3～4 个月时增多。婴儿的胰淀粉酶活性较低,1 岁后才接近成人,故不宜过早(出生后 3 个月内)喂淀粉类食物。新生儿及婴儿胰脂肪酶和胰蛋白酶的活性都较低,对脂肪和蛋白质的消化和吸收不够完善,故易出现婴儿腹泻。

七、肠道细菌

胎儿消化道内无细菌,出生后细菌很快从口、鼻、肛门侵入肠道,大多集中在结肠和直肠内。肠道菌群受食物成分影响,母乳喂养者以双歧杆菌为主,人工喂养以大肠杆菌为主,正常肠道菌群对侵入肠道的致病菌有一定的拮抗作用,消化道功能紊乱时,肠道细菌大量繁殖可进入小肠甚至胃而致病。

八、健康小儿粪便

（一）胎粪

新生儿最初排出的大便为墨绿色、黏稠、无臭味，称胎粪。胎粪是由胎儿肠道脱落的上皮细胞、消化液及吞下的羊水组成的，多数在出生后 12 小时内开始排便，总量为 100～200 g，2～3 日逐渐过渡为黄糊状粪便。如 24 小时内无胎粪排出，应注意检查有无肛门闭锁等先天性消化道畸形。

（二）母乳喂养儿粪便

母乳喂养儿粪便为金黄色、糊状、不臭，呈酸性反应，每日 2～4 次。

（三）人工喂养儿粪便

牛、羊乳喂养儿粪便为淡黄色，较干燥，有臭味，呈中性或碱性反应，每日 1～2 次。添加谷类、蛋类、肉类、蔬菜等辅助食品后，大便接近成人，每日 1～2 次。

（四）混合喂养儿粪便

混合喂养儿粪便为暗褐色，臭味加重，添加辅食后大便外观与成人相似，每日 1～2 次。

考点提示 小儿消化系统解剖生理特性，常以 A1、A2 形式考核。

Key Words

1.婴儿溢乳的原因是_____。
2.母乳在婴儿胃内排空的时间是_____。

任务二　口　炎

学习目标

【知识目标】
能说出几种常见口炎的临床表现；识记常见口炎的治疗要点

【能力目标】
能正确说出口炎的护理诊断

【素质目标】
能说出小儿口炎的护理措施

案例导入 7-2

患儿，男，7 个月，因肺炎住院静滴抗生素 1 个月后，口腔黏膜出现白色改变。查体：T，36.7 ℃；HR，110 次/分；R，38 次/分；前囟平坦，口唇干燥，口腔黏膜有多处点片状白色凝乳块样物，强行拭去可见红色创面溢血，患儿不痛，不流涎。右肺下野可闻及少许细湿啰音，其他检查未见异常。

请问：(1)该患儿可能的疾病诊断是什么？
　　　　(2)针对该患儿的护理措施有哪些？

口炎(stomatitis)是指口腔黏膜的炎症,常由病毒、细菌、真菌或螺旋体引起,如病变仅局限于舌、牙龈、口角亦可称为舌炎、牙龈炎或口角炎。食具消毒不严、口腔不卫生或由于各种疾病导致机体抵抗力下降等因素常常是导致口炎的原因。本病多见于婴幼儿,可单独发病或继发于急性感染、腹泻、营养不良、维生素 B 或 C 缺乏等全身性疾病。

一、鹅口疮

鹅口疮由白色念珠菌感染所致,又称雪口病。多见于新生儿、营养不良、腹泻、长期应用广谱抗生素或激素的患儿。可通过产道或食具消毒不严等感染。

(一)临床表现

本病特征是在口腔黏膜上出现白色或灰白色乳凝块样物质,最常见于颊黏膜,其次是舌、牙龈、上腭,甚至蔓延到咽部。起初呈点状和小片状,可逐渐融合成片,形似乳凝块,但不易拭去,若强行擦拭剥落后,局部黏膜潮红粗糙,也可伴有出血。患处不红、不痛、不流涎,一般无全身症状。重者整个口腔均被白色斑膜覆盖,甚至可蔓延至喉、食管、气管等处,而出现呕吐、吞咽困难、声音嘶哑或呼吸困难等。

(二)治疗要点

1.保持口腔清洁。哺乳前后用 2‰碳酸氢钠溶液清洁口腔。

2.局部用药。局部涂抹 10 万～20 万 U/mL 制霉菌素鱼肝油混悬溶液,每日 2～3 次。

3.食具专用。患儿使用过的食具应煮沸消毒或高压灭菌消毒。

二、疱疹性口炎

疱疹性口炎是由单纯疱疹病毒引起的,多见于 1～3 岁小儿,传染性强,无明显季节性,在卫生条件差的家庭和集体托幼机构感染容易传播。

(一)临床表现

有低热或高热,体温达 38～40 ℃,在牙龈、舌、唇内和颊黏膜等处可见单个、一簇或几簇黄白色小水疱,迅速破裂后形成浅表溃疡凹面,上面覆盖白色膜样渗出物,多个小溃疡可融合,周围有红晕,黏膜充血,有时累及上腭及咽部。口唇可红肿裂开,近口角及唇周皮肤可有疱疹,局部疼痛,出现流涎、拒食、烦躁、颌下淋巴结肿大。本病须与疱疹性咽峡炎鉴别。

知识链接

疱疹性咽峡炎由柯萨奇病毒引起,多发生于夏秋季,疱疹主要在咽部和软腭,有时可见于舌,但不累及牙龈和颊黏膜,颌下淋巴结不肿大。

(二)治疗要点

1.保持口腔卫生,多喝水,禁用刺激性的食物和药物。

2.局部处理。局部涂疱疹净、锡类散、冰硼散、西瓜霜等药,疼痛严重者在进食前局部涂 2%利多卡因。

3.对症处理。发热者用退热剂,补充足够的营养和液体,使用抗生素控制继发感染。

三、溃疡性口炎

溃疡性口炎由链球菌、金黄色葡萄球菌、肺炎链球菌等感染所致。多见于婴幼儿,常发生于急性感染、慢性腹泻等机体免疫力降低时。

(一)临床表现

口腔各部位均可发生,常见于舌、唇内及颊黏膜处,可蔓延到唇及咽喉部。局部表现为初起时口腔黏膜充血、水肿,继而形成大小不等的糜烂或溃疡,表面有灰白色纤维素性分泌物形成的假膜,易拭去,擦去后可见溢血的创面。患儿局部疼痛,出现哭闹、拒食、流涎、发热,体温为 39～40 ℃,伴颌下淋巴结肿大。病程约 1 周,严重者可出现脱水和酸中毒。

(二)治疗要点

1.注意水分和营养的补充。
2.控制感染,选用有效抗生素。
3.做好口腔清洁及局部处理,溃疡面涂 2.5％～5％金霉素鱼肝油、锡类散等。

四、口炎护理

(一)护理诊断

1.口腔黏膜改变

与口腔感染有关。

2.疼痛

与口腔黏膜炎症有关。

3.体温过高

与感染有关。

4.知识缺乏

与家长缺乏口炎预防及护理知识有关。

(二)护理措施

1.生活护理

患儿食具专用,使用的食具应煮沸消毒或高压灭菌消毒。给予患者高热量、高蛋白、高维生素的温凉流质或半流质饮食,避免喂过热、过冷、刺激性的食物,疼痛明显时应在进食前局部涂 2％利多卡因。对不能进食者,给予肠道外营养,以保证能量和水分供给。

2.对症护理

监测体温,当体温过高时,给予松解衣服、置冰袋等物理降温,必要时给予药物降温,同时做好皮肤护理。

3.用药护理

溃疡性口炎用 3％过氧化氢溶液清洗溃疡面后涂 2.5％～5％金霉素鱼肝油,较大儿童可用含漱剂,清洗口腔以餐后 1 小时为宜,动作应轻快,避免呕吐。对流涎者,应及时清理口腔分泌物,保持皮肤干燥、清洁,避免引起皮肤湿疹及糜烂。

4. 心理护理

对患儿关心爱护,减轻患儿哭闹或烦躁的情绪。与家长多沟通交流,消除家长的焦虑,取得他们的理解和配合。

5. 健康教育

让家长了解口炎发生的原因及保持口腔卫生的方法,以及涂药的方法;向家长宣传均衡营养对提高机体抵抗力的重要性,避免偏食、挑食,培养良好的饮食习惯。

考点提示 几种常见口炎的临床表现及治疗要点,常以 A1、A2、A3 形式考核。

‖ Key Words ‖

1. 小儿口炎常见类型有 _____ 、_____ 、_____ 。
2. 鹅口疮的致病菌是 _____ 。

任务三 | 小儿腹泻

学习目标

【知识目标】

能说出小儿腹泻的概念及病因;正确说出急性腹泻、迁延性腹泻、慢性腹泻、生理性腹泻的概念

【能力目标】

识记腹泻的临床表现和治疗要点

【素质目标】

能对腹泻患儿进行护理评估,提出护理诊断,能按护理程序对腹泻患儿实施整体护理

‖ 案例导入 7-3 ‖

患儿,男,10 个月,平时发育正常,营养状况正常,人工喂养。腹泻 3 d,大便 15～20 g/d,蛋花汤样,伴低热,偶有呕吐,尿少 1 d,无尿 6 h。查体:体温 38 ℃,精神萎靡,口干,眼窝及前囟凹陷,皮肤弹性差,四肢凉,血压 60/40 mmHg,血清钠 132 mmol/L。

请问:(1)该患儿最可能的诊断是什么?

(2)请分析该患儿主要的护理诊断。

小儿腹泻(infantile diarrhea)又称腹泻病,是一组由多种原因引起的以大便次数增多和大便性状改变为特点的临床综合征,严重者可引起脱水和电解质紊乱,是导致小儿营养不良、生长发育障碍的主要原因之一。发病年龄多在 2 岁以下,1 岁以内者约占半数。夏秋季发病率最高,是我国儿科重点防治的"四病"之一。

一、病因和发病机制

（一）内因

1. 消化系统发育不成熟

婴幼儿消化系统发育不够成熟，胃酸和消化酶分泌不足，消化酶活性低，对食物质和量的较大变化耐受力差，由于生长发育快，对营养物质的需求量相对较大，消化道负担较重。因此，在受到不良因素影响时，易引起消化道功能紊乱。

2. 人工喂养

由于不能从母乳中获得 SIgA 等成分，加上食物、食具易被污染等原因，人工喂养儿发病率明显高于母乳喂养儿。

3. 机体防御功能差

婴儿血清免疫球蛋白、胃肠道 SIgA 水平及胃内酸度均较低，新生儿出生后尚未建立正常肠道菌群或因使用抗生素等引起肠道菌群失调时，缺少正常肠道菌群对入侵致病微生物的拮抗作用，均易患肠道感染。

（二）外因

腹泻的外因可分为感染性因素和非感染性因素。

1. 感染性因素

感染性因素包括病毒、细菌、真菌、寄生虫等肠道内感染和肠道外感染。

（1）肠道内感染。以致腹泻大肠杆菌和轮状病毒最常见。夏季腹泻的主要病原是细菌，最常见的是致腹泻大肠杆菌。其他有空肠弯曲菌、金黄色葡萄球菌等。秋冬季的婴幼儿腹泻 80% 由病毒感染引起，最常见的是轮状病毒，其他有埃可病毒、柯萨奇病毒等。长期使用抗生素或肾上腺皮质激素，可发生真菌性肠炎，以白色念珠菌最常见。一些原虫也可引起腹泻。

（2）肠道外感染。如中耳炎、上呼吸道感染、肺炎、泌尿系统感染、皮肤感染或急性传染病时，除了由于发热、感染原释放的毒素、抗生素治疗、膀胱感染作用产生腹泻症状外，有时病原体亦可同时感染肠道。

2. 非感染性因素

非感染性因素包括饮食、气候、精神、过敏等因素。喂养不定时、饮食不当、食物成分不适宜等引起食饵性腹泻；个别婴儿对牛奶、豆浆或某些食物成分过敏或不耐受而引起过敏性腹泻；其他因素还包括原发性或继发性双糖酶缺乏，乳糖酶的活力降低，肠道对糖的消化吸收不良而引起腹泻。

（三）发病机制

引起腹泻的机制包括渗透性、分泌性、渗出性、肠道功能异常等。渗透性：肠腔内存在大量不能被吸收的具有渗透活性的物质；分泌性：肠腔内电解质分泌过多；渗出性：炎症所致的液体大量渗出；肠道功能异常：肠道运动功能异常等。临床上的腹泻常是在多种机制共同作用下发生的。

1. 感染性腹泻

（1）病毒性肠炎

各种病毒侵入肠道后,导致小肠黏膜吸收水分、电解质减少,肠液在肠腔内大量积聚而引起腹泻;同时,发生病变的肠黏膜可继发双糖酶分泌不足,活性降低,使糖类消化不全导致肠液的渗透压增高,加重水和电解质的丢失,出现水样便。

（2）细菌性肠炎

侵袭性细菌直接侵入肠黏膜组织引起渗出性腹泻,肠黏膜充血、水肿、炎性细胞浸润,出现渗出和溃疡等病变,排出痢疾样血便或黏液脓血便。产毒性大肠杆菌主要通过其产生的肠毒素使水及电解质向肠腔内转移,肠道分泌物增加,导致水样腹泻。

2. 非感染性腹泻

主要由于饮食不当或气候因素导致消化过程发生障碍,饮食不能被充分消化吸收,积聚在小肠上部,发生发酵和腐败,引起腹泻,导致脱水和电解质紊乱。

二、临床表现

（一）急性腹泻

病程在 2 周以内的腹泻为急性腹泻。

1. 轻型腹泻

多为饮食因素或肠道外感染引起。每日大便多在 10 次以下,有酸臭味,大便量较少,可有未消化的奶瓣。精神尚好,偶有低热,无中毒症状,也无明显水、电解质紊乱,一般数日内痊愈。

2. 重型腹泻

多由肠道内感染所致,也可由轻型腹泻逐渐加重所致,每日大便 10 次以上,多者可达数十次。全身中毒症状明显,高热或体温不升,精神萎靡,嗜睡,甚至昏迷、惊厥;常有胃肠道症状,表现为食欲低下,常伴有呕吐,有时甚至进水即吐,严重者可吐咖啡样液体,大便多呈黄绿色水样便或蛋花样便,量多,可有少量黏液,少数患儿也可有少量血便;有程度不等的水、电解质、酸碱平衡紊乱,主要表现为等渗、低渗性脱水,代谢性酸中毒,低钾血症以及低钙、低镁、低磷血症。

（二）迁延性腹泻和慢性腹泻

迁延性腹泻指病程在 2 周～2 个月,慢性腹泻指病程在 2 个月以上。主要表现为腹泻迁延不愈,病情反复,大便次数和性状不稳定,严重者可出现水、电解质紊乱。

（三）生理性腹泻

多见于出生 6 个月以内的婴儿,外观虚胖,除大便次数增多外,不影响生长发育,精神、食欲及体重增长良好。添加辅助食品后,大便即逐渐转为正常。

（四）不同类型肠炎的临床特征

1. 轮状病毒肠炎

轮状病毒肠炎又称秋季腹泻,多发生在秋季,呈散发或小流行状,经粪-口传播。常见于 6 个月至 2 岁小儿。起病急,常伴发热和上呼吸道感染等症状。腹泻前先有呕吐,大便次数多、量多,呈水样或蛋花汤样,黄色或黄绿色,无腥臭味,易出现水、电解质紊乱。本病为自限性疾病,3～8 天可自行恢复。

2. 大肠杆菌肠炎

大肠杆菌肠炎多发生在5～8月气温较高的季节。致病性和产毒性大肠杆菌肠炎主要表现为发热、呕吐、腹泻，大便为稀便，伴较多黏液，有腥臭味，重者可有脱水、酸中毒及电解质紊乱；侵袭性大肠杆菌肠炎的表现与细菌性痢疾相似，大便呈黏液样，带脓血、有腥臭味，常伴恶心、呕吐、腹痛和里急后重，可出现严重的全身感染中毒症状甚至休克；出血性大肠杆菌肠炎主要表现为大便开始呈黄色水样便，后转为血水便，有特殊臭味，常伴腹痛，大便镜检有大量红细胞。

▌ 知识链接 ▐

致腹泻大肠杆菌是不是"一种"细菌？

致腹泻大肠杆菌不是一种细菌，它有五种类型：致病性大肠杆菌、产毒性大肠杆菌、侵袭性大肠杆菌、出血性大肠杆菌、黏附-聚集性大肠杆菌。临床表现也有差异。

3. 真菌性肠炎

真菌性肠炎主要由白念珠菌感染所致，常并发于其他感染，与患儿免疫力低下或长期使用广谱抗生素有关。主要症状为大便稀黄，泡沫较多，带黏液，有时可见豆腐渣样细块（菌落），偶见血便。

三、辅助检查

（一）血常规检查

白细胞总数及中性粒细胞增多提示细菌感染，寄生虫感染或过敏病变者嗜酸性粒细胞增多。

（二）大便检查

大便常规无或偶见白细胞者多为侵袭性细菌以外的病因引起，大便内有较多的白细胞常由各种侵袭性细菌感染引起。大便培养可检出致病菌。大便涂片发现念珠菌孢子及假菌丝有助于真菌性肠炎诊断。疑为病毒感染者应做病毒学检查。

（三）血液生化检查

血钠测定可了解脱水的程度；血钾测定可了解有无低钾血症；碳酸氢盐测定可了解体内酸碱平衡紊乱的程度及性质。

四、治疗要点

小儿腹泻的治疗要点：调整饮食；控制感染；预防和纠正水、电解质紊乱；预防并发症。急性腹泻侧重于维持水、电解质平衡及抗感染，而迁延性腹泻及慢性腹泻则应注意肠道菌群失调及饮食疗法。

（一）调整饮食

强调继续饮食，根据疾病的特殊病理及生理状态、个体消化吸收功能和平时的饮食习惯进行合理调整，以满足生理需要，补充疾病消耗，缩短腹泻后的康复时间。

(二)控制感染

病毒性肠炎以饮食疗法和支持疗法为主,一般不用抗生素。其他肠炎应对因选药,如大肠杆菌肠炎可选用氨苄青霉素、卡那霉素、复方磺胺甲噁唑等;抗生素诱发性肠炎应停用原使用的抗生素,可选用万古霉素、新青霉素、抗真菌药物等;寄生虫性肠炎可选用甲硝唑等。腹泻和肠黏膜屏障功能破坏有密切关系,因此,维护和修复肠黏膜屏障功能是治疗腹泻的方法之一,常用蒙脱石散。腹泻一般不宜用止泻剂,因止泻会增加毒素的吸收;腹胀明显者可肌注新斯的明或肛管排气;呕吐严重者可肌注氯丙嗪或针刺足三里等。

(三)预防和纠正水、电解质紊乱

口服补液盐(ORS)可用于预防脱水和纠正轻、中度脱水;中、重度脱水伴周期循环衰竭者静脉补液;重度酸中毒或经补液后仍有酸中毒症状者,补充碱性溶液碳酸氢钠或乳酸钠。纠正低钾、低钙和低镁血症。

(四)预防并发症

迁延性及慢性腹泻常伴有营养不良和其他并发症,病情复杂,必须采取综合治疗措施,应注意肠道菌群失调问题及饮食疗法问题。

五、护理评估

1. 健康史

询问患儿腹泻开始的时间,大便次数、颜色、性状、量、气味,有无发热、呕吐、腹胀、腹痛、里急后重等不适。既往有无腹泻史,有无其他疾病及长期使用抗生素史。详细了解患儿喂养史,包括喂养方式,人工喂养儿喂何种乳品、冲调浓度、哺喂次数及量,添加辅食及断奶情况。

2. 身体状况

评估患儿生命体征如神志、体温、脉搏、呼吸、血压、皮肤、黏膜情况及营养状况等;测量体重,观察前囟和眼眶凹陷情况、皮肤弹性、循环情况及尿量等,评估脱水程度和性质,有无低钾血症和代谢性酸中毒症状;检查肛周皮肤有无发红、糜烂、破损。了解大便常规、致病菌培养、血液生化等化验结果及意义。

3. 辅助检查

采集血及粪便等标本及时送检并收集结果,评估检查结果。

4. 心理-社会状况

了解家长的心理状态及对疾病的认知程度,是否缺乏小儿喂养和卫生知识;评估患儿家庭居住环境条件、经济状况以及家长的文化程度。

六、常见护理诊断

1. 体液不足

与丢失体液过多和摄入量不足有关。

2. 腹泻

与喂养不当、感染等因素有关。

3. 体温过高

与肠道感染有关。

4. 潜在并发症

酸中毒、低血钾等。

5. 有皮肤黏膜完整性受损的危险

与腹泻、大便刺激及尿布使用不当有关。

6. 知识缺乏

与家长喂养知识、卫生知识及对腹泻患儿的护理知识缺乏有关。

七、护理措施

（一）体液不足的护理

补充液体，纠正水、电解质紊乱及酸碱平衡失调。详见本项目任务四"小儿液体疗法"。

（二）腹泻的护理

1. 生活护理

维持良好的营养有助于疾病的恢复。除呕吐严重者，可暂时禁食4～6小时（不禁水）外，均应继续进食，以缓解病情，缩短病程，促进恢复。母乳喂养儿可缩短每次哺乳时间，暂停辅食；人工喂养儿可喂酸奶、米汤、脱脂奶等，待腹泻次数减少后给予流质或半流质饮食如粥、面条，少量多餐，随着病情稳定和好转，逐步过渡到正常饮食。病毒性肠炎多有双糖酶缺乏，不宜用蔗糖，对疑似病例应暂停乳类喂养，改用酸奶、豆浆等代用品。腹泻停止后逐渐恢复营养丰富的饮食，并每日加餐一次，共2周。

2. 对症护理

（1）控制感染。严格执行消毒隔离措施，包括感染性腹泻和非感染性腹泻的患儿应分室居住；护理患儿前后要认真洗手；患儿的用物、排泄物及标本应妥善处置，以防交叉感染。

（2）发热的护理。可选用物理或化学方法降温。密切观察体温变化，体温过高时应给患儿多饮水、擦干汗液、及时更换汗湿的衣服、头枕冰袋等，必要时应用退热药物。

（3）密切观察病情。监测患儿的生命体征；观察患儿脱水症状，包括神志、精神、皮肤弹性、前囟和眼眶、眼泪、皮肤湿度、体重和尿量变化等，记录24小时出入液量，评估患儿脱水的程度是否得到改善；密切观察有无水、电解质和酸碱失调的表现，如代谢性酸中毒、低钾血症等；观察有无并发症。

3. 用药护理

根据大便培养选择有效的抗生素。腹泻患儿的臀部皮肤受大便的刺激易发生尿布皮炎。因此，每次便后均要用温水清洗并吸干，然后局部涂上5%鞣酸软膏或40%氧化锌油等按摩片刻，促进血液循环。选用消毒软棉尿布并及时更换，避免使用不透气塑料布或橡皮布，保持肛周皮肤干燥、清洁。局部溃疡严重者，必要时可用红外线灯局部照射，以加快局部血液循环，促进愈合。女婴要注意会阴部的清洁，预防逆行性尿路感染。

4. 心理护理

关心爱护患儿，做好家长基本知识宣教，加强与患儿之间的沟通，提高家长的疾病防护知识，促进患儿健康，消除家长的紧张、焦虑情绪。对慢性腹泻患儿的家长，采取以家庭为中心的护理模式。

5. 健康教育

指导家长掌握预防小儿腹泻的措施，积极宣传合理喂养、个人卫生、食品清洁、安全清洁饮水、粪便处理和预防接种等相关知识;增强体质,适当进行户外活动,防止受凉或过热;及时治疗营养不良、贫血、佝偻病等疾病,避免长期使用广谱抗生素。

课程思政 保护患者隐私,给予患者心理精神上的支持,使之对生活充满信心,以积极的心态战胜病魔,尽快恢复健康。

考点提示 腹泻娥临床表现、治疗要点、护理措施,常以 A1、A2、A3 形式考核。

▌Key Words▐

1.轻型腹泻和重型腹泻的主要区别是_____。

2.引起秋季腹泻最常见的病原是_____。

任务四 小儿液体疗法

学习目标

【知识目标】

能说出小儿体液平衡的特点;能说出液体疗法的原则、方法和护理

【能力目标】

识记脱水的程度和性征;识记口服补液盐的组成成分

【素质目标】

能说出低钾血症和代谢性酸中毒的常见原因、临床表现及纠正方法

▌案例导入 7-4▐

患儿,男,7 个月,因呕吐 3 天,加剧 1 天,尿少入院。体格检查:T,37.7 ℃;P,140 次/分;R,50 次/分;BP,55/33 mmHg;体重 7 kg,精神萎靡,皮肤弹性差,黏膜干燥,口唇樱红,眼窝、前囟凹陷明显,心肺无异常,肝脾不大,四肢厥冷,血清钠 120 mmol/L,血清钾 4 mmol/L,CO_2 结合力 15 mmol/L。

请问: (1)该患儿脱水的程度及性质是什么?

(2)该患儿应首先静脉补给的液体是什么?

一、小儿体液平衡的特点

体液是人体的重要组成部分,保持其生理平衡是生命的重要条件,体液中水、电解质、酸碱度、渗透压等的动态平衡有赖于神经、内分泌、肺及肾脏等多个脏器的调节。保持体液的相对稳定对维持机体组织、细胞的正常功能起着十分重要的作用。

(一)体液的总量和分布

体液由细胞内液和细胞外液组成,细胞外液又包括血浆和间质液。细胞内液和血浆液量相对稳定,间质液量变化较大。按体重计算,小儿体液总量相对比成人多,而且

年龄越小,体液总量相对越多,间质液量所占的比例也越大,细胞内液和血浆液量的比例则与成人相近。不同年龄小儿的体液分布(占体重的%)见表7-1。

表 7-1 不同年龄小儿的体液分布(占体重的%)

体液分布	足月新生儿	1 岁	2～14 岁	成人
体液总量	78	70	65	55～65
细胞内液	35	40	40	40～45
细胞外液	43	30	25	15～20
血浆液	6	5	5	5
间质液	37	25	20	10～15

(二)体液电解质的成分

小儿体液电解质的组成与成人相似,新生儿在出生后数日内血钾、氯、磷、乳酸偏高,血钠、钙、碳酸盐偏低,细胞外液的电解质以 Na^+、Cl^-、HCO_3^- 等离子为主,其中 Na^+ 含量占该区阳离子总量的 90%以上,对维持细胞外液的渗透压起主导作用。细胞内液以 K^+、Mg^{2+}、HPO_4^{2-} 等离子和蛋白质为主。K^+ 大部分处于离解状态,维持细胞内液的渗透压。

(三)水代谢的特点

小儿新陈代谢旺盛,每日需水量相对较成人多。年龄越小,需水量越多,其不显性失水量也较多,加上对缺水的耐受力差,在病理情况下,如呕吐、腹泻等,婴儿比成人更容易导致脱水。正常情况下,水分排出的多少主要靠肾浓缩和稀释功能调节,由于小儿肾功能不成熟,体液调节功能较差,因此易出现水、电解质代谢紊乱。

二、水、电解质和酸碱平衡紊乱

(一)脱水

脱水是指水分摄入不足或丢失过多所引起的体液总量尤其是细胞外液量的减少,除失水外,尚有钠、钾等电解质的丢失。

1. 脱水程度

脱水程度指患病以来累积的体液损失量。一般将脱水分为轻度、中度、重度脱水三种。三种不同程度脱水的临床表现见表7-2。

表 7-2 三种不同程度脱水的临床表现

临床表现	轻度	中度	重度
失水量占体重比例	<5%(30～50 mL/kg)	5%～10%(50～100 mL/kg)	>10%(100～120 mL/kg)
精神状态	稍差	萎靡或烦躁	呈重病容,昏睡或昏迷
前囟和眼窝	稍凹陷	明显凹陷	极度凹陷
哭时眼泪	稍少	少	无
口腔黏膜	稍干燥	明显干燥	极度干燥
口渴	稍有	明显	极明显
尿量	稍减少	明显减少	极少或无尿
皮肤	稍干燥,弹性稍差	苍白干燥,弹性差	发灰干燥,弹性极差
代谢性酸中毒	无	有,较轻	有,较重
休克症状	无	无	有

2. 脱水性质

脱水性质指体液渗透压的改变。临床上根据血钠浓度、体液渗透压可将脱水分为低渗性、等渗性、高渗性脱水三种。其中以等渗性脱水最常见，其次为低渗性脱水，高渗性脱水较少。三种不同性质脱水的临床表现见表7-3。

表7-3 三种不同性质脱水的临床表现

临床表现	低渗性脱水	等渗性脱水	高渗性脱水
原因及诱因	失盐＞失水，补充非电解质过多，常见于病程较长、营养不良和重度脱水者	失水＝失盐，常见于病程较短、营养状况较好者	失水＞失盐，补充电解质过多，常见于高热、大量出汗者
血钠浓度	＜130 mmol/L	130～150 mmol/L	＞150 mmol/L
渗透压	＜280 mmol/L	280～320 mmol/L	＞320 mmol/L
口渴	不明显	明显	极明显
皮肤弹性	极差	稍差	尚可
血压	极低	低	正常或稍低
神志	嗜睡或昏迷	精神萎靡	烦躁易激惹

(二)酸碱平衡紊乱

代谢性酸中毒是小儿最常见的酸碱平衡紊乱类型。主要原因有腹泻时丢失大量碱性物质；中、重度脱水均伴有不同程度的酸中毒；血容量减少，血液浓缩，血流缓慢，使组织灌注不良、缺氧和乳酸堆积；肾血流量不足，尿量减少，引起酸性代谢产物堆积体内等。

1. 临床表现

根据血 HCO_3^- 的测定结果，将酸中毒分为轻度（13～18 mmol/L）、中度（9～13 mmol/L）、重度（＜9 mmol/L）。轻度酸中毒症状、体征不明显；中度酸中毒表现为精神萎靡、嗜睡或烦躁不安，呼吸深长，口唇呈樱桃红色等典型症状；重度酸中毒的体征进一步加重，恶心呕吐，呼气有酮味，心率加快，昏睡或昏迷。新生儿及婴儿表现为面色苍白、拒食、精神萎靡等，呼吸改变并不典型。

2. 治疗要点

积极治疗原发病，祛除引起酸中毒的病因。改善循环、肾脏和呼吸功能，以恢复机体的调节作用。中、重度酸中毒或经补液后仍有酸中毒症状者，应补充碱性液体，首选5％碳酸氢钠，临床应用时一般应加5％或10％葡萄糖液稀释3.5倍成等张液体（1.4％碳酸氢钠）。

(三)低钾血症

正常血清钾浓度为3.5～5.5 mmol/L，当血清钾低于3.5 mmol/L时称低钾血症。导致低钾血症的主要病因有：钾摄入不足；消化道丢钾过多如呕吐、腹泻、胃肠引流或肠瘘；经肾排钾过多如酸中毒、酮中毒或创伤所致的组织破坏，钾从细胞内释出随即由肾脏排出。

1. 临床表现

神经肌肉症状如神经肌肉兴奋性减低，可出现精神萎靡、反应低下、躯干和四肢无力的症状，严重者可发生弛缓性瘫痪，腹胀、肠鸣音减弱或消失、腱反射减弱或消失；心血管症状如心率增快、心音低钝、心律失常，ST段下降，出现U波；肾脏损害如口渴、多饮、多尿、夜尿、低钾低氯性碱中毒、反常性酸性尿。

2. 治疗要点

主要治疗原发病和补充钾盐。氯化钾一般每日3～4 mmol/kg，重者每日4～

6 mmol/kg。一般患儿可口服,口服有困难或严重低钾者应静脉补钾,每日补钾总量的静滴时间不应短于 8 小时;浓度一般不超过 0.3%(新生儿 0.15%~0.2%)。禁忌静脉推注,以免发生心肌抑制而导致死亡。

(四)低钙血症和低镁血症

在脱水和酸中毒时,由于血液浓缩和离子钙增加,可不出现低钙症状,输液后血钙被稀释及酸中毒被纠正后离子钙减少,尤其见于营养不良和活动性佝偻病患儿。低血钙和低血镁时可出现手足搐搦、惊厥等表现,若经静脉缓注 10% 葡萄糖酸钙后症状仍不见好转时,应考虑有低镁血症,应深部肌内注射 25% 硫酸镁。

三、液体疗法

(一)常用溶液

1.非电解质溶液

常用 5% 葡萄糖溶液和 10% 葡萄糖溶液。前者为等渗液,后者为高渗液。由于葡萄糖输入体内后被迅速氧化成二氧化碳和水,不能维持渗透压,因此在输液时可认为是无张力溶液,用于补充水分和部分能量。

2.电解质溶液

主要用于补充丢失的体液、所需的电解质,纠正体液的渗透压和酸碱平衡失调。

(1)0.9% 氯化钠溶液(生理盐水)。为等张液,含钠离子和氯离子各 154 mmol/L,其中钠离子浓度和血浆浓度(142 mmol/L)接近,而氯离子浓度比血浆浓度(103 mmol/L)高,输入过多可使血浆中的 HCO_3^- 被稀释,使血氯增高,发生稀释性酸中毒。临床上常与其他溶液混合使用。

(2)复方氯化钠溶液(林格液)。为等张(渗)液,除含氯化钠外还含有与血浆含量相同的钾和钙,其作用和缺点与生理盐水基本相同,且大量输注不会引起稀释性低钾血症和低钙血症。

(3)碱性溶液。用于快速纠正酸中毒。常用溶液有 1.4% 碳酸氢钠为等渗液;5% 碳酸氢钠为高渗液,稀释 3.5 倍即为等渗液;1.87% 乳酸钠溶液为等渗液;11.2% 乳酸钠溶液为高渗液,稀释 6 倍即为等渗液。

(4)氯化钾溶液。用于纠正低钾血症,常用 10% 氯化钾溶液,静脉滴注时需稀释成 0.2%~0.3% 的浓度,不可直接静脉推注,以免发生心肌抑制而导致死亡。

3.混合溶液

将各种不同渗透压的溶液按不同比例配成混合溶液,以适应临床不同情况的补液需要,避免或减少各自的缺点。常用混合溶液的组成及配制见表 7-4。

表 7-4　　　　　　　　　　　常用混合溶液的组成及配制

种类	5% 或 10% 葡萄糖溶液(mL)	10% 氯化钠溶液(mL)	5% 碳酸氢钠溶液(11.2% 乳酸钠溶液)(mL)	混合液总张力
1:1 溶液	500	20		1/2 张
2:3:1 溶液	500	15	24(15)	1/2 张
2:1 溶液	500	30	47(30)	等张
4:3:2 溶液	500	20	33(20)	2/3 张
1:2 溶液	500	15		1/3 张
1:4 溶液	500	10		1/5 张

4.口服补液盐(Oral Rehydration Salts,ORS)

由世界卫生组织(WHO)推荐使用的一种溶液,临床用以治疗急性腹泻合并轻、中度脱水,且无明显呕吐者。配制方法:氯化钠 3.5 g,枸橼酸钠 2.5 g,氯化钾 1.5 g,葡萄糖 20 g,加温开水 1000 mL 溶解配成。其电解质的渗透压为 220 mmol/L(2/3 张),总钾浓度为 0.15%,一般适用于轻度或中度脱水无严重呕吐者,在用于补充继续损失量和生理需要量时需适当稀释。

(二)液体疗法的实施

液体疗法的目的是通过补充不同种类的液体,来纠正水、电解质和酸碱平衡紊乱,以恢复机体的正常生理功能。包括口服补液和静脉补液两种方法。

1.口服补液

WHO 推荐的口服补液盐用于腹泻时脱水的预防以及轻、中度脱水无明显呕吐、周围循环障碍者,一般在家庭进行,嘱咐家长病情加重应及时就诊。

2.静脉补液

在实施过程中正确掌握"三定""三先""三见"补液原则,即"定量、定性、定速","先快后慢、先浓后淡、先盐后糖","见尿补钾、见惊补钙(或镁)、见酸补碱"。第一天补液总量应包括累积损失量、继续损失量、生理需要量三部分。

(1)累积损失量。指发病后至补液时所损失的水和电解质。补液量要根据脱水程度而定,原则上轻度脱水补充 30~50 mL/kg,中度脱水补充 50~100 mL/kg,重度脱水补充 100~120 mL/kg。实际应用时一般先按上述量的 2/3 给予;补液种类根据脱水性质而定。一般低渗性脱水给 2/3 张液体,等渗性脱水给 1/2 张液体,高渗性脱水给 1/5~1/3 张液体。若临床判断脱水性质有困难,可先按等渗性脱水处理;补液应迅速,累积损失量应在开始输液的 8~12 小时内补充。重度脱水或有循环衰竭者应先扩容,以改善血循环及肾功能,一般用 2:1 张液 20 mL/kg,总量不超过 300 mL,于 30~60 分钟内静脉推注或快速滴入。

(2)继续损失量。在液体疗法实施过程中,腹泻、呕吐、胃肠引流等损失可继续存在,使机体继续丢失体液,此部分按实际损失量及性质予以补充。腹泻患儿一般按每天补充 10~40 mL/kg 计算;补液种类常用 1/3~1/2 张含钠液,同时应注意钾的补充;补液应于补充累积损失量完成后的 12~16 小时均匀滴入,每小时约 5 mL/kg。

(3)生理需要量。补充基础代谢所需的量,每日 60~80 mL/kg。这部分液体应尽量口服补充,口服有困难者,给予 1/5~1/4 张液体,生理需要量和继续损失量一同于补完累积损失量后 12~16 小时均匀滴入。

综合以上三部分,第一天的补液总量为:轻度脱水 90~120 mL/kg,中度脱水 120~150 mL/kg,重度脱水 150~180 mL/kg。第二天以后的补液,一般只补继续损失量和生理需要量,于 12~24 小时均匀输入,能口服者应尽量口服。

(三)补液护理

1.做好补液前的准备工作

补液开始前应全面了解患儿的病史、病情、补液目的及其临床意义;熟悉常用溶液的种类、成分及配制方法,根据患儿脱水状况准备各种液体以及所需仪器和用物;向患儿及家长解释治疗目的,消除患者的恐惧心理,以利于配合。

2.补液过程中的注意事项

(1)补液过程中应记录 24 小时液体出入量,入量包括口服液体量和胃肠外补液量,出量包括尿、大便和不显性失水量。婴儿大小便不易收集,可用"称尿布法"计算液体排出量。

(2)严格掌握输液速度。根据每小时输入的液体量,计算出每分钟输液滴数,防止输液速度过快或过慢。过快易发生心力衰竭及肺水肿,过慢脱水不能纠正,有条件者最好应用输液泵,以便准确地控制速度。

3.严密观察病情变化

(1)监测生命体征及病情改变。若突然出现烦躁不安、脉率及呼吸加快、肺部出现湿啰音等,应警惕是否输液过量或过速而致心力衰竭和肺水肿。

(2)注意有无代谢性酸中毒。当患儿出现精神萎靡或烦躁、心率增快、呼吸深长、口唇呈樱桃红色提示代谢性酸中毒。宜按医嘱及时补充碱性液体,补液中避免碱性液体漏出血管外,以免引起局部组织坏死。

(3)注意有无低血钾。当患儿出现神经肌肉兴奋性减低,如精神萎靡、反应低下、躯干和四肢无力、心率增快、心音低钝、心律失常等提示低血钾,宜按医嘱及时补钾,严格掌握补钾的浓度和速度,绝不可静脉推注。

(4)观察低血钙表现。当酸中毒被纠正后,由于血浆稀释、离子钙降低,可出现低钙惊厥。个别抽搐患儿用钙剂无效,应考虑到低镁血症的可能。补液中避免碱性液体及钙剂漏出血管外,以免引起局部组织坏死。

考点提示 水、电解质和酸碱平衡紊乱的类型,如何实施液体疗法,常以 A1、A2、A3 形式考核。

Key Words

1.酸碱平衡紊乱最常见的类型是_____。

2.在静脉补液时应做到"三定"包括_____、_____、_____。

 思考题

1.可可,8 个月,因腹泻 3 d 伴重度脱水入院。经补液后脱水基本纠正,但患儿精神萎靡、四肢无力、心音低钝、腹胀、腱反射减弱。该小儿可能的疾病诊断是什么?针对该患儿的情况,其治疗要点有哪些?

2.简述腹泻的护理措施。

3.简述口炎的护理措施。

(程红)

直击护考

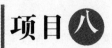

呼吸系统疾病患儿的护理

任务一 小儿呼吸系统解剖生理特性

学习目标

【知识目标】

掌握小儿呼吸系统解剖特点、生理特点及与临床疾病的关系;熟悉各年龄小儿的呼吸频率、节律及呼吸形态;了解小儿血气分析的结果、意义及小儿呼吸系统免疫特点

【能力目标】

能够运用小儿呼吸解剖生理特性对小儿呼吸系统疾病的患儿进行护理评估

【素质目标】

具有关心、爱护患儿的职业素养和团队协作的能力

案例导入 8-1

小刘,护理院校专科毕业,在某市一家综合医院儿科上班,她发现上呼吸道感染的患儿大多会出现呼吸困难和吸吮困难,影响吮乳,请你从小儿解剖学的特点分析其形成的原因。

一、解剖特点

呼吸系统以环状软骨为界划分为上、下呼吸道。上呼吸道包括鼻、鼻窦、咽、鼻泪管和咽鼓管、喉;下呼吸道包括气管和支气管、肺。

(一)上呼吸道

1. 鼻

婴幼儿鼻腔相对短小,无鼻毛,后鼻道狭窄,黏膜柔嫩,血管丰富,因而易受感染,感染后鼻腔黏膜易充血、肿胀,引起鼻塞而致呼吸困难,影响吮乳。

2. 鼻窦

婴儿鼻窦黏膜与鼻腔黏膜相连,且鼻窦口相对较大,故急性鼻炎时易致鼻窦炎,其中以上颌窦及筛窦最易感染。

3. 咽

咽部相对窄小且垂直。扁桃体发育在 4～10 岁时达高峰,14～15 岁逐渐退化,故扁桃体炎常见于年长儿,婴幼儿少见。

4. 鼻泪管和咽鼓管

小儿鼻泪管短,开口瓣膜发育不全,上呼吸道感染时易引起结膜炎。咽鼓管较宽短且直,呈水平位,故鼻咽炎时易致中耳炎。

5. 喉

小儿喉部相对较成人长,喉腔较窄,呈漏斗形,软骨柔软,黏膜柔嫩而富有血管及淋巴组织,轻微炎症即可引起局部水肿和喉头狭窄,导致声音嘶哑和呼吸困难甚至窒息。

(二)下呼吸道

1. 气管和支气管

婴幼儿气管、支气管相对狭窄;黏膜血管丰富;软骨柔软,缺乏弹力组织,支撑作用弱;黏液腺分泌不足,气道较干燥,纤毛运动差,不能有效地清除吸入的微生物,故易发生感染并易致呼吸道阻塞。由于右支气管粗短,为气管的直接延伸,因此异物易进入右支气管,引起右侧肺不张或肺气肿。

2. 肺

小儿肺的弹力纤维发育差,血管丰富,间质发育旺盛,肺泡小而且数量少,致肺含血量相对多而含气量少,故易发生肺部感染,并易引起间质性炎症、肺不张、肺气肿等。

(三)胸廓

婴幼儿胸廓较短,呈桶状,肋骨呈水平位,膈肌位置较高,使心脏呈横位;胸腔较小而肺相对较大,呼吸肌发育差,呼吸时胸廓运动不充分,肺的扩张受到限制,不能充分通气、换气,易因缺氧和二氧化碳潴留而出现青紫。

二、生理特点

1. 呼吸节律与频率

小儿大脑皮质发育未成熟,呼吸调节功能不完善。所以,小儿呼吸极不稳定,易出现呼吸节律不齐,甚至呼吸暂停。小儿代谢旺盛,需氧量高,但因呼吸系统发育不够完善,呼吸运动较弱,只能通过加快呼吸频率以满足生理需要,故小儿呼吸频率较快,且年龄越小,呼吸频率越快。各年龄小儿呼吸、脉搏频率(次/分)见表8-1。

表 8-1　　　　　　　各年龄小儿呼吸、脉搏频率(次/分)

年龄	呼吸	脉搏	呼吸:脉搏
新生儿	40~45	120~140	1:3
<1岁	30~40	110~130	1:4~1:3
2~3岁	25~30	100~120	1:4~1:3
4~7岁	20~25	80~100	1:4
8~14岁	18~20	70~90	1:4

2. 呼吸类型

婴幼儿呼吸肌发育不全,呼吸时胸廓活动范围小而膈肌活动明显,呈腹膈式呼吸;随着年龄增长,呼吸肌逐渐发育,膈肌和腹腔脏器下降,肋骨由水平位逐渐倾斜,胸廓前后径和横径增大,出现胸腹式呼吸。

3.呼吸功能的特点

小儿肺活量、潮气量、气体弥散量均较成人小,而气道阻力较成人大,显示小儿各项呼吸功能的储备能力均较低,当患呼吸道疾病时,易发生呼吸功能不全甚至呼吸衰竭。

4.血气分析

婴幼儿的肺活量不易检查,通过血气分析了解血氧饱和度水平及血液酸碱平衡状态。小儿动脉血气分析正常值见表8-2。

表8-2　　　　　　　　　　　　　小儿动脉血气分析正常值

项目	新生儿	2岁以内	2岁以上
氢离子浓度/(mmol/L)	35～50	35～50	35～50
PaO/(kPa)	8～12	10.6～13.3	10.6～13.3
$PaCO_2$/(kPa)	4～4.67	4～4.67	4.67～6.0
HCO/(mmol/L)	20～22	20～22	22～24
BE/(mmol/L)	−6～+2	−6～+2	−4～+2
SaO_2/(mmol/L)	0.90～0.965	0.95～0.97	0.956～0.97

三、免疫特点

小儿呼吸道的非特异性和特异性免疫功能均较低。尤其是新生儿、婴幼儿体内免疫球蛋白含量低,尤以分泌型 IgA 为低,同时体内其他免疫球蛋白(IgA、IgG)含量也较低,肺泡巨噬细胞功能不足,乳铁蛋白、溶菌酶、干扰素、补体等的数量和活性不足,故婴幼儿易患呼吸道感染。

考点提示 小儿呼吸节律与频率、呼吸功能的特点为护考内容,常以 A1、A2 形式考核

Key Words

1.上呼吸道包括_____、_____、_____、_____、_____及_____。

2.小儿呼吸道的免疫功能均较低,尤以分泌型_____为低。

任务二　急性上呼吸道感染

学习目标

【知识目标】

掌握急性上呼吸道到感染的临床表现和护理措施;熟悉急性上呼吸道感染的护理诊断;了解本病的病因及发病机制

【能力目标】

能够对急性上呼吸道感染患儿进行护理评估

【素质目标】

具有关爱患儿的职业素养和团队协作的精神

案例导入 8-2

患儿,女,2岁,因发热、气促和烦躁不安就诊。急性病容,鼻分泌物多,咽部明显充血。查体:T,38.7 ℃;P,130 次/分;R,40 次/分;鼻塞,流鼻涕,打喷嚏。无传染病接触史。

请问:(1)该患儿最可能的诊断是什么?

(2)请分析该患儿主要的护理诊断。

急性上呼吸道感染(acute upper respiratory infection,AURI)简称"上感",是小儿时期最常见的疾病,主要指鼻、鼻咽和咽部的急性感染。一年四季均可发病,以冬春季节和气候骤变时为多见,多为散发,偶见流行,主要通过空气、飞沫传播。

一、病因和发病机制

由病毒引起者占90%以上,引起上呼吸道感染的病毒主要有鼻病毒、呼吸道合胞病毒、流感病毒、副流感病毒、腺病毒、柯萨奇病毒、单纯性疱疹病毒、EB病毒等。病毒感染后也可继发细菌感染,常见的细菌有溶血性链球菌、肺炎球菌、葡萄球菌及流感嗜血杆菌等。

由于上呼吸道的解剖生理特点和免疫特点,婴幼儿易患上呼吸道感染;若患有维生素 D 缺乏性佝偻病、营养不良、贫血等则易致反复感染使病程迁延,出现严重症状;气候改变、环境因素及护理不当易诱发本病。

二、临床表现

症状轻重不一,与年龄、病原和机体抵抗力不同有关。年长儿症状较轻,以局部症状为主;婴幼儿大多病情较重,以全身症状为主。

(一)一般类型

1. 全身症状

体温可高可低,持续 1~2 天或 10 余天不等。部分患儿发病早期可有阵发性腹痛,有的类似急腹症,与发热所致的阵发性肠痉挛或肠系膜淋巴结炎有关。重症患儿可出现畏寒、头痛、食欲减退、乏力。婴幼儿多有高热,常伴有呕吐、拒乳、腹泻、腹痛、烦躁不安,严重者甚至高热惊厥。

2. 局部症状与体征

主要是鼻咽部症状,如鼻塞、流涕、打喷嚏、流泪、咽部不适、咽痛等,亦可伴轻咳及声音嘶哑。新生儿和小婴儿可因鼻塞而出现张口呼吸或拒乳症状。体检可见咽部充血,扁桃体充血或肿大,颌下淋巴结肿大、触痛。肠病毒感染患儿可出现不同形态的皮疹。肺部体征阴性。

(二)特殊类型

1. 疱疹性咽峡炎

主要由柯萨奇 A 组病毒引起,好发于夏秋季。起病急,常伴有高热、咽痛、厌食、呕吐、流涎等表现。体检可见咽部充血,咽腭弓、悬雍垂、软腭等处有疱疹,周围有红晕,疱疹破溃后形成小溃疡。患儿因疼痛而影响吞咽和进食。病程约1周。

2. 咽-结合膜热

由腺病毒引起,常发生于春夏季。以发热、咽炎、结合膜炎为特征,可在儿童集中的场所流行。临床表现为高热、咽痛、一侧或双侧眼结膜炎,体检颈部、耳后淋巴结肿大。病程 1～2 周。

有些常见的急性传染病,如幼儿急疹、麻疹、猩红热、流行性脑脊髓膜炎等,起病时症状与上呼吸道感染相似,故应注意当地流行情况,以便鉴别。

▌ 知识链接 ▐

小儿上呼吸道感染炎症波及邻近器官或向下蔓延,可并发中耳炎、鼻窦炎、咽后壁脓肿、颈淋巴结炎、喉炎、气管炎、支气管炎、肺炎等;某些病毒感染可并发心肌炎、脑膜脑炎等;年长儿链球菌感染可并发急性肾炎、风湿热等。因此,要及时治疗小儿上呼吸道感染。

三、辅助检查

病毒感染时白细胞计数偏低或正常,细菌感染时白细胞计数、中性粒细胞增高。病毒分离和血清反应可明确病原菌。

四、治疗要点

以支持疗法及对症治疗为主,注意预防并发症。病毒感染者可选用利巴韦林等抗病毒药或板蓝根冲剂、大青叶等中药治疗,如病情较重有继发细菌感染或发生并发症者,可选用抗生素,如青霉素、头孢菌素类。如确为链球菌感染或既往有肾炎或风湿热病史者,应用青霉素 10～14 天。体温过高者及时降温避免发生高热惊厥。

五、护理评估

1. 健康史

详细询问发病原因、发热程度、伴随症状、用药史及传染病接触史。

2. 身体评估

测量体温,观察患儿精神状态,咽部、口腔黏膜有无充血及疱疹,有无淋巴结肿大,有无腹痛及支气管、肺的受累症状。特殊类型的上呼吸道感染,还应注意评估流行病学情况。

3. 辅助检查

协助医生为患儿进行辅助检查,采集血等标本及时送检并收集结果,全面了解患儿病情。

4. 心理-社会状况

鼻塞或发热等不适感引起患儿烦躁、哭闹。注意评估家长是否有焦虑、抱怨等情绪,对本病的发病、预防及护理等知识的了解程度。

六、常见护理诊断

1. 体温过高

与上呼吸道感染有关。

2. 舒适度减弱:咽痛、鼻塞

与上呼吸道炎症有关。

3. 潜在并发症

高热惊厥、中耳炎等。

七、护理措施

1. 生活护理

多喝温开水，注意休息，减少活动。保持病室空气新鲜，维持室温 18～22 ℃，湿度 50%～60%；给予高维生素、高热量、清淡易消化的流质、半流质饮食，少食多餐，不宜进食过烫、辛辣食物。做好呼吸道隔离，患儿与其他患儿分室居住，接触者应戴口罩。

2. 对症护理

①发热的患儿，每 4 小时测体温一次，准确记录，同时给予物理降温或遵医嘱药物降温。②鼻塞严重时应及时用消毒棉签蘸生理盐水清除鼻腔分泌物，用 0.5% 麻黄碱液滴鼻，每日 2～3 次，每次 1～2 滴，对因鼻塞而妨碍吸吮的婴儿，宜在哺乳前 15 分钟滴鼻，鼻腔通畅，保证吸吮。③口腔护理，婴幼儿可用消毒棉签蘸生理盐水清洗口腔；年长儿可用淡盐水或复方硼酸溶液漱口，注意观察咽部充血、水肿、化脓情况，疑有咽后壁脓肿时，应立即通知医生，同时注意防止脓肿破溃后脓液流入气管引起窒息。④保持皮肤清洁，可用温热水擦浴，衣服被褥厚薄合适，以免影响机体散热，及时更换汗湿的衣被。⑤对有可能发生惊厥的患儿应加强巡视，密切观察体温变化，床边设置床栏，以防患儿坠床，备好急救物品和药品。

3. 密切观察病情变化

注意咳嗽的性质、神经系统症状、口腔黏膜改变及皮肤有无皮疹等，以便早期发现麻疹、猩红热、百日咳、流行性脑脊髓膜炎等急性传染病。

4. 用药护理

使用青霉素等抗生素前应皮试，使用过程中注意观察有无过敏反应；麻黄碱滴鼻时应使患儿头部偏向一侧并稍仰，以免药物直接流入咽喉。

5. 心理护理

多关心患儿的饮食起居，态度和蔼，动作轻柔，做好沟通，消除患儿的恐惧心理。多与家长交流，解释该病的病程和预后，取得家长的配合。

6. 健康教育

指导家长掌握上呼吸道感染的预防知识和护理要点。鼓励儿童加强体格锻炼，多进行户外活动；在呼吸道疾病流行期间，避免去人多拥挤的公共场所；随气候变化及时添减衣服；鼓励母乳喂养，及时添加辅食；积极防治各种慢性病，按时预防接种。在儿童集中场所，如有上感流行趋势，应早期隔离患儿，室内用食醋熏蒸法消毒。

▌ Key Words ▐

1. 上呼吸道感染主要指_____、_____、_____的急性感染。

2. 90% 的急性上呼吸道感染是由_____感染。

任务三　急性支气管炎

学习目标

【知识目标】

掌握急性支气管炎的临床表现、护理措施；熟悉急性支气管炎的护理诊断；了解本病病因及发病机制

【能力目标】

能够对急性支气管炎患儿进行护理评估

【素质目标】

具有关爱患儿的职业素养和团队协作的职业精神

案例导入 8-3

患儿，男，2.5岁，发热，咳嗽1周，气促，精神尚可，食欲减退。查体：体温38.8℃，双肺呼吸音粗糙，有不固定的干、湿啰音，伴有腹泻。胸部X线检查显示肺纹理增粗。

请问：（1）该患儿最可能的诊断是什么？

（2）请分析该患儿主要的护理诊断。

急性支气管炎（acute bronchitis）是指各种病原体引起的支气管黏膜感染，气管常同时受累，故也可称为急性气管支气管炎。常继发于上呼吸道感染后，或为一些急性传染病（麻疹、百日咳、伤寒、猩红热等）的一种临床表现。

一、病因与发病机制

凡能引起上呼吸道感染的病毒和细菌皆可引起急性支气管炎，常为混合感染，以病毒为主要病因。特异性体质、营养不良、免疫功能失调、佝偻病、鼻窦炎等患儿常易反复发生急性支气管炎。

二、临床表现

发病急缓不一。大多先有上呼吸道感染症状，之后以咳嗽为主。初为刺激性干咳，1～2天后逐渐咳痰且有时带血。婴幼儿全身症状较明显，常有发热、乏力、食欲减退、呕吐、腹胀、腹泻等。肺部呼吸音粗糙，可闻及不固定散在干、湿啰音，一般无气促和发绀。

婴幼儿可发生一种特殊类型的支气管炎，称为哮喘性支气管炎，也称喘息性支气管炎，是婴幼儿时期以喘息为突出表现的支气管炎，患儿除有上述临床表现外，主要特点为：①多见于3岁以下，有湿疹或其他过敏史。②咳嗽较频繁，喉中痰鸣，并有呼气性呼吸困难伴喘息，夜间或清晨较重，听诊两肺布满哮鸣音及少量湿啰音。③有反复发作倾向，但大多数患儿随年龄增长而发作减少，至学龄期痊愈，有少数患儿可发展为支气管哮喘。

三、辅助检查

白细胞计数正常或偏低,合并细菌感染者白细胞计数增高。胸部 X 线检查大多无异常改变,或有肺纹理增粗,肺门阴影加深。

▌ 知识链接 ▐

小儿急性支气管炎应与下列疾病鉴别:

(1)上呼吸道感染。

(2)毛细支气管炎:多见于 6 个月以下婴儿,有明显的急性发作性喘憋及呼吸困难。

(3)支气管异物:当有呼吸道阻塞伴感染时,其呼吸道症状与急性支气管炎相似,应注意询问有无呼吸道异物吸入史,经治疗后,疗效不好,迁延不愈,反复发作。胸部 X 线检查表现有肺不张、肺气肿等梗阻现象。

(4)肺门支气管淋巴结结核:根据结核接触史,应做结核菌素试验及胸部 X 线检查。

(5)支气管肺炎:急性支气管炎症状较重时,应与支气管肺炎鉴别。

四、治疗要点

主要是对症治疗和控制感染。

1. 对症治疗

一般不用镇咳剂或镇静剂,常用化痰剂,也可行超声雾化吸入。

2. 控制感染

年幼体弱儿或有发热、痰多而黄,细菌感染时考虑使用抗生素。

五、护理评估

1. 健康史

详细询问既往健康史,有无湿疹、过敏史等,发病后诊疗经过及效果如何。

2. 身体评估

测量体温,观察呼吸、咳嗽、咳痰情况,注意肺部听诊,体检有无佝偻病体征、营养不良等,及时了解周围血象和胸部 X 线检查结果及其意义,必要时采集动脉血进行血气分析。

3. 辅助检查

及时协助医生为患儿进行辅助检查,采集血等标本及时送检并收集结果,全面了解患儿病情。

4. 心理-社会状况

本病易反复发生,迁延不愈,少数可发展为支气管哮喘。注意评估家长对本病发生、发展、预防、护理等知识的掌握程度,是否焦虑等。

六、常见护理诊断

1. 体温过高

与病毒或细菌感染有关。

2. 清理呼吸道无效

与痰液黏稠不易咳出、气道分泌物堆积有关。

3. 舒适度减弱：咳嗽、胸痛

与支气管炎症有关。

七、护理措施

1. 生活护理

减少活动，注意休息；保持病室空气新鲜，温、湿度适宜；给予易消化、营养丰富的饮食，发热期间进食流质或半流质为宜；多饮水，婴幼儿可在进食后喂适量白开水，以清洁口腔；年长儿应在晨起、餐后、睡前漱口，保持口腔清洁。

2. 对症护理

①密切观察体温变化，体温超过 38.5 ℃时给予物理降温或遵医嘱药物降温，防止发生惊厥。②观察咳嗽、咳痰的性质，指导并鼓励患儿有效咳嗽。③注意观察呼吸变化，若有呼吸困难、发绀，应给予吸氧，并协助医生积极处理。④对咳嗽无力的患儿，经常翻身、拍背，以利痰液排出。若痰液黏稠可适当提高病室的湿度，亦可进行超声雾化吸入，以湿化气道，消除炎症，促进排痰，保持呼吸道通畅。

3. 用药护理

使用抗生素类药物如青霉素、红霉素、复方新诺明或化痰止咳剂、平喘剂等时，应注意观察药物疗效及不良反应；口服复方新诺明后，应多喝水，利于药物排泄，减轻对肾脏的损害；口服止咳糖浆后不宜立即饮水，以便药物更好地发挥作用。

4. 心理护理

安慰患儿及家长，消除其恐惧心理；适当解释病情和预后，根据治疗情况说明操作目的，取得患儿及家长的配合。

5. 健康教育

向家长讲解本病的护理要点，指导家长及患儿适当参加户外活动，进行体格锻炼，增强机体对气温变化的适应能力；根据季节、气温变化增减衣服，避免受凉或过热，以防感冒；在呼吸道疾病流行期间，避免到人多拥挤的公共场所，以免交叉感染；积极预防营养不良、佝偻病、贫血和各种传染病，按时预防接种，增强机体的免疫能力。

考点提示 急性支气管炎的临床表现、治疗要点及护理要点为护考内容，常以 A1A2 形式考核

▌ **Key Words** ▐

1. 护理急性支气管炎患儿时应注意保持病室空气新鲜，_____适宜。
2. 急性支气管炎的临床表现大多先有_____症状，之后以咳嗽为主。

任务四　支气管哮喘

学习目标

【知识目标】

掌握支气管哮喘的临床表现、护理措施；熟悉支气管哮喘的护理诊断；了解本病的病因及发病机制

【能力目标】

能够对支气管哮喘患儿进行护理评估

【素质目标】

具有关心、爱护患儿的职业素养和团结写作能力

案例导入 8-4

患儿，女，2岁，因"咳嗽、咳痰1天、喘息2小时"入院。1天前无明显的诱因出现打喷嚏、流眼泪、咳嗽、咳白色黏痰。2小时前在咳嗽后出现喘息，到医院就诊。患儿婴儿期有湿疹史；既往有反复咳嗽、喘息史，以冬、春季节多发。查体：T，36.9 ℃；P，110 次/分；R，36 次/分。患儿精神状态尚可，胸廓饱满，叩诊呈鼓音，听诊两肺呼吸音减弱，可闻及广泛哮鸣音。胸部 X 线显示：双肺透亮度增加。

请问：(1)该患儿最可能的诊断是什么？确诊还需要什么依据？

(2)请分析该患儿主要的护理诊断。

支气管哮喘(bronchial asthma)简称哮喘，是由嗜酸性粒细胞、肥大细胞和 T 淋巴细胞等多种细胞参与的气道慢性炎症性疾病。这种慢性炎症导致易感个体气道高反应性，引起反复发作的喘息、咳嗽、气促、胸闷等症状。这是儿童时期最常见的慢性呼吸道疾病，近年来患病率有明显上升趋势。

一、病因和发病机制

病因尚未完全清楚，发病机制复杂，主要为慢性气道炎症、气流受限及气道高反应性。遗传过敏体质与本病有密切的关系，大多为多基因遗传病，70%～80%患儿发病于5岁以前，20%的患儿有家族史，多数患儿有婴儿湿疹、过敏性鼻炎和(或)食物(药物)过敏史；环境因素(呼吸道感染、过敏源接触、吸入或食入、气候变化等)为诱发性因素，气道对多种刺激因素如过敏源、理化因素、运动和药物等，呈现高度敏感状态，出现哮喘发作。

二、临床表现

临床表现为咳嗽、胸闷、喘息及呼吸困难，呈阵发性发作，以夜间和晨起为重。

婴幼儿起病较缓，发病前1～2天常有上呼吸道感染；年长儿大多起病较急，且多在夜间发作。发作前常有刺激性干咳、打喷嚏、流泪、胸闷等先兆症状，随后出现咳嗽、喘息，接着咳大量白色黏痰，伴有呼气性呼吸困难和喘鸣声。重者烦躁不安、面色苍白、鼻

翼翕动、口唇及指甲发绀、呼吸困难甚至大汗淋漓,被迫采取端坐位。

体征可见桶状胸、三凹征,听诊全肺可闻哮鸣音。哮喘严重时通气量减少,两肺几乎听不到呼吸音,称"闭锁肺",是支气管哮喘最危险的体征。

三、辅助检查

1. 肺功能测定

适用于 5 岁以上患儿,是诊断支气管哮喘的有利依据,表现为肺活量及第 1 秒用力呼气量均降低。

2. 胸部 X 线检查

急性期胸部 X 线检查正常或呈间质性改变,可有肺气肿或肺不张。

3. 变态反应状态测试

用变应原做皮肤试验有助于明确过敏源,这是诊断变态反应的首要手段。血清特异性 IgE 测定可了解患儿过敏状态。

知识链接

支气管哮喘可分为急性发作期、慢性持续期和临床缓解期三期。急性发作期是指突然发生喘息、咳嗽、气促、胸闷等症状,或原有症状急剧加重;慢性持续期是指近 3 个月内不同频度和(或)不同程度地出现过喘息、咳嗽、气促、胸闷等症状;临床缓解期是指经过治疗或未经治疗,症状、体征消失,肺功能恢复到急性发作前水平,并维持 3 个月以上。

四、治疗要点

坚持长期、持续、规范、个体化的治疗原则。

（一）祛除病因

避免接触过敏源,祛除各种诱发因素,积极治疗和清除感染病灶。

（二）控制发作

使用拟肾上腺素、茶碱类等支气管扩张剂及糖皮质激素解除支气管痉挛,达到控制哮喘发作的目的。吸入治疗为首选的方法。

（三）哮喘慢性持续期治疗

局部长期规范吸入糖皮质激素是目前控制哮喘的最有效的首选药,常用的有布地奈德、丙酸倍氯米松等。白三烯受体拮抗剂具有舒张支气管平滑肌等作用,缓释茶碱协助吸入型糖皮质激素抗炎。全身性糖皮质激素可短期使用。

（四）哮喘持续状态的治疗

给氧、补液、纠正酸中毒,可较大剂量全身应用糖皮质激素,亦可静脉滴注氨茶碱、吸入 β_2 受体激动剂。严重的持续性呼吸困难者可给予机械呼吸。

（五）预防复发

积极祛除诱因。吸入维持量糖皮质激素,控制气道反应性炎症是预防复发的关键。此外,特异性的免疫治疗,可使机体对过敏原产生耐受性。

五、护理评估

1.健康史

详细询问家族中是否有类似疾病及有无过敏史;询问本次哮喘发作的时间、次数和持续时间;是否有喘息、呼吸困难或被迫端坐呼吸;是否烦躁不安、大汗淋漓等。

2.身体评估

评估生命体征和精神状态;观察呼吸频率和脉率;有无发绀、桶状胸、三凹征等。

3.辅助检查

及时协助医生为患儿进行辅助检查,收集结果,分析胸部 X 线和肺功能等检查结果,全面了解患儿病情。

4.心理-社会状况

评估家长是否掌握与本病有关的知识;家庭经济及环境状况;了解患儿及家长是否因反复哮喘产生焦虑或恐惧。

六、常见护理诊断

1.低效性呼吸型态

与支气管痉挛、气道阻力增加有关。

2.清理呼吸道无效

与呼吸道分泌物黏稠且无力排痰有关。

3.潜在并发症

酸碱平衡失调、呼吸衰竭等。

4.睡眠紊乱

与严重喘息、缺氧及焦虑有关。

5.知识缺乏

缺乏有关哮喘的防护知识。

6.焦虑与恐惧

与哮喘反复发作有关。

七、护理措施

1.生活护理

(1)环境。保持室内空气清新,温、湿度适宜,避免有害气味及强光的刺激。给患儿提供一个安静、舒适的环境以利于休息,护理操作应尽可能集中进行。

(2)饮食护理。饮食宜清淡,供给高热量、富含维生素及易消化食物。避免摄入海鲜类及辛辣的刺激性食物。不能进食者给予静脉补充营养。

2.对症护理

维持呼吸道通畅,缓解呼吸困难,采取坐位或半卧位,给予鼻导管或面罩吸氧,及时调整氧流量;遵医嘱给予雾化吸入、支气管扩张剂和糖皮质激素;教会并鼓励患儿做深而慢的呼吸运动。

3. 用药护理

教会患儿及家长选用长期预防与快速缓解的药物,正确、安全用药(特别是吸入技术),掌握不良反应的预防和处理对策;在适当时候及时就医,以控制哮喘严重发作。

4. 心理护理

哮喘发作时,守护并安抚患儿,鼓励患儿将不适及时告诉医护人员,尽量满足患儿合理的要求。允许患儿及家长表达感情,并发挥患儿的主观能动性。采取措施缓解患儿的恐惧心理。

5. 健康教育

向患儿家长解释哮喘相关知识,指导他们以正确的态度对待患儿;指导呼吸运动;指导家长给患儿增加营养,增强体质,预防呼吸道感染;指导患儿及家长确认哮喘发作的诱因,避免接触可能的过敏源,去除各种诱发因素;教会患儿及家长对病情进行监测,辨认哮喘发作的早期征象、发作表现及掌握适当的处理方法;哮喘防治教育是达到哮喘良好控制目标最基本的环节。

Key Words

1. 支气管哮喘的临床表现主要有 _____、_____、_____ 及 _____,呈阵发性发作,以_____和_____为重。
2. 支气管哮喘的治疗坚持_____、_____、_____、_____的原则。

考点提示 支气管哮喘的临床表现、治疗要点及护理要点为护考内容,常以 A1、A2、A3 形式考核

任务五 肺 炎

学习目标

【知识目标】

掌握肺炎的临床表现及护理措施;熟悉肺炎的护理诊断;了解肺炎的病因及发病机制

【能力目标】

能够对肺炎患儿进行护理评估

【素质目标】

具有关心爱护我们的职业素养和团队协作的能力

案例导入 8-5

患儿,男,1岁,因发热、咳嗽4天伴气促2天入院。查体:T,39.5 ℃;P,142 次/分;R,48 次/分;鼻翼翕动,口唇青紫,两肺可闻及中、细湿啰音。血常规:WBC $18 \times 10^9/L$;N,0.92;胸部 X 线检查示两肺散在斑片状阴影。

请问:(1)该患儿最可能的诊断是什么?

(2)请分析该患儿主要的护理诊断。

肺炎(pneumonia)是指各种不同病原体或其他因素所引起的肺部炎症。临床上以发热、咳嗽、气促、呼吸困难和肺部固定的湿啰音为主要表现。一年四季均可发生,以冬春季及气候骤变时发病率为高。

肺炎是婴幼儿时期的常见病,多由急性上呼吸道感染或支气管炎向下蔓延所致。本病不仅发病率高,病死率也高,占我国儿童死因的第一位,是我国儿童保健重点防治的"四病"之一。

一、分类

肺炎的分类尚未统一,常用方法有四种,各肺炎可单独存在,也可两种同时存在。

1. 病理分类

支气管肺炎、大叶性肺炎和间质性肺炎等。小儿以支气管肺炎多见。

2. 病因分类

感染性肺炎如病毒性肺炎、细菌性肺炎、支原体肺炎、衣原体肺炎、真菌性肺炎、原虫性肺炎等。非感染因素引起的肺炎如吸入性肺炎、坠积性肺炎等。

3. 病程分类

急性肺炎(病程<1个月)、迁延性肺炎(病程1～3个月)、慢性肺炎(病程>3个月)。

4. 病情分类

轻症肺炎、重症肺炎。

临床上若病因明确,则按病因分类,否则按病理分类。

二、病因与发病机制

常见的病原体主要为病毒和细菌。病毒为呼吸道合胞病毒,其次为腺病毒、流感病毒等;细菌以肺炎链球菌多见。低出生体重、营养不良、冷暖失调、维生素D缺乏、先天性心脏病者易患本病,且病情严重,容易迁延不愈,病死率较高。

病原体多由呼吸道入侵。病原体入肺后,引起支气管黏膜水肿,管腔变窄,肺泡壁充血、水肿,肺泡腔内充满炎症渗出物,影响肺的通气和换气功能,导致低氧血症及二氧化碳潴留。患儿代偿缺氧,呼吸与心率加快,出现鼻翼扇动和三凹征,严重时可产生呼吸衰竭。缺氧、二氧化碳潴留及病原体毒素和炎症产物吸收产生的毒血症,可导致循环系统、消化系统、神经系统的一系列改变以及酸碱平衡失调和电解质紊乱。

三、临床表现

(一)支气管肺炎

支气管肺炎为小儿最常见的肺炎,多见于2岁以下婴幼儿。

1. 呼吸系统表现

大多起病较急。主要表现为发热、咳嗽、气促及呼吸困难、肺部啰音等。

(1)发热。热型不定,多数呈不规则热。应注意新生儿或重度营养不良儿可不发热或体温不升。

（2）咳嗽。较频，早期为刺激性干咳，以后有痰。新生儿和早产儿仅表现为口吐白沫。

（3）气促及呼吸困难。多在发热和咳嗽后出现。呼吸频率 40～80 次/分。重者可有鼻翼翕动、点头呼吸、三凹征及口唇发绀。

（4）肺部啰音。早期不明显或仅有呼吸音粗糙，以后可闻及较固定的中细湿啰音，以背部、两肺下方和脊柱两旁较易听到，深吸气末更为明显。新生儿和小婴儿常不易闻及。

（5）全身症状。精神不振、烦躁不安、食欲减退、轻度呕吐和腹泻等。

2. 循环系统表现

轻度缺氧可致心率增快。重症肺炎常合并心肌炎、心力衰竭及微循环障碍。心肌炎可见面色苍白、心动过速、心音低钝、心律不齐，心电图显示 ST 段下移和 T 波低平或倒置；心力衰竭表现为呼吸突然加快（＞60 次/分）；烦躁不安，面色苍白或明显发绀；心率增快（＞180 次/分），心音低钝，有奔马律；颈静脉怒张，肝脏迅速增大，尿少或无尿，颜面或下肢水肿等。

3. 神经系统表现

常见烦躁或嗜睡，脑水肿时出现意识障碍、反复惊厥、前囟膨隆、脑膜刺激征等。

4. 消化系统表现

表现为腹胀、食欲减退、呕吐、腹泻、便血等。

若延误诊断或病原体致病力强，可引起脓胸、脓气胸、肺大疱等并发症，还可发生肺脓肿、化脓性心包炎等。

（二）几种不同病原体所致肺炎的临床特点（表 8-3）

表 8-3	几种不同病原体所致肺炎的临床特点			
	呼吸道合胞病毒肺炎	腺病毒肺炎	葡萄球菌肺炎	肺炎支原体肺炎
好发年龄	2 岁以内，尤以 2～6 个月多见	6 个月～2 岁的婴幼儿多见	新生儿及婴幼儿	婴幼儿及年长儿
临床特点	起病急，很快出现呼吸困难和缺氧症状。喘憋为突出表现，临床上有两种类型：①毛细支气管炎，全身中毒症状轻。②间质性肺炎，全身中毒症状重。呼吸困难明显，抗生素治疗无效引起继发喘息的患病率较高	起病急，稽留高热，全身中毒症状出现较早，咳嗽剧烈，出现喘憋、发绀等。病程常迁延而抗生素治疗无效	起病急、病情重、发展快。中毒症状严重，寒战、高热、胸痛、咳嗽、吐脓血痰，可有皮疹，易复发，易出现并发症，严重者出现休克。病原体顽固，抗生素疗程较长	刺激性咳嗽为突出表现，有的酷似百日咳，咳黏稠痰，可带血丝。常有发热，可持续 1～3 周。可有全身多系统受累的表现。红霉素治疗有效
肺部体征	以呼气性哮鸣音为主，肺部可听到细湿啰音	体征出现较晚，常在发热 4～5 日后才出现湿啰音。病变融合可有肺实变体征	体征出现较早，两肺均可闻及中、细湿啰音。如并发脓胸或脓气胸时则呼吸音减弱或消失	年长儿体征多不明显，婴幼儿呼吸困难、喘憋和哮鸣音突出
X 线检查	①肺气肿和支气管周围炎影像。②线条状或单条状阴影增深，或呈网状阴影。多伴有小点状致密阴影	出现较早，在肺部体征出现前，呈片状阴影，可融合成大病灶，有肺气肿。病灶吸收较缓慢，需数周至数月	变化快，有小片状浸润影，持续时间长，病程中可见多发性小脓肿、脓胸等	肺门阴影增浓；支气管肺炎改变；间质性肺炎改变；均一的实变影

四、辅助检查

1. 血常规

细菌性肺炎白细胞总数及中性粒细胞常增高,并有核左移,胞质中可见中毒颗粒。病毒性肺炎白细胞总数大多正常或降低,有时可见异型淋巴细胞。

2. 病原学检查

取痰液、气管吸出物、胸水、脓液及血液等做细菌培养,可明确病原菌;取鼻咽拭子或气管分泌物标本可做病毒分离;病原特异性抗原检测和病原特异性抗体检测有助于早期诊断;肺炎支原体、沙眼衣原体、真菌等可通过特殊分离培养获得相应病原诊断。

3. 胸部 X 线

支气管肺炎早期肺纹理增粗,以后出现大小不等的斑片状阴影,可融合成片,以双肺下野、中内带及心膈区居多,可伴有肺不张或肺气肿。若并发脓胸,早期肋膈角变钝,积液较多时,呈片状致密阴影,肋间隙增大,纵隔、心脏向健侧移位。

五、治疗要点

采取综合措施,积极控制感染,改善肺功能,防止并发症。

1. 控制感染

根据不同病原体选用抗生素,积极控制感染,使用原则为:早期、联合、足量、足疗程,重症宜静脉给药。其中青霉素为首选药物。抗病毒治疗目前尚无理想的药物,利巴韦林、干扰素及中药有一定疗效。

2. 对症治疗

止咳、平喘、保持呼吸道畅通;纠正低氧血症、水电解质与酸碱平衡紊乱;对于中毒性肠麻痹者,应禁食、胃肠减压,皮下注射新斯的明。对有心力衰竭、感染性休克、脑水肿、呼吸衰竭者,采取相应的治疗措施。若中毒症状明显,或严重喘憋,或伴有脑水肿、中毒性脑病、感染性休克、呼吸衰竭以及胸膜有渗出者,可应用肾上腺皮质激素等。

3. 防治并发症

对并发脓胸、脓气胸者及时抽脓、抽气;对年龄小、中毒症状明显、脓液黏稠经反复穿刺抽脓不畅者,以及有张力性气胸者进行胸腔闭式引流。

▌ 知识链接 ▐

目前小儿肺炎球菌结合疫苗已经在全球 80 多个国家和地区使用,并被其中 25 个国家纳入国家免疫规划。它预防肺炎球菌疾病的效果已经得到证实。据统计,通过接种疫苗,在全球每年可挽救 300 万儿童的生命,每年可避免 75 万儿童因疾病导致的后遗症而残疾。疫苗不仅保障了儿童的健康,而且还避免了因儿童生病造成的对整个家庭的影响。疫苗不仅是对儿童健康的投资,也是减轻整个社会医疗负担的良方。

六、护理评估

1. 健康史

询问发病史,有无反复呼吸道感染史,既往有无发热、咳嗽、气促等。了解出生时是否有早产及窒息史,家庭成员是否有呼吸道疾病史,发病前有无传染病接触史,以及患儿的生长发育情况。

2. 身体评估

检查患儿有无气促、呼吸困难、鼻翼扇动、三凹症及唇周发绀等症状和体征,有无发热、咳嗽、咳痰、心跳过速、肺部啰音,以及有无循环、神经、消化系统受累的临床表现。了解胸部 X 线、病原学及外周血检查结果。

3. 辅助检查

及时协助医生为患儿进行辅助检查,采集血等标本及时送检并收集结果,全面了解患儿病情。

4. 心理-社会状况

了解患儿及家长的心理情况,对疾病的病因和预防知识的了解程度,有无焦虑和恐惧及家庭经济状况。

七、护理诊断

1. 气体交换受阻

与肺部炎症有关。

2. 清理呼吸道无效

与呼吸道分泌物过多、黏稠、不易排出有关。

3. 体温过高

与肺部感染有关。

4. 营养失调

营养摄入量低于机体需要量,与摄入不足、消耗增加有关。

5. 潜在并发症

心力衰竭、中毒性脑病、脓胸。

八、护理措施

1. 生活护理

保持病室空气新鲜,温湿度适宜;嘱患儿卧床休息,减少活动;给予易消化、营养丰富的流质、半流质饮食,多饮水,少食多餐;被褥要轻暖,内衣宽松,穿衣不宜过多;勤换尿布,保持皮肤清洁;根据病情,患儿可取半卧位,或床头抬高 30°～60°,以减少肺部瘀血和防止肺不张。

2. 对症护理

①及时清除患儿口鼻分泌物,指导和鼓励患儿进行有效咳嗽,根据病情采取合适体位并经常更换,翻身拍背,以利痰液排出。②有呼吸困难、喘憋、口唇发绀、面色灰白等情况立即给氧,以改善低氧血症。一般用鼻导管法,氧流量为 0.5～1 L/min,氧浓度不超过 40%;缺氧明显者宜用面罩给氧,氧流量为 2～4 L/min,氧浓度不超过 50%～60%。发现异常及时处理。若出现呼吸衰竭,则使用人工呼吸器。③患儿口吐粉红色泡沫痰时提示肺水肿,立即给患儿吸入经 20%～30% 乙醇湿化的氧气,吸入时间控制在 20 分钟内。④对高热者给予降温措施,观察意识、瞳孔及肌张力等变化,若患儿出现烦躁或嗜睡、惊厥、昏迷、呼吸不规则、肌张力增高等颅内压增高表现时,立即报告医师,协助抢救。⑤对出现心力衰竭的患儿,应立即报告医师,并减慢输液速度,给予吸氧,准备强心剂、利尿剂,做好抢救准备。⑥观察患儿有无腹胀、肠鸣音是否减弱或消失、呕吐

物的性状、是否有便血等,以及时发现中毒性肠麻痹及胃肠道出血。⑦若病情突然加重,出现剧烈咳嗽、烦躁不安、呼吸困难、胸痛、面色青紫、患侧呼吸运动受限等,提示并发脓胸或脓气胸,应立即配合医生进行胸穿或胸腔闭式引流。

3. 用药护理

使用青霉素类抗生素前应皮试,注意观察过敏反应;静脉输液时严格控制滴速,防止过快加重心脏负担。

4. 心理护理

关心、体贴患儿,态度和蔼,多与患儿及家长沟通,建立良好的护患关系。对年长儿讲解治疗对疾病痊愈的重要性,让他们积极配合治疗,及时消除家长的各种顾虑。

5. 健康指导

向患儿家长讲解本病的有关知识,指导家长合理喂养,适当开展户外活动,加强体格锻炼。对易患呼吸道感染的患儿,在寒冷季节或气候骤变时,应注意保暖,避免着凉。在呼吸道疾病流行期间,避免到人多拥挤的公共场所,以免交叉感染。对年长儿讲解治疗对疾病痊愈的重要性,鼓励患儿克服暂时疼痛,与医护人员合作。教育患儿咳嗽时用手帕或纸捂嘴,不随地吐痰,养成良好的卫生习惯。

考点提示 支气管肺炎的临床表现、护理要点及健康教育为护考重点内容,常以A1A2A3形式考核

Key Words

1. 按病理分类婴幼儿最常见的肺炎是_____。
2. 支气管肺炎患儿宜采取的体位是_____。

思考题

1. 患儿,女,2岁,因频繁咳嗽、发热 3 天入院,测体温 39 ℃。该患儿在入院评估中,应重点询问哪些健康史?护理体检时,应重点进行哪些检查?入院后应立即对患儿采取哪些护理措施?

2. 患儿,男,3岁,因发热、咳嗽、呼吸困难入院。患儿烦躁不安,面色苍白,气促,口周青紫,不能平卧。T:38.5 ℃,R:52 次/分,P:180 次/分,呼吸三凹征明显,两肺可闻及痰鸣音和细湿啰音,心率 180 次/分,心音弱,无心律不齐。肝右肋下 2.5 cm,质软,血 WBC $13×10^9$/L。该患儿目前主要的护理诊断是什么?应采取哪些护理措施?

3. 简述小儿易发生呼吸道感染的原因。

4. 简述急性支气管炎的护理诊断。

5. 简述支气管哮喘的临床表现及护理措施。

6. 试述支气管肺炎的临床表现。

7. 肺炎患儿出现哪些症状要考虑发生心力衰竭?

(孟晓红)

直击护考

项目九

循环系统疾病患儿的护理

任务一　小儿循环系统解剖生理特性

🖥学习目标

【知识目标】

掌握小儿心血管儿系统的解剖、生理特点及重要的生理常数；熟悉胎儿血液循环和出生后的改变

【能力目标】

能够运用小儿心血管系统的解剖生理特点对小儿循环系统疾病患儿进行护理评估

【素质目标】

具有关爱患儿的职业素养和团结协作的能力

▌案例导入 9-1 ▐

小张是刚从护理学院毕业的护士，在内科工作了半年后调入小儿心脏外科，在给患儿观察生命体征时，她感觉到和内科患者有很大的差异，她应该了解哪些基础知识才能更好地胜任工作？

一、胎儿血液循环和出生后的改变

1. 正常胎儿的血液循环

胎儿由胎盘提供气体和进行代谢产物的交换，肺脏不进行气体交换。胎儿时期的营养和气体代谢是通过脐血管和胎盘与母体之间以弥散方式进行交换的。由胎盘来的动脉血液经脐静脉进入胎儿体内，脐静脉血富含氧和营养，在肝下缘分成两支，一支入肝与门静脉血流汇合。另一支经静脉导管直接注入下腔静脉，与来自下肢和盆、腹腔器官来的静脉血混合，共同流入右心房。由于下腔静脉瓣的隔阻，使来自下腔静脉的混合血（主要是含氧丰富的动脉血）进入右心房后，大部分通过卵圆孔进入左心房，经左心室再流入升主动脉，分布到头、颈和上肢；其余流入右心室。从头、颈部及上肢回流的静脉血，经上腔静脉进入右心房后大部分流入右心室，入肺动脉。与来自下腔静脉的血液混合后经右心室一起进入肺动脉。由于胎儿的肺无呼吸功能，经肺动脉的血液只有少量入肺，再经肺静脉回到左心房；而大部分血液经动脉导管与来自升主动脉的血汇合后，进入降主动脉（以静脉血为主）。最后血液经脐动脉回至胎盘，再次进行营养和气体交

换。在胎盘与母体血液进行气体和物质交换后,由脐静脉送回胎儿体内。故胎儿时期供应脑、心、肝及上肢的血氧量较下半身高,肝血的含氧量最高,心、脑、上肢次之。(图9-1)

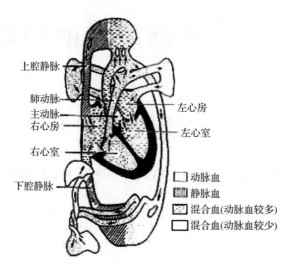

图9-1　正常胎儿血液循环

2.出生后血循环的改变

(1)胎盘血液循环停止。出生后脐带结扎,脐血管阻断,胎盘血液循环终止。出生后脐静脉闭锁,从下腔静脉注入右心房的血液减少,右心房压力降低。

(2)卵圆孔关闭。新生儿自主呼吸建立,肺泡扩张,肺小动脉管壁肌层渐渐退化,管壁变薄、扩张,肺循环压力下降;从右心经肺动脉流入肺的血液增多,以致回流至左心房的血流量增加,左心房压力增高。当超过右心房时,卵圆孔瓣膜功能上关闭;到出生后5~7个月,解剖上闭合。

(3)动脉导管闭合。由于肺循环压力降低,体循环压力升高,流经动脉导管血流逐渐减少,最后停止,在出生后24小时形成功能性关闭。约80%婴儿在出生后3个月、约95%婴儿在出生后一年内形成解剖上关闭。

知识链接

人类胚胎早期,在22天左右原始心管形成。至胎龄22~24天,在一系列基因的调控下,由头至尾,形成了动脉干、心球、心室、心房与静脉窦等结构。至胚胎29天左右,心脏外形基本形成,但此时心脏仍为单一的管道。至第8周房室间隔已完全长成,即成为四腔心脏。先天性心脏畸形的形成主要就在这一时期。

二、正常各年龄小儿心脏、心率、血压的特点

1.心脏大小

小儿的心脏相对较成人重,新生儿心脏质量为20~25克。小儿心脏发育有两次较快阶段,即2.5岁以前和青春期性成熟时。1岁时心脏的质量为出生时2倍,2.5岁增大到3倍,7岁时约5倍,心脏容积为100~120 mL。以后增长缓慢,18~20岁时,心脏容积为出生时的12倍,已达240~250 mL。

2. 心脏位置

小儿心脏的位置随年龄而变化。新生儿和小于 2 岁的婴幼儿,心脏位置呈横位,心尖搏动位于第四肋间锁骨中线外侧,心尖部主要为右心室。以后心脏逐渐转成斜位,心尖搏动下移至第五肋间锁骨中线处,心尖部主要为左心室。7 岁以后在第五肋间锁骨中线内 0.5~1 cm,心尖搏动范围不超过 2~3 cm。

3. 心率

由于小儿新陈代谢旺盛,交感神经兴奋性较高,心脏搏动较易加速,故婴幼儿的心率相对较快。随年龄的增长,心率逐渐减慢(表 9-1)。

表 9-1　　　　　　　　　　　　　小儿年龄与心率关系

年龄	新生儿	<1 岁	2~3 岁	4~7 岁	8~14 岁
心率(次/分)	120~140	110~130	100~120	80~100	70~90

小儿的心率极不稳定,易受多种因素影响,如进食、哭闹、活动、发热等。所以,在测量小儿心率和脉搏时,应在安静状态下测量。如果心率、脉搏显著增快,而且安静状态下或睡眠时不见减慢者,应怀疑有器质性心脏病的可能。

4. 血压

婴儿期,由于心搏出量较少,血管管径相对较粗,血压较低。随着年龄增长,血压逐渐增高,新生儿收缩压平均为 60~70 mmHg(8.0~9.3 kPa),1 岁以内的婴儿收缩压为 70~80 mmHg(9.7~10.7 kPa)。2 岁以后小儿可按公式计算:

$$收缩压＝年龄\times 2＋80\ mmHg(年龄\times 0.26＋10.7\ kPa)$$
$$舒张压＝收缩压\times 2/3$$

收缩压高于此标准 20 mmHg(2.6 kPa)为高血压,低于此标准 20 mmHg(2.6 kPa)为低血压。

正常情况下,1 岁以上小儿,下肢比上肢血压高 20~40 mmHg(2.7~5.3 kPa)。

▌ Key Words ▐

1.新生儿和小于 2 岁的婴幼儿,心脏位置呈_____,心尖搏动位于_____外侧,心尖部主要为_____。

2.小儿年龄越小,心率越_____,血压越_____。

任务二　　先天性心脏病

▤学习目标

【知识目标】

掌握先天性心脏病的临床表现、护理措施;熟悉本病的护理诊断;了解本病的病因及发病机制

【能力目标】

能够对先天性心脏病患儿进行护理评估

【素质目标】

具有关爱患儿的职业素养及团结协作的能力

案例导入 9-2

患儿,女,6岁。生后哭吵后有青紫。6个月后青紫渐明显,喜蹲踞。哭闹后有突发呼吸急促,青紫加重,严重时伴昏厥。口唇、指(趾)甲青紫,杵状指、趾。胸骨左缘第2～3肋间闻及Ⅲ～Ⅳ级收缩期喷射性杂音,肺动脉瓣区第二心音减弱。

请问:(1)该患儿最可能的诊断是什么?

(2)请分析该患儿主要的护理诊断是什么?

一、概述

先天性心脏病(congenital heart disease,CHD)是胎儿时期心脏血管发育异常所导致的心血管畸形,是小儿最常见的心脏病,发病率为 0.5％～0.8％。由于影像技术(超声、CT、磁共振)、体外循环技术、围术期监护技术及小儿先心病的介入性导管术和心脏外科手术的发展,使先天性心脏病的治疗也有了很大改观,多数常见先天性心脏病根治手术效果大为提高。对于某些复杂心脏畸形能在婴儿期甚至新生儿期进行手术,大多数患儿能得到根治。

(一)病因和发病机制

先天性心脏病的病因尚未完全明确,在胎儿发育阶段,任何因素的影响都可能使心脏某一部分发育异常,造成先天性心脏病,主要为遗传和环境因素。遗传因素可为染色体易位与畸变或基因突变。环境因素很多,重要的原因有宫内感染,如先天性风疹综合征、流行性感冒、流行性腮腺炎和柯萨奇病毒感染等。其他如药物影响(抗癌药、甲苯磺丁脲等)、孕母缺乏叶酸、与大剂量放射线接触、孕母患有糖尿病、高钙血症、系统性红斑狼疮、苯丙酮尿症或能造成宫内缺氧的慢性疾病。

(二)分类

根据左右心腔或大血管间有无分流、血液动力学特点和临床有无青紫等,可分为三类:

1. 左向右分流型(潜伏青紫型)

左向右分流型占先天性心脏病的 30％～45％。正常状态下,体循环的压力高于肺循环的压力,左心压力大于右心压力,故平时不出现青紫。当屏气、剧烈哭闹或任何病理情况下,引起心室容量负荷过重,肺循环血量增多,肺动脉压力升高。慢性肺循环高压,高血流使得肺血管阻力逐渐增加,最终发生右向左分流,出现青紫。如室间隔缺损、房间隔缺损、动脉导管未闭等。

2. 右向左分流型(青紫型)

右向左分流型是临床病情重、死亡率高的类型。因心脏结构的异常,使右心压力增高超过左心,静脉血流入右心后,通过异常通道分流入左侧心血管腔,有一部分或大部分静脉血自右心或肺动脉流入左心或主动脉,静脉血液分流进入动脉血液,形成混合血液,降低了血氧含量,出现持续性青紫症状。常见有法洛四联症、完全性大动脉转位、永存动脉干或右室双出口等。

3. 无分流型（无青紫型）

在心脏左、右两侧或动、静脉之间无异常通路或分流。常见的有主动脉缩窄和肺动脉狭窄等。

二、常见先天性心脏病

（一）房间隔缺损

房间隔缺损（atrial septal defect，ASD），是小儿时期最常见的先天性心脏病，占先天性心脏病发病总数的 5%～10%，男女比例为 1∶2，是房间隔在胚胎发育过程中发育不良所致。可发生在房间隔的任何部位（原发孔、继发孔、静脉窦）。单纯继发孔房间隔缺损占房间隔缺损的 50%～70%，是常见的缺损类型。

1. 病因和发病机制

出生后左心房压高于右心房，房间隔缺损时，则出现自左向右分流。分流量的大小和缺损的大小、两侧心房压力差及心室的顺应性有关。分流造成右心房血流量增大，右心室舒张期负荷过重，而产生右心房和右心室增大。肺循环血量增多，儿童期肺动脉压力仍正常，肺血管阻力也不高。到成人才开始增加，引起肺动脉高压，产生右向左分流，临床出现持续性青紫（发绀）。（图9-2）

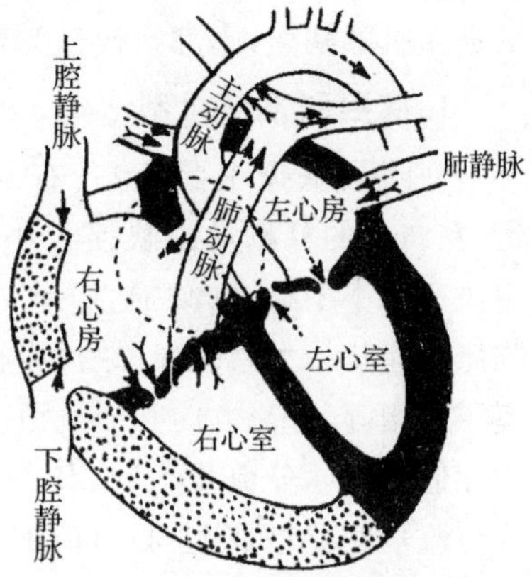

图 9-2　房间隔缺损血液循环示意图

2. 临床表现

症状出现的早晚和轻重随缺损的大小、分流量多少而不同。缺损小者可无症状，仅在体检时发现胸骨左缘第 2～3 肋间有收缩期杂音。缺损大者，由于体循环血量不足而表现为各种程度运动不耐受而影响生长发育。患儿体型消瘦，面色苍白、乏力、多汗，活动后气促。

查体可见左心前区隆起，心浊音界扩大，胸骨左缘上中部可闻及Ⅱ～Ⅲ/Ⅵ级收缩期喷射性杂音，很少伴有震颤。肺动脉瓣区第二音增强或亢进，并呈固定分裂。分流量大者，三尖瓣血流增加，由于三尖瓣相对狭窄，胸骨左缘下段可闻舒张期杂音。

3. 辅助检查

（1）心电图。电轴右偏、不完全或完全性右束支传导阻滞，右心房和右心室肥大。

（2）X 线检查。胸片显示心脏外形呈现轻、中度扩大，右心房、右心室增大为主，肺动脉段膨隆，肺血增多，主动脉影缩小。

（3）超声心动图。二维超声心动图可显示房间隔缺损的位置及大小。房间隔局部回声失落或中断是诊断房间隔缺损的直接征象。

（4）心导管检查。一般不需要心导管检查。手术前对可疑或严重病例，心导管检查能证实缺损并测定分流比值和肺动脉压，如心导管由右心房直接插入左心房时，即可明确诊断；同时还要测定各部位的压力和收集各部位的血液，检查其氧含量，从而计算出肺循环阻力及分流量的大小，为房间隔缺损的有效诊断方法。

4.治疗要点

小型继发孔型房间隔缺损在4岁内有15%的自然闭合率。无症状及缺损小的,无须手术治疗,多在3个月内自然闭合。有症状及缺损大于8毫米,分流量较大者均需手术治疗。手术最佳年龄4~5岁,可在体外循环下直视手术修补。房间隔缺损也可通过介入心导管治疗。

若不及时治疗有可能出现肺动脉高压,二、三尖瓣关闭不全,房性心律失常,晚期出现心力衰竭。

(二)室间隔缺损

室间隔缺损(ventricular septal defect,VSD)是小儿最常见的先天性心脏病,占先天性心脏病的25%~40%。可单独存在,也可和肺动脉狭窄、动脉导管未闭、房间隔缺损等并存,或是青紫型先天性心脏病的一部分。根据缺损的位置分为膜部缺损、漏斗部缺损和肌部缺损,膜部缺损最为常见。

1.病因和发病机制

室间隔缺损主要是左、右心室之间有一异常通道,左向右的分流量由缺损大小、肺血管与体血管阻力决定。小型缺损(缺损直径≤0.5 cm),分流量少,临床无症状。大型缺损(缺损直径>1.0 cm),左右心室压力相等,分流方向和分流量由肺血管与体血管阻力比值决定。分流量大时,体循环血流量减少,肺循环血流量明显增加,左心负荷加重,产生肺动脉高压。这样,左向右分流量减少,出现双向分流或逆向分流,出现青紫;随着病情的进展,当肺动脉高压显著,产生自右向左分流时,出现持久性青紫(发绀),即称艾森曼格(Eisenmenger)综合征。(图9-3)

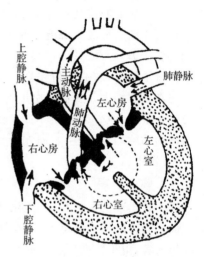

图9-3 室间隔缺损血液循环示意图

2.临床表现

临床表现取决于缺损的大小和心室间压差。小型缺损可无明显症状,仅在活动后稍感疲乏,生长发育不受影响。体检在胸骨左缘第3~4肋间听到粗糙、响亮的全收缩期反流性杂音,常伴有震颤。肺动脉瓣区第二心音正常。大型缺损,左向右分流量多,体循环血流量减少,影响患儿生长发育,多有活动后气短、乏力、多汗、呼吸急促、喂养困难、生长发育缓慢、消瘦等,易出现反复的肺部感染、心力衰竭。大型缺损伴有明显肺动脉高压时,右心室压力增高,右向左分流时,可出现青紫,并逐渐加重。

查体可见:心界扩大,胸骨左缘3~4肋间可闻Ⅲ~Ⅴ级响亮粗糙的全收缩期杂音,向四周广泛传导,可扪及收缩期震颤。肺动脉高压明显者,肺动脉第二音显著亢进。

室间隔缺损易合并发支气管肺炎、充血性心力衰竭、肺水肿和感染性心内膜炎。

3.辅助检查

(1)心电图。小型室间隔缺损心电图可正常。大型缺损可见双室肥厚,伴或不伴左房增大。

(2)X线检查。小型缺损者,胸片可大致正常。大型缺损者,胸片显示肺血管影明显增粗增多,心脏增大,左室、右室增大为主。左房也可增大,肺血管梗阻时,右心室增大为主,肺动脉段膨隆,肺血增多。

（3）超声心动图。二维超声心动图可显示室间隔缺损位置、大小和分流量；彩色多普勒超声血流显像可直接见到血液分流的位置、方向及分流的大小。

（4）心导管检查。了解心腔及大血管不同部位的血氧含量和压力变化,明确有无分流及分流的部位。是先天性心脏病进一步明确诊断和决定手术前的重要检查方法之一。

4. 治疗要点

（1）内科治疗。抗感染、强心、利尿、扩张血管及对症治疗。防治并发症,待合适年龄择机手术。

（2）手术治疗。无明显症状者不需要手术治疗,其自然闭合率达75%～80%,定期随访,直至缺损自行闭合。有临床症状,内科治疗不满意,应尽早手术治疗,1岁以内手术可避免肺血管病。任何有临床症状的大型缺损,生长发育迟缓、内科治疗不满意者,均可进行手术治疗。严重肺血管病为手术禁忌证。

若不及时治疗,缺损大的婴儿可反复发作呼吸道感染和心力衰竭,生长发育迟缓。肺血流增多,形成艾森曼格氏综合征而危及生命。

（三）动脉导管未闭

动脉导管未闭（patent ductus arteriosus,PDA）为小儿先天性心脏病常见类型之一,约占先天性心脏病的10%,女性较多见。胎儿期动脉导管被动开放是血液循环的重要通道,出生后,大约15小时即发生功能性关闭,80%在出生后3个月解剖性关闭。到出生后1年,在解剖学上应完全关闭。若持续开放,并产生病理、生理改变,即称动脉导管未闭。

1. 病因和发病机制

根据未闭动脉导管大小、长短和形态不同,一般分为三型：①管型：导管连接主动脉和肺动脉两端,粗细一致；②漏斗型：近主动脉端粗大,向肺动脉端逐渐变窄,临床多见；③窗型：导管很短,但直径往往较大。

动脉导管未闭引起的病理生理学改变主要因为通过导管引起的分流,分流程度取决于导管的直径和肺与体血管阻力比值。由于主动脉在收缩期、舒张期压力均超过肺动脉,血液均自主动脉向肺动脉分流,使肺循环及左心房、左心室、升主动脉的血流量明显增加,左心舒张期容量负荷过重,左心房、左心室扩大。动脉导管粗大者,肺动脉压力升高,导致右心室肥大。由于主动脉血不断流入肺动脉,故周围动脉舒张压下降而致脉压增宽。当肺动脉高压时,左向右分流明显减少,一旦肺动脉压力超过主动脉,即产生右向左分流,出现差异性发绀（differential cyanosis）,下半身青紫,左上肢有轻度青紫,而右上肢正常。（图9-4）

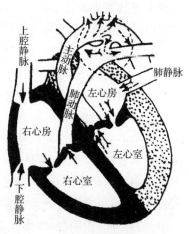

图9-4　动脉导管未闭血液循环示意图

2. 临床表现

动脉导管细小者,临床症状较轻或无症状,体检时发现心脏杂音。导管粗大者,分流量大,与室间隔缺损一样可表现为反复肺炎或心力衰竭,可出现咳嗽、气急、乏力、多汗、喂养困难,体重不增,生长发育迟缓等。

查体可见:心脏扩大,心前区隆起,心尖搏动弥散,胸骨左缘第2肋间有响亮的连续性机器样杂音,向左锁骨下、颈部和背部传导,伴震颤,收缩期明显。肺动脉瓣区第二心音增强或亢进。周围血管征阳性:可见甲床毛细血管搏动、脉压增宽、触到水冲脉、可闻及股动脉枪击音等。有显著肺动脉高压时,出现下半身青紫。

3. 辅助检查

(1)心电图。分流小时,心电图可正常。分流量大者,可有不同程度的左心室肥大或双室肥大;肺动脉高压者右心室肥大为主。

(2)X线检查。分流量小者可正常;分流量大时,显示左心房、左心室增大,升主动脉增宽;肺血增多,肺动脉段突出,肺血管影增加。肺动脉高压时,右心室也明显增大。

(3)超声心动图。显示缺损的存在、判断有无肺动脉高压,还可用于术后随访和观察有无自然闭合。二维超声心动图可从胸骨旁或胸骨上窝切面探查到未闭合的动脉导管。彩色和脉冲多普勒可证实收缩期或舒张期存在湍流。

(4)心导管检查。肺血管阻力增加或疑有其他合并畸形时,有必要进行心导管检查,可发现肺动脉血氧含量较右心室高。可证实是否存在左向右分流。心导管可经肺动脉通过未闭的导管进入降主动脉。

4. 治疗要点

为预防动脉内膜炎和其他晚期并发症,不同年龄、不同大小的动脉导管均应及时手术或经介入方法予以关闭。新生儿和3个月内婴儿,由于动脉导管粗大,临床症状较为严重,出现肺动脉高压或心衰者,要立即手术。无症状和无肺动脉高压的患儿,可选择学龄前期手术为佳。不合并必须外科手术的其他心脏畸形,动脉导管直径在适宜宽度的,采用介入疗法,可选择蘑菇伞(Amplatzer)等关闭动脉导管。

(四)法洛四联症

法洛四联症(tetralogy of fallot,TOF)是婴儿期后最常见的青紫型先天性心脏病,发病率占各类先天性心脏病的10%～15%。由4种畸形组成:①右心室流出道狭窄;②室间隔缺损;③主动脉骑跨;④右心室肥厚。其中以右心室流出道狭窄为主要畸形。

1. 发病机制

右心室流出道梗阻严重时,肺动脉血流减少明显,大量未氧合的静脉血,通过室间隔产生右向左分流,而出现青紫。右心室流出道梗阻越严重,肺血管阻力越大,青紫越重。血液进入肺循环受阻,右心室压力相对较高;右心室收缩时,由于室间隔缺损,主动脉跨于两心室之上,主动脉同时接受一部分左心室血液和一部分右心室的静脉血液,造成持续氧饱和度降低和青紫,主动脉右移骑跨越多,青紫越严重。右心室流出道梗阻,严重限制了肺的血流,肺循环进行气体交换的血液减少,加重了青紫程度。进入肺动脉的血流减少,可由增粗的支气管动脉和肺血管之间形成侧支循环。新生儿动脉导管可供血,动脉导管关闭前,肺循环血流减少的程度较轻,青紫可不明显。随着动脉导管关闭和漏斗部狭窄逐渐加重,青紫日益明显,患儿长期处于缺氧状态,可出现杵状指(趾),红细胞代偿性增多。(图9-5)

2. 临床表现

(1)青紫。青紫为其主要临床表现,其程度和出现早晚与肺动脉狭窄程度有关。轻度右心室流出道梗阻的婴儿,出生时常无青紫。随着右室漏斗部肥厚加重及患儿的生长,多于生后1年逐渐出现青紫,以毛细血管丰富的部位为主,如唇、指(趾)、甲床、球结膜等。严重右心室流出道梗阻者,新生儿期就表现出青紫。

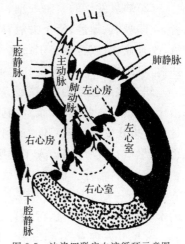

图9-5 法洛四联症血液循环示意图

(2)蹲踞症状。活动后,患儿多主动蹲踞片刻。蹲踞时下肢屈曲,静脉回心血量减少,可减轻心脏负荷。同时,下肢动脉受压,体循环阻力增加,右向左分流减少,使缺氧症状暂时得以缓解。不会行走的小婴儿常喜欢大人抱起,双下肢屈曲状。

(3)杵状指(趾)。由于长期处于缺氧状态中,致使指、趾末端毛细血管扩张增生,局部软组织及骨组织也增生性肥大,随后指(趾)端膨大如鼓槌状,出现杵状指(趾)。

(4)阵发性缺氧发作。多见于婴儿。发生的诱因为吃奶、排便、剧烈哭闹后,感染、贫血或睡醒后均可诱发。在肺动脉漏斗部狭窄的基础上,突然出现该处肌部的痉挛,引起一时性的肺动脉梗阻,使脑缺氧发作而产生的。临床表现为烦躁不安、呼吸困难、青紫加重,严重者发生晕厥、抽搐、意识丧失甚至死亡。缺氧发作可持续数分钟或数小时,此外红细胞增多,血液黏稠度增高,可引起脑血栓,如果是细菌性栓子,易并发脑脓肿。

查体可见:患儿发育迟缓,出现不同程度的发绀。发绀6个月以上出现杵状指(趾),心前区略隆起,由于右心室肥厚,有胸骨下右室搏动。胸骨左缘2~4肋间,触及收缩期震颤,闻及Ⅱ~Ⅳ/Ⅵ级收缩期喷射性杂音,传导广泛。肺动脉第二音减弱。

3.辅助检查

(1)心电图。心电轴右偏,右心室肥厚,狭窄严重者往往出现心肌劳损,亦可出现右心房肥大。

(2)X线检查。心影大小正常或稍大,典型者前后位心影呈"靴型",即肥厚的右室造成心尖上翘,肺动脉段凹陷,上纵隔较宽,肺门血管影缩小,双肺纹理减少,肺野清晰。主动脉弓可位于右侧,升主动脉增宽。

(3)超声心动图。左室长轴切面见主动脉骑跨,显示主动脉内径增宽,室间隔与主动脉前壁连续中断。大动脉短轴切面见右心室流出道变窄,显示其部位及程度,可见近端肺动脉分支、主动脉弓位置、冠状动脉。彩色多普勒可见右心室收缩期血流注入骑跨的主动脉。

(4)心导管检查。右心室压力升高。有时导管由右心室插入主动脉,表明有主动脉骑跨。若导管由右心室插入左心室,表明有室间隔缺损。主动脉血氧饱和度降低,证明存在右向左分流。左心室、右心室和主动脉收缩压基本相同。

(5)心血管造影。患儿可做选择性右心室造影,可显示右心室形态,肺动脉狭窄的部位和程度、肺动脉分支的形态。

4.治疗要点

(1)一般治疗。平时要经常饮水,以摄入足够水分。腹泻、发热时注意补液,防治脱水。预防感染,治疗并发症。对缺氧发作频繁者,应进行及时相应的治疗。

（2）缺氧发作的紧急处理。①发作轻者，立即予以膝胸体位，即可缓解。②发作重者，立即吸氧、镇静；给予去氧肾上腺素 0.05～0.1 mg/kg，静脉滴注，以减少右向左分流，改善症状；或普萘洛尔每次 0.05～0.1 mg/kg，加入 10％葡萄糖液稀释后缓慢静脉注射，可减慢心率，缓解发作。必要时也可皮下注射吗啡，剂量为每次 0.1～0.2 mg/kg。纠正代谢性酸中毒，给予 5％碳酸氢钠（$NaHCO_3$）1.5～5 mL/kg，缓慢静脉注入。治疗有效者，青紫减轻，杂音增强。平时应去除引起缺氧发作的诱因，如贫血、感染，尽量保持患儿安静。若不能有效控制，应考虑外科手术修补。③严重意识丧失者，血压不稳定，尽早行气管插管，人工呼吸。

（3）外科治疗。法洛四联症患儿的外科治疗可大大降低本病的死亡率。轻症患者，5～9 岁行一期根治手术为宜。对严重患者，应尽早手术治疗。绝大多数患儿可施行根治术，如果根治有困难，可先行姑息分流手术，待年长后，一般情况改善，再行根治手术。

常见并发症有：①脑血栓，重度红细胞增多引起脑血管栓塞；②脑脓肿，出现头痛、呕吐和惊厥，头颅 CT 或 MRI 可证实诊断；③感染性心内膜炎，某些手术易合并菌血症，应使用抗生素预防。

知识链接

心导管检查是先天性心脏病进一步明确诊断和决定手术前的重要检查方法之一，根据检查部位不同分为右心导管检查和左心导管检查两种。右心导管检查系经皮穿刺股静脉，插入不透 X 线的导管，经下腔静脉、右心房、右心室至肺动脉；左心导管检查时，导管经股动脉、降主动脉逆行至左心室。检查时可探查异常通道，测定不同部位的心腔、大血管的血氧饱和度、压力，进一步计算心排血量、分流量及血管阻力。通过肺小动脉楔入压测定可以评价肺高压患者的肺血管床状态，对左心房入口及出口病变、左心室功能等有一定意义。

三、先天性心脏病患儿的护理

（一）护理评估

1. 健康史

评估母亲妊娠史，特别注意妊娠最初 3 个月有无病毒感染、接触放射线和服用药物，孕母是否患有糖尿病合并妊娠或妊娠期糖尿病，家族中是否有先天性心脏病患者等。询问患儿出生时有无缺氧，出生的生长发育状况，有无喂养困难、哭声嘶哑、反复发作呼吸道感染，有无青紫、青紫的程度及与活动的关系，有无蹲踞现象和突然昏厥，是否常出现阵发性呼吸困难或出现心功能不全等。

2. 身体评估

一般情况与心脏畸形的部位和严重程度有关。检查患儿精神状态，生长发育情况，有无特殊面容（提示染色体及遗传代谢性疾病）、皮肤黏膜是否发绀、有无杵状指（趾），检查呼吸、脉搏情况：有无呼吸急促、脉搏增快、鼻翼翕动及三凹征等。听诊心脏杂音的位置、性质、程度。

3. 辅助检查

及时协助医生为患儿进行辅助检查，采集血等标本及时送检并收集分析结果，达到全面了解患儿病情之目的。

4. 心理-社会状况

询问患儿入托、入学情况,与周围人交往的情况,评估患儿心理状态。陌生的住院环境、检查治疗过程中的危险状况、预后的难以预测、医疗费用问题,是否给患儿及家长造成焦虑和恐惧。

(二)常见护理诊断

1. 活动无耐力

与氧的供需失调有关。

2. 有感染的危险

与肺充血、心内膜损伤及机体免疫力低下有关。

3. 营养失调

营养摄入量低于机体需要量,与喂养困难、食欲低下有关。

4. 潜在并发症

心力衰竭、脑血栓和感染性心内膜炎等。

5. 焦虑

与疾病的威胁和家长对手术风险与预后的担忧有关。

(三)护理措施

1. 生活护理

(1)环境与休息。休息可减少组织对氧的需要,减少心脏负担。要建立合理的生活作息制度,安排适当活动量,动静适度,减轻心脏负荷。尽量避免哭闹、情绪激动。室内温湿度要适宜,温度 20～22 ℃,湿度 55％～60％,空气清新,环境安静,注意保暖,以预防感染。

(2)饮食。保证营养需要,饮食结构合理。对喂养困难的小儿要耐心喂养,避免呛咳。应为清淡易消化的食物,少量多餐。控制水及钠盐的摄入,供给充足能量、高蛋白质和高维生素食物。根据患儿年龄添加适量的蔬菜类粗纤维食品,保持大便通畅。

2. 对症护理

法洛四联症患儿因活动、哭闹等引起缺氧发作时,应将小儿置于膝胸卧位,吸氧,遵医嘱给予吗啡及普萘洛尔抢救治疗。观察患儿如有呼吸困难、心率增快、吐泡沫样痰、肝大等心力衰竭的表现,立即置患儿半卧位,给予吸氧,及时联系医生,并遵医嘱护理。

3. 用药护理

服用强心苷类药物后,应用时必须仔细复核药物剂量,注意给药方法,密切观察药物的作用及毒性反应。其毒性反应常为食欲减退、恶心、呕吐等消化系统表现和心动过缓或过速等心律失常表现及视力模糊等神经系统表现等。钙剂与洋地黄有协同作用,应避免同时使用。服用利尿剂,观察患儿的尿量的变化。预防感染,如做小手术时,应给予抗生素,防止心内膜炎的发生。

4. 心理护理

建立良好的护患关系,对患儿关心爱护,多与患儿交流。使患儿增强自信,消除紧张和焦虑情绪。向家长和患儿介绍疾病相关知识,解释病情,检查、治疗经过,取得他们的理解和配合,消除恐惧心理,增强治愈信心。

课程思政 讲述先天性心脏病患儿求医"艰难路""弃婴的故事",激发学生关爱患儿的同理心,树立敬畏生命和关怀生命的敬业精神。

5.健康教育

帮助患儿建立合理的生活制度,指导家长掌握先天性心脏病的日常护理,合理用药,预防感染和其他并发症。定期复查,使患儿能安全达到最佳手术年龄。

考点提示 先心病的临床表现,治疗要点及护理要点为护考重点内容常以A1A2A3形式考核。

‖ Key Words ‖

1.法洛四联征患儿喜蹲踞是因为_____。

2.先天性心脏病中最常见的类型是_____。

任务三 | 病毒性心肌炎患儿的护理

📺学习目标

【知识目标】

掌握病毒性心肌炎的临床表现及护理措施;熟悉病毒性心肌炎的护理诊断;了解本病的病因及机制

【能力目标】

能够对病毒性心肌炎患儿进行护理评估

【素质目标】

具有关心、爱护患儿的职业素养和团结协作能力

‖ 案例导入 9-3 ‖

患儿,女,8岁,因感冒后自觉乏力、气促和心前区隐痛入院。该患儿平时食欲差,不喜好运动,好便秘。T:35.7 ℃,P:66 次/分,R:22 次/分,有室性期前收缩,心尖区有收缩期吹风样杂音或舒张期杂音,心电图异常。查血:白细胞总数增高,以中性粒细胞为主,血沉轻度增快。血清磷酸肌酶(CPK)及其同工酶(CK-MB)升高,乳酸脱氢酶(LDH)及其同工酶增高。

请问:(1)该患儿最可能的诊断是什么?

(2)请分析该患儿主要的护理诊断是什么?

病毒性心肌炎(viral myocarditis)是指因病毒侵犯心脏所引起的以心肌炎性病变为主的疾病。病变可累计心包或心内膜。可出现局灶性或弥漫性心肌间质炎性渗出,

心肌变性或坏死,或导致不同程度的心功能障碍,是小儿较常见的心脏病之一。

一、病因和发病机制

任何病毒感染均可引起心肌炎,能引起心肌炎的病毒有很多种,肠道病毒是引起病毒性心肌炎的最常见病毒,尤其是柯萨奇B组病毒感染最多见,其他还有腺病毒、脊髓灰质炎病毒、流感病毒、EB病毒、传染性单核细胞增多症病毒等。

本病的发病机理尚不完全清楚。一般认为,与病毒及其毒素早期经血液循环直接侵犯心肌细胞有关,病毒感染后的变态反应和自身免疫也与发病有关。

二、临床表现

临床表现病情轻重不一,取决于年龄和感染的急性或慢性过程。自觉症状较检查所见为轻。病毒性心肌炎典型病例,多在出现心脏症状前2~3周,有上呼吸道感染或其他系统病毒感染症状,主要为发热、周身不适、咽痛、肌肉疼痛、腹泻及皮疹等。

轻症患儿一般无明显症状,心肌受累明显时,以乏力、活动受限、心悸为主,有心前区不适、面色苍白、胸闷、气短、多汗、头晕、食欲不振等。重症患儿起病急,可出现心力衰竭或突发心源性休克,死亡率高。部分患儿呈慢性过程,可逐渐演变成心肌病,表现为极度乏力、头晕、心前区痛,严重心律失常。检查见心脏轻度增大、心率过速(或过缓)、第一心音减弱、奔马律、心律失常、心尖部轻度收缩期杂音。

三、辅助检查

1.血清心肌酶检查

血清磷酸肌酶(CPK)及其同工酶(CK-MB)升高,以心肌同工酶为主,在心肌受损早期(3~6 h)多有升高,2~5 d达高峰。乳酸脱氢酶(LDH)及其同工酶增高,在心肌受损24 h开始升高,3~6 d达高峰,对心肌炎的早期诊断有提示意义。心肌肌钙蛋白(cTnI或cTnT)的变化对心肌炎诊断的特异性更强,且比心肌酶更加敏感。

2.心电图检查

可见严重的心律失常,包括各种期前收缩,如室上性、室性心动过速,房颤或室颤,二度或二度房室传导阻滞等。急性期常见ST-T改变,ST段偏移,T波低平、双向或倒置。心电图检查无特异性,动态观察临床意义较大。

3.病原学检查

疾病初期可自咽拭子、咽冲洗液、粪便、血液中分离出病毒,但需结合血清抗体测定才更有意义。恢复期血清同型抗体滴度较第一份血清升高4倍以上,病程早期血中特异性IgM抗体滴度在1∶128以上。用聚合酶链反应(PCR)或病毒核酸探针原位杂交,自血液或心肌组织中查到病毒核酸可作为某一型病毒存在的依据。

4.超声心动图

显示心脏扩大,心房或心室扩大,心室收缩功能受损程度,探查有无心包积液以及瓣膜功能。

5.心肌活体组织检查

心肌活体组织检查仍被认为是诊断的金标准,但由于取样部位的局限性,以及患者的依从性不高,应用仍有限。

知识链接

近年来,病毒性心肌炎发病日益增多。据报道,约有5%病毒感染者感染后可累及心脏而发生心肌炎。可为病毒感染后直接侵袭心肌,也可为病毒感染后自身免疫反应所致。病毒感染后仍持续紧张、过度劳累、从事重体力劳动与剧烈运动,或营养不良,都易发生病毒性心肌炎。春季是病毒性心肌炎的高发季节,应引起警惕。

四、治疗要点

1.休息

急性期卧床休息,一般应至热退后3~4周。

2.药物治疗

(1)抗病毒。若患儿处于病毒血症阶段,选用抗病毒药物治疗,如利巴韦林。

(2)改善心肌营养。大量维生素C、维生素E、复合维生素B治疗,有清除自由基的作用,保护心肌,改善心肌功能。应用1,6-二磷酸果糖(FDP),改善心肌细胞代谢,增加心肌能量。辅酶Q_{10}对病毒感染的心肌起到保护作用。黄芪口服液对柯萨奇病毒有抑制作用,能增强心肌收缩力和改善心肌供血。

(3)皮质激素。通常不主张使用。对合并心源性休克、严重心律失常的重型病例及心肌活体组织检查证实慢性自身免疫性心肌炎反应者可考虑应用,早期足量使用。

(4)抗心衰。应用地高辛,注意补充氯化钾,以避免洋地黄中毒。

五、护理评估

1.健康史

评估患儿近期是否有呼吸道或消化道感染史,如发热、咽痛、呕吐、腹泻等病毒感染的病史。询问患儿是否有胸闷、心悸、气促、心前区不适、乏力等症状,是否伴有咳嗽、呼吸困难、发绀等。

2.身体评估

检查患儿呼吸、脉搏和心率。评估有无心律失常,心率增快与体温升高等,评估有无第一心音减弱、奔马律、心包摩擦音及心脏扩大。

3.辅助检查

及时协助医生为患儿进行辅助检查,采集血液等标本及时送检并收集结果,分析患儿心电图、超声心动图和病原学等检查结果,达到全面了解患儿病情之目的。

4.心理-社会状况

评估患儿及家长对本病的认知程度及护理需求,对预后及护理知识了解的情况。症状轻者,容易忽视;症状重者,由于担心疾病的预后和经济负担,易产生焦虑、恐惧,应进行动态的心理评估。

六、常见护理诊断

1.体温过高

与病毒感染有关。

2. 活动无耐力

与心肌炎导致心肌受损,心搏出量减少和组织供氧不足有关。

3. 潜在并发症

心律失常、心力衰竭和心源性休克等。

4. 焦虑恐惧

与知识缺乏有关。

七、护理措施

1. 生活护理

(1)环境与休息。给患儿提供安静、温暖、舒适的环境,卧床休息至退热后3~4周,病情稳定后,逐渐增加活动量。有心脏扩大或心功能不全的患儿,休息时间应至少6个月。待心功能改善、心脏恢复,再逐渐恢复运动量,以不出现心悸、气促为宜。

(2)饮食护理。患儿适宜高热量、高蛋白、高维生素、易消化、营养丰富的饮食,少量多餐,不要暴饮暴食。心力衰竭的患儿给予低盐饮食。

2. 对症护理

密切观察呼吸、脉搏的频率、节律,以及血压等的变化。胸闷、气促时遵医嘱吸氧。患儿出现脉搏频率超过正常50%,或脉率不齐,及时报告医生遵医嘱处理。观察并记录尿量、血压变化,及早判断有无心源性休克的发生。如有胸部不适、胸闷、烦躁不安等症状时,应及时处理。

3. 用药护理

遵医嘱给予营养心肌的药物,嘱患儿按时服药。心力衰竭的患儿,应控制输液速度和输液量;心源性休克者,遵医嘱及时补充血容量。应用洋地黄药物时,注意观察,若有恶心、呕吐、黄绿视等症状,应暂停用药,避免洋地黄中毒。

4. 心理护理

保持情绪稳定,安慰患儿,消除其紧张和焦虑情绪,使其保持最佳心理状态。

5. 健康教育

向患儿和家长介绍病毒性心肌炎的病因、临床表现、治疗及预后,使其认识到大多数患儿诊断及时并经过适当治疗,可完全治愈,使家长和患儿消除焦虑及恐惧心理。患儿要注意不要过于劳累,适当限制体力活动。积极预防上呼吸道感染和消化道感染,并且要定期到医院复查,监测病情变化。

考点提示 病毒性心肌炎的临床表现,心肌酶检查。治疗要点及护理要点为护考内容,常以 A1A2 形式考核。

▌ **Key Words** ▐

1.引起病毒性心肌炎的最常见病毒是_____。

2.病毒性心肌炎多在出现心脏症状前 2~3 周,有_____或其他系统病毒感染症状。

 思考题

1.患儿,男,3岁,患有法洛四联症。每当哭闹后出现呼吸困难,即出现抽搐。出现上述缺氧发作时最有效的抢救措施是什么?

2.患儿,女,6岁,平日活动后气急,易患呼吸道感染,发育落后于同龄儿,胸骨左缘第3～4肋闻及Ⅲ级全收缩期杂音,P$_2$亢进,患儿最可能的诊断是什么?常见的护理诊断有哪些?

3.简述胎儿血液循环的特点。

4.概述先天性心脏病的护理措施。

5.病毒性心肌炎主要临床表现有哪些?

6.概述病毒性心肌炎患儿的护理措施。

(孟华)

直击护考

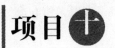

项目十

泌尿系统疾病患儿的护理

任务一 小儿泌尿系统解剖生理特性

学习目标

【知识目标】

熟悉小儿尿液和排尿特点

【能力目标】

能够运用小儿尿液和排尿特点知识进行小儿泌尿疾病的护理评估

【素质目标】

具有关心、爱护患儿的职业素质和团队协作能力

案例导入 10-1

实习护士小刘到小儿泌尿科实习,她需要加强哪些基础知识的学习才能更好完成在这个科室的实习?

一、小儿泌尿系统解剖特点

1. 肾脏

小儿肾脏相对成人较大,位置较低。新生儿肾脏位置最低,其下极可至髂嵴以下第4腰椎水平,2岁后才达髂嵴水平以上,故2岁以内健康小儿腹部触诊时易触及肾脏。右肾受上方肝脏影响,位置更低,加之腹壁肌肉薄而松弛,腹部触诊时较易触及。

2. 输尿管

婴幼儿输尿管长且弯曲,管壁肌肉及弹力纤维发育不良,容易扩张、受压及扭曲,发生尿潴留,诱发感染。

3. 膀胱

婴儿膀胱位置比年长儿高,尿液充盈时,易在腹部触及。随着年龄的增长,逐渐下降至盆腔内。出生时膀胱容量为 20~50 mL,成人为 700 mL。

4. 尿道

女婴尿道较短,新生女婴尿道仅 1 cm(性成熟期 3~5 cm),外口暴露,且接近肛门,易受粪便污染而发生上行性泌尿道感染。男婴尿道虽较长(5~6 cm),但常有包茎,积垢时可诱发泌尿系统感染。

二、小儿泌尿系统生理特点

1. 肾功能

肾脏具有排泄代谢产物,调节水、电解质、酸碱平衡及内分泌功能,其中排泄和调节功能通过肾小球滤过、肾小管重吸收、分泌及排泄完成。新生儿出生时肾单位数量已达成人水平(每侧80万~100万),出生后肾脏的生理功能基本与成人相似,但储备能力差,调节机制不够成熟。表现为肾小球滤过率低、肾小管重吸收及排泄功能不成熟,浓缩功能差等,易发生水肿、脱水、电解质紊乱和酸中毒。小儿肾功能一般到1~1.5岁时开始达到成人水平。

2. 小儿排尿及尿液特点

(1)排尿次数和尿量

不同年龄段儿童每日排尿量如表格10-1所示。

表 10-1   不同年龄段儿童每日排尿量

项目	新生儿	婴儿期	幼儿期	学龄前期	学龄期
正常尿量	1~3 mL/(kg·h)	400~500 mL/d	500~600 mL/d	600~800 mL/d	800~1 400 mL/d
少尿	<1 mL/(kg·h)	<200 mL/d	<200 mL/d	<300 mL/d	<400 mL/d
无尿	<0.5 mL/(kg·h)	<50 mL/d	<50 mL/d	<50 mL/d	<50 mL/d

(2)尿液的性质

①尿色。生后最初几天尿内含尿酸盐多,故尿液颜色较深,放置后有红褐色的尿酸盐结晶沉淀,数日后尿色变淡。正常小儿的尿液为淡黄色,清晰透明。但在寒冷季节放置后有盐类结晶析出而变浑浊,加热后溶解,可与乳糜尿和脓尿鉴别。

②酸碱度和比重。出生后头几天因尿内含尿酸盐多而呈强酸性,以后接近中性或弱酸性,pH多为5~7。新生儿尿比重为1.006~1.008,随年龄的增长逐渐增高,1岁后接近成人水平,范围是1.003~1.030,通常为1.011~1.025。

③蛋白、细胞及管型。正常小儿尿中仅含微量蛋白,定性为阴性。正常小儿新鲜尿液离心后沉渣镜检,红细胞<3个/HP,白细胞<5个/HP,一般无管型。12 h尿细胞计数(Addis count,阿迪计数):红细胞<50万,白细胞<100万,管型<5000个。

▌ Key Words ▐

1.新生儿肾脏位置最低,其下极可至髂嵴以下第_____腰椎水平,2岁后才达髂嵴水平以上。

2.小儿肾功能一般到_____岁时开始达到成人水平。

任务二　泌尿道感染患儿的护理

学习目标

【知识目标】
掌握泌尿道感染的临床表现和护理措施;熟悉泌尿道感染的感染途径及诊疗要点

【能力目标】
能够对泌尿道感染患儿进行护理评估和提出护理诊断

【素质目标】
具有关心、爱护患儿的职业素质和团队协作能力

案例导入 10-2

患儿,女,4 岁,以发热、频繁排尿、排尿疼痛 4 d 为主诉入院。体检发现:体温 38.4 ℃,尿道外口及周围充血,异味较浓。其余无异常发现。

请问: (1)该患儿最可能的诊断是什么? 确诊还需要什么依据?

(2)请分析该患儿主要的护理诊断是什么?

泌尿道感染(urinary tract infection,UTI)是指病原体侵入泌尿系统并引起黏膜或组织损伤的炎症,感染可累及尿道、膀胱、肾盂和肾实质,是儿科常见的感染性疾病。由于小儿时期感染局限于某一部位者较少,常难以准确定位,故又称为尿路感染,任何年龄均可发病,女孩多于男孩。

一、病因和发病机制

1. 致病菌

细菌、真菌、支原体、病毒等各种病原体均可以引起泌尿道感染,以细菌最常见,多为革兰阴性杆菌,其中 80% 左右为大肠杆菌,其次为变形杆菌、克雷伯杆菌、肠杆菌等。革兰阳性菌较少见,主要为粪链球菌和葡萄球菌。

2. 易感因素

①与小儿解剖生理特点有关,输尿管长而弯曲,管壁弹力纤维发育不全,易扩张、扭曲;女孩尿道短,尿道口接近肛门,易被污染,加上局部防御功能和全身免疫功能差等,易引起上行感染。②小儿泌尿系统先天畸形,如后尿道瓣膜、多囊肾、双套肾盂输尿管、膀胱憩室等导致肾盂积水、肾囊肿,常造成尿潴留,有利于细菌生长。③膀胱输尿管反流与泌尿道感染的发生和发展关系密切,膀胱输尿管反流可分为先天发育异常或后天因素所致,易引起感染,且是感染迁延不愈和重复感染的原因。④其他因素如泌尿道器械检查、留置导尿管、不及时更换尿布、蛲虫病等均是易导致泌尿道感染的原因。

3. 感染途径

①上行感染是最常见和主要的感染途径,致病菌由尿道口侵入,经尿道、膀胱、输尿管上行至肾盂、肾盏、肾乳头及肾实质。②血行感染常继发于新生儿和小婴儿的败血症

和菌血症等。③淋巴感染和直接感染少见。

二、临床表现

根据病程长短分为急性尿路感染、慢性尿路感染和无症状性菌尿。

1. 急性尿路感染

急性尿路感染是指病程在 6 个月以内者,临床表现因年龄而异。

(1)新生儿期。多由血行感染引起。症状轻重不一,以全身症状为主,如发热或低温、拒奶、腹泻、烦躁或嗜睡、体重不增,部分患儿可出现惊厥或黄疸。局部尿路刺激症状多不明显。

(2)婴幼儿期。全身症状较重,如发热、腹胀、腹痛、腹泻、拒食、呕吐等,部分患儿可有尿路刺激症状如排尿时哭闹,排尿中断,尿有臭味,因尿频出现顽固性尿布疹,夜间原无遗尿而出现遗尿。

(3)儿童期。与成人相似,上尿路感染时全身症状较为突出,表现为腰痛、发热等,伴有肾区叩击痛、肋脊角压痛;下尿路感染时主要表现为膀胱刺激征即尿频、尿急、尿痛。

2. 慢性尿路感染

慢性尿路感染是指病程迁延,多在 6 个月以上者。症状轻重不一,可间断出现发热、腰酸、菌尿或脓尿,反复发作者伴乏力、贫血、营养不良、肾功能减退等。

3. 无症状性菌尿

无症状性菌尿是指尿培养阳性而无任何尿路感染症状,常伴有既往尿路感染史或尿路畸形,多见于学龄儿童,女童多见。

三、辅助检查

1. 尿常规

清晨中段尿离心沉淀后,白细胞＞10 个/HP,即考虑泌尿道感染,若白细胞聚集或见白细胞管型则可诊断。肾盏乳头炎或膀胱炎可有血尿。

2. 尿涂片找细菌

未离心新鲜尿液,革兰氏染色,油镜下每个视野找到多于 1 个细菌,有诊断意义。

3. 尿培养

尿培养是诊断泌尿道感染的主要依据。菌落数$\geqslant 10^5$/mL 可确诊;菌落数在 $10^4 \sim 10^5$/mL 为可疑;菌落数$< 10^4$/mL 为污染。留尿时常规清洁、消毒外阴,取中段尿及时送检。婴幼儿可用无菌尿袋收集尿标本。如怀疑结果不可靠可通过耻骨上膀胱穿刺获取的尿标本培养,只要有细菌生长即有诊断价值。

▌ 知识链接 ▐

关于儿童 UTI 收集尿液标本的方法,英国国家健康和临床优化研究所(NICE)制定的儿童 UTI 诊治指南建议:①留取清洁中段尿是常规推荐的尿液收集方法;②当无法留取清洁中段尿时可使用其他非侵入式方法如使用尿袋,但不能使用棉球、纱布或尿垫;③当非侵入式方法均不可使用时可采用经尿道膀胱插管或耻骨上膀胱穿刺(SPA)。

4.影像学检查

常用的有 B 超、静脉肾盂造影、排泄性膀胱造影、核素扫描等,观察有无畸形、梗阻和肾瘢痕等。

四、治疗要点

治疗目的是控制感染,缓解症状,防止复发和保护肾功能。

1.一般治疗

急性期卧床休息,多饮水,注意外阴清洁。

2.抗菌治疗

及早应用有效的抗生素是治疗的关键。宜选择抗菌谱广,血、尿及肾组织浓度高且对肾脏毒性较小的强效杀菌药如青霉素类、头孢菌素类、磺胺类、喹诺酮类等。上尿路感染应选择血液浓度高的药物,如氨苄青霉素、头孢类抗生素;下尿路感染应选择尿液中浓度高的药物,如复方新诺明、呋喃类。疗程 10～14 d;复发时,足量用药 2 周左右,尿菌培养阴性后,减量维持 3～6 个月;慢性感染者疗程 6 月～2 年,平均 10 个月。

3.矫正尿路畸形

合并尿路畸形或尿路梗阻时,应积极矫正畸形和梗阻,再配合抗菌治疗。

五、护理评估

1.健康史

询问既往有无泌尿系统感染病史,有无泌尿道畸形,有无蛲虫病史,有无其他系统感染史,男孩包皮情况,有无引起机体抵抗力降低的诱因;询问用药和治疗情况。

2.身体评估

评估患儿的年龄、卫生习惯,有无尿频、尿急、尿痛等症状;监测生命体征,有无腹胀和腹痛及肾区有无叩击痛等。

3.辅助检查

采集尿、血标本及时送检,分析化验结果,全面了解患儿病情。

4.心理-社会状况

评估家长有无因患儿尿频及排尿时中断、哭闹或疼痛造成的焦虑、内疚情绪;评估患儿是否因膀胱刺激征、尿床和尿裤子等,产生紧张、抑郁等情绪。

六、常见护理诊断

1.体温过高

与细菌感染有关。

2.排尿异常

与膀胱、尿道炎症有关。

3.知识缺乏

与患儿及家长缺乏泌尿系统感染的预防及护理知识有关。

七、护理措施

1. 生活护理

（1）休息与活动。急性期卧床休息；保持室内空气新鲜，温湿度适宜。保持会阴部清洁，勤换内裤，婴儿勤换尿布，尿布用开水烫或煮沸消毒。幼儿不穿开裆裤，女婴清洗外阴时从前向后擦洗。患儿有尿频和尿急症状，便器要放在易取的位置。

（2）饮食护理。给予含有足够热量、蛋白质、维生素及易消化的食物，增加机体抵抗力；发热患儿给予流质或半流质饮食；鼓励患儿多饮水，增加尿量，减少细菌在尿道的停留和繁殖，促进细菌和毒素的排出。

课程思政 认真、负责的关爱患儿，为学生讲述现代儿科先驱—北京协和医院儿科主任周华康先生的事迹：曾经在儿科病房里，总要帮着护士做些琐碎工作，清晨跟生病的孩子换尿布，挨个喂饭测体温等工作，学习前辈的爱岗敬业精神。

2. 对症护理

高热、腰痛的患儿遵医嘱应用解热镇痛剂缓解症状；尿道刺激征明显者，酌情应用抗胆碱药解痉或口服碳酸氢钠碱化尿液。观察生命体征特别是体温的变化，以及患儿排尿情况。

3. 用药护理

遵医嘱应用抗生素，注意观察药物的疗效和不良反应。磺胺类药物可引起结晶而导致血尿、少尿等，应用时应多喝水；口服碳酸氢钠碱化尿液时注意有无过敏反应的发生。

4. 心理护理

及时了解患儿及家长心理，做好沟通与疏导。

5. 健康指导

向患儿和家长介绍本病的预防知识和护理要点。婴儿尿布应勤换并烫洗、日光暴晒，幼儿不穿开裆裤，女童清洗会阴应从前向后，单独使用洁具。及时处理男童包茎和蛲虫感染等。及时矫正泌尿道畸形，按时服药，完成疗程。定期复查，防止复发与再感染。疗程结束后每月复查1次，连续6个月。以后每2～3月复查1次，共2年或更长时间。

考点提示 泌尿道感染的主要感染途径、临床表现、诊疗要点及护理要点为护考的重点内容，常以 A1、A2、A3 形式考核。

▌ Key Words ▐

1. 小儿发生泌尿系统感染的主要途径是_____感染，最常见的致病菌是_____。

2. 儿童下尿路感染主要以_____症状为主。

3. 泌尿系统感染患儿饮食护理关键是_____。

任务三　急性肾小球肾炎患儿的护理

学习目标

【知识目标】

掌握急性肾小球肾炎的临床表现和护理措施；熟悉急性肾小球肾炎的治疗要点。

【能力目标】

能够对急性肾小球肾炎患儿进行护理评估和提出护理诊断。

【素质目标】

具有关心、爱护患儿的职业素质和团队协作能力。

案例导入 10-3

患儿，男，6 岁，因眼睑水肿伴少尿 5 天，肉眼血尿 1 天入院。患儿于 1 周前患上呼吸道感染，出现食欲减退、乏力，随后出现水肿、少尿。查体：体温，38.1 ℃；血压，120/80 mmHg；发育正常。眼睑及下肢水肿，非凹陷性水肿。心肺检查未见异常。实验室检查：红细胞(＋)，尿蛋白(＋)，血尿素氮 7.4 mmol/L。

请问：(1)该患儿可能的初步诊断是什么？

(2)该患儿典型的临床表现是什么？如何对患儿家长进行健康教育？

急性肾小球肾炎(acute glomerulonephritis，AGN)简称急性肾炎，是一组不同病因所致的感染后免疫反应引起的急性弥漫性肾小球炎性病变。以起病急、水肿、少尿、血尿和高血压为主要临床表现，是小儿最常见的泌尿系统疾病。

本病绝大多数为 A 组 β 溶血性链球菌感染后所致，称为急性链球菌感染后肾炎(acute post-streptococcal glomerulonephritis，APSGN)，即通常临床所谓的急性肾炎。多见于 5～14 岁儿童，2 岁以下少见。男女之比约为 2∶1，一般预后良好。其他细菌和病毒也可引起急性肾炎，称为急性非链球菌感染后肾炎。

知识链接

除 β 溶血性链球菌外，其他细菌如金黄色葡萄球菌、肺炎链球菌和革兰氏阴性杆菌等也可导致急性肾炎的发生。此外，流行性感冒病毒、腮腺炎病毒、柯萨奇病毒 B_4 和埃柯病毒 9 型、乙型肝炎病毒、肺炎支原体、立克次体和疟原虫等也可致病。

一、病因和发病机制

本病常继发于上呼吸道或皮肤感染，菌体作为抗原，刺激机体产生相应抗体，形成原位和循环免疫复合物，沉积于肾小球并激活补体，引起免疫损伤和炎症反应。免疫损伤使肾小球基底膜断裂，毛细血管通透性增加，血浆蛋白、红细胞和白细胞漏出，出现血尿、蛋白尿及管型尿；炎症反应引起肾小球毛细血管管腔狭窄、闭塞，导致肾血流量减少，肾小球滤过率降低，体内水钠潴留，引起细胞外液和血容量增多，临床上出现少尿、水肿、高血压、血尿等。

二、临床表现

临床表现轻重不一,轻者甚至无临床症状,仅尿检时有镜下血尿,重者可在短期内出现循环充血、高血压脑病或急性肾功能不全而危及生命。

1. 前驱感染

患儿在起病前 1～3 周,多有呼吸道或皮肤感染,感染后可有低热、乏力、头晕、恶心、呕吐、食欲减退等症状。

2. 典型表现

急性起病,表现为水肿、少尿、血尿和高血压。

(1)水肿。为最常见和最早出现的症状,也是患者就诊的主要原因。晨起眼睑和颜面部水肿较明显,逐渐波及躯干、四肢及全身,为非凹陷性,水肿程度多为轻、中度水肿。水肿是由于肾小球滤过率减低,导致尿少和水钠潴留。

(2)少尿。早期均有尿色加深,尿量明显减少,严重者可出现无尿。

(3)血尿。起病时几乎都有血尿,轻者仅为镜下血尿,30%～70%患儿有肉眼血尿,其颜色与尿液的酸碱度有关,酸性尿时呈浓茶色或烟灰水样,中性或弱碱性尿时呈洗肉水样。肉眼血尿多在 1～2 周消失,少数持续 3～4 周,镜下血尿可持续数月,增加运动或并发感染时血尿可加剧。

(4)高血压。30%～80%患儿出现高血压,多为轻、中度增高,因水钠潴留、血容量扩张所致。一般在 1～2 周随尿量增多而下降。

3. 严重表现

少数患儿在病程 2 周内可出现下列严重症状,应早期发现,及时治疗,否则危及生命。

(1)严重循环充血。由于水钠潴留导致血浆容量增加而出现循环充血,轻者仅有呼吸急促和肺部湿啰音。严重者出现明显气急、端坐呼吸、咳嗽、咳粉红色泡沫痰,双肺布满湿啰音;心脏扩大,心率增快,甚至出现奔马律;颈静脉怒张,肝大而硬,水肿加重可有胸水、腹水。少数可突然发生,病情急剧恶化,如不及时抢救,可因急性肺水肿于数小时内死亡。

(2)高血压脑病。由于血容量增加使血压急剧增高,造成脑组织血液灌注急剧增多而出现脑水肿,临床表现为剧烈头痛、烦躁不安、恶心、呕吐、复视或一过性失明,严重者突然出现惊厥、昏迷。如果能及时控制血压,上述症状可迅速消失。

(3)急性肾功能不全。由于肾小球滤过率减少导致少尿、无尿,可出现暂时性氮质血症,严重少尿或无尿患儿出现电解质紊乱和代谢性酸中毒及尿毒症症状。一般持续 3～5 天,随尿量逐渐增多,病情好转。若持续数周仍不恢复,则预后较差。

三、辅助检查

1. 尿液检查

尿蛋白(＋～＋＋＋),镜下除见大量的红细胞外,还可见透明、颗粒或红细胞管型。

2. 血液检查

轻度贫血,血沉增快,血清总补体及 C_3 降低。血清抗链球菌抗体(如抗链球菌溶血素 O、抗透明质酸酶、抗脱氧核糖核酸酶)增高,提示近期有链球菌感染,是诊断链球菌感染后肾炎的依据。

3.肾功能检查

少尿期有血浆尿素氮、肌酐暂时升高。

四、治疗要点

本病为自限性疾病,无特效疗法,主要是休息和对症治疗,彻底清除感染灶,防止急性期并发症,保护肾功能。

(1)急性期应卧床休息,限制水、钠摄入,有氮质血症者限制蛋白质的摄入量。

(2)彻底清除感染灶。应用青霉素 10~14 天,控制链球菌感染。

(3)对症治疗。在控制水、钠摄入之后仍有水肿、少尿或高血压时给予噻嗪类髓襻利尿药;血压持续升高时应给予降压药,可用钙通道阻滞剂或血管紧张素转换酶抑制剂,严重循环充血伴肺水肿或高血压脑病的治疗可选硝普钠;急性肾衰竭者必要时采用透析治疗。

五、护理评估

1.健康史

询问患儿近期是否有上呼吸道感染史或皮肤感染史及用药情况;既往有无类似疾病及治疗情况等。

2.身体评估

评估患儿生命体征、神志、精神状态,颜面水肿情况、尿色和尿量等;检查水肿、心、肺、肝脏等情况;结合实验室检查观察疾病进展情况。

3.辅助检查

采集尿、血标本及时送检并记录尿色和尿量,分析化验结果,全面评估患儿病情。

4.心理-社会状况

评估患儿及家属的心态及对本病的认识程度;有无因卧床休息、形象改变和不能上学等原因产生的紧张和焦虑情绪;评估患儿家庭经济情况及家属心理状况。

六、常见护理诊断

1.体液过多

与肾小球滤过率下降有关。

2.活动无耐力

与水肿和高血压有关。

3.潜在并发症

急性循环充血、高血压脑病、急性肾功能不全。

4.知识缺乏

与家长及患儿缺乏本病的护理知识有关。

5.焦虑

与病程长、医疗性限制及知识缺乏等有关。

七、护理措施

1.生活护理

（1）休息与活动。休息可减轻心脏负担，增加心排血量，增加肾血流量，提高肾小球滤过率，减少水钠潴留。向患儿及家属强调休息的重要性，取得配合。起病2周内卧床休息，出现高血压和心力衰竭者，要绝对卧床休息。待水肿消退、血压正常、肉眼血尿消失可下床轻微活动或户外散步；1～2个月活动量应该加以限制，3个月内避免剧烈活动；血沉接近正常可上学，但应避免体育活动；阿迪计数正常后，恢复正常生活。

（2）饮食护理。水肿、少尿时，限制钠盐的摄入（1～2 g/d），给予高糖、高维生素、适量蛋白和脂肪的低盐饮食，同时加强食品的色、香、味、形，利用糖、醋及其他调料来满足味觉需要，增强食欲。氮质血症者，应限制蛋白质的摄入，给予优质动物蛋白0.5 g/d。水肿消退、血压恢复正常后，逐渐由低盐饮食过渡到普通饮食，以保证小儿生长发育的需要。

2.病情观察

（1）水肿、尿量及尿色情况。注意水肿的部位和变化程度，应用利尿剂时每日测体重一次，准确记录24 h的出入量。及时准确留取尿标本送验，尿量增加和肉眼血尿消失，提示病情好转。如果持续少尿，甚至无尿，提示可能发生急性肾衰竭，应做好透析前的护理。

（2）生命体征、神志情况。若突然出现血压升高，剧烈头痛、呕吐、眼花等，提示高血压脑病发生；若出现呼吸困难、烦躁不安、心率加快、双肺闻及湿啰音、肝脏增大和不能平卧等，提示有严重循环充血的发生，应立即报告医生，使患儿半卧位，给予吸氧，遵医嘱给药。

3.用药护理

遵医嘱用药，避免使用肾毒性药物。注意观察药物发挥作用的时间和不良反应。特别是硝普钠，应新鲜配制和严格避光，准确控制剂量和速度，严密监测血压和心率变化。

4.心理护理

向患儿及家长讲解疾病相关知识，消除父母和患儿的顾虑。创造良好的休养环境，提供适合患儿的床上娱乐、学习用品，以减轻患儿心理压力。

5.健康指导

向患儿家长介绍本病的诱因、彻底清除感染灶是预防本病的关键措施；强调限制患儿活动是控制病情进展的重要措施；介绍控制饮食的重要性；本病预后良好，痊愈率高，出院后定期随访是彻底痊愈的重要保证。

考点提示 急性肾炎的主要致病菌、典型临床表现、治疗要点及护理要点为护考的重点内容，常以A1、A2、A3形式考核。

▌ Key Words ▌

1.急性肾小球肾炎由不同感染所致，最常见致病菌是_____。

2.急性肾小球肾炎典型表现有_____、_____、_____及

_____。

3.急性肾小球肾炎出现严重循环充血伴肺水肿治疗首选_____。

4.急性肾小球肾炎患儿应密切关注 _____ 、_____、_____、_____ 及_____等情况变化。

任务四　肾病综合征患儿的护理

学习目标

【知识目标】

掌握肾病综合征的临床表现和护理措施;熟悉肾病综合征的治疗要点

【能力目标】

能够对肾病综合征患儿进行护理评估和提出护理诊断

【素质目标】

具有关心、爱护患儿的职业素质和团队协作能力

案例导入 10-4

患儿,男,6岁,以"全身浮肿逐渐加重4天伴少尿2天"入院,4天前患儿无明显诱因出现全身浮肿。查体:慢性病容,面色苍白,全身严重水肿,血压96/68 mmHg,呼吸、心率正常,腹部膨隆,有移动性浊音,阴囊水肿明显,四肢呈凹陷性水肿。实验室检查:尿蛋白定性(＋＋＋～＋＋＋＋),尿蛋白定量为2.0 g/d,血浆总蛋白45 g/L,白蛋白25 g/L,血清胆固醇18 mmol/L,血清补体正常。血常规未见异常。

请问:(1)该患儿的初步诊断可能是什么?

(2)该患儿主要的护理诊断有哪些?

(3)患儿入院后该实施哪些护理措施?

肾病综合征(nephrotic syndrome,NS)简称肾病,是由多种原因引起的肾小球滤过膜通透性增高,导致大量血浆蛋白从尿中丢失引起的一种临床症候群。以大量蛋白尿、低蛋白血症、高脂血症和不同程度的水肿为主要特征。

肾病综合征按病因分为原发性、继发性和先天性三大类。原发性肾病病因不明,按其临床表现又分为单纯性肾病和肾炎性肾病两种,其中以单纯性肾病多见。继发性肾病是指在诊断明确的原发病基础上出现肾病表现,多见于过敏性紫癜、系统性红斑狼疮等疾病。小儿时期约90%的肾病都是原发性,本节重点介绍原发性肾病综合征。

一、病因和发病机制

本病病因目前尚不十分清楚,可能与机体免疫功能紊乱有关。单纯性肾病的发病可能与T细胞免疫功能紊乱有关;肾炎性肾病患儿的病变肾组织中常可发现免疫球蛋白和补体成分沉积,提示与免疫病理损伤有关。

1. 蛋白尿

蛋白尿是本病最根本和最重要的病理生理改变,是导致肾病综合征其他三大临床特点的基本原因。肾小球滤过膜通透性增高,大量血浆蛋白漏入尿中导致蛋白尿产生。长时间持续大量蛋白尿能促进肾小球系膜硬化和间质病变,可导致肾功能不全。

2. 低蛋白血症

蛋白尿是病理生理改变的关键环节,大量血浆蛋白从尿中丢失及肾小管对重吸收的蛋白的分解增加是导致低蛋白血症的主要原因。

3. 高脂血症

低蛋白血症促使肝脏合成脂蛋白增多,其中大分子脂蛋白难以从肾脏排出,导致高脂血症,主要为血清胆固醇和低密度脂蛋白浓度增高。持续高脂血症可促进肾小球硬化和间质纤维化。

4. 不同程度的水肿

低蛋白血症可使血浆胶体渗透压下降,水和电解质外渗到组织间隙而出现水肿;有效循环血量较少、肾素-血管紧张素-醛固酮系统激活、醛固酮分泌增加、抗利尿激素分泌增多、利钠因子减少等作用下,使水肿进一步加重。

二、临床表现

1. 单纯性肾病

单纯性肾病是小儿肾病综合征最常见的类型,发病年龄多为 2～7 岁,男性发病率明显高于女性。起病隐匿,常无明显诱因,以水肿为突出表现,呈凹陷性,开始于眼睑、面部,逐渐遍及四肢全身,随体位变化,严重者出现胸腔积液、腹水和阴囊水肿。起病初期患儿状况尚可,随后可出现面色苍白、乏力、食欲不振,水肿严重者可有少尿,一般无明显血尿和高血压。

2. 肾炎性肾病

多见于学龄期小儿。水肿一般不严重,除具备肾病四大特征外,尚有明显血尿、高血压、血清补体下降和不同程度氮质血症。

3. 并发症

易并发感染、电解质紊乱、低血容量、血栓及急性肾衰竭等并发症,也可导致生长发育延迟。

(1)感染。感染是最常见的并发症。由于免疫力低下、蛋白质丢失、水肿局部循环不良以及肾上腺皮质激素和免疫抑制剂的应用等,肾病患儿易患各种感染,以呼吸道感染最多见,其次是皮肤感染、尿路感染和腹膜炎等。而感染又是病情反复和加重的诱因,影响激素治疗的效果。

(2)电解质紊乱。常见的电解质紊乱有低钠、低钾和低钙血症。由于利尿剂、肾上腺皮质激素的应用以及饮食限制、腹泻、呕吐等,均可引起低钠、低钾血症。由于钙在血中与白蛋白结合,随白蛋白从尿中丢失,以及肾病时维生素 D 降低、服用激素导致肠道钙吸收不良等因素,肾病患儿可产生低钙血症。

(3)低血容量。由于低蛋白血症使血浆胶体渗透压下降,有效循环血容量不足,出现低血容量性休克,表现为烦躁不安、皮肤花纹、四肢湿冷、脉搏细速及血压下降等。

（4）血栓。形成低蛋白血症时肝脏合成凝血因子增加、高脂血症使血液黏稠、利尿剂的应用使血液浓缩以及尿中丢失抗凝物质等因素,使血液为高凝状态,易发生血栓。其中以肾静脉血栓最常见,临床表现为突发的腰痛或腹痛、肉眼血尿、少尿,严重者可发生急性肾衰竭。

（5）急性肾衰竭。多数为低血容量所致的肾前性肾衰竭,少数为肾组织严重的增生性病变。

（6）生长发育延迟。主要见于频繁复发和长期接受大剂量肾上腺糖皮质激素治疗的患儿。

三、辅助检查

1.尿液检查

尿蛋白定性多为＋＋＋～＋＋＋＋,24 h 尿蛋白定量＞0.05～0.1 g,或随机或晨尿尿蛋白/肌酐(mg/mg)≥2.0,可有透明管型或颗粒管型,肾炎性肾病患儿尿内红细胞可增多。

2.血液检查

血浆总蛋白及白蛋白明显降低,白蛋白一般少于 25 g/L,白蛋白、球蛋白比例(A/G)倒置;胆固醇明显增高,浓度＞5.7 mmol/L;血沉明显增快;肾炎性肾病常有血清补体 C_3 降低和不同程度的氮质血症。

四、治疗要点

本病治疗原则为休息,治疗方式有激素治疗、免疫抑制剂治疗、对症治疗。

1.激素治疗

激素具有免疫抑制、改善肾小球滤过膜通透性、利尿消肿的作用,是治疗肾病的首选药物。初治病例确诊后应尽早采用激素治疗法。有短程及中、长程疗法。短程疗法疗程为 8～12 周,中程疗法疗程为 4～6 个月,长程疗法疗程为 9～12 个月。目前国内多采用泼尼松中、长程疗法。

2.免疫抑制剂治疗

适用于对激素部分敏感、耐药、依赖和复发者,或对激素治疗出现了不能接受的副作用的患儿。在小剂量糖皮质激素隔日使用的同时加用环磷酰胺、苯丁酸氮芥、环孢素等。

3.对症治疗

水肿严重伴尿少时,用利尿剂;防治血栓可用肝素、双嘧达莫等;防治感染等。

▮ 知识链接 ▮

肾炎性肾病发病年龄多在学龄期,无性别差异。水肿一般不严重,除有单纯性肾病的四大特征外,还有高血压、血尿、血清补体 C_3 下降和不同程度的氮质血症。糖皮质激素治疗敏感性较低,复发率比单纯性肾病高。

五、护理评估

1. 健康史

询问患儿起病的缓急,是首次发病还是复发,有无感染、劳累、预防接种等诱因;询问是否是过敏体质;询问目前的检查、诊断和治疗情况,是否应用激素治疗及其效果等。

2. 身体评估

评估患儿的神志,水肿发生的时间、部位、性质、进展情况,24小时尿量、颜色、饮食情况;测量生命体征及体重;评估皮肤及呼吸道有无感染征象。

3. 辅助检查

协助医生为患儿进行辅助检查,采集尿、血标本及时送验,查阅、分析化验结果,全面评估患儿病情。

4. 心理-社会状况

评估患儿及家属的心态及对本病的认识程度;有无因长期使用肾上腺皮质激素及免疫抑制剂出现形体改变而产生自卑心理;有无因疾病影响了学龄患儿的学习而产生焦虑心理。

六、常见护理诊断

1. 体液过多

与低蛋白血症导致的血浆胶体渗透压下降和水钠潴留有关。

2. 营养失调

低于机体需要量,与大量蛋白从尿中丢失有关。

3. 有皮肤完整性受损的危险

与皮肤水肿有关。

4. 潜在并发症

感染、电解质紊乱、血栓等。

5. 焦虑

与病情反复发作、病程长、患儿及家长的疾病相关知识缺乏有关。

七、护理措施

1. 生活护理

(1)适当休息。一般不需要严格限制活动,严重水肿、高血压、低血容量及并发感染的患儿需卧床休息,经常变换体位,防止血管栓塞的发生。病情缓解后可逐渐增加活动,但不要过度劳累,以免诱发感染及病情复发。

(2)饮食管理。给予高热量、高维生素、优质蛋白、低脂肪饮食。明显水肿时短期给予低盐或无盐饮食,一般钠盐限制为2 g/d;水肿消退,逐渐增加盐的摄入。大量蛋白尿期间蛋白质摄入量不宜过多,应控制在2 g/(kg·d)左右,且宜选择生物价值高的鱼、蛋及乳类;服用激素期间,应补充维生素D和钙质,以防骨质疏松;为减轻高脂血症,应少食动物脂肪,以植物性脂肪为宜,一般为(2~4)g/(kg·d);服用免疫抑制剂后食欲减退,应调整饮食,增进食欲。

2. 对症护理

（1）加强患儿皮肤护理，保持床单清洁、平整、无皱褶，被褥松软；保持皮肤清洁、干燥，经常给患儿沐浴，擦干后在皮肤皱褶处擦爽身粉，及时更换内衣；每 1～2 h 协助患儿翻身 1 次，避免拖、拉、拽等动作，避免水肿部位皮肤摩擦及局部受压过久而产生褥疮；阴囊水肿时可用阴囊托或丁字带将阴囊托起；臀部和四肢水肿严重时，受压处可垫棉圈；夏季防蚊虫叮咬，剪短指甲，避免抓破皮肤引起感染。尽可能减少各种穿刺，去除皮肤上的胶布时，动作要轻柔，避免损伤皮肤。

（2）预防感染。向患儿及家长讲解预防感染的重要性，避免到人多的公共场所；肾病患儿与感染性疾病患儿分室收治，病房每日进行空气消毒，减少探视次数。

3. 用药护理

用药期间除观察药物的疗效外，还需密切观察药物可能出现的副作用。激素的副作用有如感染、高血压、消化道溃疡、骨质疏松、库欣综合征、手足搐搦等，需遵医嘱及时补充维生素 D 及钙质。应用利尿剂时易出现低血容量性休克、静脉血栓、电解质紊乱，护士须密切观察、记录尿量、血压、血钾、血钠的变化。免疫抑制剂常见的副作用有白细胞下降、脱发、胃肠道反应、肝功能损害、出血性膀胱炎等，用药期间多饮水，监测白细胞变化。

课程思政 患儿由于服用激素治疗产生库欣综合征、脱发等不良反应，应随时关注患儿的心理变化，并及时给予疏导，让关爱与科学紧密结合，体现护理人员关爱患儿的职业素养。

4. 心理护理

多与患儿及家长沟通，鼓励他们倾诉内心的感受，指导家长多给予患儿心理支持。向患儿及家长解释因激素治疗导致体型改变是暂时的，停药后会逐渐恢复。创造良好的环境，组织活动量小的游戏，增加生活乐趣，增强患儿的信心，积极配合治疗。

5. 健康指导

向患儿及家长讲解疾病的相关知识，如本病病程长，易复发，注意休息，合理饮食等，讲解激素治疗对本病的重要性；教会家长及患儿自测尿蛋白的方法、预防感染的措施及识别肾静脉血栓的表现，并能及时就诊；告诉患儿或家长所服药物的副作用；告诉患儿或家长预防接种须在病情完全缓解且停用糖皮质激素 3 个月后进行。

考点提示 肾病综合征的典型临床表现、治疗要点及护理要点为护考的重点内容，常以 A1、A2、A3 形式考核。

Key Words

1. 肾病综合征按病因分为 _____ 、_____ 和 _____，其中小儿最常见的是 _____。

2. 肾病综合征临床特点包括 _____ 、_____ 、_____ 、_____。

3. 肾病综合征最常见的并发症是 _____。

4. 肾病综合征治疗首选 _____，在用药期间应给予 _____，避免发生手足抽搐。

5. 肾病综合征患儿应给予 _____ 、_____ 、_____ 饮食。

思考题

1. 患儿,8岁,患上呼吸道感染1周后出现食欲减退、乏力、水肿、尿少。体检发现:体温37.5 ℃,血压120/80 mmHg。实验室检查结果:尿蛋白(＋)、红细胞(＋),补体 C_3 降低。诊断为急性肾小球肾炎。该患儿的护理诊断有哪些?该患儿主要的护理措施有哪些?

2. 患儿,4岁,因全身水肿1周入院。体检:面部、腹壁及双下肢明显水肿。实验室检查:尿蛋白(＋＋＋),胆固醇升高,血浆清蛋白降低。该患儿可能的临床诊断是什么?如何对该患儿进行护理和健康教育?

3. 简述不同年龄组患儿急性尿路感染的临床特征。

4. 如何对急性肾小球肾炎患儿进行饮食指导?

5. 简述肾病综合征患儿常见的并发症。

(田林燕)

直击护考

项目十一

造血系统疾病患儿的护理

任务一 小儿造血系统解剖生理特性

📋学习目标

【知识目标】

熟悉小儿血液和造血特点

【能力目标】

能够运用小儿血液和造血特点知识进行小儿血液病的护理评估

【素质目标】

具有关心、爱护患儿的职业素质和团队协作能力

📖案例导入 11-1

小李是某市一儿科医院的血液科护士,科室安排小李为科室患儿家属进行小儿血液疾病知识宣教,小李应从哪些方面介绍小儿造血系统的特性?

一、小儿造血特点

小儿造血分为胚胎期造血和生后造血两个阶段。

(一)胚胎期造血

按造血组织发育和造血发生的时间,小儿胚胎期造血可分为中胚叶造血期、肝脾造血期、骨髓造血期三个阶段。

1. 中胚叶造血期

约在胚胎第 3 周开始出现卵黄囊造血,主要产生原始的有核红细胞。在胚胎第 6 周后,中胚叶造血开始减退。

2. 肝脾造血期

在胚胎第 6～8 周肝脏开始造血,产生有核红细胞、少量粒细胞和巨核细胞,4～5 个月时达高峰,肝脏是胎儿中期的主要造血器官;胚胎第 8 周脾参与造血,主要生成红细胞,胚胎 12 周时出现淋巴细胞和单核细胞。胎儿 6 个月后,肝脾造血功能逐渐减退,到出生时脾仅保留生成淋巴细胞的功能,并维持终生。

3.骨髓造血期

胚胎第 6 周时出现骨髓,但在胎儿 4 个月时才开始造血,在胎儿 6 个月后成为主要的造血器官,出生 2～5 周后骨髓成为唯一的造血场所。

胸腺和淋巴结也是胚胎期的造血组织,胸腺是中枢淋巴器官,在胚胎发育至 6～7 周时已出现胸腺,并开始形成淋巴细胞。在胚胎发育至 11 周左右淋巴结开始生成淋巴细胞,此后,淋巴结成为终生造淋巴细胞和浆细胞的器官。

(二)生后造血

生后造血是胚胎期造血的延续,分为骨髓造血和骨髓外造血。

1.骨髓造血

出生后主要是骨髓造血。婴幼儿期所有骨髓均为红骨髓,全部参与造血,造血功能旺盛,以满足生长发育的需要。5～7 岁开始,长骨干中的红骨髓逐渐被脂肪细胞(黄骨髓)代替,并随年龄的增长而逐渐增多,红骨髓相应减少,至成年时,红骨髓仅分布于颅骨、肋骨、胸骨、脊椎、锁骨、肩胛骨、盆骨等短骨及长骨近端。黄骨髓有潜在的造血功能,当造血需要增加时,它可转变成红骨髓而恢复造血功能。

2.骨髓外造血

在正常情况下,骨髓外造血极少。出生后,尤其在婴儿期,当发生感染性贫血或溶血性贫血等需要增加造血时,肝、脾和淋巴结可随时适应需要,恢复到胎儿期的造血状态,出现肝、脾、淋巴结肿大,同时外周血中可出现有核红细胞和(或)幼稚中性粒细胞。这是幼儿造血器官的一种特殊反应,称为"骨髓外造血",当贫血及感染纠正后即恢复正常。

二、小儿血液特点

(一)红细胞数和血红蛋白量

由于胎儿期处于相对缺氧状态,红细胞生成素合成增加,致红细胞数和血红蛋白量均较高,出生时红细胞数为 $(5.0～7.0)×10^{12}/L$,血红蛋白量为 $150～220$ g/L,早产儿可稍低。生后 6～12 小时因进食少和不显性失水,红细胞数和血红蛋白量与出生时相比有所增高。此后随着自主呼吸的建立,血氧含量增高,红细胞生成素减少,骨髓造血功能暂时性降低;胎儿红细胞寿命较短,且在短期内破坏较多(生理性溶血);随后因生长发育迅速,循环血量迅速增加等因素的影响,红细胞数和血红蛋白量逐渐降低,至生后 2～3 个月时红细胞数降至 $3×10^{12}/L$ 左右,血红蛋白量降至 100 g/L 左右,出现了轻度贫血,称为"生理性贫血",早产儿可发生更早,程度更重。生理性贫血是自限性的,一般不需要特殊处理。出生 3 个月后随着红细胞生成素的增加,红细胞数和血红蛋白量又缓慢增加,约 12 岁时达成人水平。

(二)白细胞数与分类

出生时白细胞总数为 $(15～20)×10^{9}/L$,生后 6～12 h 可达 $(21～28)×10^{9}/L$,然后逐渐下降,1 周后平均为 $12×10^{9}/L$;婴儿期白细胞数维持在 $10×10^{9}/L$ 左右;8 岁以后接近成人水平。

白细胞变化主要表现为中性粒细胞(N)与淋巴细胞(L)比例的变化。出生时中性粒细胞约占 65%,淋巴细胞约占 30%。随着白细胞总数的下降,中性粒细胞比例也相应下降,至生后 4～6 d 时两者比例约相等;之后淋巴细胞比例上升,约占 60%,中性粒细胞约占 35%，至 4～6 岁时两者又相等，以后中性粒细胞分类增多，逐渐与成人相似。嗜酸性粒细胞、嗜碱性粒细胞及单核细胞在各年龄期差异不大。

（三）血小板

婴幼儿血小板数与成人差别不大，数量为 $(150～250)×10^9/L$。

（四）血红蛋白种类

出生时胎儿血红蛋白（HbF）约占 70%，成人血红蛋白（HbA）约占 30%。出生后 HbF 迅速被 HbA 替代，1 岁时 HbF 不超过 5%；2 岁后接近成人，HbF 不超过 2%，HbA 约占 95%。

（五）血容量

小儿血容量相对于成人较多，新生儿血容量约占体重的 10%，儿童血容量占体重的 8%～10%，成人血容量占体重的 6%～8%。

▌ Key Words ▐

1. 小儿造血分为_____和_____两个阶段。
2. 小儿出生后主要的造血场所是_____。

任务二　　贫血患儿的护理

▣ 学习目标

【知识目标】

掌握缺铁性贫血和营养性巨幼红细胞性贫血的临床表现和护理措施；熟悉缺铁性贫血和营养性巨幼红细胞性贫血的原因和治疗要点

【能力目标】

能够对缺铁性贫血和营养性巨幼红细胞性贫血患儿进行护理评估和提出护理诊断

【素质目标】

具有关心、爱护患儿的职业素质和团队协作能力

▌ 案例导入 11-2 ▐

患儿，男，8 个月，因面色苍白 2 个月入院。患儿足月顺产，纯母乳喂养，经常腹泻又未添加辅食，平时食欲较差。查体：体温 36.7 ℃，脉搏 120 次/分，呼吸 30 次/分，体重 6.2 kg。精神差，皮肤苍白，口唇黏膜及甲床苍白，咽无充血。心肺检查未见异常。腹软，肝肋下 2 cm，质软，脾肋下未触及。实验室检查：红细胞 $3.2×10^{12}/L$，血红蛋白 70 g/L，白细胞总数 $9.0×10^9/L$，中性粒细胞约占 35%，淋巴细胞约占 65%，外周血涂片显示红细胞形态大小不均，以小细胞为主，中央染色浅。

请问：（1）该患儿的主要的护理诊断有哪些？

（2）如何对该患儿进行健康指导？

一、贫血概述

贫血是指外周血中单位容积内的红细胞数或血红蛋白量低于正常值。因婴儿和儿童的红细胞数和血红蛋白量随年龄不同而存在差异,因此在诊断贫血时,必须参照不同年龄段的正常值。根据世界卫生组织的资料,我国小儿贫血的诊断标准为:血红蛋白量在新生儿期低于 145 g/L,1～4 月时低于 90 g/L,4～6 月时低于 100 g/L;6 个月以上则按 WHO 标准:6 个月～6 岁的小儿低于 110 g/L,6～14 岁低于 120 g/L 为贫血。海拔每升高 1 000 米,血红蛋白量上升 4%。

(一)贫血的程度

根据外周血中血红蛋白含量或红细胞数可将小儿贫血分为轻、中、重、极重四度(表 11-1)。

表 11-1	贫血的程度			g/h
项目	轻度贫血	中度贫血	重度贫血	极重度贫血
新生儿血红蛋白量	120～144	90～120	60～90	<60
儿童血红蛋白量	90～120	60～90	30～60	<30

(二)贫血的分类

一般采用病因学分类和形态学分类,临床多采用病因学诊断,形态学诊断有助于推断病因。

1.病因学分类

根据贫血发生的原因将贫血分为失血性贫血、溶血性贫血、红细胞或血红蛋白生成不足三类。

(1)失血性贫血

失血性贫血包括由急性失血(如创伤大出血)和慢性失血(如溃疡病、钩虫病等疾病)引起的贫血。

(2)溶血性贫血

溶血性贫血是由红细胞内在异常或外在异常因素引起红细胞破坏过多所致。

①红细胞内在异常。红细胞膜缺陷,如遗传性球形细胞增多症、遗传性椭圆形细胞增多症等;红细胞酶缺陷,如 6-磷酸葡萄糖脱氢酶缺陷症、丙酮酸激酶缺乏症等;血红蛋白合成与结构异常,如地中海贫血、血红蛋白病等。

②红细胞外在异常。免疫因素,体内存在有破坏红细胞的抗体,如新生儿溶血病、药物所致免疫性溶血性贫血、自身免疫性溶血性贫血等;非免疫因素,包括感染(疟原虫等感染对红细胞的破坏)、化学物理因素(如苯、铅、砷、蛇毒、烧伤等可直接破坏红细胞)以及脾功能亢进、弥散性血管内凝血等。

(3)红细胞或血红蛋白生成不足

①缺乏造血物质。如缺铁性贫血、营养性巨幼红细胞性贫血、维生素 B_6 缺乏性贫血、蛋白缺乏症等。

②骨髓造血功能障碍。如先天性再生低下性贫血、再生障碍性贫血、血液病等。

2.形态学分类

根据红细胞数、血红蛋白量和红细胞比容计算红细胞平均容积(MCV)、红细胞平均血红蛋白（MCH）和红细胞平均血红蛋白浓度（MCHC）的结果将贫血分为四类（表 11-2）。

表 11-2   贫血的细胞形态分类

项目	MCV/fl	MCH/pg	MCHC/%
正常值	80～94	28～32	32～38
正细胞性贫血	80～94	28～32	32～38
大细胞性贫血	>94	>32	32～38
单纯小细胞性贫血	<80	<28	32～38
小细胞低色素性贫血	<80	<28	<32

（三）贫血的临床表现

贫血的临床表现与导致贫血的病因、贫血的程度及发生速度等因素有关。急性贫血如急性失血或溶血，虽贫血程度轻，亦可引起严重症状甚至休克；慢性贫血，早期机体代偿能力较好，可无症状或症状较轻，当代偿不全时才逐渐出现症状。红细胞的主要功能是携带氧气，故贫血时组织与器官会因缺氧而产生一系列症状。

1. 一般表现

皮肤、黏膜及甲床苍白为突出表现。严重贫血时面色苍黄或蜡黄。患儿常表现为疲乏、无力，不愿活动。慢性贫血患儿还可有毛发干枯、营养低下、生长发育迟缓等表现。

2. 骨髓外造血表现

肝、脾、淋巴结肿大，外周血中可见有核红细胞、幼稚粒细胞。

3. 其他系统表现

（1）呼吸和循环系统。呼吸加速、心率增快、脉搏加强、动脉压增高，有时可见毛细血管搏动。重度贫血失代偿时，则出现心脏扩大、心前区收缩期杂音，甚至发生充血性心力衰竭。

（2）消化系统。出现食欲减退、恶心、呕吐、腹泻与便秘等症状。

（3）神经系统。常表现为精神不振或烦躁不安，注意力不能集中。年长儿可能有头晕、耳鸣、眼前发黑等症状。

（四）贫血的治疗原则

1. 祛除病因

祛除病因是治疗贫血的关键。有些贫血祛除病因后很快可以治愈，某些原因暂时未明的，应积极寻找病因并尽快祛除。

2. 药物治疗

应针对贫血的病因，选择有效药物积极治疗。如缺铁性贫血用铁剂治疗、营养性巨幼红细胞性贫血用维生素 B_{12} 和叶酸治疗等。

3. 输红细胞

严重贫血可少量多次输注浓缩红细胞，以尽快纠正贫血症状。当贫血引起心功能不全时，输红细胞是重要的抢救措施。

4. 并发症治疗

婴幼儿贫血易合并急、慢性感染，营养不良，消化功能紊乱等，应予积极治疗。

二、缺铁性贫血患儿的护理

缺铁性贫血(iron deficiency anemia,IDA)是由于机体缺铁引起血红蛋白合成减少的一种小细胞低色素性贫血,是临床上最常见的一种贫血,以婴幼儿发病率最高,严重危害小儿健康,是我国重点防治的小儿疾病之一。

(一)病因和发病机制

1. 病因

铁是构成血红蛋白的必需原料,任何引起机体铁缺乏的因素都可能导致贫血。

(1)先天储铁不足。胎儿期最后3个月从母体获得的铁最多,足够其生后4～5个月造血所需,但早产儿、双胎、胎儿失血、孕母患缺铁性贫血等可致胎儿储存铁减少。

(2)铁摄入不足。饮食中铁摄入不足是导致小儿缺铁性贫血的主要原因。婴儿单纯使用牛乳、人乳、谷类等喂养,年长儿偏食、挑食或摄入动物性食物过少等饮食习惯可引起铁摄入不足,如不及时添加含铁较多的辅食,易发生缺铁性贫血。

(3)需求量增加。婴儿、青春期的孩子生长发育迅速,血容量增加快;早产儿生长发育更快,铁需要量相对增加。如不及时增加含铁丰富的食物,易发生缺铁。

(4)吸收减少和(或)丢失过多。饮食搭配不合理可影响铁的吸收。如维生素C、肉类、氨基酸、果糖、脂肪酸可促进铁吸收,而茶、咖啡、牛奶、蛋类、麦麸、植酸盐等抑制铁吸收。正常婴儿每日排出铁量比成人多。用未经加热的鲜牛奶喂养婴儿可因对牛奶过敏致肠出血,肠息肉、膈疝、钩虫病等可致慢性出血,导致铁的过多丢失。慢性腹泻、反复感染也可减少铁的吸收和增加铁的消耗。

2. 发病机制

铁缺乏对机体多系统造成影响。

(1)对造血的影响。在骨髓幼红细胞内,铁与原卟啉合成血红素,血红素再与珠蛋白结合成血红蛋白。缺铁时血红素合成减少,进一步使血红蛋白合成减少,导致新生红细胞内细胞浆不足,细胞体积变小;而缺铁对细胞的分裂、增殖影响较小,故红细胞数量减少不如血红蛋白减少明显,从而形成小细胞低色素性贫血,影响到氧的运输,造成全身多器官组织缺氧的表现。

(2)对非造血系统的影响。缺铁可影响肌红蛋白的合成,并可使细胞色素C、单胺氧化酶、核糖核酸还原酶、琥珀酸脱氢酶等含铁酶活性降低,造成重要的神经递质如5-羟色胺、去甲肾上腺素及多巴胺等发生明显变化,而导致一系列非造血系统改变,如易疲劳、注意力难以集中、体力减弱、智能降低等。缺铁还可引起组织器官的异常,如舌炎、口腔黏膜异常角化、反甲等。此外,缺铁性贫血还可引起细胞免疫功能、中性粒细胞功能下降,使机体抗感染能力减低。

┃ 知识链接 ┃

铁是人体生长发育的必需元素,参与血红蛋白和DNA的合成、组织呼吸和能量代谢、细胞的增殖分裂等。正常人体内含铁总量随着年龄、性别、体重和血红蛋白水平的不同而异,而总铁量的$60\%～70\%$存在于血红蛋白和肌红蛋白中,约30%以铁蛋白和含铁血黄素形式储存于肝、脾和骨髓中,这一部分称为储存铁,约1%存在于含铁酶及血中。铁的来源主要有两个方面：外源性铁来自食物，内源性铁来自体内红细胞衰老和破坏释放的血红蛋白铁。铁缺乏症已是全球性的健康问题，尤其是发展中国家，婴幼儿是铁缺乏的高发人群。

（二）临床表现

缺铁性贫血任何年龄均可发病，以6个月至2岁的婴幼儿最多见。起病缓慢，其临床表现因病情轻重而有所不同。

1. 一般贫血表现

皮肤黏膜逐渐苍白，以唇、口腔黏膜和甲床较明显。倦怠乏力、不爱活动或烦躁，体重不增加或增加缓慢。年长儿常诉头晕、眼前发黑及耳鸣等。

2. 骨髓外造血的表现

由于骨髓外造血反应，出现肝、脾轻度肿大；年龄越小、贫血越重、病程越长，肝、脾肿大越明显。

3. 非造血系统的表现

（1）神经系统症状。常有精神萎靡、烦躁不安或容易激惹。年长儿常出现注意力不集中，记忆力减退，理解力降低，学习成绩下降，智能多较同龄儿低。影响儿童的交往能力、模仿能力、学习语言能力、思维活动能力和儿童心理的正常发育。

（2）消化系统症状。常有食欲不振、少数有异食癖（如喜吃煤渣、泥土、墙皮等）。还可出现口腔炎、舌炎和舌乳头萎缩，重者出现萎缩性胃炎或吸收不良综合征。

（3）心血管系统症状。贫血明显时心率增快，重者可发生心脏扩大、心力衰竭。

（4）其他。因细胞免疫功能低下，常合并各种感染；皮肤干燥、毛发枯黄，上皮组织异常而出现指甲薄脆、不光滑甚至反甲。

（三）辅助检查

1. 血象

红细胞、血红蛋白均低于正常，其中血红蛋白降低比红细胞降低更明显，呈小细胞低色素性贫血。外周血涂片见红细胞大小不等，以小细胞为主，中央淡染区扩大。网织红细胞数正常或轻度减少。白细胞、血小板数量及形态正常。

2. 骨髓象

红细胞系统增生活跃，其中以中、晚幼红细胞增生为主。各期红细胞体积小且细胞浆少，染色偏蓝，细胞内外可染铁明显较少或消失。巨核细胞和粒细胞系统无明显改变。

3. 铁代谢检查

血清铁蛋白（SF）$<12~\mu mol/L$，提示体内储存铁减少。血清铁（SI）$<10.7~\mu mol/L$、血清总铁结合力增高（TIBC）$>62.7~\mu mol/L$、转铁蛋白饱和度（TS）$<15\%$，反映血浆中铁含量减少。红细胞内游离原卟啉（FEP）$>0.9~\mu mol/L$，提示细胞内缺铁。

（四）治疗要点

1. 祛除病因

治疗缺铁性贫血的关键是祛除病因。纠正不良的饮食习惯，及时添加辅食，合理喂养。积极治疗原发病如钩虫病、肠息肉等。

2.铁剂治疗

多采用口服,因二价铁盐容易吸收,故临床上首选二价铁盐制剂。常用的有硫酸亚铁(含铁20%)、富马酸亚铁(含铁33%)葡萄糖亚铁(含铁12%)等。剂量以元素铁计算,一般为每日4~6 mg/kg,分3次口服,每次剂量不超过1.5 mg/kg或2 mg/kg,一般应在血红蛋白恢复到正常水平后继续服用6~8周。不能口服者,可给予右旋糖酐铁深部肌内注射,其疗效与口服同。

3.输血治疗

一般不需要输血,严重贫血、合并感染、急需外科手术时可少量多次输注浓缩红细胞,以尽快纠正贫血症状。

(五)护理评估

1.健康史

向家长了解患儿的喂养方式及饮食习惯,有无饮食结构不合理或偏食、挑食的情况;询问母亲孕期有无严重的贫血,有无多胎、早产等引起先天储铁不足的因素;了解患儿有无因生长发育过快而导致铁相对不足的因素;了解患儿有无肠道寄生虫病、慢性腹泻、反复感染等慢性疾病使铁丢失、消耗过多及吸收减少的因素。

2.身体评估

评估患儿的睑结膜、口腔黏膜、皮肤、甲床等苍白的程度,头发的颜色及光泽度,检查有无心率增快、心脏扩大,肝、脾和浅表淋巴结有无肿大及肿大的程度。

3.辅助检查

了解血液、粪便、骨髓等标本的检查结果,评估患儿血清铁、红细胞、血红蛋白减少的程度。

4.心理-社会状况

评估家长及患儿对缺铁性贫血疾病相关知识的了解程度。患儿是否有因记忆力减退、学习时注意力不能集中、理解力和记忆力较差等情况造成情绪改变。家长对待有异食癖的患儿,是否有过多责备甚至歧视的情况。

(六)常见护理诊断

1.活动无耐力

与贫血致组织器官缺氧有关。

2.营养失调

营养摄入量低于机体需要量,与铁供应不足、吸收不良、丢失过多或消耗增加有关。

3.知识缺乏

与家长及患儿的营养知识不足,缺乏防护知识有关。

(七)护理措施

1.生活护理

(1)休息与活动。轻度贫血患儿,一般不需要卧床休息,但应避免剧烈活动,保证充足睡眠。严重贫血患儿,应根据其活动耐力下降程度制定适当的休息方式、活动强度及每次活动持续时间,以不感到疲乏为宜。居室应安静、整洁,保持合适的温度和湿度,阳光充足,空气新鲜,以利于充分的休息和睡眠。

（2）饮食护理。①向家长及年长患儿讲解不良饮食习惯对本病的影响,帮助纠正患儿偏食、挑食等不良饮食习惯。②指导家长合理搭配膳食,告诉家长动物的内脏、鱼类、大豆、精肉等食物含铁较丰富且易吸收,是防治缺铁的理想食品。③婴儿膳食种类较少,且多为低铁食品,应指导其按时添加含铁丰富的辅食或补充铁强化食品,如铁强化牛奶、铁强化米粉。母乳含铁虽少,但吸收率高达 50%,牛奶中铁的吸收率仅有 10%～25%,应提倡用母乳喂养婴儿。

2. 对症护理

积极预防各种感染。应保证患儿足够的营养,多喝水,做好皮肤和口腔护理,限制感染者探视,避免到人群集中的公共场所。对于严重贫血的患儿,应设法调节其哭闹、烦躁等情绪,限制活动,严格控制输液、输血的量和速度,以避免加重心脏的负担。严密观察患儿的心率、呼吸和尿量等指标,如突发烦躁不安、心悸、尿少、气促、下肢水肿、肝大等表现,提示心力衰竭的发生,应及时报告医生,并积极配合抢救。

3. 用药护理

（1）口服铁剂的护理。①铁剂对胃肠道黏膜的刺激,可引起胃肠不适及疼痛、恶心、呕吐、便秘或腹泻,口服铁剂应从小剂量开始,在两餐之间用药。②铁剂与稀盐酸、维生素 C 等同服,可促进其吸收;但忌与茶、咖啡、牛奶等同服,以免影响铁的吸收。③液体铁剂口服可使牙齿染黑,可用滴管或吸管给药。④服用铁剂后,大便呈黑色或柏油样,停药后恢复正常。应向家长及患儿解释原因,消除其紧张、焦虑的情绪。

（2）注射铁剂的护理。注射铁剂较易发生不良反应,可致局部疼痛、静脉痉挛、静脉炎等,应谨慎应用。注射铁剂应精确计算剂量,深部肌内注射,每次更换注射部位,减少局部刺激。常用的注射铁剂有右旋糖酐铁复合物、山梨醇枸橼酸铁复合物等。偶见因注射右旋糖酐铁复合物而引起过敏性休克,首次注射时应严密观察。

（3）观察疗效。正确应用铁剂 2～3 天后,网织红细胞数上升（网织红细胞数 5～7 天达高峰,2～3 周降至正常）;1～2 周后,血红蛋白逐渐上升,一般于治疗 3～4 周达正常。如服药 3～4 周无效,应积极查找原因,如剂量不足、制剂不良或导致铁不足的因素继续存在等。

4. 心理护理

向患儿及家长说明缺铁性贫血是可防、可治的疾病, 般预后良好。对重症贫血患儿应积极、耐心沟通,增强家长对医护人员的信任感,减轻其紧张焦虑的情绪。

5. 健康教育

向家长及患儿讲解疾病的相关知识和护理要点,使其能积极主动配合治疗和护理。指导合理喂养,提倡母乳喂养,及时添加含铁丰富且吸收率高的辅食。坚持正确用药,注意观察铁剂治疗的不良反应,定期复诊。强调纠正贫血后,仍需坚持合理安排小儿饮食,培养良好的饮食习惯是预防复发及保证正常生长发育的关键。

三、营养性巨幼红细胞性贫血患儿的护理

营养性巨幼红细胞性贫血（nutritional megaloblastic anemia,NMA）是由于缺乏维生素 B_{12} 和（或）叶酸所引起的一种大细胞性贫血。主要临床特点为贫血、神经精神症状和体征、红细胞数较血红蛋白量减少更明显、红细胞的胞体变大、骨髓中出现巨幼红细胞,用维生素 B_{12} 和（或）叶酸治疗有效。

（一）病因和发病机制

1. 病因

（1）摄入不足。胎儿可从母体获得维生素 B_{12}，并储存于肝脏，若孕妇在妊娠期间缺乏维生素 B_{12}，婴儿出生时肝内贮存量明显减少；长期单纯地乳类喂养（特别是羊奶喂养者）而没有及时添加辅食；年长儿长期偏食、挑食等因素可导致小儿体内的维生素 B_{12} 和叶酸摄入不足。

（2）吸收和代谢障碍。叶酸主要在十二指肠和空肠近端吸收，维生素 B_{12} 需与胃底部壁细胞分泌的糖蛋白结合成复合物才能由回肠末端黏膜吸收，维生素 B_{12} 和叶酸吸收后主要储存于肝脏。因此，患慢性腹泻、先天性叶酸代谢障碍（如小肠吸收叶酸缺陷及叶酸转运功能障碍）、局限性回肠炎、肝脏疾病、急性感染、胃酸减少等疾病影响叶酸和维生素 B_{12} 的代谢及吸收利用。

（3）需要量增加。未成熟儿、婴幼儿因生长发育迅速，对维生素 B_{12}、叶酸的需要量也相应增加；严重感染、长期发热时维生素 B_{12}、叶酸的消耗量增加；维生素 C 缺乏、慢性溶血者，叶酸需要量增加，均易导致本病的发生。

（4）药物作用。长期应用广谱抗生素可使肠内细菌合成叶酸减少；抗叶酸制剂（如甲氨蝶呤、巯嘌呤等）可抑制叶酸代谢；长期服用抗癫痫药（如苯巴比妥、苯妥英钠、扑痫酮等）也可导致叶酸缺乏而致病。

2. 发病机制

维生素 B_{12}、叶酸是细胞核发育所必需的物质。叶酸经叶酸还原酶的还原作用和维生素 B_{12} 的催化作用后变成四氢叶酸，后者是 DNA 合成过程中必需的辅酶。维生素 B_{12} 和叶酸缺乏都可致四氢叶酸减少，从而引起 DNA 合成减少，幼稚红细胞核分裂和增殖时间延长，红细胞核的发育落后于胞浆，使红细胞体积变大，而血红蛋白合成不受影响，形成巨幼红细胞。由于红细胞的生成速度变慢，巨幼红细胞在骨髓内易被破坏，进入血流中的成熟红细胞寿命也较短，造成贫血。

维生素 B_{12} 与神经髓鞘中脂蛋白的合成有关，能保持中枢和外周有髓鞘神经纤维的完整功能，缺乏时可致周围神经变性、脊髓亚急性联合变性和大脑损害，进而出现神经精神症状；维生素 B_{12} 缺乏还可使中性粒细胞和巨噬细胞吞噬细菌后的杀灭作用减弱而易感染。叶酸缺乏还可引起情感改变，偶见深度感觉障碍，其机制目前尚未明确。

▌ 知识链接 ▐

人体所需的维生素 B_{12} 主要来源于动物性食物，如肝、肾、肉类、蛋类、海产品等，乳类中含量少，羊乳几乎不含维生素 B_{12} 和叶酸，植物性食物中含量甚少。食物中的维生素 B_{12} 进入胃内后，与内因子结合成复合物在小肠被吸收入血，主要贮存在肝脏。叶酸也主要来源于食物，部分由肠道细菌合成，但吸收很少；绿色新鲜蔬菜、水果、酵母、谷类和动物肝、肾等富含叶酸，但经加热易被分解破坏。许多食物中含有维生素 B_{12}、叶酸，如果日常饮食均衡，一般从食物中摄取就能满足生理需要。

（二）临床表现

本病起病缓慢，多见于婴幼儿，6 个月至 2 岁多见。

1. 一般表现

患儿多呈虚胖体型或伴颜面轻度浮肿，毛发稀疏发黄，病情严重者可有皮肤出血点或瘀斑。

2. 贫血表现

疲乏无力，面色蜡黄，睑结膜、口唇、指甲等处苍白，常伴有肝、脾肿大，偶有轻度黄疸。重者出现心脏扩大、心力衰竭。

3. 神经精神症状

患儿可出现烦躁不安、易怒等症状。表情呆滞，嗜睡，反应迟钝，不认亲人，少哭不笑，智力、动作发育落后甚至倒退。重者出现不规则震颤、手足不自主的动作，肌张力增强，腱反射亢进，踝阵挛阳性，浅反射消失甚至抽搐等。神经精神症状是本病患儿的特征性表现。

4. 其他症状

可有食欲不振、恶心、呕吐、腹泻、舌炎、舌乳头萎缩（呈"牛肉样舌"）及舌下溃疡等消化道表现，常较早出现。患儿易发生感染。

（三）辅助检查

1. 血象

红细胞数的减少比血红蛋白量的减少更明显，网织红细胞、血小板、白细胞计数常减少，呈大细胞性贫血。血涂片可见红细胞大小不等，以大细胞为多，染色深，中央淡染区不明显；可见巨幼变的有核红细胞、巨大幼稚粒细胞和中性粒细胞分叶过多现象。

2. 骨髓象

增生明显活跃，以红细胞系统增生为主，粒、红系统均出现巨幼变，表现为胞体变大、核染色质粗而松、副染色质明显；中性粒细胞的细胞质空泡形成，核分叶过多。

3. 血清维生素 B_{12} 和叶酸测定

血清维生素 B_{12} <100 ng/L（正常值 200～800 ng/L），血清叶酸＜3 μg/L（正常值 5～6 μg/L）。

（四）治疗要点

1. 祛除诱因

注意营养，及时添加辅食，加强护理，积极防治各种感染。及时治疗影响维生素 B_{12}、叶酸吸收的胃肠道等疾病。

2. 给予维生素 B_{12} 和叶酸治疗

有神经精神症状者，应以维生素 B_{12} 治疗为主，如单用叶酸反而有加重的可能。可用维生素 B_{12} 肌内注射，每次肌注 100 μg，每周 2～3 次，连续数周肌内注射。叶酸口服剂量为每次 5 mg，每日 3 次，至贫血的临床症状好转，血象恢复到正常为止。

（五）护理评估

1.健康史

询问患儿是否是早产、双胎，年长儿有无挑食、偏食的情况，有无慢性腹泻及胃肠道疾病，是否长期应用抗生素及影响叶酸代谢和吸收的药物。了解患儿的喂养方式、辅食添加的情况。

2.身体评估

评估患儿的面部表情有无表现呆滞、语言和运动系统有无发育迟缓、躯体有无全身震颤、皮肤和黏膜的颜色有无蜡黄，检查口腔有无炎症和溃疡、肝脾有无肿大及其程度。

3.辅助检查

及时采集标本进行有关检查，评估血常规、骨髓象检查、血清维生素 B_{12} 和叶酸测定等的检查结果。

4.心理-社会状况

了解家长对本病的防治知识的认知情况、家庭和社会的支持程度等。重点评估家长是否因贫血影响患儿的生长发育而引起紧张、焦虑情绪；患儿是否因精神呆滞或躯体震颤影响了与同伴正常的游戏和玩耍，产生了自卑、焦虑或抑郁等情绪改变。

（六）常见护理诊断

1.活动无耐力

与贫血致组织、器官缺氧有关。

2.营养失调

营养摄入量低于机体需要量，与维生素 B_{12} 和（或）叶酸摄入不足、吸收不良等因素有关。

3.生长发育改变

与营养不足、贫血及维生素 B_{12} 缺乏影响生长发育有关。

4.知识缺乏

与家长缺乏必要的喂养知识有关。

（七）护理措施

1.生活护理

（1）休息与活动。依据患儿对活动的耐受情况，适当安排休息与活动。一般不需要卧床休息，严重贫血者适当限制活动，协助满足其日常生活所需。有烦躁、震颤者应限制活动，并加强安全防护。患儿居室应保持安静、整洁、温湿度适宜，定期进行空气消毒，预防感染的发生。

（2）饮食护理。加强乳母营养并鼓励母乳喂养，按时添加富含维生素 B_{12} 及叶酸的辅食。鼓励患儿进食，多食肝、肾、新鲜绿叶蔬菜、蛋类、豆类、肉类等富含叶酸和维生素 B_{12} 的食品，注意食物的色、香、味的调配，以增强患儿食欲，纠正偏食、挑食等不良习惯。严重震颤不能吞咽的可用鼻饲喂养或静脉营养。

2.对症护理

评估患儿的体格、语言和运动等发育状况，对发育落后者应早期进行耐心的教育和训练,逐渐训练坐、立、行等运动功能,并尽早给予药物治疗,以促进智力和运动的发育。当患儿出现全身震颤、抽搐、共济失调等表现时,应专人照护,严密观察患儿病情进展情况,防止发生意外。震颤严重者应按医嘱给予镇静剂。抽搐者可在上、下门齿之间垫缠有纱布的压舌板,以防咬破口唇、舌尖。应保持口腔的清洁,预防口腔感染。进食前后用温开水漱口,当局部有溃疡或感染时,遵医嘱给予口腔护理,必要时涂药。

3. 用药护理

遵医嘱肌内注射维生素 B_{12} 和口服叶酸治疗,并做好疗效观察,一般用药后 2～4 天,患儿食欲增加、精神症状好转,网织红细胞上升,4～7 天达高峰,2～6 周红细胞和血红蛋白恢复正常,但神经精神症状恢复较慢,少数病人需数月后才完全恢复。

4. 心理护理

向家长和患儿说明,本病的神经精神、贫血等症状经过有效治疗和护理可恢复正常,减轻其紧张、焦虑的情绪。

课程思政 铁剂和维生素 C 联合用药,可促进铁的吸收;牛奶和铁剂同时服用,则影响铁的吸收。强调协同作用及团结合作的重要性,使学生意识到团队合作、大局意识在工作、学习和生活中的重要作用。

5. 健康教育

(1)向家长和患儿介绍本病的病因、治疗及预后,做好治疗配合,及早给予药物治疗和正确喂养,尽早改善神经精神和贫血症状,以免影响生长发育。

(2)加强预防宣教,加强孕妇、乳母的营养,宣教婴儿喂养的方法及辅助食品添加的顺序、种类和方法,及时添加含维生素 B_{12}、叶酸丰富的辅食。对年长儿要耐心说服,防止偏食,必要时协助家长制定合适的食谱。积极治疗影响维生素 B_{12}、叶酸代谢和吸收的胃肠道疾病。

考点提示 小儿缺铁性贫血的主要原因、临床表现、口服铁剂的注意事项为护考的重点内容,常以 A2、A3 形式考核。

考点提示 营养性巨幼红细胞性贫血的主要原因、临床表现、治疗要点及饮食指导要点为护考的重点内容,常以 A2、A3 形式考核。

Key Words

1.贫血程度分为_____、_____、_____、_____。

2.婴幼儿最常见的贫血是_____。

3.引起小儿缺铁性贫血的原因包括 _____、_____、_____、_____,治疗的关键是_____。

4.铁剂与 _____、_____同服可加强其吸收,_____、_____、_____可抑制其吸收。

5.营养性巨幼红细胞性贫血是由体内缺乏_____和(或)_____引起的贫血。

任务三 特发性血小板减少性紫癜患儿的护理

学习目标

【知识目标】

掌握特发性血小板减少性紫癜的临床表现和护理措施;熟悉特发性血小板减少性紫癜的治疗要点

【能力目标】

能够对特发性血小板减少性紫癜患儿进行护理评估和提出护理诊断

【素质目标】

具有关心、爱护患儿的职业素质和团队协作能力

案例导入 11-3

患儿,男,5岁,因全身散在瘀斑1天入院。患儿于5天前出现鼻塞、流涕等"感冒"症状,服药不详。查体:体温36.8 ℃,咽稍红,皮肤苍白,面部、躯干及四肢较多出血点和瘀斑,压之不褪色。心肺无异常。实验室检查:血红蛋白80 g/L,白细胞总数6.0×10^9/L,中性粒细胞占52%,淋巴细胞约占41%,血小板40×10^9/L。

请问:(1)该患儿可能的初步诊断是什么?

(2)护士在护理该患儿时应特别注意的是什么?

特发性血小板减少性紫癜(idiopathic thrombocytopenic purpura,ITP)又称自身免疫性血小板减少性紫癜,是小儿最常见的出血性疾病。临床上以皮肤、黏膜自发性出血,血小板减少,出血时间延长,血块收缩不良,束臂试验阳性为特征。严重时可发生颅内出血,危及生命。

一、病因和发病机制

尚未完全清楚。目前认为特发性血小板减少性紫癜是一种自身免疫性疾病。因患儿自身免疫过程缺陷或外来抗原(如病毒感染和其他因素)的作用,使机体产生血小板相关抗体(PAIgG)。PAIgG与血小板结合,或抗原-抗体复合物附着于血小板表面,导致单核-巨噬细胞系统对血小板的吞噬、破坏增加,血小板寿命缩短,从而引起血小板减少。此外,PAIgG能特异性地与巨噬细胞结合,抑制血小板生成。血小板数量减少是导致出血的主要原因。感染又可加重血小板减少或使疾病复发。

二、临床表现

本病见于各年龄期小儿,根据病程可分为急性、慢性两型。

1. 急性型

儿童以此型多见,约占ITP的90%,好发于1～5岁。大多数患儿发病前1～3周常有急性病毒感染史,如上呼吸道感染、水痘、麻疹、流行性腮腺炎、风疹等,偶见于某些疫苗接种后。起病急,部分有发热。以自发性皮肤、黏膜出血为突出表现,常为针尖样

大小的出血点,或瘀斑、紫癜,遍布全身,以四肢较多,易于碰撞的部位更多见;常伴有鼻出血、齿龈出血,偶见呕血、便血、血尿和颅内出血等,其中颅内出血是致死的主要原因。出血严重者可伴有贫血,肝脾偶见轻度肿大。病程多为自限性,80%～90%患儿在1～6个月内可痊愈,10%～20%的患儿可转为慢性型。

2.慢性型

慢性型病程超过6个月,多见于学龄儿童,男女发病人数比为1:(3～4),多起病缓慢,出血症状相对较轻,主要为皮肤、黏膜出血,可反复发作出血或持续性出血,出血持续期和间歇期长短不一,反复发作者脾脏常轻度肿大。约1/3患儿发病数年后自行缓解。

三、辅助检查

1.血象

血小板数常低于 $100×10^9/L$,低于 $50×10^9/L$ 时可见自发性出血,低于 $20×10^9/L$ 时出血明显,低于 $10×10^9/L$ 时出血严重;失血较多时可致贫血,白细胞数正常;出血时间延长,血块收缩不良;血清凝血酶原消耗不良;凝血时间正常。

2.骨髓象

急性型骨髓巨核细胞数正常或增多。慢性型骨髓巨核细胞数显著增多,幼稚巨核浆细胞数增多,核分叶减少,颗粒减少或胞浆减少等。

3.其他检查

PAIgG含量明显增高,束臂试验阳性等。

四、治疗要点

1.肾上腺皮质激素治疗

可降低毛细血管通透性,抑制血小板抗体的产生,抑制单核-巨噬细胞系统破坏有抗体吸附的血小板。常用泼尼松 $1.5～2$ mg/(kg·d),分3次口服。严重出血者可用冲击疗法:地塞米松 $0.5～2$ mg/(kg·d)或甲基强的松龙 $20～30$ mg/(kg·d)静脉滴注,连用3天,症状缓解后改为口服泼尼松。血小板接近正常后逐渐减量,疗程一般不超过4周。停药后如复发,可再次用肾上腺皮质激素治疗。

2.丙种球蛋白治疗

常用大剂量丙种球蛋白静脉滴注,$0.4～0.5$ g/(kg·d),连用5天;或按1 g/(kg·d)静脉滴注 $1～2$ d,$3～4$周后再给药1次。也可与肾上腺皮质激素联合应用。

3.输注血小板和红细胞

因患儿血液中含有大量抗血小板抗体,输入的血小板很快被破坏,因此,只有在发生颅内出血或急性内脏大出血危及生命时才输注血小板。贫血者可输浓缩红细胞。

此外,肾上腺皮质激素和丙种球蛋白治疗无效及慢性难治性病例可给予免疫抑制剂治疗或行部分脾切除。

五、护理评估

1.健康史

了解患儿起病前1～3周有无急性病毒感染史或预防接种史,既往有无接触特殊理化物质及药物等诱发因素,有无出血史。

2.身体评估

评估患儿全身皮肤、黏膜有无自发性出血,是否为散在性针尖大小的出血点或片状瘀斑;观察患儿的面色、睑结膜、口唇及甲床有无苍白等贫血的表现;触诊肝脾有无肿大及肿大的程度;疑颅内出血者,应观察患儿的意识状态、颅内压增高的表现。

3.辅助检查

收集并评估各项检查结果;观察血小板、红细胞、血红蛋白有无减少,粪便、尿液中有无隐血;必要时协助医生做头颅 CT、核磁共振检查,了解颅内出血的情况。

4.心理-社会状况

评估患儿及家长对本病的病因、防护知识、诊疗和护理过程的认知程度;患儿及家长有无因担心疾病预后而出现紧张、焦虑等情绪;患儿家长的家庭社会背景、经济收入状况、对疾病愈后的期望等。

六、常见护理诊断

1.皮肤黏膜完整性受损

与血小板减少致皮肤黏膜出血有关。

2.潜在并发症

颅内出血、失血性休克等。

3.有感染的危险

与皮质激素和(或)免疫抑制剂应用致免疫功能下降有关。

4.恐惧

与严重出血有关。

七、护理措施

1.生活护理

(1)休息与活动。急性期出血明显者应卧床休息,预防创伤性出血。出血不严重者可根据其耐受力适当活动,但应当避免剧烈的活动。提供安全的居室环境,床栏、床头、桌椅等家具的尖角用软垫子包扎,忌玩锐利玩具,以免碰伤、刺伤或摔伤出血。住院期间应与感染患儿分室居住。

(2)饮食护理。进食优质蛋白、高维生素的少渣饮食,避免油炸、多刺、坚硬的食物,防止损伤口腔黏膜及牙龈出血。消化道大量出血者应禁食,少量出血者可进食温凉、清淡无刺激的流质饮食,并少量多餐。

2.对症护理

预防出血,尽量减少肌肉注射或深静脉穿刺抽血,必要时应延长压迫时间,以免形成深部血肿。口、鼻黏膜出血可用浸有 1% 麻黄素或 0.1% 肾上腺素的棉球、纱条或明胶海绵局部压迫止血。无效者,可请耳鼻喉医生会诊,以油纱条填塞,2~3 天后更换。严重出血者遵医嘱给予止血药、输同型血小板。严密观察患儿体温、脉搏、呼吸和血压的变化,记录出血量。密切监测血小板数量、观察皮肤出血情况变化,当血小板计数 < 20×10^9/L,应警惕颅内出血。

3. 用药护理

糖皮质激素应用期间应严密观察药物的不良反应,定期监测血压、血糖、白细胞计数等,发现可疑及时通知医生处理。禁用阿司匹林等影响血小板功能的药物。

4. 心理护理

安慰患儿及家长,解释治疗与护理的目的及要点,告知本病预后良好,减轻患儿及家长的恐惧心理。

5. 健康教育

指导患儿学会自我保护,如避免剧烈的、有对抗性的运动,不玩锐利的玩具,常剪指甲,选用软毛牙刷等,以免造成损伤出血。告知家长忌服阿司匹林类或含阿司匹林的药物,督促指导正确服用糖皮质激素和观察不良反应,服药期间不去公共场所,不与感染患儿接触,避免感冒,以防加重病情或复发。教会家长识别出血征象并学会压迫止血的方法,一旦发现出血,立即到医院治疗或复查。

> **考点提示** 特发性血小板减少性紫癜的临床表现、治疗要点及护理要点为护考的重点内容,常以 A2、A3 形式考核。

Key Words

1. 特发性血小板减少性紫癜患者死亡的主要原因是_____。
2. 特发性血小板减少性紫癜血小板为_____,应警惕颅内出血。

任务四 急性白血病患儿的护理

学习目标

【知识目标】
掌握急性白血病的临床表现和护理措施;熟悉急性白血病的治疗要点

【能力目标】
能够对急性白血病患儿进行护理评估和提出护理诊断

【素质目标】
具有关心、爱护患儿的职业素质和团队协作能力

案例导入 11-4

患儿,男,8岁,以反复关节痛9个月,面色苍白发热20余天入院。1个月前就诊检查发现白细胞减少,淋巴细胞升高,肝脏肿大,其余不详。查体:体温38.7 ℃,贫血貌,浅表淋巴结肿大,皮肤散在出血点,压之不褪色。肝脏肋下触及3 cm,脾肋下3.5 cm,关节无红肿畸形。实验室检查:血红蛋白80 g/L,白细胞总数$1.8×10^9$/L,中性分叶核粒细胞约占10%,淋巴细胞约占41%,血小板$20×10^9$/L。骨髓增生明显活跃,原幼淋巴细胞约占80%。

请问：(1)该患儿的主要的护理诊断有哪些？
　　　(2)如何对该患儿进行护理？

白血病(leukemia)是造血组织中某一血细胞系统过度增生,浸润到各组织和器官,从而引起一系列临床表现的恶性血液病。以发热、贫血、出血和白血病细胞浸润引起的肝、脾、淋巴结肿大和关节疼痛为主要临床特征,是我国最常见的小儿恶性肿瘤,发生率为(3～4)/100 000,男性高于女性。任何年龄阶段均可发病,但以学龄期和学龄前期多见。急性白血病占小儿白血病的90%以上。

一、病因和发病机制

病因和发病机制尚未完全明了,可能与下列因素有关。

1. 病毒感染

临床研究已经证明属于 RNA 病毒的反转录病毒(retrovirus,又称人类 T 细胞白血病病毒,HTLV)可引起人类 T 淋巴细胞白血病。

2. 物理和化学因素

电离辐射、放射、核辐射等可能激活隐藏于体内的白血病病毒,使癌基因畸变或抑制机体的免疫功能而致白血病。苯及衍生物、氯霉素、重金属、保泰松和细胞毒药物等均可诱发急性白血病。

3. 遗传或体质因素

白血病不属遗传性疾病,但与遗传有关。患有其他遗传性疾病或严重联合免疫缺陷病的患儿,如21-三体综合征、先天性睾丸发育不全症、先天性再生障碍性贫血等遗传性疾病的患儿,白血病的发病率较普通小儿明显增高。

二、分类和分型

根据增生的白细胞种类不同,可分为急性淋巴细胞白血病(急淋,ALL)和急性非淋巴细胞白血病(急非淋,ANLL)两大类。其中急淋发病率占小儿白血病的70%～85%。

目前,常采用 MIC 综合分型,即形态学(M)、免疫学(I)和细胞遗传学(C),有利于指导治疗和判断预后。依据形态学分型(FAB 分型)可将急淋分为 L1、L2、L3 三型,将急非淋分为 M1、M2、M3、M4、M5、M6、M7 七型。

三、临床表现

各型急性白血病的临床表现大致相同。大多起病较急,早期症状有面色苍白、精神不振、乏力、食欲低下、鼻出血和(或)齿龈出血等;少数以发热和类似风湿热的骨关节疼痛为首发症状。主要表现为:

1. 发热

多数患儿起病常有发热,热型不定,呈低热、不规则热或弛张热,一般不伴有寒战,且抗生素治疗无效,当合并感染时,常有持续高热。

2. 贫血

贫血出现较早,随病情呈进行性加重,表现为苍白、虚弱无力、活动后气促等,主要是由于骨髓造血干细胞受到抑制所致。

3. 出血

以皮肤、黏膜出血多见，表现为紫癜、瘀斑、鼻出血、齿龈出血、消化道出血和血尿，偶见颅内出血，这是白血病死亡的重要原因之一。出血的原因是多方面的，主要是由于骨髓被白血病细胞浸润，巨核细胞受抑制使血小板的生成减少。

4. 白血病细胞浸润引起的症状和体征

肝、脾、淋巴结肿大，可有压痛，纵隔淋巴结肿大时可致压迫症状如呛咳、呼吸困难和静脉回流受阻；骨、关节疼痛多见于急淋，部分患儿为首发症状，骨痛的原因主要与骨髓腔内白血病细胞大量增生、压迫和破坏邻近骨质及浸润骨膜有关；白血病细胞侵犯脑实质和（或）脑膜时可导致中枢神经系统白血病（CNSL），出现头痛、呕吐、嗜睡、视神经乳头水肿、惊厥甚至昏迷、脑膜刺激征等颅内压增高的表现；白血病细胞浸润眶骨、颅骨、胸骨、肋骨或肝、肾、肌肉等组织可在局部呈块状隆起而形成绿色瘤，也可浸润到皮肤、睾丸、心脏、肾脏等组织器官而出现皮疹、睾丸肿大、心力衰竭、蛋白尿、血尿等表现。

四、辅助检查

1. 血象

红细胞及血红蛋白均减少，大多呈正细胞正色素性贫血，网织红细胞数较低，少数正常。血小板减少。白细胞计数高低不一，增高者占 50% 以上，白细胞分类中以原始和幼稚细胞占多数，成熟中性粒细胞减少。

2. 骨髓象

典型的骨髓象为该类型白血病的原始和幼稚细胞极度增生；幼红细胞及巨核细胞减少；少数患儿表现为骨髓增生低下。骨髓检查结果是确立诊断和判定疗效的重要依据。

3. 组织化学染色和溶菌酶检查

常用的有过氧化氢酶、酸性磷酸酶、碱性磷酸酶、苏丹黑、糖原、溶菌酶等的检测，有助于鉴别白血病细胞类型。

五、治疗要点

采用以化疗为主的综合疗法。

1. 化疗原则

早诊断、早治疗，严格区分白血病的分型，按型选择不同的化疗方案和药物剂量；化疗药物采用足量、联合（3～5 种）、间歇、交替及长期治疗的方针；同时要早期预防中枢神经系统白血病和睾丸白血病，同时加强支持疗法。

2. 化疗方案

①诱导缓解治疗，联合数种化疗药物，最大限度地杀灭白血病细胞，尽快达到完全缓解。②巩固治疗，在缓解状态下最大限度地杀灭微小残留白血病细胞，防止早期复发。③预防髓外白血病，由于大多数化疗药不能进入中枢神经系统、睾丸等部位，持续完全缓解 2.5～3.5 年者方可停止治疗，以巩固疗效为主，达到长期缓解或治愈的目的。④维持加强治疗，巩固疗效，达到长期缓解或治愈的目的。

3. 白血病常用的化疗药物

泼尼松（Pred）、氨甲蝶呤（MTX）、环磷酰胺（CTX）、6-巯嘌呤（6-MP）、6-硫鸟嘌呤

(6-TG)、阿糖苞苷(Ara-c)、柔红霉素(DNR)、阿霉素(ADM)、长春新碱(VCR)、三尖杉酯碱(H)、依托泊苷(VP16)，其剂量和用法随化疗方案而不同，应用时严格遵医嘱，用后严密观察药物的不良反应和毒副作用。

六、护理评估

1. 健康史

了解患儿有无病毒感染史、电离辐射史和放射性接触史，是否接触过苯、氯霉素等细胞毒性物质，家族中成员有无白血病患者等。

2. 身体评估

评估患儿有无苍白无力、活动后气促等贫血的表现；检查患儿有无发热及热型特点，是否有呼吸道、口腔、泌尿道等感染；检查患儿的皮肤、黏膜、消化道、泌尿道、颅内有无出血的表现；是否有肝、脾、淋巴结肿大，以及骨关节疼痛等白血病细胞浸润的症状。

3. 辅助检查

及时采集送检标本并评估实验室检查结果。

4. 心理-社会状况

评估患儿及家长对本病的病因及治疗过程、诊疗过程、护理知识的认知程度。了解患儿及家长的心理状态，是否因担心疾病预后而出现焦虑、恐惧等心理。患儿家长的家庭背景、经济收入和社会支持程度等。

七、常见护理诊断

1. 体温过高

与大量白血病细胞浸润、坏死和(或)感染有关。

2. 活动无耐力

与贫血致组织、器官缺氧有关。

3. 有感染的危险

与中性粒细胞减少，免疫功能下降有关。

4. 潜在并发症

出血、药物副作用。

5. 营养失调

营养摄入量低于机体需要量，与消耗增加，抗肿瘤治疗致恶心、呕吐、食欲下降、摄入不足有关。

6. 疼痛

与白血病细胞浸润有关。

7. 有执行治疗方案无效的危险

与治疗方案复杂、时间长，患儿和(或)家长难以坚持，家长缺乏白血病的相关知识等有关。

八、护理措施

1. 生活护理

（1）休息与活动。白血病患儿常有乏力、活动后气促等现象，一般不需绝对卧床，可根据病情适度活动；需卧床休息者，应协助其日常生活；长期卧床者应经常更换体位，预防压疮。

（2）饮食护理。应加强营养，给予高蛋白、高维生素、高热量的饮食；鼓励进食，不能进食者，可采用鼻饲或静脉营养；食物应清洁、卫生，搭配合理，餐具应消毒。

2. 对症护理

（1）发热的护理。严密监测患儿的体温变化，超过 38.5 ℃时遵医嘱采取降温措施，并观察降温效果，随时注意有无新的症状或体征出现，以防惊厥发生或体温骤降而引起虚脱，积极防治感染。

（2）减轻疼痛。提高诊疗和护理技术，尽量减少因治疗或护理操作而带来的痛苦。评估镇痛需要，及时运用适当的止痛技术，减轻患儿的疼痛。

（3）防治出血。严密观察患儿皮肤、黏膜、鼻、齿龈、消化道、颅内等处的出血情况，警惕颅内出血是死亡的重要原因之一。

（4）防治感染。白血病患儿免疫功能降低，极易发生感染，是患儿死亡的重要原因之一。应对白血病患儿实施保护性隔离，以免交叉感染。与其他病种患儿分室居住，粒细胞数极低和免疫功能明显低下者应住单间或空气层流室、无菌单人层流床。房间应每日消毒、定时通风换气，限制探视者人数和次数，禁止感染者探视。接触患儿前应正确洗手。

3. 用药护理

（1）熟悉化疗药物的药理作用和特性。了解化疗方案及给药途径，正确给药：①化疗药物多为静脉给药，且有较强的刺激性，药液渗漏可致局部疼痛、红肿甚至坏死。应确认静脉通畅方可注药，发现渗漏，立即停止输液，并做局部处理。②光照可使某些药物（如依托泊苷、替尼泊苷等）分解，静脉滴注时应避光。③鞘内注射时，浓度不宜过大，药量不宜过多，缓慢注入，术后应平卧 4～6 h。④操作中护士要注意自我职业防护。

（2）观察及处理药物的毒性作用。①绝大多数化疗药物均可致骨髓抑制而使患儿易感染，应监测血象，观察有无出血倾向和贫血表现，及时防治感染。②恶心、呕吐严重者，用药前遵医嘱给止吐药。③口腔有溃疡者，饮食宜清淡，进食易消化的流质或半流质食物，加强口腔护理。④环磷酰胺可致出血性膀胱炎，应多饮水，保证液量摄入；可能致脱发者应先告知家长及患儿，脱发后可戴假发、帽子或围巾，维护患儿的自尊。⑤糖皮质激素应用可出现满月脸及情绪改变等，应告知家长及患儿停药后会逐渐消失，应多关心患儿，勿嘲笑或讥讽患儿。

> **课程思政** 患儿由于疾病的限制和治疗需要，不能外出、出现外观和体型的改变，应多关注患儿的心理状态和及时对患儿进行心理疏导；患儿家属可因患儿的疾病产生心理负担和经济负担，积极进行沟通，增强治疗信心。体现护理人员关爱患儿的职业素养。

4. 心理护理

热情帮助、关心患儿和家长，目前白血病不再是不治之症，其缓解率和 5 年无病生存率达 70%～80%；急性非淋巴细胞白血病的初治完全缓解率已达到 80%，应树立战胜疾病的信心。告知家长及患儿进行各项诊疗、护理操作的意义，如何配合及可能出现的不适，以减轻、消除其恐惧感。定期召开家长座谈会，相互交流本病的护理经验和教训，增强对疾病治愈的信心。

5. 健康教育

讲解白血病的有关知识，化疗药物的作用和毒副作用，教会家长预防、观察感染及出血的早期征象，发现异常应及时到医院就诊。告知家长白血病完全缓解后，患儿体内仍有残存的白血病细胞，应坚持定期化疗，以免复发。化疗间歇期患儿可出院，参加学校学习，促进患儿的智力、情感和心理社会的发展；根据患儿的病情，可适当参加体格锻炼，增强抗病能力，但应做好监护。

考点提示 白血病的典型临床表现、治疗要点及护理要点为护考的重点内容，常以 A1、A2、A3 形式考核。

Key Words

1. 急性白血病可分为_____和_____两类。

2. 急性白血病主要症状包括_____、_____、_____和_____。

3. 确诊急性白血病的诊断依据是_____。

思考题

1. 患儿，男，8 个月，单纯母乳喂养，未添加辅食。近来面色蜡黄，表情呆滞，舌面光滑，有轻微震颤，肝肋下触及 4 cm，血常规检查：红细胞 $2×10^{12}$/L，血红蛋白 80 g/L，血清维生素 B_{12} 降低。该患儿可能的诊断是什么？最适宜的治疗是什么？请分析该患儿主要的护理措施。

2. 患儿，女，11 个月（生后有窒息史），纯母乳喂养，未添加辅食，平时食欲差，皮肤黏膜苍白，精神萎靡。血常规检查：血红蛋白 86 g/L，红细胞 $3.5×10^{12}$/L，外周血涂片中显示红细胞形态大小均匀，以小细胞为主，中央染色浅。为明确诊断，还需做哪些检查？患儿目前存在哪些主要的护理诊断？

3. 简述小儿贫血的分度。

4. 概述营养性缺铁性贫血的病因。

5. 简述急性白血病的分类及主要临床特点。

（田林燕）

直击护考

项目十二

神经系统疾病患儿的护理

任务一　小儿神经系统特性及检查

学习目标

【知识目标】

掌握小儿神经系统的特性及与神经系统疾病关系

【能力目标】

能够运用小儿神经系统的特性对神经系统疾病患儿进行评估

【素质目标】

具有关爱患儿的职业素养,团结协作的精神。

案例导入　12-1

小赵是刚从护理学院毕业的护士,在外科工作半年后转到小儿科工作,对于小儿神经系统的疾病比较陌生,她应该首先熟悉小儿神经系统的哪些特点?

小儿神经系统发育尚未成熟,各年龄阶段存在正常差异。对小儿神经系统的检查和评价需结合其年龄阶段的生理特征进行,在护理神经系统疾病患儿过程中要密切观察,及时发现患儿病情变化。因此,熟悉其特性非常重要。

一、小儿神经系统的特点

1.脑

在小儿生长发育过程中,神经系统的发育是基础,在胎儿期最早开始。出生时脑的重量为350～370 g,占体重的10％～12％,占成人脑重的25％(约1 500 g)。出生后第一年,脑的生长发育特别迅速,1岁时脑重达900 g,占成人脑重的60％,至7岁时已接近成人脑重。出生后脑重的增加主要是脑细胞体积的增大、树突的增多和加长以及神经髓鞘的形成和功能的不断完善。出生时大脑的外观已与成人十分相似,有主要的沟和回,但脑回较宽,脑沟较浅,皮层较薄;大脑皮层神经细胞的数目已与成人相等,但细胞分化较差,3岁时细胞分化基本完成,8岁时已接近成人。神经髓鞘形成不完善,兴奋和抑制的神经冲动传导速度慢且容易扩散而产生泛化现象,因此婴幼儿睡眠的时间长,遇到各种较强的刺激易出现惊厥、昏迷。神经纤维的髓鞘化到4岁时基本完成。

2. 脊髓

出生时脊髓的发育已较完善。小儿脊髓相对比成人长，新生儿时达第 3 腰椎水平或第 2 腰椎下缘，4 岁时达第 1～2 腰椎间隙，故婴幼儿时期腰椎穿刺位置要低，以第 4～5 腰椎间隙为宜，4 岁以后与成人相同，以第 3～4 腰椎间隙为宜。

3. 脑脊液

新生儿脑脊液量约 5 mL，压力低，故抽取脑脊液较困难，以后脑脊液量逐渐增加，压力逐渐升高。小儿脑脊液检查正常值见表 12-1。

表 12-1　　　　　　　　　　　　小儿脑脊液检查正常值

	婴儿（新生儿）	儿童
总量（mL）	5	100～150
压力（mmH$_2$O）	30～80	70～200
细胞数	(0～34)×10^6/L	(0～10)×10^6/L
蛋白总量（g/L）	0.2～1.2	0.2～0.4
糖（mmol/L）	3.9～5.0	2.8～4.5
氯化物（mmol/L）	110～122	117～127

4. 神经反射

（1）出生时已存在、以后逐渐消失的反射：觅食反射、吸吮反射、握持反射、拥抱反射、颈肢反射等。吸吮反射于 1 岁左右完全消失，觅食反射、握持反射、拥抱反射一般于生后 3～4 个月消失，颈肢反射于生后 5～6 个月消失，若这些反射生后缺如或短期存在后又消失均为病理现象。

（2）出生时已存在、终身不消失的反射：角膜反射、瞳孔对光反射、咽反射及吞咽反射等，如这些反射减弱或消失提示神经系统有病变。

（3）出生时不存在、以后逐渐出现并永不消失的反射：腱反射、腹壁反射及提睾反射等，婴儿时期腹壁反射不明显，1 岁后可引出。男孩提睾反射在 4～6 个月才比较明显。这些反射在某些病理情况下可减弱或消失。

（4）病理反射：2 岁以内的小儿由于锥体束发育不成熟，巴宾斯基征（Babinski）可呈阳性。若单侧出现或 2 岁以后出现为病理反射。

二、小儿神经系统检查方法

（一）脑脊液检查

腰椎穿刺取脑脊液（cerebral spinal fluid，CSF）检查是诊断颅内感染和蛛网膜下腔出血的重要依据。在治疗方面，可通过腰椎穿刺注入药物及麻醉。CSF 可被用于多种项目的检测，主要包括外观、压力、常规、生化和病原学检查等。对严重颅内压增高的患儿，在未有效降低颅内压之前，腰椎穿刺有诱发脑疝的危险，应特别谨慎。

（二）硬脑膜下穿刺

该操作可用来诊断硬脑膜下积液和血肿，同时可抽取硬脑膜下积液，降低颅内压。在前囟或冠状缝处穿刺。

（三）脑室穿刺

当存在伴有脑积水的颅内压增高，而保守治疗失败时，脑室穿刺可用于抽除脑脊液以降低颅内压。该操作经前囟将针插入侧脑室。

（四）脑电图和主要神经电生理检查

1. 脑电图（EEG）

脑电图（EEG）包括常规 EEG、动态 EEG（AEEG）和录像 EEG（VEEG）检查，是正确诊断癫痫分型及合理选药的主要实验室依据。

（1）常规 EEG。借助电子计算机技术从头皮记录皮层神经元的生物电活动。主要观察：①有无棘波、尖波、棘-慢复合波等癫痫样波，以及它们在不同脑区的分布，是正确诊断癫痫、分型与合理选药的主要实验室依据；②清醒和睡眠状态下记录的背景脑电活动是否正常。全脑或局部的各种原因脑损伤，均可引起相应脑区的脑电活动频率慢化。

（2）动态 EEG（ambulatory EEG，AEEG）。AEEG 是指连续进行 24 小时、甚至数日的 EEG 记录。因增加描记时间而提高异常阳性率。若同时获得发作期 EEG，更有助癫痫诊断和分型。

（3）录像 EEG（video-EEG，VEEG）。VEEG 不仅可长时间地进行 EEG 记录，更可实时录下患者发作中的表现以及同步的发作期 EEG，对癫痫的诊断、鉴别诊断和分型有更大帮助。

2. 诱发电位

诱发电位是指分别经听觉、视觉和躯体感觉通路，刺激中枢神经诱发相应传导通路的反应电位，包括脑干听觉诱发电位（BAEP）、视觉诱发电位（VEP）、体感诱发电位（SEP）。

（1）脑干听觉诱发电位（BAEP）。以耳机声刺激诱发。因不受镇静剂、睡眠和意识障碍等因素影响，可用于包括新生儿在内任何不合作儿童的听力筛测，以及昏迷患儿脑干功能评价。

（2）视觉诱发电位（VEP）。以图像视觉刺激（patterned stimuli）诱发，称 PVEP，可分别检出单眼视网膜、视神经、视交叉、视交叉后和枕叶视皮层间视通路各段的损害。

（3）体感诱发电位（SEP）。以脉冲电流刺激肢体混合神经，沿体表记录感觉传入通路反应电位。脊神经根、脊髓和脑内病变者可出现异常。

3. 肌电图（EMG）

肌电图（EMG）帮助弄清被测肌肉有无损害和损害性质（神经源性或肌源性）。

知识链接

放射性核素发射体层成像（emission computed tomography，ECT）是在核医学的示踪技术和计算机断层基础上发展起来的医学检查手段。ECT 根据探测放射性示踪剂所用的种类，又分为单光子发射体层成像（single photon emission computed tomography，SPECT）与正电子发射体层成像（positron emission tomography，PET）两种。SPECT 扫描主要是通过测定放射性示踪剂的吸收或滞留，定量或半定量评价大脑血流改变及代谢状况的一种放射成像方法。PET 扫描主要通过测定能发射正电子的示踪剂在组织内的分布情况，用来定量测定局部脑葡萄糖代谢、局部脑氧代谢和局部脑血流。二者在癫痫病灶的定位诊断中有重要意义，而且对小儿神经系统其他疾病的诊断和病理生理研究也有重要价值。

（五）神经影像学检查

1. 电子计算机断层扫描（computed tomography，CT）

CT 可显示不同层面脑组织、脑室系统、脑池和颅骨等的结构形态。必要时注入造影剂以增强扫描分辨率。CT 能较好显示病变中较明显的钙化影和出血灶，但对脑组织分辨率不如 MRI 高，且对后颅窝、脊髓病变因受骨影干扰难以清楚辨认。

2. 磁共振成像（magnetic resonance imaging，MRI）

MRI 分辨率高、无放射线、不被骨质阻挡。对脑组织和脑室系统分辨率较 CT 高，能清楚显示灰、白质和基底节等脑实质结构。MRI 由于不受骨影干扰，能很好发现后颅窝和脊髓病灶。在儿科临床已广泛应用，如在评价癫痫患儿是否适合外科手术时常规要做 MRI 检查；应用 MRI 全身扩散加权成像探查小儿恶性肿瘤原发及转移灶；应用 MRI 扩散张量成像/扩散张量纤维束示踪成像（DTI/DTT）进行小儿脑瘫早期诊断及康复评价等。MRI 能显示大多数病变及其组织学特征，但仍有部分病变互相重叠或不能确定，需做增强扫描。对不合作者需用镇静剂使其处于睡眠中检查，对钙化影的显示较 CT 差。主要缺点是费用较 CT 高，成像速度较慢，易漏诊脑内钙化灶等。

3. 数字减影血管造影（digital subtraction angiography，DSA）

这是通过计算机程序把血管造影片上的骨与软组织影消除，仅突出血管的一种新的摄影技术。主要用于脑血管疾病（如脑动脉炎、脑梗死、脑血管畸形等）的诊断，也可用于颅内占位性疾病的诊断。

Key Words

1. 小儿脊髓相对比成人长，新生儿时达第_____腰椎水平或第_____腰椎下缘，4 岁时达第_____腰椎间隙，故婴幼儿时期腰椎穿刺以第_____腰椎间隙为宜。

2. 小儿出生时已存在终身不消失的反射包括_____、_____、_____、_____等。

任务二　化脓性脑膜炎和病毒性脑膜炎患儿的护理

学习目标

【知识目标】

掌握化脓性脑膜炎、病毒性脑膜炎的临床表现及护理措施；了解相关病因及发病机制

【能力目标】

能够对化脓性脑膜炎、病毒性脑膜炎的患儿进行护理评估

【素质目标】

具有关爱患儿的职业素养和团结协作的能力

一、化脓性脑膜炎

▌ 案例导入 12-2-1 ▐

患儿,男,2岁,以发热、头痛、呕吐、惊厥为主诉入院,查体:脑膜刺激征阳性。脑脊液检查压力增高,外观混浊,白细胞 $3 \times 10^9/L$,糖 1.67 mmol/L,氯化物 141 mmol/L,蛋白 0.6 g/L,用抗生素治疗2周后,症状消失。

请问:(1)该患儿最可能的诊断是什么?确诊还需要什么依据?

(2)请分析该患儿主要的护理诊断。

化脓性脑膜炎(purulent meningitis,简称化脑)是由各种化脓性细菌感染引起的急性脑膜炎症,其临床特点为发热、头痛、呕吐、烦躁不安、惊厥、嗜睡、昏迷、前囟隆起、脑膜刺激征、脑脊液呈化脓性改变。小儿各个时期均可发病,但以婴幼儿多见,该病如不及时诊治,病死率较高,成活儿往往留下严重的后遗症。

(一)病因和发病机制

婴幼儿血脑屏障功能差,机体免疫力低下,多种细菌均可引起化脓性脑膜炎,以肺炎双球菌和流感嗜血杆菌多见。新生儿及2个月以内的婴儿以大肠杆菌、β组溶血性链球菌、金黄色葡萄球菌多见;2个月以上小儿以流感嗜血杆菌、脑膜炎双球菌和肺炎链球菌多见;12岁以后患者以脑膜炎双球菌和肺炎链球菌常见。肺炎链球菌脑膜炎好发于冬春季节,流感嗜血杆菌脑膜炎好发于晚秋及早冬。

化脓性脑膜炎的致病菌大多从呼吸道侵入,也可由皮肤、黏膜或新生儿脐部创口侵入,经血循环到达脑膜。表现为软脑膜充血,大脑表面、颅底、脊髓表面、蛛网膜下腔充满脓性分泌物,可并发脑室管膜炎,导致硬脑膜下积液或(和)积脓、脑积水。炎症还可损害脑实质、脑神经、运动神经和感觉神经而产生相应的临床神经系统体征。

(二)临床表现

大多患儿呈亚急性起病,发病前数日常有上呼吸道或胃肠道感染的症状,典型临床表现为感染中毒表现、脑膜刺激征和颅内压增高等。一般化脓性脑膜炎表现如下:

1. 非特异性感染中毒表现

突起高热,婴幼儿表现为易激惹,喂养困难,凝视,面色发灰,呼吸节律异常等。年长儿主诉头痛,关节肌肉疼痛,食欲不振,精神萎靡,可出现皮疹、皮肤出血点、瘀斑等。

2. 中枢神经系统表现

(1)颅内压增高征。患儿出现剧烈头痛、喷射性呕吐、视神经乳头水肿、前囟饱满或隆起、表情淡漠,重者呼吸、循环功能受累,甚至昏迷,发生脑疝,出现双瞳孔不等大、对光反应迟钝。由于呕吐频繁和进食减少,常引起轻重不等的脱水酸中毒。

(2)脑膜刺激征。颈强直、克尼格征及布鲁金斯基征阳性。小婴儿可不明显。

(3)其他。意识障碍较常见,表现为谵妄、嗜睡、昏迷;部分患儿可出现肢体瘫痪、颅神经受累等局限性神经系统症状,20%～30%的患儿出现部分或全身性抽搐,以肺炎链球菌脑膜炎多见。

年龄小于3个月的幼婴儿和新生儿化脓性脑膜炎表现多不典型,起病时的表现类似新生儿败血症,体温可高可低,常表现为面色青灰、拒食、吐奶、哭声调高而尖、心率慢、惊厥等,由于颅缝及囟门未闭,对颅内高压有一定的缓冲作用,故颅内压增高征及脑膜刺激征出现较晚,应予注意。

部分患儿在病程中可出现神经和其他系统并发症,常见的有:

1. 硬脑膜下积液

30％～60％的化脑患儿发生硬脑膜下积液,但其中85％～90％可无症状。其特点为在治疗过程中体温不退,或热退后数日复升。

2. 脑性低钠血症

由炎症累及下丘脑和垂体后叶所致,30％～50％患儿可发生抗利尿激素不适当分泌,临床呈现低钠血症及血浆渗透压降低,可使脑水肿加重而产生低钠性惊厥和意识障碍加重,甚至发生昏迷。

3. 脑室管膜炎

多见于革兰氏阴性杆菌感染且诊断治疗又不及时的脑膜炎患儿,是造成严重后遗症的原因之一。患儿在治疗过程中出现发热不退、惊厥频繁、前囟饱满,脑脊液检查结果始终异常,常造成较高的死亡率和致残率。

4. 其他

如炎症渗出物阻碍脑脊液循环,可引起脑积水,脑实质损害可产生继发性癫痫和智力发育障碍等。

(三)辅助检查

1. 血象

周围血白细胞计数明显增高,高达(20～40)×10⁹/L,以中性粒细胞增高为主,占80％以上。严重感染者,有时可见白细胞总数反而减少,但可见核左移。

1. 血象

周围血白细胞计数明显增高,高达$(20～40)×10^9/L$,以中性粒细胞增高为主,占80％以上。严重感染者,有时可见白细胞总数反而减少,但可见核左移。

2. 脑脊液

脑脊液是确诊本病的重要依据。典型病例表现为脑脊液压力增高,外观混浊或呈脓性,白细胞数多达$1\,000×10^6/L$,分类以中性粒细胞为主;糖含量显著降低,低于$1.1\,mmol/L$,甚至测不出;蛋白质含量增多,定量在$1\,000\,mg/L$以上;氯化物含量减少。脑脊液涂片革兰氏染色查菌阳性率为70％～90％(是明确脑膜炎病因的重要方法,是否能找到细菌取决于细菌量)。此外,还可采用对流免疫电泳法、乳胶颗粒凝集法对脑脊液进行病原学检测。

3. 血培养

早期血培养可帮助确定病原菌。

4. 影像学检查

疑有并发症者,应尽早进行颅脑CT及MRI检查。前囟未闭者可行B超检查,可发现脑水肿、脑室扩大、硬脑膜下积液等征象。

(四)治疗要点

应做到用药早、剂量足和疗程够,大多数患儿均可痊愈。

1. 抗生素治疗

及早采用敏感的、可通过血脑屏障、毒性较低的抗生素,联合用药,注意药物配伍。病原菌不明者,任何年龄组患儿均可选用氨苄青霉素(氨苄西林)和氯霉素,亦可选用第三代头孢菌素,包括头孢噻肟或头孢曲松。最好根据药物敏感试验结果选药。静脉用药,疗程不少于 2 周或治疗至临床症状消失后复查脑脊液,如检查结果正常,可停药。

2.肾上腺皮质激素

可减轻因抗生素快速杀菌所产生的内毒素对细胞因子调节的炎症反应的促进作用,有利于退热、缓解颅内压增高及感染中毒症状。常用地塞米松 $0.6\ mg/(kg \cdot d)$,连用 2~3 日。

3.其他对症和支持治疗

维持水、电解质平衡;及时处理高热、控制惊厥和感染性休克;及时降低颅内压,预防脑疝的形成。

4.并发症的治疗

①硬膜下积液多时行穿刺放液,硬膜下积脓,还需根据病原菌注入相应抗生素,必要时进行外科处理;②脑室管膜炎可做侧脑室控制性引流,并注入抗生素;③脑性低钠血症需适当限制液体入量,酌情补充钠盐。

知识链接

合理的抗生素和支持治疗降低了化脓性脑膜炎的死亡率,目前本病的婴幼儿死亡率为 10%(肺炎球菌脑膜炎死亡率最高)。死亡率与病原菌、患儿年龄(小于 6 个月)、脑脊液中细菌量、治疗前惊厥持续时间相关,6 个月以下幼婴儿患病后预后更为严重。据统计,10%~20%的幸存者遗留各种神经系统严重后遗症,常见的后遗症包括视力丧失、智力倒退、反复惊厥、语言能力延迟、视力障碍和行为异常等。

(五)护理评估

1.健康史

询问患儿发病前有无呼吸道、消化道或皮肤等前驱感染史;有无中耳炎、鼻窦炎、先天性发育畸形(如脑脊膜膨出)等病史;新生儿应询问生产史、脐带感染史;近期有无接种流脑疫苗;同时须考虑发病季节和年龄。

2.身体评估

评估患儿生命体征(尤其是体温和呼吸)及意识障碍程度;有无剧烈头痛、呕吐、囟门饱满等颅内压增高表现;注意评估有无凝视、肢体活动受限及脑膜刺激征阳性等。

3.辅助检查

及时协助医生为患儿进行辅助检查,采集血及脑脊液等标本,及时送检,观察、分析化验结果,了解有无异常,指导临床护理。

4.心理-社会状况

化脓性脑膜炎重症病例死亡率较高,神经系统后遗症亦较多。因此,应注意评估患儿家长对疾病的了解程度,对患儿健康的要求以及护理知识的掌握程度,观察是否有焦虑或恐惧感等负性情绪,要耐心解释病情并给予心理支持。

（六）常见护理诊断

1. 体温异常

与细菌感染及全身中毒症状有关。

2. 营养失调

营养摄入量低于机体需要量，与摄入不足、机体消耗增多或食欲不振、不进食有关。

3. 有受伤的危险

与抽搐、惊厥发作有关。

4. 有皮肤完整性受损的危险

与长期卧床及意识障碍有关。

5. 潜在并发症

颅内压增高。

6. 焦虑与恐惧

与缺乏疾病知识及预后不良有关。

（七）护理措施

1. 生活护理

（1）环境与休息。保持病室温度为 18～22 ℃，湿度为 50％～60％；病室安静清洁，空气流通新鲜，每日开窗通风 3～4 次。绝对卧床休息，密切观察患儿体温的动态变化及伴随症状，每 4 小时测体温 1 次。

（2）饮食护理。根据患儿体重及营养状况评估患儿所需热量摄入，给予高热量、高蛋白、高维生素、易消化的清淡流质或半流质饮食，少量多餐。能进食者应鼓励其进食，但要注意食物的调配，增加患儿食欲；频繁呕吐及不能进食者，可行静脉输液或鼻饲，维持水、电解质平衡。对鼻饲患儿应每日清洁口腔 2～3 次，以防口腔炎发生。

2. 对症护理

①高热护理：体温超过 38.5 ℃时，及时给予降温处理，如温水擦浴，遵医嘱给予药物降温，以减少脑细胞对氧的消耗，防止发生高热惊厥，同时记录降温效果。出汗后需勤换衣，保持皮肤的清洁干燥，同时应注意保暖。保证足够液体量摄入，鼓励患儿多饮水，遵医嘱静脉补液，准确记录出入液量，以防发生脑水肿。②防止受伤的护理：由专人守护及陪伴。密切观察患儿四肢活动情况，及时使用镇静剂或止惊剂，尽可能减少患儿抽搐的发生。一旦发生，应立即置压舌板或舌垫于上下齿之间，将患儿头偏向一侧，或适当应用约束带，以防舌咬伤、窒息及坠床发生。及时清除呕吐物，保持呼吸道通畅。③颅内压增高的护理：尽可能减少搬动，避免声光等外界刺激，烦躁者可适当给予镇静剂。置患儿于头高足低位，每 1～2 h 观察意识、瞳孔、心率、呼吸频率及节律、血压的变化，发现异常及时报告医生。为防止便秘，每日可给患儿用开塞露、甘油栓通便，禁忌高位灌肠，以免加重颅内压增高。④预防脑疝的护理：若呼吸节律不规则、瞳孔忽大忽小或两侧不等大、对光反应迟钝、血压升高，应警惕脑疝及呼吸衰竭的发生。⑤如患儿在治疗中发热不退或退而复升、前囟饱满、颅缝裂开、频繁惊厥、呕吐不止，应考虑有并发症存在，应尽早诊断，及时处理。⑥做好抢救准备：病室内备齐一切抢救器材及药品，如

氧气、吸引器、人工呼吸机、硬脑膜下穿刺包及侧脑室引流包、脱水剂、呼吸兴奋剂、中枢神经兴奋剂等。

3. 用药护理

遵医嘱给予足量有效抗生素治疗,颅内压增高者静脉推注脱水剂,烦躁不安者适当给予镇静剂。了解各种药物的适应证及不良反应。静脉输液速度不宜太快,以免加重脑水肿。

4. 心理护理

根据患儿及家长的接受程度,介绍病情、治疗护理的目的与方法,使其主动配合。给患儿以充分的爱抚和悉心的关照,及时解除患儿不适,取得患儿及家长的信任。

5. 健康教育

教会家长配制高热量、高蛋白、高维生素饮食的方法;要求家长采取必要的安全措施,勿单独留患儿于室内或楼梯等危险处;对恢复期患儿,应指导家长掌握功能训练的方法,以减少后遗症的发生;指导家长对小儿智能的开发及引导;注意皮肤的护理,瘫痪患儿勤翻身,2~3小时翻身一次;加强社区护理,做好预防化脓性脑膜炎的卫生宣教并采取相应的预防措施;协助建立残疾小儿康复和教养中心,使留有后遗症的患儿家长能寻求到更多应对方法,减轻心理压力。

> **考点提示** 化脓性脑膜炎的临床表现,治疗要点及护理要点为护考内容,常以A2、A3形式考核。

二、病毒性脑炎

案例导入 12-2-2

患儿,女,9岁,因发热、头痛、反复呕吐2天,抽搐1次入院。查体:T:39.7 ℃,精神欠佳,发育、营养尚可,无中毒外观,皮肤无出血点,颈部稍有抵抗,布氏征、克氏征阴性。血常规检查:白细胞 $7×10^9$/L,中性粒细胞 45%,淋巴细胞 55%。脑脊液检查:外观尚清,白细胞 $200×10^6$/L,中性粒细胞 25%,淋巴细胞 75%,糖 2.8 mmol/L,氯化物 118 mmol/L,蛋白 0.45 g/L。

请问:(1)该患儿最可能的诊断是什么? 确诊还需要什么依据?
      (2)请分析该患儿主要的护理诊断。

病毒性脑炎(viral encephalitis)是由多种病毒感染引起的颅内急性炎症,由于病原体致病性能和宿主反应过程的差异,形成不同类型的表现。若炎症主要在脑膜,临床重点表现为病毒性脑膜炎。主要累及大脑实质时,则以病毒性脑炎为临床特征。大多患者具有病程自限性。

(一)病因及发病机制

病毒性脑炎患儿约80%以上由肠道病毒引起,如柯萨奇病毒、埃可病毒等,其次为虫媒病毒(如流行性乙型脑炎病毒、森林脑炎病毒)、腮腺炎病毒和疱疹病毒等。

病毒自呼吸道、肠道侵入人体,在淋巴系统内繁殖后经血循环(昆虫叮咬直接进入血流)到达全身各脏器,在入侵中枢神经系统前可有发热等全身症状。此外,病毒亦可经嗅神经或其他周围神经到达中枢神经系统。中枢神经系统的病变可以是病毒直接损伤的结果,也可以是感染后的过敏性脑炎改变,导致神经脱髓鞘、血管及血管周围脑组织的损伤。

（二）临床表现

病情轻重差异很大,取决于病变主要是在脑膜还是脑实质。一般说来,病毒性脑炎的临床表现较病毒性脑膜炎严重,重症脑炎更易发生急性期死亡或后遗症。

1. 病毒性脑膜炎

急性起病,或先有上感或前驱传染性疾病,主要表现为发热、恶心、呕吐、软弱、嗜睡。年长儿会诉头痛,婴儿则烦躁不安,易激惹。一般很少有严重意识障碍和惊厥。可有颈项强直等脑膜刺激征。但无局限性神经系统体征。病程大多为1~2周。

2. 病毒性脑炎

起病急,临床表现取决于脑实质病理改变的部位、范围和严重程度。

（1）大多数患儿在弥漫性大脑病变基础上主要表现为发热、反复惊厥发作、不同程度意识障碍和颅压增高症状。惊厥大多呈全身性,但也有局灶性发作,严重者呈惊厥持续状态。患儿可有嗜睡、昏睡、昏迷、深度昏迷,甚至去皮质状态等不同程度意识改变。若出现呼吸节律不规则或瞳孔不等大,要考虑颅内高压并发脑疝可能性。部分患儿尚伴偏瘫或肢体瘫痪表现。

（2）有的患儿病变主要累及额叶皮层运动区,临床则以反复惊厥发作为主要表现,伴或不伴发热。多数为全部性或局灶性强直-阵挛或阵挛性发作,少数表现为肌阵挛或强直性发作。两者皆可出现癫痫持续状态。

（3）若脑部病变主要累及额叶底部、颞叶边缘系统,患者则主要表现为精神情绪异常,如躁狂、幻觉、失语以及定向力、计算力与记忆力障碍等,伴发热或无热。多种病毒可引起此类表现,常合并惊厥与昏迷,病死率高。

其他还有以偏瘫、单瘫、四肢瘫或各种不自主运动为主要表现者。不少患者可能同时兼有上述多种类型表现。病毒性脑炎病程大多为2~3周。多数完全恢复,但少数遗留癫痫、肢体瘫痪、智能发育迟缓等后遗症。

（三）辅助检查

1. 脑脊液检查

压力正常或增高,外观清亮,白细胞数大多在$(0\sim500)\times10^6/L$,早期以中性粒细胞为主,以后以淋巴细胞为主,蛋白质大多数正常或轻度增高,糖和氯化物一般在正常范围内。

2. 血清学检查

可用中和试验、补体结合试验及血凝抑制试验等,双份滴定度呈4倍增高,有诊断价值。

3. 病毒学检查

脑脊液中分离出病毒可明确病原,但仍有部分病例无法肯定致病病毒。

4. 脑电图检查

无特异性,但能提示脑实质病变,急性期出现多发性、弥漫性的高幅慢波或局灶性慢波,病情好转后恢复正常。

5.影像学检查

CT 和 MRI 可发现病变的部位、范围和性质。病毒性脑炎可致脑水肿,CT 可见脑室有所缩小,脑沟变窄。

(四)治疗要点

本病无特异性治疗。主要是对症治疗、抗病毒治疗和支持疗法。

1.对症治疗

(1)降温。有高热或高热惊厥者,可用物理降温,必要时应用人工冬眠疗法。

(2)止惊。使用止惊药物,如地西泮、苯巴比妥钠等。

(3)防治脑水肿、颅内压增高。有颅内压增高症状或抽搐频繁者,应考虑使用脱水剂,如 20% 甘露醇等静脉滴入。

(4)其他。有呼吸衰竭者,应保持呼吸道通畅,给予吸氧,必要时给予呼吸兴奋剂,甚至用人工呼吸器等。

2.抗病毒治疗

常选病毒唑,疱疹病毒性脑炎可选用阿糖腺苷、无环鸟苷等。

3.支持疗法

保证水、电解质和营养的供给,恢复期应用促进脑细胞代谢的药物,如 ATP、细胞色素 C 等,以促进脑细胞功能的恢复。有瘫痪后遗症者,应及早进行针灸、理疗等康复治疗。

▎ 知识链接 ▎

病毒性脑炎的病程多呈自限性,一年四季均可发生,又称为散发性脑炎。根据其流行情况的不同可分为两大类:一类是虫媒性的急性流行性脑炎,主要包括流行性乙型脑炎、森林脑炎;另一类是不经虫媒传播的原发性病毒性脑炎,又称急性散发性病毒性脑炎。

(五)护理评估

1.健康史

详细询问患儿病前 1~3 周有无腮腺炎、水痘、麻疹或呼吸道、消化道感染等情况;有无接触动物或被昆虫叮咬等病史;有无预防接种史。观察患儿有无头痛、恶心、呕吐、部分或全身性抽搐发作等颅内压增高的表现。

2.身体评估

监测生命体征,注意检查有无精神状态异常、神经系统症状等。注意评估有无意识障碍、颅内压增高程度、前囟是否隆起或紧张,有无脑膜刺激征,有无肢体瘫痪等。

3.辅助检查

及时协助医生为患儿进行辅助检查,及时分析脑脊液、血清学、脑电图、脑 CT 等检查结果,以判断病情,为治疗和护理提供依据。

4.心理-社会状况

由于病情轻重不等,轻者 2 周内可自行缓解,严重病例可导致脑疝而死亡或留有后遗症。评估患儿及家属对疾病的了解程度、护理知识的掌握程度,是否有焦虑或恐惧情绪等。

（六）常见护理诊断

1.体温过高

与病毒血症有关。

2.急性意识障碍

与脑实质炎症有关。

3.躯体移动功能障碍

与昏迷、肢体瘫痪有关。

4.营养失调

营养摄入量低于机体需要量，与摄入不足、机体消耗增多或食欲不振、不进食有关。

5.潜在并发症

颅内压增高。

（七）护理措施

1.生活护理

(1)环境与休息。保持病室安静，空气新鲜，急性期卧床休息。

(2)饮食护理。给予高热量、高蛋白、高维生素且易被消化吸收的食物，频繁呕吐者，应暂禁食，给予静脉输液；有意识障碍者，宜鼻饲或经静脉给予营养液，应记录 24 小时出入液量；静脉输液者宜控制量和速度，以免加重脑水肿。

2.对症护理

①发热的护理：对高热患儿应采取物理方法或药物降温，必要时遵医嘱用亚冬眠疗法降温，以保护脑细胞。②昏迷的护理：患儿取侧卧位，头肩部抬高 20°～30°，可防止口腔分泌物或呕吐物吸入气管引起窒息，有利于上腔静脉回流，可降低颅内压。定时翻身拍背及使用气垫、气圈，预防坠积性肺炎及压疮的发生。此外，应注意眼、口腔及皮肤的护理。③惊厥的护理：患儿须由专人守护。密切观察患儿四肢活动情况。抽搐发作时，立即置压舌板或舌垫于上下齿之间，取侧卧位，适当应用约束带，遵医嘱立即给予镇静药或止惊剂。④瘫痪的护理：卧床期间协助患儿洗漱、进食、解决大小便及清洁个人卫生等。帮助家长掌握翻身及皮肤护理的方法。保持瘫痪肢体于功能位。病情稳定后，及早督促指导患儿进行肢体的被动或主动功能锻炼。⑤做好抢救准备：病室内应备齐一切抢救器材及药品。

3.用药护理

了解相关药物的疗效、使用要求及不良反应，及时告知患儿家长，做好安全用药及护理。

4.心理护理

对轻症患儿，告知家长及本人，本病预后良好，1～2 周可康复。对昏迷较久、抽搐频繁者应给予家长以安慰，耐心解释病情，使其配合诊疗及护理。

5.健康教育

向患儿及家长介绍病情，增强战胜疾病的信心；向家长介绍日常生活护理的有关知识；指导家长协助患儿做好智力训练和瘫痪肢体功能训练的方法；有继发癫痫者应指导长期正规服用抗癫痫药物；出院的患儿应定期随访。

考点提示 病毒性脑膜炎的临床表现、治疗要点及对症护理为护考要点,常以 A2、A3 形式考核。

Key Words

1. 化脓性脑膜炎病原传播的主要途径是_____。

2. 化脓性脑膜炎典型临床表现以_____、_____和_____。

3. 化脓性脑膜炎抗生素使用原则为_____、_____、_____、_____、_____。

4. 病毒性脑炎的病情轻重差异很大,取决于病变主要是在_____或_____。

5. 病毒性脑炎在饮食上应给予_____、_____、_____且_____的食物。

任务三 小儿癫痫的护理

学习目标

【掌握】

1. 小儿癫痫的临床表现和护理诊断

2. 为小儿癫痫患儿制定护理措施

【熟悉】

3. 对小儿癫痫患儿进行护理评估

【了解】

4. 小儿癫痫的病因及发病机制

案例导入 12-3

患儿,女,5 岁,在幼儿园学习,下午做游戏时突然出现右上肢部分强直,继而发生阵挛性抽动,头偏向一侧,眼睛持续同向偏斜,神志尚清,发作约 15 秒后缓解。

请问:(1)该患儿最可能的诊断是什么? 确诊还需要什么依据?

(2)请分析该患儿主要的护理诊断。

癫痫(epilepsy)是多种原因引起的脑部慢性疾患,是脑内神经元反复发作性异常放电导致的突发性、暂时性脑功能失常,临床出现意识、运动、感觉、精神或自主神经运动障碍。其中 60% 的癫痫患者在儿童期发病。

一、病因和发病机制

1. 遗传因素

多数为单基因遗传,病理基因影响到神经细胞膜的离子通道,使癫痫发作阈值降低而发病。

2. 脑内结构异常

多种先天、后天性脑损伤产生异常放电的致病灶或降低了癫痫发作阈值。如脑发育畸形、宫内感染、脑外伤后遗症等。

3. 诱发因素

如年龄、内分泌、睡眠等均与癫痫发作有关。饥饿、过饱、饮酒、劳累、感情冲动等均可诱发癫痫发作。

二、临床表现

（一）癫痫发作

癫痫发作的表现形式取决于病灶起源的位置和定位于大脑的某一部位。我国小儿神经学术会议将癫痫发作分为局灶性发作与全部性发作两大类型。

1. 局灶性发作

神经元过度放电起源于脑的某一部位，临床症状和脑电图异常均以局部开始。

（1）单纯局灶性发作。单纯局灶性发作最常见，表现为某一侧躯体某部位，如面、颈、四肢某部分的强直或阵挛性抽动，头、眼持续同向偏斜，无意识丧失，发作时间平均为 10～20 秒。部分患儿局灶性发作后，抽动部位可出现暂时性瘫痪，称为 Todd 麻痹。

（2）复杂局灶性发作。发作时有意识、知觉损害。意识部分丧失，精神行为异常，如吞咽、咀嚼、摸索、自语等。事后不能回忆。

2. 全部性发作

神经元过度放电起源于两侧大脑半球，临床症状和脑电图异常均呈双侧异常，发作时常伴意识障碍。

（1）强直-阵挛发作。强直-阵挛发作最常见，发作时突然意识丧失，全身骨骼肌出现剧烈的强直收缩，呼吸肌的强直收缩将肺内空气压出，发出尖叫声，呼吸暂停与发绀，常有舌咬伤、尿失禁发生。强直症状持续数秒至数十秒后出现较长时间反复的阵挛，即全身肌肉节律性抽搐，口吐白沫，持续 1～5 分钟逐渐停止。发作后昏睡，醒后出现头痛、嗜睡、乏力、烦躁等现象。

（2）失神发作。以意识丧失为主要症状，双眼凝视，正在进行的活动突然停止，持续数秒后即恢复，对所发生的情况并无记忆。失神发作频繁，每天可发作数十次。

（3）肌阵挛发作。以广泛性脑损害的患儿多见，为全身或局部骨骼肌触电样突然短暂收缩（0.2 秒），表现为突然点头、身体前倾或后仰、两臂快速抬起等，严重者可致跌倒。

（4）失张力发作。发作时全身或躯体某部分的肌肉张力突然短暂性丧失引起姿势的改变，如头下垂、肩或肢体突然下垂，同时伴有意识障碍。若累及全身肌肉，则患儿可突然跌倒，伤及头部。

（5）癫痫性痉挛。它属于最常见的婴儿痉挛，表现为点头、伸臂（或屈肘）、弯腰、踢腿（或屈腿）或过伸等，可成串出现，肌肉收缩的过程为 1～3 秒。

（二）癫痫综合征

部分患儿具有一组相同的症状与体征，属于同一种特殊癫痫综合征。

1. 良性癫痫

良性癫痫最常见，占小儿癫痫的 15%～20%。常有家族史，2～14 岁多见，9～10 岁为发病高峰，男多于女。多数患儿于入睡后或觉醒前呈局灶性发作，从口面部开始，如喉头发声、唾液增多、面部抽搐等，很快发展至全身强直-阵挛发作，意识丧失。患儿智力发育正常，体格检查无异常发现，经药物治疗后效果良好。

2. 婴儿痉挛

婴儿痉挛又称 West 综合征，多在婴儿期起病，生后 4～8 个月为发病高峰，男孩多于女孩。多为频繁的强直痉挛发作，表现为屈曲性、伸展性及混合性三种。其中以屈曲性及混合性发作为多。屈曲性发作时婴儿呈点头、屈腿状；伸展性发作表现为角弓反张，肢体频繁颤动，多数患儿可能遗留智力障碍。患儿病前无明显脑损伤者，早期接受治疗后，约 40% 患儿的智力与运动发育可基本正常。

3. 失神癫痫

起病年龄多见于 3～13 岁，6～7 岁为发病高峰，女孩多于男孩，经常因为过度换气、情绪及注意力改变而诱发。临床特点为频繁而短暂的形式多样的失神发作，每日数次甚至数十次，每次发作数秒，意识障碍突然发生、突然恢复。发作时不跌倒，发作后患儿不能回忆发作情况，并无头痛、嗜睡等症状。体格检查无异常。预后多良好，用药容易控制。

（三）癫痫持续状态

癫痫一次发作持续 30 分钟以上，或反复发作间歇期意识不能完全恢复达 30 分钟以上者，称为癫痫持续状态（status epilepticus）。临床多见强直-阵挛持续状态，颅内、外急性疾病均可引起，为儿科急症。

三、辅助检查

1. 脑电图

脑电图是确诊癫痫最重要的实验室检查。典型脑电图可显示棘波、尖波、棘-慢复合波等癫痫样波。因癫痫样波多数为间歇发放，单凭一次常规脑电图检查很难做出正确的判断，故需较长时间的描记，才可能获得准确的结果。

2. 影像学检查

主要目的是寻找病因，对脑电图提示为局灶性发作的患儿，应进行 CT、MRI 等颅脑影像学检查。

四、治疗要点

目标是完全控制发作；少或无药物不良反应；尽量提高生活质量。

1. 病因治疗

查寻明确的可治疗的病因，积极进行病因治疗，如脑肿瘤、某些代谢病等。

2. 药物治疗

药物治疗是目前治疗的主要手段。先选择单种药物，从小剂量开始直至完全控制发作。如单种药物不能控制癫痫，可选用多种药物联合治疗。一般在服药后 2～4 年完全不发作，再经 3～6 个月的逐渐减量过程后方可停药。常用的抗癫痫药物为丙戊酸钠

(VPA)、氯硝西泮(CZP)等。新型抗癫痫药左乙拉西坦(LEV)作为添加治疗对 4 岁以上儿童局灶性发作和难治性癫痫安全有效。

癫痫持续状态时,可静脉注射足量的地西泮(安定),可于 1～2 分钟止惊,必要时 0.5～1.0 小时后重复使用,24 小时内可用 2～4 次。用药同时采取支持疗法,维持正常生命功能。发作停止后,立即开始长期抗癫痫治疗。

3. 手术治疗

首先患儿必须被诊断为抗癫痫药物治疗无效的难治性癫痫,然后在充分进行术前评估的前提下实施手术治疗。如颞叶病灶切除等,可完全治愈或不同程度地改善癫痫症状。但伴有进行性大脑疾病、严重精神智能障碍等患儿禁忌手术。

知识链接

癫痫和癫痫发作是两个不同的概念,前者是指临床呈长期反复性发作的疾病过程,而后者是指发作性皮质功能异常所引起的一组临床症状。在癫痫这一大组疾病中,某些类型可以确定为独立的疾病类型,即癫痫综合征,其在患病年龄、病因、发作表现、脑电图、预后等方面有其各自独立的特点,如 West 综合征等。癫痫发作可表现为惊厥性发作和非惊厥性发作,前者是指伴有骨骼肌强烈收缩的癫痫性发作;而后者于发作过程中不伴有骨骼肌收缩,如典型失神、感觉性发作等。

五、护理评估

1. 健康史

详细询问患儿病因及首次发作的年龄,不同年龄,不同病因,癫痫的类型也不相同;了解有无产伤,中枢神经系统感染史、外伤史、中毒史及家族史;详细询问患儿发作的情况,是否具有突发、突止和周期性发作的特点等。

2. 身体评估

检查要全面、细致、准确。检查有无突然神志丧失,全身强直-阵挛性抽动,呼吸暂停,口吐白沫,四肢抽动等;是否为某一块肌肉或肌肉群突然、有力、快速抽动等;或者躯干肌肉受累时表现突然频繁用力点头、弯腰或后仰,站立时突然摔倒等。

3. 辅助检查

了解脑电图、影像学等检查结果,以便判断病情,为康复护理措施的制定提供依据。

4. 心理-社会状况

由于患儿癫痫类型多,有些患儿的癫痫变幻无常,在不同时期可有不同类型的发作,与成人癫痫具有不同的特点,评估时应注意患儿及家属是否了解本病相关的知识,对本病的预后有无信心等。评估患儿是否因反复发作引起智力发育低下,导致学习困难而产生焦虑或自卑感。

六、常见护理诊断

1. 有窒息的危险

与喉痉挛、呼吸道分泌物增多有关。

2.有受伤的危险

与癫痫发作时抽搐有关。

3.潜在并发症

脑水肿、酸中毒、呼吸衰竭、循环衰竭等。

4.知识缺乏

患儿家长缺乏癫痫发作的急救知识及正确服用抗癫痫药物的知识。

七、护理措施

1.生活护理

保持环境安静,减少外部刺激。注意室内温度,适时增减衣服,避免受凉,加强皮肤护理。保证患儿充足的睡眠时间,避免情绪激动、受寒、感染,禁止游泳或登高等运动。

2.对症护理

①安全防护:拉紧床栏,专人守护。切勿强行按压肢体,以免引起骨折。患儿癫痫发作时要保护患儿肢体,防止抽搐时碰撞造成皮肤破损、骨折或脱臼、坠床。移开患儿周围可能导致其受伤的物品。意识恢复后仍要加强保护措施,以防因身体衰弱或精神恍惚发生意外事故。避免各种危险活动,注意安全。②气道通畅:发作时应立即使患儿平卧,头偏向一侧,松解衣领,有舌后坠者可用舌钳将舌拉出,防止窒息;在患儿上、下臼齿之间放置牙垫或厚纱布包裹的压舌板,防止舌被咬伤;保持呼吸道通畅,必要时用吸引器吸出痰液,准备好开口器和气管插管物品;给予低流量持续吸氧。

3.用药护理

了解药物的使用方法及不良反应,指导家长用药方法。卡马西平、苯巴比妥可致过敏性皮肤黏膜损害,用药需慎重且密切观察,尤其对过敏体质的患儿更应注意;苯妥英钠可使患儿多毛、皮肤粗糙、齿龈增生等。

4.心理护理

经常与患儿及家长沟通,给予鼓励和安慰。减少不良刺激。针对患儿及家长的焦虑、沮丧和恐惧心理,结合不同年龄患儿的心理状态,有针对性地进行心理疏导,给予关怀、爱护,鼓励他们与同伴交流,帮助他们树立战胜疾病的信心,克服自卑、孤独、退缩等心理行为障碍。

> **课程思政** 患儿因发病时出现的自我形象改变,易产生自卑、孤独的心理,及时关注患儿的心理变化,给予针对性的心理疏导,体现关爱患儿的职业精神。

5.健康教育

去除导致癫痫发作及癫痫发生的各种因素,如胎儿宫内窒迫等;积极治疗、预防颅内感染等与癫痫发作及癫痫有关的原发疾病;指导家长掌握癫痫发作时的紧急护理措施;解除患儿的精神负担,不能歧视和拒绝患儿,避免产生自卑、孤独、怪癖等异常心理;指导家长合理安排患儿的生活与学习。

> **考点提示** 癫痫的临床表现、治疗要点及护理要点为护考内容。常以A2、A3形式考核。

Key Words

1. 我国小儿神经学术会议将癫痫发作分为_____发作与_____发作两大类型。

2. 癫痫持续状态是指:癫痫一次发作持续_____分钟以上,或_____间歇期意识不能完全恢复达_____分钟以上。

📖 思考题

1. 患儿,男,5岁,因发热、呕吐2天、抽搐1次来院急诊。T:39 ℃,精神萎靡,面色难看,颈有抵抗,心肺无异常,腹软,肝脾无肿大,布氏征阳性,巴氏征阳性,背部发现一疖肿,周围发红。脑脊液:外观混浊,白细胞 2 500×10⁶/L,中性粒细胞90%,糖1.68 mmol/L,氯化物118 mmol/L,蛋白1.2 g/L,该患儿可能的临床诊断是什么?列出其护理诊断并制定护理措施。

2. 患儿,男,10个月,因"抽搐2次伴意识丧失"为主诉入院。T:39.6 ℃,嗜睡,呕吐1次,抽搐时双眼凝视,四肢抽动。脑脊液检查:压力升高,外观清亮,白细胞200×10⁶/L,以淋巴细胞为主,糖和氯化物正常,蛋白质轻度增高。问病史得知患儿1周前患上呼吸道感染。该患儿可能的临床诊断是什么?应采取哪些护理措施?

3. 患儿,男,6岁,因"全身强直、阵挛性抽搐1次伴意识丧失"为主诉入院。问病史得知患儿下午去游乐场玩耍时突然出现全身骨骼肌强制性收缩,神志不清,意识丧失,呼吸暂停,面色发绀,继而昏睡。该患儿可能的临床诊断是什么?应采取哪些护理措施?

4. 试述小儿神经系统的特点。

5. 试述化脓性脑膜炎的临床表现。

6. 列出病毒性脑膜炎的护理诊断。

7. 试述小儿癫痫的临床表现及护理诊断。

(孟华)

直击护考

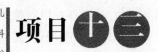

内分泌系统疾病患儿的护理

任务一　先天性甲状腺功能减低症患儿的护理

学习目标

【知识目标】

掌握先天性甲状腺功能减低症的临床表现和护理措施；熟悉先天性甲状腺功能减低症的诊疗要点

【能力目标】

能够对先天性甲状腺功能减低症患儿进行护理评估和提出护理诊断

【素质目标】

具有关心、爱护患儿的职业素质和团队协作能力

案例导入　13-1

患儿，女，6个月，因便秘、食欲差、嗜睡、反应迟钝就诊。查体：体温 35.7 ℃，脉搏 100 次/分，呼吸 30 次/分，皮肤粗糙、干燥，毛发干枯，表情呆滞，头大、眼距宽，鼻根低平，面部、眼睑水肿，双肺无异常，腹膨隆，有脐疝，四肢肌张力低。

请问：(1)该患儿最可能的诊断是什么？确诊还需要什么依据？

(2)请分析该患儿主要的护理诊断。

先天性甲状腺功能减低症(congenital hypothyroidism)简称先天性甲低，又称为呆小病或克汀病，是儿童最常见的内分泌疾病之一。该病是因先天性或者遗传因素引起甲状腺发育障碍、激素合成障碍、分泌减少、利用不良，导致患儿生长障碍、智能落后。根据病因不同可分为两类：①散发性：因先天性甲状腺发育不良、异位或甲状腺激素合成途径中酶缺陷所致，临床较常见；②地方性：多见于甲状腺肿流行的地区，是由于地区性水源、土壤和食物中碘缺乏所致。随着新生儿预防疾病方法的推广和碘化食盐在我国的广泛使用，先天性甲低的发病率已大大下降。

一、病因和发病机制

(一)散发性先天性甲低

1.甲状腺不发育、发育不全或异位

这是造成先天性甲状腺功能低下的最主要原因，约占90%，多见于女孩。这类发育不全的甲状腺都部分或完全丧失了分泌功能,大多数患儿在出生时即存在甲状腺素缺乏,仅少数可在出生后数年出现症状。造成甲状腺发育异常的原因尚未明确,可能与遗传因素和免疫介导机制有关。

2.甲状腺激素合成途径障碍

甲状腺激素合成途径障碍又称家族性甲状腺激素合成障碍,其发病率仅次于甲状腺发育缺陷,常见于甲状腺激素合成和分泌过程中酶的缺陷,造成甲状腺激素不足。大多为常染色体隐性遗传病。

3.促甲状腺素(TSH)缺乏、促甲状腺激素释放激素(TRH)缺乏

促甲状腺素(TSH)缺乏、促甲状腺激素释放激素(TRH)缺乏亦称下丘脑-垂体性甲低或中枢性甲低,这是因垂体分泌 TSH 障碍引起,常见于特发性垂体功能低下或下丘脑发育缺陷,其中因 TRH 不足所致者多见。TSH 缺乏常与其他垂体激素缺乏并存。

4.甲状腺或靶器官反应低下

前者由于甲状腺细胞膜上 Gsα 蛋白缺陷,使环磷酸腺苷(cAMP)合成障碍而对 TSH 不敏感;后者是末梢组织 β-甲状腺受体缺陷,从而对 T_3、T_4 不敏感。

5.母体因素

由于母体服用抗甲状腺药物或母体存在抗甲状腺抗体,通过胎盘而影响胎儿所致,通常可在 3 个月内消失,亦称暂时性甲低。

(二)地方性先天性甲低

多见孕妇饮食缺碘,致使胎儿在胚胎期即因碘缺乏而导致先天性甲低,从而造成不可逆的神经系统损伤。

二、临床表现

患儿的主要临床特征为生长发育落后、智能低下和基础代谢率降低。

1.新生儿甲低

缺乏特异性,患儿常为过期产、出生体重大于第 90 百分位;身长正常或较正常矮小,前囟较大,后囟未闭;皮肤粗糙,生理性黄疸时间长、程度重,嗜睡,喂养困难,哭声低,纳差,体温低,便秘,腹胀;心率缓慢、心音低钝。

2.婴幼儿甲低

多数先天性甲低患儿常在出生半年后出现典型症状。

(1)特殊面容。头大,颈短,面部黏液性水肿,面色苍黄,皮肤粗糙、干燥,毛发稀疏而干枯,眼距宽,鼻梁宽平,唇厚舌大,舌常伸出口外。

(2)生长发育落后。骨发育明显延迟,身材矮小,躯体长而四肢短,上、下部量比值常大于 1.5,腹部膨隆,常有脐疝。运动发育障碍,说话、坐、立和行走均延迟。部分患儿青春期时生殖系统发育和第二性征出现迟。

(3)器官功能异常。常有心血管功能低下和消化系统功能紊乱的表现。前者表现为脉搏细弱,心音低钝,心脏扩大,可伴心包积液,心电图呈低电压,P-R 延长,传导阻滞等;后者表现为纳差,腹胀,便秘,胃酸减少等。

(4)神经系统功能障碍。智能低下,记忆力、注意力均降低。运动发育迟缓,行走延迟,并常有听力减退,感觉迟钝,表情淡漠,嗜睡等。

3. 地方性甲低

因胎儿期缺碘而不能合成足量甲状腺激素,影响其中枢神经系统发育,临床表现为两种不同的症候群。

(1)"神经性"综合征。以共济失调、痉挛性瘫痪、聋哑和智能低下为特征,但身材正常,且甲状腺功能正常或仅轻度减低。

(2)"黏液水肿"综合征。以生长发育和性发育明显落后、黏液水肿、智能低下为特征,血清 T_4 降低、TSH 升高。约 1/4 患儿有甲状腺肿大。

上述两种症候群有时会交叉重叠。

三、辅助检查

1. 新生儿筛查

采用出生后 2～3 d 的新生儿干血滴纸片检测 TSH 浓度作为初筛,结果大于 15～20 mU/L 时,再采集血标本检测血清 T_4 和 TSH 以确诊。

2. 血清 T_3、T_4、TSH 测定

如 T_4 降低,TSH 明显增高即可确诊,T_3 可降低或正常。

3. X 线测定

骨龄是发育成熟程度的良好指标,可通过 X 线拍片观察手腕、膝关节骨化中心的出现及大小来评定患儿的骨龄,先天性甲低的患儿骨龄明显落后于正常儿。

4. 其他

包括 TRH 刺激试验、甲状腺扫描和基础代谢率测定等。

▌ 知识链接 ▐

新生儿筛查是指医疗保健机构在新生儿群体中,运用快速、简便、敏感的检验方法,对一些危及小儿生长发育、导致儿童残疾的先天性疾病、遗传性疾病进行群体筛查,从而使患儿在尚未出现疾病临床表现,但体内生化、代谢或者功能已有变化时就能做出早期诊断及进行有效治疗,从而保障患儿的体格发育和智能发育。目前我国新生儿疾病筛查病种包括:新生儿先天性甲状腺功能低下、苯丙酮尿症、先天性肾上腺皮质增生症、葡萄糖-6-磷酸脱氢酶缺乏症、半乳糖血症和听力障碍。

四、治疗要点

由于先天性甲低在生命早期对神经系统功能损害严重,因此早诊断、早治疗至关重要。先天性甲低的治疗原则和药物治疗如下:

1. 治疗原则

早期治疗,终身用药,定期复查,维持甲状腺的正常功能;饮食中应富含蛋白质、维生素及矿物质。

2. 药物治疗

目前临床治疗先天性甲低的最有效药物是 L-甲状腺素钠(优甲乐),开始剂量应根据病情轻重及年龄大小而有所不同,并根据甲状腺功能及临床表现随时调整剂量。以下两

个指标可判断为甲状腺功能正常:①TSH 浓度正常,血清 T_4 正常或略偏高。②每日一次正常大便,食欲好转,腹胀消失,心率维持在儿童 110 次/min、婴儿 140 次/min,智能进步。

五、护理评估

1. 健康史

详细询问家族中是否有类似疾病;母孕期饮食习惯及是否服用过抗甲状腺药物;患儿是否智力低下及体格发育较同龄儿落后;评估患儿精神、食欲、活动情况,是否喂养困难。

2. 身体评估

评估患儿是否有特殊面容,测量患儿身高、体重、头围、上下部量,检查智力水平等。

3. 辅助检查

采集血等标本及时送检并收集结果,评估 X 线,血清 T_3、T_4、TSH 水平,甲状腺扫描、基础代谢率等检查结果。

4. 心理-社会状况

评估家长对本病知识的了解程度,特别是服药方法和副作用观察,以及对患儿智力、体力训练的方法等;了解患儿家庭经济及环境状况;了解患儿家长心理状况,是否因患儿智力低下、生长发育落后等存在焦虑不安、悲观情绪。

六、常见护理诊断

1. 体温过低

与代谢率低有关。

2. 营养失调

营养摄入量低于机体需要量,与喂养困难、食欲差有关。

3. 便秘

与肌张力低下、活动量少有关。

4. 生长发育迟缓

与甲状腺素合成不足有关。

5. 知识缺乏

患儿父母缺乏有关疾病的知识。

七、护理措施

1. 生活护理

(1)保暖。注意室内温度,气候变换时适当增减衣服,避免受凉;加强皮肤护理,防止皮肤感染。

(2)饮食护理。指导喂养方法,保证摄入充足的营养和水分,供给高蛋白、高维生素、富含钙及铁剂的易消化食物。对吸吮困难、吞咽缓慢者要耐心喂养,提供充足的进餐时间,必要时用滴管喂或鼻饲,以保证生长发育所需。

(3)加强行为训练。通过各种方法加强患儿智力、行为训练,以促进其生长发育,使其掌握基本生活技能。加强患儿日常生活护理,防止意外伤害发生。

2. 对症护理

便秘是患儿常见的症状,向家长指导预防和处理便秘的措施,适当引导患儿增加活动量,促进肠蠕动,每日顺肠蠕动方向按摩数次,养成定时排便习惯,必要时遵医嘱使用缓泻剂或灌肠。

3. 用药护理

讲解用药相关知识,使家长及患儿了解终身用药的必要性,应坚持长期服药治疗,并掌握药物服用方法及疗效观察。甲状腺制剂作用缓慢,用药1周左右方达最佳效力。服药后应密切观察患儿生长曲线、智商、骨龄,以及血清 T_3、T_4 和 TSH 的变化等,随时调整剂量。若用量过小,疗效不佳,则可影响智力及体格发育;若用量过大,则可引起烦躁、多汗、消瘦、腹痛和腹泻等症状。因此,在治疗过程中应注意随访。治疗开始时,每2周随访1次;血清 TSH 和 T_4 正常后,每3个月随访1次;服药1~2年后,每6个月随访1次。

4. 心理护理

注意观察家长及患儿有无因本病而存在焦虑不安及悲观失望情绪,及时做好心理疏导及沟通工作。

课程思政 儿童用药一定要做好用药监测,避免及减轻各种不良反应。以此强调儿童用药安全的重要性,让学生树立强烈的社会责任感和使命感。

5. 健康教育

向患儿及家长讲解本病的相关知识,尤其是在用药过程中的注意事项。鉴于本病在内分泌代谢性疾病中的发病率最高,早诊断至关重要,新生儿筛查方法简便、费用低廉、准确率较高,因而是极佳的预防措施。

考点提示 先天性甲状腺功能减低症的临床表现、治疗要点及护理要点为护考的重点内容,常以 A1、A2、A3 形式考核。

▎ Key Words ▎

1. 治疗先天性甲低最有效的药物是＿＿＿＿＿＿,在治疗过程中应根据＿＿＿＿＿＿和＿＿＿＿＿＿调整剂量。

2. 婴幼儿甲低典型症状包括＿＿＿＿＿＿、＿＿＿＿＿＿、＿＿＿＿＿＿、＿＿＿＿＿＿。

任务二 生长激素缺乏症患儿的护理

学习目标

【知识目标】

掌握生长激素缺乏症的临床表现和护理措施;熟悉生长激素缺乏症的治疗要点

【能力目标】

能够对生长激素缺乏症患儿进行护理评估和提出护理诊断

【素质目标】

具有关心、爱护患儿的职业素质和团队协作能力

案例导入 13-2

患儿,男,12岁。足月,顺产,出生时体重3.0 kg,身长49 cm,母乳喂养。但自1岁起,生长发育速度减慢,智力正常,现身高仅有115 cm,骨龄检查相当于7岁,尚无第二性征,睾丸降至阴囊。临床初步诊断为原发性垂体性侏儒症。

请问:(1)该患儿做哪些检查可明确诊断?

(2)该患儿的主要的护理措施有哪些?

生长激素缺乏症(growth hormone deficiency,GHD)又称垂体性侏儒症(pituitary dwarfism),是由于腺垂体合成和分泌生长激素部分或完全缺乏,或由于生长激素分子结构异常、受体缺陷等所致的生长发育障碍性疾病。患者身高处于同年龄、同性别正常儿童生长曲线第3百分位数以下或低于平均数减两个标准差。这是临床常见的儿科内分泌疾病之一,发病率为20/(10万)～25/(10万)。

一、病因和发病机制

人体生长激素由垂体前叶的生长素细胞合成和分泌,其释放受下丘脑分泌的生长激素释放激素和生长激素释放抑制激素的调节。生长激素的基本功能是促使人体各种组织细胞增大和繁殖,骨骼、肌肉和各系统器官生长发育。当下丘脑-垂体功能障碍或靶细胞对生长激素无应答反应等均会造成生长落后。

根据病因可分为原发性、继发性和暂时性三种。

1.原发性

原发性占绝大多数。①下丘脑-垂体功能障碍:下丘脑-垂体无明显病灶,但分泌功能不足,是原发性生长激素缺乏的主要原因。②垂体发育异常:垂体不发育或发育异常引起生长激素合成和分泌障碍。③遗传因素:占5%左右,大多有家族史。

2.继发性

继发性多为器质性,常继发于下丘脑、垂体或其他颅内肿瘤、感染、细胞浸润、放射性损伤和头颅创伤等。

3.暂时性

由于某些原因,如社会心理性生长抑制、原发性甲状腺功能低下等,致使暂时性生长激素分泌功能低下,在外界不良因素消除后或原发病治疗后可恢复正常。

二、临床表现

1.原发性生长激素缺乏症

多见于男孩,男女之比约为3:1。

(1)生长障碍。患儿出生时身高和体重都正常,1岁以后呈现生长速度减慢,身高落后比体重降低更为显著,身高年增长低于5 cm,但智能发育正常。随着年龄的增长,

其外观明显小于患儿的实际年龄,但身体各部比例正常,体型匀称。

(2)骨成熟延迟。出牙及囟门闭合延迟,由于下颌骨发育不良,恒齿排列不整齐。骨骼发育落后,骨龄小于实际年龄2岁以上,但与其身高年龄相仿。

(3)青春发育期延迟。

(4)其他。部分患儿同时伴有一种或多种其他垂体激素缺乏,患儿除生长迟缓外可有其他症状。如伴有促甲状腺素缺乏者,可有食欲缺乏、不爱活动等轻度甲状腺功能不足症状;如伴有促性腺激素缺乏者,性腺发育不全,至青春期仍无性器官和第二性征的发育。

2.继发性生长激素缺乏症

可发生于任何年龄,常伴有原发病的相应症状,由围生期异常情况导致的常伴有尿崩症;颅内肿瘤导致的多有头痛、呕吐、视野缺损等颅内压增高和视神经受压迫等症状和体征。

三、辅助检查

1.生长激素刺激试验

生长激素缺乏症的诊断依靠生长激素水平的测定。正常小儿休息时血清生长激素值甚低,因此单次测定血清生长激素无助于生长激素缺乏症的诊断,故临床多采用生长激素刺激试验来测定垂体分泌生长激素的功能。

2.其他检查

确诊为生长激素缺乏症后,根据需要做头颅CT扫描、MRI检查,进一步明确病因。

▐▌ 知识链接 ▐▌

生长激素分泌功能试验包括生理性刺激试验和药物刺激试验。生理性刺激试验包括运动试验和睡眠试验,二者主要用作对可疑患儿的筛查。药物刺激试验主要包括胰岛素、精氨酸、可乐定、左旋多巴试验,若其中有两项不正常可确诊为生长激素缺乏症;各种药物刺激试验均需在用药前采血测定生长激素基础值。

四、治疗要点

本病治疗的要点是早期诊断和采用生长激素替代疗法。

1.生长激素替代疗法

基因重组人生长激素(rhGH)已被广泛应用,目前大都采用剂量0.1 U/kg,每日临睡前皮下注射一次,每周6～7次的治疗方案,持续到骨骺闭合为止。

2.其他治疗

伴有其他垂体激素缺乏者,应做相应替代治疗。

五、护理评估

1.健康史

详细询问家族中是否有类似疾病;了解患儿出牙及囟门闭合的时间,出生时有无难产史、新生儿窒息史等。

2. 身体评估

评估患儿身高、体重,与正常儿童比较,有无头大而圆,检查智力水平等。

3. 辅助检查

了解各项辅助检查的结果。

4. 心理-社会状况

评估家长对本病知识的了解程度,有无因孩子形象问题产生自卑心理等。

六、常见护理诊断

1. 生长发育迟缓

与生长激素缺乏有关。

2. 自我概念紊乱

与生长发育迟缓有关。

3. 潜在并发症

与其他垂体激素缺乏有关。

七、护理措施

1. 用药护理

生长激素替代疗法在骨骺愈合以前均有效,给家长及患儿讲解用药相关知识,用药期间应严密随访骨龄发育情况。

2. 心理护理

通过多种方式,与患儿及家属沟通,建立良好的信任关系。鼓励患儿表达自己的情感和想法,增强其适应日常生活、社交活动的能力,帮助患儿树立正向自我,正确地看待自我形象的改变。

3. 健康教育

向家长讲解本病的相关知识,教会家长观察药物使用方法和药物不良反应,强调替代疗法一旦中止,生长发育会再次减缓。在治疗过程中每三个月测量身高、体重一次,以便观察疗效,病情发生变化应及时就诊。

考点提示 生长激素缺乏症的临床表现、治疗要点及护理要点为护考的重点内容,常以 A1、A2、A3 形式考核。

‖ Key Words ‖

1. 生长激素缺乏症按病因分为_____、_____、_____三类。

2. 生长激素缺乏症治疗的主要药物是_____。

3. 生长激素缺乏症患儿常见护理诊断有_____、_____。

任务三　糖尿病患儿的护理

学习目标

【知识目标】
掌握糖尿病的临床表现和护理措施；熟悉糖尿病的诊疗要点

【能力目标】
能够对糖尿病患儿进行护理评估和提出护理诊断

【素质目标】
具有关心、爱护患儿的职业素质和团队协作能力

微课

糖尿病的用药护理

案例导入　13-3

患儿，男，6 岁，多食、多饮、多尿 3 个月，伴消瘦 1 月余入院。家长情绪焦虑，迫切需要了解病情。查体：体重 18 kg，皮肤干燥，咽部充血，脉搏细速。实验室检查：空腹血糖 14 mmol/L，尿糖阳性。

请问：（1）该患儿可能的初步诊断是什么？

　　　　（2）目前存在哪些主要的护理诊断？

糖尿病（diabetes mellitus，DM）是由于胰岛素绝对或相对缺乏引起的糖、脂肪、蛋白质代谢紊乱，导致血糖增高、尿糖增高的一种慢性代谢性疾病。儿童时期糖尿病主要是指在 15 岁以前患有的糖尿病。糖尿病主要分为四大类：①1 型糖尿病，是以胰岛 β 细胞破坏、胰岛素分泌绝对缺乏所造成的一类糖尿病，且必须使用胰岛素治疗，又称胰岛素依赖型糖尿病（IDDM），98％儿童糖尿病属于此类型；②2 型糖尿病，是一类胰岛 β 细胞分泌不足和（或）靶细胞对胰岛素不敏感（胰岛素抵抗）所致的糖尿病，亦称非胰岛素依赖型糖尿病（NIDDM），在儿童期发病者少，但近年有增加趋势；③其他特殊类型糖尿病，如青年成熟期发病型糖尿病（maturity-onset diabetes of youth，MODY）、药物或化学物质诱导的糖尿病、遗传综合征伴随糖尿病等，在儿童期发病者均罕见；④妊娠糖尿病。

一、病因和发病机制

1 型糖尿病的发病机制迄今尚未完全明确，目前认为是在遗传易感基因的基础上，由外界环境因素作用引起自身免疫反应，导致胰岛 β 细胞的损伤和破坏，一旦胰岛素分泌减少为正常的 90％以上时即出现代谢紊乱的临床症状。

胰岛素具有促进葡萄糖、氨基酸和钾离子的膜转运，促进糖的利用和蛋白质合成，促进肝、肌肉和脂肪组织贮存多余的能量，抑制肝糖原和脂肪的分解等作用。当胰岛素分泌不足时，葡萄糖的利用量减少，而增高的胰高血糖素、生长激素和皮质醇等又促进肝糖原分解和糖异生作用，脂肪和蛋白质分解加速，使血糖和细胞外液渗透压增高，导致渗透性利尿，患儿出现多尿症状，可造成慢性脱水和电解质紊乱；作为代偿，患儿口渴

严重,饮水增多;同时由于组织不能利用葡萄糖,能量不足而产生饥饿感,引起多食;由于蛋白质合成减少,使生长发育延迟和抵抗力降低,易致感染;由于脂肪分解而机体消瘦;脂肪代谢障碍促使大量的中间代谢产物不能进入三羧酸循环,使乙酰乙酸、β羟丁酸和丙酮酸等酮体在血中堆积,引起酮症酸中毒。上述血渗透压升高、水和电解质紊乱及酮症酸中毒等代谢失常最终都能损伤中枢神经系统的功能,甚至导致意识障碍或昏迷。

二、临床表现

(一)儿童糖尿病的一般表现

1.典型症状

1型糖尿病儿童起病较急,多数病人常因感染、饮食不当或情绪激惹诱发起病。典型症状为多尿、多饮、易饿多食和体重减轻,俗称"三多一少"。但多数儿童多饮、多尿不易被发现而很快发展为脱水及酮症酸中毒。婴幼儿可发生夜间遗尿或夜尿增多,部分儿童食欲正常或减低、体重减轻、乏力及精神萎靡。

2.酮症酸中毒

约40%患儿就诊首发症状是酮症酸中毒,常由于急性感染、过食或突然中断胰岛素治疗而诱发,多起病较急,患儿进食少、恶心、呕吐、腹痛,迅速出现皮肤黏膜干燥、呼吸深长、呼气带有酮味、脉搏细速、血压下降等脱水和酸中毒等征象,严重者可出现昏迷或死亡。

3.相关并发症

体格检查糖尿病时除消瘦外一般无阳性体征。酮症酸中毒时可出现呼吸深长、脱水征和神志改变。病程长、血糖控制不佳时会出现一系列并发症,如生长落后、智能发育障碍,典型者称为Mauriac侏儒;晚期可出现糖尿病视网膜病、糖尿病肾病、糖尿病周围神经病变。

(二)儿童糖尿病特殊的自然病程

1.急性代谢紊乱期

从出现症状到临床确诊,时间多在1个月以内。患儿可表现为糖尿病酮症酸中毒或糖尿病酮症,无酸中毒;部分儿童仅表现为高血糖、糖尿和多尿。

2.暂时缓解期

约75%患儿经胰岛素治疗后进入缓解期,表现为临床症状消失、血糖下降、尿糖减少或转阴。此时,胰岛β细胞恢复分泌少量胰岛素,对外源性胰岛素的需要量减少或完全不用。该期一般持续数周,最长可达半年以上。

3.强化期

经过上述缓解期后,患儿出现血糖、尿糖升高不易控制的现象,常出现在青春发育期,由于性激素增多等变化,增强了对胰岛素的拮抗,胰岛素用量逐渐或突然增多,称为强化期。

4.永久糖尿病期

青春期后,病情控制,胰岛素用量较为恒定,称之为永久糖尿病。

三、辅助检查

1. 血液

血糖增高,空腹全血血糖浓度≥6.7 mmol/L 或血浆血糖浓度≥7.8 mmol/L(120 mg/dL、140 mg/dL)。血脂增高;发生酮症酸中毒时血电解质紊乱,应测血 Na、K、Cl、CO_2CP、pH 值,血浆渗透压、血酮体增高;血常规检查 WBC 可增高。

2. 尿液

尿糖阳性,其呈色强度可粗略估计血糖水平,应分段收集一定时间内的尿液以了解24 小时内尿糖的动态变化;尿酮体阳性提示酮症酸中毒,尿蛋白阳性提示可能有肾脏的继发损害。

3. 糖化血红蛋白(HbA1c)检测

HbA1c 是血中葡萄糖与血红蛋白非酶性结合而产生,可以反映红细胞半寿期即 60天以内的血糖平均水平。正常人 HbA1c<7%,治疗良好的糖尿病患儿应 HbA1c<9%,如高于 12%表明血糖控制不理想。

4. 糖耐量试验(OGTT)

此法用于无明显症状、尿糖偶尔阳性而血糖正常或稍高的患儿。通常采用口服葡萄糖法:试验当日自零时起禁食,在清晨按 1.75 g/kg 口服葡萄糖,最大量不超过 75 g,3~5 分钟服完;在口服前(0 分钟)和口服后 60 分钟、120 分钟、180 分钟分别采血测血糖和胰岛素浓度。正常人 0 分钟血糖浓度<6.2 mmol/L(110 mg/dL),口服后 60 分钟、120 分钟后血糖分别低于 10.0 mmol/L(180 mg/dL)和 7.8 mmol/L(140 mg/dL)。糖尿病患儿 120 分钟血糖浓度>11.1 mmol/L(200 mg/dL),且血清胰岛素峰值低下。2014 年美国糖尿病协会(ADA)糖尿病诊断标准见表 13-2。

表 13-2   **2014 年美国糖尿病协会(ADA)糖尿病诊断标准**

项目	诊断标准
AbAlC	≥6.5%
空腹血糖浓度	≥7.0 mmol/L(≥126 mg/dL)
糖耐量试验	2 小时血糖浓度≥11.1 mmol/L(≥200 mg/dL)
随机血糖有高血糖典型症状或高血糖危象的患者	≥11.1 mmol/L(≥200 mg/dL)

凡符合上述任何一条即可诊断为糖尿病。

四、治疗要点

糖尿病一旦确诊,应采取综合性治疗措施,包括胰岛素治疗、饮食治疗、运动和心理精神治疗。儿童糖尿病的治疗目的是:消除临床症状;避免或减少糖尿病酮症酸中毒及低血糖产生;保证患儿正常生长发育;解除患儿的心理障碍;防止中晚期并发症的出现。

1. 胰岛素治疗

儿童 1 型糖尿病终身需要胰岛素治疗。目前临床使用的胰岛素制剂有 3 种,即短效(正规)胰岛素(RI)、中效珠蛋白胰岛素(NPH)和长效鱼精蛋白锌胰岛素(PZI)。新确诊的患儿,开始治疗一般选用短效胰岛素(RI),剂量为 0.5~1.0 U/(kg·d),分 4 次于早、中、晚餐前 30 分钟皮下注射,临睡前再注射一次。每日胰岛素总量的分配:早餐

前 $30\%\sim40\%$、中餐前 $20\%\sim30\%$、晚餐前 30%、临睡前 10%。随后可过渡到短、中效胰岛素配合使用,根据血糖调整胰岛素用量。

课程思政 通过介绍班廷发现分离胰岛素的故事,感染学生,培养学生创新勤恳无私的科学精神;讲述我国在合成人工牛胰岛素方面的重要贡献,激发学生的民族自豪感及培养学生的无私奉献精神。

2. 饮食治疗

1 型糖尿病的饮食治疗是为了使血糖能控制在要求达到的范围内,饮食应基于个人口味和嗜好,且必须与胰岛素治疗同步进行。

3. 运动治疗

通过运动增加葡萄糖的利用,便于血糖控制。运动应在血糖控制良好后才开始,糖尿病患儿应每天安排适当的运动,运动前减少胰岛素的用量或运动前后适当加餐,防止发生低血糖。

4. 儿童糖尿病酮症酸中毒

①纠正脱水、酸中毒及电解质紊乱:按中度脱水计算输液量($80\sim100$ mL/kg),再加继续损失量后为 24 h 的总液量。开始先给生理盐水 20 mL/kg 快速静脉滴入,以后根据血钠决定给 1/2 张或 1/3 张不含糖的液体。前 8 h 输入总液量的 1/2,余量在后 16 h 输入,同时见尿补钾。当血 $pH<7.2$ 时,用碱性溶液纠正酸中毒。②胰岛素:采用小剂量胰岛素(RI)持续静脉输入,儿童胰岛素用量为 0.1 U/(kg·h),加入生理盐水中输入。

五、护理评估

1. 健康史

询问患儿有无糖尿病家族史,了解患儿既往身体状况、有无感染等诱因及有无诊疗经过。

2. 身体评估

评估患儿有无多尿、多饮和体重下降的表现;观察患儿有无脱水症状和酸中毒的表现;使用胰岛素时需注意观察有无低血糖的表现,如心悸、出汗、头晕和震颤等;检查患儿生长发育情况和智力水平、视力状况等。

3. 辅助检查

遵医嘱采集血、尿液等标本,及时送检并收集结果,评估血糖或糖化血红蛋白、尿酮体水平,血气分析结果,全面了解患儿病情。

4. 心理-社会状况

评估家长是否了解本病相关知识,特别是服药方法和副作用观察,以及饮食调整的方法等;了解患儿及其家长心理状况,是否因病程长、病情控制困难或存在并发症等感到焦虑。

六、常见护理诊断

1. 营养失调

营养摄入量低于机体需要量,与胰岛素缺乏所致代谢紊乱有关。

2.潜在并发症

酮症酸中毒、低血糖。

3.有感染的危险

与蛋白质代谢紊乱所致抵抗力下降有关。

4.知识缺乏

患儿及家长缺乏控制糖尿病有关的知识和技能。

七、护理措施

1.生活护理

（1）饮食控制。合理饮食是糖尿病患儿综合治疗的重要环节。应遵循"低糖、低脂肪、高蛋白"的原则，既要满足患儿生长发育及活动需要，又要维持血糖在正常水平。每日所需能量等于[1 000＋年龄×（80～100）] kcal，对幼儿宜稍偏高。饮食成分的分配为：碳水化合物50%～55%、蛋白质15%～20%、脂肪25%～30%。全日热量分三餐，早、中、晚分别占1/5、2/5、2/5，每餐留少量食物作为餐间点心。

（2）运动锻炼。糖尿病患儿应每天安排适当的运动，运动一般选进餐1小时后、2～3小时为宜，运动前减少胰岛素的用量或运动前后适当加餐，防止低血糖的发生。

2.对症护理

做好皮肤黏膜的护理，养成良好的卫生习惯，定期检查口腔、牙齿，必要时遵医嘱使用抗生素预防感染，维持良好的血糖水平。密切观察病情变化，监测血、尿中糖和酮体的变化、血气分析电解质的结果。一旦出现酮症酸中毒，需纠正水、电解质、酸碱平衡的紊乱且遵医嘱给予胰岛素治疗。

3.用药护理

（1）胰岛素的注射。目前胰岛素注射方式有多种，如注射器、注射笔、高压喷射注射器和胰岛素泵等，其中胰岛素泵（持续皮下胰岛素输注，CSII）是目前模拟生物性胰岛素分泌方式的最好选择。若采用胰岛素注射，每次尽量使用同一型号注射器以保证计量绝对准确。注射部位可选腹部、大腿前部/大腿侧部、臀部外上象限、上臂外侧，注射部位必须轮换，以免局部皮下脂肪萎缩硬化。

（2）监测：根据血糖、尿糖监测结果，每2～3天调整胰岛素剂量1次，直至尿糖不超过"＋＋"。鼓励和指导患儿及家长独立进行血糖和尿糖的监测，教会其用血糖测量仪检测末梢血糖值。

（3）胰岛素使用中的注意事项。①注射过程中严格遵守无菌操作，注射剩余胰岛素必须存放于冰箱内。②胰岛素过量会发生Somogyi现象，即在午夜至凌晨时发生低血糖，随机反调节激素分泌增加，使血糖陡升，以致清晨血糖、尿糖异常增高，通过减少胰岛素用量可消除该现象。③胰岛素不足时可发生"清晨现象"，患儿不发生低血糖，却在早晨觉醒之前（多在5:00之后）呈现血糖和尿糖升高，这是由于晚间胰岛素用量不足所致，可加大晚间注射剂量或将注射时间稍往后移。④根据病情发展调整胰岛素剂量。

4.心理护理

针对不同年龄患儿，制订不同心理护理方案，帮助患儿保持良好的营养状态，进行适当的运动，并建立良好的人际关系以减轻压力。指导家长避免过于溺爱或干涉患儿的行为,应帮助患儿逐渐学会自我护理,增强战胜疾病的信心。

5.健康教育

由于糖尿病是慢性终身性疾病,患儿及家长必须学会将糖尿病治疗护理方案融入日常生活中,护理人员应帮助患儿及家长熟悉各项治疗和护理措施,并提供有效的心理支持。要及时联络、定期随访。患儿及家长应在家中进行自我监测,做好记录,包括饮食、胰岛素用量、血糖、尿糖、尿酮体的检查结果及参加活动的情况,以便复诊时采取相应的治疗护理措施。

 考点提示 糖尿病的典型临床表现、诊疗要点及护理要点为护考的重点内容,常以A1、A2、A3形式考核。

Key Words

1.1 型糖尿病最常见的并发症是_____。

2.1 型糖尿病饮食中热量的分布为早餐_____、中餐_____、晚餐_____。

3.胰岛素治疗糖尿病常见的不良反应为_____。

思考题

1.女孩,12 岁。多食、多饮、多尿,人渐消瘦 1 月余。经查,空腹血糖明显升高,尿糖阳性,确诊为糖尿病。该患儿治疗要点有哪些? 请分析该患儿主要的护理措施有哪些。

2.男婴,2 个月,临床诊断为先天性甲状腺功能减低症,使用甲状腺素片治疗 2 周后出现发热、多汗、脉速、体重减轻、易激惹。患儿可能出现了什么情况?

3.简述胰岛素治疗的注意事项。

4.概述儿童糖尿病特殊的自然病程。

5.简述儿童糖尿病酮症酸中毒的处理措施。

(田林燕)

直击护考

项目十四

免疫缺陷病和结缔组织病患儿的护理

任务一 小儿免疫系统特性

学习目标

【知识目标】

非特异性免疫与特异性免疫的概念及种类;熟悉小儿免疫系统的特点;了解小儿免疫系统的发育

【能力目标】

能够判断非特异性免疫与特异性免疫

【素质目标】

具有关心、爱护患儿的职业素质和团队协作能力

案例导入 14-1

李敏之子,5 个月,被诊断为婴儿暂时性低丙种球蛋白血症,护士告知李敏此种疾病是患儿自身产生免疫球蛋白 IgG 的功能常推迟到 9～15 个月,至 2～4 岁达到正常水平的自限性疾病。

请问:正常情况下小儿 IgG 产生的特点是?

免疫是机体的一种生理性保护反应,现代免疫学理论的核心是"识别自身,排除异己",以维持肌体的内在恒定。肌体在受到内在的(如衰老、受损和突变的细胞)和外在的(如生物性或理化性)因子刺激后,免疫系统被激活,引起免疫反应,从而消除这些有害的刺激因子,使肌体保持稳定。如免疫系统功能不完善,可能发生免疫功能缺陷或低下,不能有效清除有害刺激因子,将会发生感染或肿瘤性疾病。反之,如由于免疫反应过分强烈,产生剧烈的炎性反应,也可出现感染和肿瘤以外的其他各种临床疾病。免疫分为非特异性免疫和特异性免疫两大类,后者又分为特异性细胞免疫和特异性体液免疫。

感染性疾病是儿童时期最常见的疾病,引起感染的内在因素可能是原发性或继发性免疫缺陷病,儿科各系统炎症性疾病、自身免疫性疾病、过敏性疾病和各种类型肿瘤的发生无不与免疫功能紊乱有关。小儿的免疫生理和免疫病理与成人不尽相同,免疫性疾病的临床表现也有别于成人,具有其独特性。

一、非特异性免疫

非特异性免疫是人生下来就具有的天然免疫力,是机体在长期种族进化中不断与

病原体相互斗争而建立起来的一种系统防御功能。主要包括:屏障防御机制、细胞吞噬系统、补体系统和其他免疫分子。

（一）屏障防御机制

主要由皮肤-黏膜屏障、血-脑脊液屏障、血-胎盘屏障、淋巴结过滤作用等构成的解剖(物理)屏障和由溶菌酶、胃酸等构成的生化屏障。小儿皮肤角质层薄嫩,容易破损,对外界刺激的抵抗力弱,皮肤-黏膜屏障功能差,尤其是新生儿期,易因皮肤黏膜感染而患败血症;血-脑脊液屏障、淋巴结功能未发育成熟,易患颅内感染。其他如血-胎盘屏障的发育较差,尤其是怀孕前三个月,此时若孕妇患病毒感染,均可通过胎盘引起胎儿先天性病毒感染,常见有风疹、疱疹、巨细胞病毒等,故新生儿和婴幼儿的非特异性免疫功能较差,随年龄增长而逐步发育健全。

（二）细胞吞噬系统

血液中具有吞噬功能的细胞,主要为中性多核粒细胞和单核细胞,胎龄第9周前后,末梢血中开始出现中性粒细胞。在胎龄34周,中性粒细胞的趋化、吞噬和细胞内杀菌功能已趋成熟。但新生儿的各种吞噬细胞功能可呈暂时性低下,这与新生儿时期缺乏血清补体、调理素、趋化因子等有关。小儿时期血清中的促吞噬因子功能比成人低,使中性粒细胞的游走能力及吞噬功能差,但其直接杀菌功能与成人相似。另外,单核-吞噬细胞系统还有清除血中微血栓的作用。

（三）补体系统

正常体液中有多种非特异性抗微生物的物质,如补体、溶菌酶、乙型溶解素、备解素及干扰素等均处于一种低水平,因此抗病能力较差。

二、特异性免疫

特异性免疫是机体在后天生活过程中与抗原物质接触后产生的,是一种后天获得性免疫,包括细胞免疫和体液免疫。特异性免疫是在非特异性免疫的基础上,由免疫器官和免疫活性细胞完成的。前者包括骨髓、胸腺、脾、淋巴结;后者主要是T淋巴细胞和B淋巴细胞,T淋巴细胞主要参与细胞免疫,B淋巴细胞主要参与体液免疫。

（一）细胞免疫(T细胞免疫)

胸腺产生的T淋巴细胞能对抗大多数的病毒、真菌和缓慢发展的细菌感染,如肺结核、肿瘤。T细胞受到抗原刺激后,转化为致敏淋巴细胞,并表现出特异性免疫应答,免疫应答只能通过致敏淋巴细胞传递,故称细胞免疫。免疫过程通过感应、反应、效应三个阶段,在反应阶段致敏淋巴细胞再次与抗原接触时,便释放出多种淋巴因子(转移因子、移动抑制因子、激活因子、皮肤反应因子、淋巴毒、干扰素)与巨噬细胞,杀伤性T细胞协同发挥免疫功能。细胞免疫主要通过抗感染、免疫监视、移植排斥;参与迟发型变态反应起作用。其次辅助性T细胞与抑制性T细胞还参与体液免疫的调节。足月新生儿出生时T细胞自身发育已完善,故新生儿的皮肤迟发型超敏反应在初生后不久即已形成,新生儿接种卡介苗数周后,结核菌素试验即呈阳性反应。但小于胎龄儿和早产儿的T细胞数量少,对有丝分裂原反应较低。早产儿至1月龄时T细胞数量可赶上足月儿,而小于胎龄儿要在1岁以后才赶上同龄正常儿。值得注意的是,新生儿及婴儿期 CD$_4$ 阳性的 T 细胞相对较多,具有细胞毒性/抑制性的 CDs 阳性的 T 细胞较少,CD$_4^+$/CD$_8^+$ 比值高达 3～4,约 2 岁后才接近成人水平。

(二)体液免疫(B 细胞免疫)

体液免疫是以 B 细胞产生抗体来达到保护目的的免疫机制。B 细胞是参与体液免疫的致敏 B 细胞,在抗原刺激下转化为浆细胞,合成免疫球蛋白,能与靶抗原结合的免疫球蛋白即为抗体。B 细胞功能在胚胎早期即已成熟,但因缺乏抗体及 T 细胞多种信号的辅助刺激,新生儿 B 细胞产生抗体的能力低下,出生后随年龄增长,特异性体液免疫才逐步完善。免疫球蛋白(Immunoglobulin,Ig)分为五类:

1. IgM

IgM 是分子量最大的免疫球蛋白,是个体发育中最先合成的抗体,因为它是一种巨球蛋白,故不能通过胎盘,出生时血中含量很低,生后一周显著升高,一岁时达成人水平。血清中检出特异性 IgM,作为传染病早期诊断的标志,提示新近感染或持续感染,具有调理、杀菌、凝集作用。

2. IgG

IgG 是血清中含量最多的免疫球蛋白,唯一能通过胎盘的抗体,具有抗菌、抗病毒、抗毒素等特性,对毒性产物起中和、沉淀、补体结合作用。出生时 IgG 水平甚至与母体相似,3 个月后,IgG 合成能力增加,但来自母亲的 IgG 大量衰减,至 6 个月时全部消失,此时小儿又容易感染。到 6～7 岁时,其在血清中的含量才接近成人水平。

3. IgA

IgA 有两型,即分泌型与血清型。

(1)分泌型 IgA。存在于鼻、支气管分泌物、唾液、胃肠液及初乳中,其作用是将病原体黏附于黏膜表面,阻止扩散。新生儿及婴幼儿期分泌型 IgA 水平很低,是其易患呼吸道感染和胃肠道感染的重要原因。2 岁时达成人水平。

(2)血清型 IgA。不能通过胎盘,新生儿血清 IgA 含量很低,如果脐血 IgA 含量升高,可提示宫内感染。血清型 IgA 于出生后 3 个月开始合成,12 岁才达成人水平。

4. IgE

IgE 参与 I 型变态反应,可致敏肥大细胞及嗜碱性粒细胞,使之脱颗粒,释放组织胺。患过敏性疾病和寄生虫感染时,血清 IgE 水平可显著升高。

5. IgD

IgD 在血清中含量较低,其免疫功能不清。

考点提示 非特异性免疫、特异性免疫的概念及类型为护考重点,常以 A1、A2 形式考核。

▮ Key Words ▮

1.非特异性免疫主要包括:_____、_____、_____和其他免疫分子。

2.特异性免疫包括_____和_____。

任务二 原发性免疫缺陷病

学习目标

【知识目标】

掌握小儿原发性免疫缺陷病的共同临床表现、护理评估和护理措施;熟悉小儿原发性免疫缺陷病实验室检查确诊的方法、治疗原则;了解小儿原发性免疫缺陷病的分类

【能力目标】

能够对原发性免疫缺陷病患儿进行护理评估和提出护理诊断

【素质目标】

具有共情能力,能设身处地来体验患者家庭的处境,感受和理解家属的心情

案例导入 14-2

患儿,男,9个月,3个月前反复发生皮肤感染,3天前因呼吸道感染入院,诊断为X-连锁无丙种球蛋白血症。

请问:(1)该患儿最目前最主要的治疗措施是什么?

(2)如何对患儿家属进行健康教育?

原发性免疫缺陷病(primary immunodeficiency diseases,PID)是因免疫系统先天发育不全、免疫应答发生障碍导致的一种或多种免疫功能缺损的疾病。主要特征是由于抗感染功能低下而发生反复、严重的感染,同时伴有免疫监视和免疫稳定功能异常,而发生自身免疫性疾病、过敏性疾病和恶性肿瘤。本病有遗传倾向,往往在婴幼儿和儿童期发病。

一、病因和发生机制

PID的病因目前尚不清楚,可能与以下因素有关:①遗传因素:和遗传性疾病一样,PID也是由于基因突变或基因复制过程中出现异常而引起的。②宫内因素:胎儿受风疹病毒、巨细胞病毒、疱疹病毒等感染后可引起免疫系统发育障碍。

二、分类

原发性免疫缺陷病的分类见表14-1。

表 14-1	原发性免疫缺陷病的分类
（一）抗体缺陷病	1.X-连锁无丙种球蛋白血症
	2.常见变异性低丙种球蛋白血症
	3.婴儿暂时性低丙种球蛋白血症
	4.选择性 IgM 缺陷
	5.选择性 IgA 缺陷
	6.选择性 IgG 亚类缺陷

（二）T 细胞免疫缺陷病	1. DiGrorge 综合征 2. Nezolof 综合征
（三）联合免疫缺陷病	1. 严重联合免疫缺陷病 2. 共济失调-毛细血管扩张综合征 3. Wiskott-Aldrich 综合征
（四）吞噬细胞功能缺陷病	1. 先天性中性粒细胞减少症 2. 慢性肉芽肿
（五）补体系统缺陷病	1. C1、C4、C2 缺陷 2. C3 缺陷

三、临床表现

（一）原发性免疫缺陷病的共同临床表现

原发性免疫缺陷病的临床表现由于病因不同而极为复杂，但其共同的表现却非常一致，即反复和慢性感染、易患肿瘤和自身免疫性疾病。

1. 反复和慢性感染

反复和慢性感染是免疫缺陷最常见的症状，表现为反复、严重、持久的感染。不常见和致病力低下的细菌常为致病的感染源。许多患儿需持续使用抗菌药物以预防感染。

（1）感染的部位。以呼吸道感染最常见，如复发性或慢性中耳炎、鼻窦炎、结膜炎、支气管炎或肺炎；其次为胃肠道，如慢性肠炎；皮肤感染可为脓疖、脓肿或肉芽肿。也可为全身性感染，如败血症、脓毒血症、脑膜炎和骨关节感染。

（2）感染的病原体。一般而言，抗体缺陷时易发生化脓性感染；T 细胞缺陷时易发生病毒感染、结核杆菌和沙门菌属等细胞内病原体感染，也易发生霉菌和原虫感染；补体成分缺陷好发生奈瑟菌属感染；中性粒细胞功能缺陷时病原体常为金黄色葡萄球菌。病原体毒力可能并不很强，常呈机会感染。

（3）感染的过程。多反复发作或迁延不愈，治疗效果欠佳，尤其是抑菌剂疗效更差，必须使用杀菌剂，剂量偏大、疗程较长才有一定疗效。

2. 自身免疫性疾病和淋巴瘤

原发性免疫缺陷疾病未因严重感染而死亡者，随年龄增长易发生自身免疫性疾病和肿瘤，尤其是淋巴系统肿瘤。自身免疫性疾病包括：溶血性贫血、血小板减少性紫癜、系统性血管炎、1 型糖尿病、免疫性甲状腺功能低下和关节炎等。

3. 其他伴随症状

除原发性免疫缺陷病、免疫功能异常致反复感染外，尚可有其他的临床特征，常见特殊面容、先天性心脏病、难以控制的惊厥、出血倾向等。

4. 有遗传性

以 X-连锁遗传、常染色体隐性遗传多见。

（二）特殊表现

除反复感染外，不同的免疫缺陷还有不同的临床特征。

1. X-连锁无丙种球蛋白血症（X-Linked agammaglobulinaemia, X-LA）

该病仅见于男孩，约有近半数患儿可询问到家族史。由于母体IgG可通过胎盘进入胎儿血液循环，故患儿一般在出生后数月内可不出现任何症状。随着母体IgG的不断分解代谢而逐渐减少，病儿多于生后4～12个月开始出现感染症状，临床表现是反复严重的细菌性感染，如呼吸道感染、中耳炎、疖、脑膜炎、败血症等。常见的细菌为肺炎链球菌、流感嗜血杆菌、副大肠埃希菌等。实验室检查提示B淋巴细胞水平极其低下，尤其是分泌免疫球蛋白的浆细胞。B淋巴细胞丰富的淋巴结和扁桃体缺如或很小，胸腺发育正常。X-LA不能治疗，但可以通过免疫球蛋白的治疗控制病情，如不积极诊治，约半数患儿于10岁之前死亡。

2. 婴儿暂时性低丙种球蛋白血症（transient hypogammaglobulinemia of infancy, THI）

婴儿暂时性低丙种球蛋白血症是一种自限性疾病，男女均可发病。正常婴儿通过胎盘传递而来的母体IgG，约90%在生后3个月左右被分解代谢，而自身合成和分泌IgG的能力不断增强，以维持血液的正常水平。本病患儿产生免疫球蛋白的功能常推迟到9～15个月，至2～4岁达到正常的IgG水平。IgG低下期间，小儿易患各种细菌感染，尤其是中耳炎、鼻窦炎，但病情较轻。恢复后，不再复发，也无持久的免疫系统异常。

3. 先天性胸腺发育不全（DiGeorge anomaly, DA）

本病是多基因遗传性疾病，男女均可发生。由于胸腺和甲状旁腺在胚胎的6～8周起源于同一组织，因而本病同时有胸腺和甲状旁腺发育不良的表现。由于胎儿甲状旁腺机能减退和低血钙，新生儿出现手足搐搦症、低血钙症倾向，于生后1年内缓解。患儿表现为特殊面孔，如眼眶距离增宽，耳郭位置低且有切迹，上唇正中纵沟短颌小和鼻裂。常存在大血管异常，如法洛四联症和主动脉弓右位。新生儿期以后，生后3～4个月可发生各种严重的病毒、真菌如念珠菌和卡氏肺囊虫感染，而细菌感染较轻。接种牛痘疫苗、麻疹疫苗等减毒的活病毒疫苗和卡介苗等细菌活菌苗注射时易发生严重反应，甚至致死，这是由于细胞免疫功能丧失所致。DiGeorge综合征特殊面容如图14-1所示。

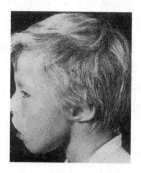
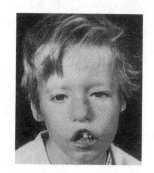

图 14-1　DiGeorge综合征特殊面容

4. 联合免疫缺陷病

联合免疫缺陷病是由于T淋巴细胞与B淋巴细胞均缺少而引起的细胞免疫和体液免疫功能缺陷的一组疾病。①严重联合免疫缺陷病（severe combined immunodeficiency disease, SCID）：本病为常染色体隐性遗传或伴性隐性遗传。男女发病之比为

3：1。临床上多于出生后 3 个月内开始感染病毒、真菌、原虫和细菌，反复发生肺炎、慢性腹泻、口腔与皮肤念珠菌感染及中耳炎等。患儿生长发育障碍，接种疫苗、菌苗也可导致严重感染。②共济失调毛细血管扩张症（ataxia-telangiectasia，AT）：本病可能为常染色体隐性遗传病。一般 9～12 个月时出现共济失调，也可迟至 4～6 岁才出现。毛细血管扩张症通常在 3～6 岁时出现，也可早在 2 岁或迟至 8～9 岁出现，病程呈进行性，随年龄的增长，神经系统症状和免疫缺陷也随之加剧，主要表现为进行性小脑共济失调、睑结膜和皮肤毛细血管扩张，反复发生呼吸道感染、鼻窦炎和肺炎，高恶性肿瘤发生率以及不定型的体液和细胞免疫缺陷。

四、辅助检查

（一）实验室检查

1. 血常规检查

红细胞、白细胞和血小板计数，白细胞分类提示淋巴细胞和中性粒细胞的比例。

2. 血清免疫球蛋白含量的测定

不仅可以测定免疫球蛋白的总量，还可以测定不同免疫球蛋白的水平，以判断体液免疫功能。

3. 抗体测定

正常小儿经预防注射后，血中会存在特异的抗体，如破伤风、麻疹、百日咳、白喉，可以通过注射特异的疫苗，观察患儿有无产生特异性抗体。

4. 皮肤试验

皮肤试验对 2 岁以上儿童是有价值的筛查 T 细胞缺陷的试验。将标准的小剂量抗原注射入患儿皮肤，如 24～48 小时内出现直径＞5 mm 的红斑和硬结，通常表明 T 细胞系统未受损，免疫缺陷的患儿无局部表现。

（二）影像学检查

婴儿期胸部 X 线片缺乏胸腺影，提示 T 细胞功能缺陷。

五、治疗要点

原发性免疫缺陷病的治疗，应从防治感染、改善纠正免疫缺陷着手，减少患儿与病菌的接触。

（1）对患儿进行保护性隔离，尽量减少与感染原的接触。

（2）使用对病原敏感的抗生素，积极治疗，以清除或控制细菌感染。

（3）对丙种免疫球蛋白低下患儿可定期输注 IgG 替代治疗，对选择性 IgA 缺乏患儿不宜输注。

（4）细胞免疫缺陷及联合免疫缺陷患儿，可采用胸腺素治疗，做少儿胸腺移植、骨髓移植、造血干细胞移植，纠正免疫缺陷。

（5）有免疫缺陷的患儿禁忌接种活疫苗或活菌苗，以防发生严重的疫（菌）苗性感染，T 细胞免疫缺陷的患儿不宜输新鲜血制品，以防发生移植物抗宿主反应。患儿一般不做扁桃体和淋巴结切除术，脾切除术为禁忌，免疫抑制类药物应慎用。

六、护理评估

1. 健康史

有无反复感染史,感染的部位及用药情况。有无自身免疫性疾病或肿瘤。有无特殊面容、先天性心脏病、惊厥、出血倾向等。家族有无类似的疾病。

2. 身体状况

测量生命体征,听诊心脏有无杂音,肺部有无干、湿啰音;检查皮肤有无脓疖、脓肿或肉芽肿。

3. 辅助检查

采集血等标本及时送检并收集结果,评估影像学等检查结果。

4. 心理-社会状况

评估家长有无焦虑,对该病的预后、疾病的护理方法、药物的副作用、复发的预防等知识的认知程度。了解患儿家庭环境及家庭经济情况。

七、常见护理诊断

1. 皮肤完整性受损

与慢性感染有关。

2. 有感染的危险

与免疫功能缺陷有关。

3. 焦虑

与反复感染、预后较差有关。

八、护理措施

反复感染是本病的特征,对于免疫缺陷的患儿来讲,护理重点是预防感染。

1. 生活护理

(1)保证足够的营养。合适的营养是护理的重要方面。患儿应进食易消化、营养丰富的饮食,食物应含足够热量、蛋白质和维生素,以保证营养的摄入,增强机体的抵抗力。要定期进行饮食评估和宣教。

(2)预防全身感染。经常、彻底洗手是至关重要的。患儿应置于单间,以尽量减少与外界传染源的接触;根据不同的传播途径采取相应的防治感染的措施;患儿的食具、用具做好消毒处理;工作人员操作前应洗手、戴口罩;病室定期消毒,定时通风,保持空气新鲜,但应避免着凉、感冒。对严重免疫缺陷患儿禁忌接种活疫苗,以免发生疫苗诱导的感染。

(3)保证皮肤的完整性。皮肤是免疫缺陷患儿唯一的完整屏障。给予良好的皮肤护理,密切观察皮肤受压处的任何变化,及时发现感染和破损现象。

2. 对症护理

密切观察病情变化,定期测量体温,及时发现感染征象。

3. 用药护理

许多治疗免疫缺陷病的药物长期使用均有一些副作用;长期使用抗生素者可造成耐药菌的过度生长,表现为口腔的鹅口疮,胃肠道梭状菌的顽固感染等;抗体缺陷者,几乎终生需用免疫球蛋白维持治疗,用药过程中有的患儿可发生过敏反应,因而要密切观察病情变化,以免发生意外。

4.心理护理

提供情感上的支持。原发性免疫性疾病是危及生命的严重疾病,即使给予积极的治疗,其愈后仍不容乐观。要评估家长对疾病的认知程度,向他们介绍疾病治疗的相关进展,以减轻其心理负担。年长儿由于自幼多病、反复感染,易产生孤独、焦虑、沮丧、恐惧心理,应经常和患儿及家长交谈,倾听患儿和家长的心声,及时给予心理支持,帮助其克服困难,减轻负性情绪,以利于疾病的康复。

5.健康教育

(1)经常与患儿及家长沟通,介绍本病的病因、预防感染和卫生知识、预防接种的注意事项、主要治疗方法,做好心理护理,帮助其树立战胜疾病的信心。

(2)做好遗传咨询,检出致病基因携带者。对曾生育过免疫缺陷患儿的孕妇应做羊水检查,以确定是否终止妊娠。

> **考点提示** 原发性免疫缺陷病的共同临床表现为护考重点,常以 A1、A2、A3 形式考核。

‖ Key Words ‖

1.原发性免疫缺陷病共同的临床表现非常一致,即_____、_____和_____。
2.原发性免疫缺陷病的治疗,应从_____、_____着手,减少患者与_____的接触。

任务三 风湿热

学习目标

【知识目标】

掌握风湿热的临床表现、护理诊断和护理措施;熟悉风湿热的治疗原则;了解风湿热的病因和发病机制

【能力目标】

能够对风湿热患儿进行护理评估并提出护理诊断、制定护理要点

【素质目标】

3.具有关心、爱护患儿的职业素养和良好的团队协作能力

‖ 案例导入 14-3 ‖

患儿,女,8岁。低热 4 周,游走性关节疼痛 3 周入院。患者一个月前曾患化脓性扁桃体炎。查体:神志清楚,面色苍白,体温 37.8 ℃,躯干、四肢可见环形红色斑疹,咽充血,两肺无异常,心率 140 次/分,心尖部可闻及 Ⅱ 级收缩期杂音,主动脉瓣处可闻及

Ⅱ级舒张期杂音,肝脾肋下未触及。辅助检查:血常规:WBC $12×10^9/L$;ASO 800 U;血沉 29 mm/L,CPR(+);心电图 P-R 间期延长。

请问:(1)该患儿的哪些表现提示风湿热?

(2)该患儿目前存在的护理诊断有哪些? 护理的重点是什么?

风湿热是一种反复发作的结缔组织性疾病,其发病机制与 A 组乙型溶血性链球菌感染密切相关。临床表现包括:发热,通常伴有关节炎、心肌炎,较少出现环形红斑和皮下结节。发病年龄以 5～15 岁多见。在冬春季节和寒冷、潮湿地区呈较高的发病率。如治疗不彻底可形成慢性风湿性心瓣膜病。

一、病因和发病机制

本病的病因尚不完全清楚,多数认为与 A 组乙型溶血性链球菌感染所引起的两种免疫反应有关:

1. 变态反应

某些抗链球菌抗体可与人体的心脏、丘脑和丘脑下核发生交叉反应,即Ⅱ型变态反应导致相关组织损伤;链球菌抗原与抗链球菌抗体形成的免疫复合物,还可沉积于关节、心肌和心瓣膜,导致Ⅲ型超敏反应。

2. 自身免疫

风湿性心脏病患者体内可出现抗心肌抗体,损伤心肌组织等。

二、病理

风湿热是全身性结缔组织的炎症,早期以关节和心脏受累为最常见,而后以心脏损害为最重要。按照病变的发生过程可以分为下列三期:

1. 变性渗出期

受累部位如心脏、关节、皮肤等结缔组织变形、水肿,形成玻璃样和纤维素样变性。变性病灶周围有淋巴细胞、浆细胞、嗜酸细胞、中性粒细胞等炎性反应的细胞浸润。本期可持续 1～2 个月,恢复或进入第二、第三期。

2. 增生期

本期的特点是在上述病变的基础上出现风湿性肉芽肿或风湿小体,这是风湿热的特征性病变,是病理学确诊风湿热的依据和风湿活动的指标。好发部位为心肌、心内膜、心外膜等。此期持续 3～4 个月。

3. 硬化期

风湿小体中央变性,坏死物质逐渐被吸收,渗出的炎性细胞减少,纤维组织增生,在肉芽肿部位形成瘢痕组织,造成二尖瓣、主动脉瓣的狭窄和关闭不全。

由于本病常反复发作,上述三期的发展过程可交错存在,历时 4～6 个月。第一期及第二期中常伴有浆液的渗出和炎症细胞的浸润,这种渗出性病变在很大程度上决定着临床上各种显著症状的产生。在关节和心包的病理变化以渗出性为主,而瘢痕的形成则主要限于心内膜和心肌,特别是瓣膜。

三、临床表现

多数患儿发病前 2～3 周先有咽炎或扁桃体炎等上呼吸道感染史。关节炎通常为急性发病，心肌炎及舞蹈症初发时多呈缓慢过程。临床表现轻重不一，取决于疾病侵犯的部位和程度。

（一）一般表现

大部分患儿有不规则的轻度或中度发热，有面色苍白、食欲差、多汗、疲倦、腹痛等症状，个别有风湿性胸膜炎和肺炎表现。

（二）关节炎

典型的表现是游走性和多发性关节炎，常对称累及膝、踝、肩、腕、肘、髋等大关节；局部呈红、肿、热、痛，活动受限，但不化脓。急性炎症消退后，关节功能完全恢复，不遗留关节强直和畸形。

（三）心脏炎

心脏炎为临床上最重要的表现，为40％～50％的患儿首发症状。以心肌炎和心内膜炎最多见，有时可以发生全心炎。急性风湿性心脏炎是儿童期充血性心衰竭的最常见的原因。

1. 心肌炎

轻者可能无明显的临床症状，常表现为心率增快与体温升高不成比例。心尖区第一心音减弱，可出现期前收缩、心动过速等心律失常。由于二尖瓣关闭不全或狭窄，心尖部可闻及轻度收缩期杂音，主动脉瓣区可闻及舒张期中期杂音。ECG示P-R间期延长，伴有T波低平和ST段异常。重者可伴不同程度的心力衰竭。

2. 心内膜炎

在病理上极为常见，二尖瓣膜最常受累，主动脉瓣次之。二尖瓣关闭不全时，心尖区可闻及二级以上的较粗糙的收缩期杂音，音调较高，向腋下传导，伴有第一心音减弱。主动脉瓣关闭不全约占20％，胸骨左缘第3～4肋间闻及叹气样舒张期杂音。急性期瓣膜损害多为充血水肿，恢复期可渐消失。多次复发可使心瓣膜形成永久性瘢痕，导致风湿性心瓣膜病。

3. 心包炎

心包炎出现于风湿热活动期，与心肌炎同时存在，是严重心脏炎的表现之一。临床表现为心前区疼痛、心动过速、呼吸困难，可闻及心包摩擦音。少数患儿积液量多时心前区搏动消失，心音遥远，有颈静脉怒张、肝肿大等心脏压塞表现。

（四）皮肤表现

1. 皮下结节

常见于复发病例。结节如豌豆大小，数目不等，较硬，触之不痛，常位于肘、膝、腕、踝等关节伸侧，与皮肤无粘连。通常2～4周自然消失，亦可持续数月或隐而复现。皮下结节伴有严重的心脏炎，是风湿活动的表现之一。

2. 环形红斑

环形红斑较多见，且有诊断意义。常见于四肢内侧和躯干，呈环形或半环形边界清楚的淡色红斑，大小不等，中心苍白，边缘轻度隆直，可反复出现，不留痕迹。环形红斑见图14-2。

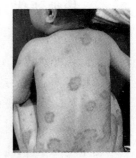

图14-2 环形红斑

（五）舞蹈症

舞蹈症是风湿热炎症侵犯中枢神经系统,包括基底节、大脑皮质、小脑及纹状体系的表现,女性多见。临床表现为皱眉、挤眼、努嘴、伸舌等奇异面容和颜面肌肉抽动、耸肩等动作,在兴奋或注意力集中时加剧,入睡后消失。可单独存在或与其他症状并存,约 40％的病例伴有心脏损害,伴发关节炎者较罕见。

四、辅助检查

（一）实验室检查

(1)风湿热活动指标。白细胞计数增高,血沉增快、C-反应蛋白阳性(CRP)和黏蛋白增高为风湿活动的重要标志,但对诊断本病无特异性。

(2)抗链球菌抗体测定。80％的患儿抗链球菌溶血素 ASO 滴度升高,提示近期有链球菌感染和风湿热的可能。

（二）心电图检查

P-R 间期持续延长提示风湿活动。

五、治疗要点

1. 一般治疗

包括卧床休息、加强营养,补充维生素 A、C 等。

2. 抗链球菌感染

应用青霉素肌内注射至少 2 周,对少数耐青霉素菌株感染或青霉素过敏者,可选用红霉素,一天 4 次。

3. 抗风湿热治疗

主要是应用水杨酸盐和肾上腺皮质激素进行治疗。有心肌炎时尽早使用激素治疗,重者应静脉点滴,症状改善后应逐渐减量,总治疗周期为 8～12 周。在停用激素之前要服用阿司匹林以免反弹。无心肌炎患儿可用阿司匹林直至体温正常、关节红肿消失、实验室指标正常,然后剂量减半,疗程 6～12 周。

4. 对症治疗

有充血性心力衰竭时加用地高辛,但剂量宜小,并加用卡托普利、呋塞米和螺内酯。舞蹈症时可用苯巴比妥、氯丙嗪等镇静剂,关节肿痛时应给予制动。

六、护理评估

1. 健康史

询问患儿发病前 1～4 周有无上呼吸道感染的表现,有无发热、关节疼痛、皮疹、精神异常以及不自主的动作表现。既往有无心脏病或关节炎。询问家庭居住的气候、环境条件,以及家族成员中有无类似的疾病。

2. 身体状况

测量生命体征,注意心率加速与体温升高是否成比例,听诊有无心脏杂音;检查四肢的大、小关节有无红肿热痛,有无活动受限;有无皮疹,尤其应注意躯干和关节伸侧。

3. 辅助检查

了解各项辅助检查的结果。

4. 心理-社会状况

注意评估家长有无焦虑,对该病的预后、疾病的护理方法、药物的副作用、复发的预防等知识的认知程度。对年长儿还需特别注意他们的精神状态。了解患儿家庭环境及家庭经济情况。

七、常见护理诊断

1. 心排血量减少

与心脏受损有关。

2. 疼痛

与关节受累有关。

3. 体温过高

与感染有关。

4. 焦虑

与患病有压力有关。

八、护理措施

1. 生活护理

(1)限制活动。根据病情限制患儿的活动量。急性期卧床休息2周,有心肌炎时轻者绝对卧床4周,重者卧床6~12周,至急性症状完全消失、血沉接近正常时方可下床活动;伴心力衰竭者待心功能恢复后再卧床3~4周,活动量要根据心率、心音、呼吸、有无疲劳而调节。一般而言无心脏受累者恢复正常活动所需时间为1个月,轻度心脏受累者为2~3个月,严重心肌炎伴心力衰竭者为6个月。

(2)饮食管理。给予易消化、营养丰富的食物,少量多餐,心力衰竭患儿适当限制盐和水,并详细记录出入液量,以及保持大便通畅。

2. 对症护理

(1)监测病情。注意患儿面色、呼吸、心率、心律及心音的变化,如有烦躁不安、面色苍白、多汗、气急等心力衰竭的表现,应及时处理。

(2)降低体温。密切观察体温变化,注意热型。高热时采用物理降温法或按医嘱抗风湿治疗。

(3)缓解关节疼痛。关节疼痛时,可让患儿保持舒适的体位,避免患肢受压,移动肢体时动作要轻柔,也可用热水袋热敷局部关节止痛。注意患肢保暖,避免寒冷潮湿,并做好皮肤护理。

3. 用药护理

正确用药,服药期间注意观察药物副作用,如阿司匹林可引起胃肠道反应、肝功能损害和出血,可饭后服药以减少对胃黏膜的刺激,并按医嘱加用维生素K防止出血;密切观察使用泼尼松后引起的副作用,如满月脸、肥胖、消化道溃疡、肾上腺皮质功能不全、精神症状、血压增高、电解质紊乱、抑制免疫等;发生心肌炎的患儿对洋地黄敏感且易出现中毒,用药期间应注意观察有无恶心、呕吐、心律不齐、心动过缓等副作用,并应注意补钾。

4. 心理护理

向患儿耐心解释各项检查、治疗、护理措施的意义,以争取其配合。关心爱护患儿,及时解除各种不适感,如发热、出汗、疼痛等,以利于缓解急躁情绪,增强其战胜疾病的信心。

5. 健康教育

(1)增强体质。积极锻炼身体,预防上呼吸道感染;改善居住环境,避免潮湿、寒冷;在疾病流行季节期间,尽量减少去公共场所;发生链球菌感染时应及时、彻底治疗。

(2)合理安排患儿的日常生活。避免剧烈活动以免过劳。向家长讲解疾病的有关知识和护理要点,使家长能及时了解疾病的变化;学会观察病情、预防感染和防止疾病复发的各种措施。

(3)随访。强调预防复发的重要性,定期、按时到医院随访。

考点提示 风湿热的病因、临床表现及护理措施要点为护考重点,常以 A1、A2 形式考核。

Key Words

1.风湿热病因尚不完全清楚,多数认为与_____感染所引起的免疫反应有关。

2.风湿热的临床表现包括:_____、_____、_____及_____。

任务四　过敏性紫癜

学习目标

【知识目标】

掌握过敏性紫癜的临床表现、护理评估、护理诊断和护理措施;熟悉过敏性紫癜的辅助检查和治疗原则;了解过敏性紫癜的病因和发病机制

【能力目标】

能够识别过敏性紫癜的临床表现,对患儿进行护理评估并提出护理诊断、制定护理要点

【素质目标】

具有关心、爱护患儿的职业素养和良好的团队协作能力

案例导入 14-4

患儿,女,7岁。皮疹4天,腹痛2天入院。T:37.3 ℃;P:116 次/分;R:28 次/分;神志清楚,精神欠佳,全身皮肤散在大片红色斑丘疹,双侧大腿可见散在瘀斑,未突出表面,压之不褪色,双侧小腿可见散在斑丘疹,突出皮面,压之不褪色,双侧脚踝部可见水肿,非凹陷性。期间伴有腹痛,脐周痛为主,可自行缓解,无呕吐、腹泻等。辅助检查:

WBC16.23×10^9/L;中性粒细胞8.81×10^9/L;血小板计数372×10^9/L。

    请问：（1）该患儿的哪些表现提示过敏性紫癜？

           （2）该患儿目前存在的护理诊断有哪些？护理的重点是什么？

    过敏性紫癜又称亨-舒综合征（Henoch-Schonlein syndrome），是以全身小血管炎为主要病变的血管炎综合征。临床表现为非血小板减少性皮肤紫癜，伴关节肿痛、腹痛、便血和血尿、蛋白尿等。过敏性紫癜可发生于任何年龄，尤以学龄前及学龄期儿童发病者多，男孩多于女孩，四季均有发病，但春秋季多见。

一、病因和发病机制

    病因尚不清楚，目前认为与某种过敏源引起的自身免疫反应有关。过敏源可以是病原体（细菌、病毒、寄生虫等）、药物（抗生素、磺胺药、解热镇痛剂等）、食物（鱼虾、蛋、牛奶等）及花粉、虫子、疫苗等，发生机制是由于抗原与抗体结合形成免疫复合物在血管壁沉积，激活补体，导致毛细血管和小血管壁及其周围产生炎症，使血管壁通透性增高，从而产生各种临床表现。

    过敏性紫癜的病理改变主要为无菌性血管炎，以毛细血管炎为主，亦可波及小静脉和小动脉。血管壁可见胶原纤维肿胀和坏死，中性粒细胞浸润，周围散在核碎片。间质水肿，有浆液性渗出，同时可见渗出的红细胞。内皮细胞肿胀，可有血栓形成。病变累及皮肤、肾脏、关节及胃肠道，少数涉及心、肺等脏器。在荧光显微镜下于皮肤和肾脏可见 IgA 为主免疫复合物沉积。过敏性紫癜肾炎的病理改变：轻者可为轻度系膜增生、微小病变、局灶性肾炎，重者为弥漫增殖性肾炎伴新月体形成。

二、临床表现

    多为急性起病，起病前 1～3 周常有上呼吸道感染史，首发症状以皮肤紫癜为主，少数病例以腹痛、关节炎或肾脏症状首先出现。可伴有低热、食欲不振、乏力、精神萎靡等全身症状。

1. 皮肤紫癜

    皮肤紫癜常为首发症状，反复出现为本病特征。多见于下肢及臀部，对称分布，伸侧较多，分批出现，面部及躯干较少。初起呈紫红色斑丘疹，高出皮面，压之不褪色，数日后转为暗紫色，最终呈棕褐色而消退。少数重症患儿紫癜可融合成大疱伴出血性坏死。部分病例可伴有荨麻疹和血管神经性水肿。皮肤紫癜一般在 4～6 周后消退，部分患儿间隔数周、数月后又复发。皮肤紫癜及紫癜大片融合形成大疱见图 14-3、图 14-4。

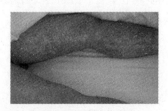
图 14-3　皮肤紫癜

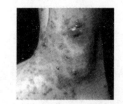
图 14-4　紫癜大片融合形成大疱

2. 胃肠道症状

    约有 2/3 病例可出现消化道症状，多发生在皮疹出现一周之内，也可发生在皮疹出现以前。由血管炎引起的肠壁水肿、出血、坏死或穿孔是产生肠道症状及严重并发症的主要原因。常见脐周或下腹部阵发性剧烈腹痛,可伴恶心、呕吐,部分患儿可有黑便或血便,偶见并发肠套叠、肠梗阻、肠穿孔及出血性坏死性小肠炎,临床上称此型为"腹型"。

3. 关节症状

约 1/3 病例可出现膝、踝、肘、腕等大关节肿痛,活动受限。关节腔有浆液性积液,但一般无出血,可在数日内消失,不留关节畸形,临床上称此型为"关节型"。

4. 肾脏症状

30%～60%病例有肾脏受损的临床表现。肾脏症状多发生于起病 1 个月内,症状轻重不一,多数患儿出现血尿、蛋白尿和管型尿,伴血压增高及浮肿,称为紫癜性肾炎;少数呈肾病综合征表现。大多数患儿都能完全恢复,少数发展为慢性肾炎,并最终死于慢性肾功能衰竭,临床上称此型为"肾型"。

5. 其他表现

偶可发生颅内出血,导致惊厥、瘫痪、昏迷、失语。出血倾向包括鼻出血、牙龈出血、咯血、睾丸出血等。偶尔累及循环系统发生心肌炎和心包炎,累及呼吸系统发生喉头水肿、哮喘、肺出血等。

以上症状可单独出现也可并存,若同时存在几种表现则称之为"混合型"。

三、辅助检查

(一)实验室检查

1. 血象

白细胞数正常或轻度增高,中性粒细胞和嗜酸性粒细胞可增高。除非严重出血,一般无贫血。血小板计数正常甚至升高,出血和凝血时间正常,血块退缩试验正常,部分患儿毛细血管脆性试验阳性。

2. 尿常规

可有红细胞、蛋白、管型,重症有肉眼血尿。

3. 便常规

大便隐血试验阳性。

4. 血沉

轻度增快;血清 IgA 升高,IgG 和 IgM 正常,亦可轻度升高。

(二)影像学检查

早期 X 线仅显示软组织肿胀,关节周围骨质疏松,关节附近呈现骨膜炎;晚期可见关节面破坏,以手腕关节多见。腹部超声波检查有利于早期诊断肠套叠。头颅 MRI 对有中枢神经系统症状患儿可予以确诊。

四、治疗要点

1. 一般治疗

卧床休息,积极寻找和祛除致病因素,如控制感染、补充维生素等。

2. 糖皮质激素和免疫抑制剂

急性期对腹痛和关节痛可以缓解,但不能预防肾脏损害的发生,亦不能影响预后。

泼尼松 1～2 mg/(kg·d)，分次服用，症状缓解后即可停用。重症过敏性紫癜肾炎可加用免疫抑制剂如环磷酰胺等。

3. 抗凝治疗

应用阻止血小板聚集和血栓形成的药物：阿司匹林 3～5 mg/(kg·d)；双嘧达莫（潘生丁）3～5 mg/(kg·d)，分次服用。以过敏性紫癜性肾炎为主要病变时，可选用肝素治疗。

4. 对症治疗

出血患儿应卧床休息，给予镇静剂；有消化道症状时限制粗糙饮食；有大量出血时要考虑输血并禁食；抗组胺药及钙剂等可减轻一些过敏反应强度，恢复毛细血管内壁完整性，缓解部分患儿腹痛症状。

五、护理评估

1. 健康史

患儿近期有无上呼吸道感染史、过敏史、输血史，有无传染病史等。

2. 身体评估

紫癜的部位、范围，有无胃肠道、关节及肾脏损害的表现。

3. 辅助检查

了解各项辅助检查的结果。

4. 心理-社会状况

对出现的皮疹感到恐惧及焦虑。

六、常见护理诊断

1. 皮肤完整性受损

与变态反应性血管炎有关。

2. 疼痛

与关节肿痛、肠道变态反应性炎症有关。

3. 潜在并发症

消化道出血、紫癜性肾炎。

七、护理措施

1. 生活护理

(1)避免诱因。避免感染，特别是 β 溶血性链球菌引起的上呼吸道感染；避免进食机体易发生过敏反应的食物，如鱼、虾、蟹、蛋及乳类；避免寒冷刺激、接触花粉和尘埃、昆虫咬伤、疫苗接种。

(2)卧床休息。减少活动，避免创伤，患儿应增加卧床休息，避免过早或过多的行走性活动。

(3)饮食指导。过敏性紫癜患儿应给予高维生素、清淡、易消化流质饮食或软食，少食多餐，禁食坚硬、多刺的食物，防止口腔黏膜或牙龈出血。禁食动物蛋白，如鱼、虾、蟹、鸡蛋、牛奶等。肾型紫癜患儿应给予低盐饮食，腹型紫癜患儿如出现剧烈腹痛、吐血或便血时应禁食。

2. 对症护理

(1)监测病情。观察有无腹痛、便血等情况,同时注意腹部体征并及时报告和处理。有消化道出血时,应卧床休息,限制饮食,给予无渣流食,出血量多时要考虑输血并禁食,经静脉补充营养;观察尿色、尿量,定时做尿常规检查,若有血尿和蛋白尿,提示紫癜性肾炎,按肾炎护理。

(2)皮肤护理。观察皮疹的形态、数量、部位变化情况。保持皮肤清洁,教育患儿不要摩擦和搔抓皮肤,防擦伤、抓伤;如有破溃应及时处理,防止出血和感染。患儿衣着应宽松、柔软,保持清洁、干燥。避免接触可能的各种致敏原,同时按医嘱使用止血药、脱敏药等。每天详细记录皮疹的变化。

(3)缓解关节肿痛。观察疼痛及肿胀情况,应保持患肢的功能位置,协助患儿选用舒适体位,避免在患肢进行静脉输液,做好日常生活护理。

(4)腹痛护理。患儿腹痛时应卧床静养,注意呕吐物及大便次数及性状,防止上消化道出血,定时测量血压;及时留取大便标本,检测是否有潜血;禁止腹部热敷,以防肠出血。严重腹型紫癜患儿应禁食,经静脉供给营养。

3. 用药护理

遵医嘱正确、规律服药,密切观察药物的不良反应。

4. 心理护理

向患儿家长解释、介绍疾病的相关知识,消除其恐惧心理,减轻心理负担,保持乐观情绪,并赢得患儿及家属的信任,使其积极配合治疗。

5. 健康教育

(1)向家长宣传预防感染的重要性,在本病好发的春、秋两季应避免去人群集中的公共场所,防止受凉。

(2)过敏性紫癜可反复发作或并发肾损害,给患儿带来不安和痛苦,应针对患儿具体情况予以解释,帮助其树立战胜疾病的信心。

(3)指导家长和患儿学会观察病情,合理调配饮食;指导其尽量避免接触各种可能的过敏源,并定期去医院复查。

考点提示 过敏性紫癜概念、临床表现临床表现及护理措施要点为护考重点,常以A1、A2 形式考核。

Key Words

1.过敏性紫癜是以_____为主要病变的血管炎综合征。

2. 过敏性紫癜主要临床表现包括:_____、_____、_____、_____及_____。

思考题

1.患儿,女,6岁。低热4周,游走性关节疼痛2周入院。一个月前无明显诱因出现高热,体温最高达40.5 ℃,查体诊断为化脓性扁桃体炎,以青霉素治疗6天,效果不理想,低热 4 周,食欲下降。体格检查:神清,面色苍白,T37.8 ℃,躯干、四肢可见环形红色斑疹,双膝关节肿胀、疼痛,咽红、充血,两肺无异常,心率 145 次/分,心尖部可闻及Ⅱ级收缩期杂音,主动脉瓣处可闻及Ⅱ级舒张期杂音,肝脾肋下未触及。血常规检查:WBC 13.4×10^9/L;ASO 800 U;血沉 51 mm/L,CPR(+);心电图 P-R 间期延长。该患儿可诊断为何种疾病?针对病情试述主要护理诊断及相应的护理措施。

2.简述原发性免疫缺陷病的护理措施。

3.简述过敏性紫癜的临床表现。

(黄勤)

直击护考

项目十五

传染性疾病患儿的护理

任务一 麻 疹

学习目标

【掌握】

【知识目标】

掌握麻疹的临床表现、护理措施；熟悉麻疹的护理诊断；了解相关病因及发病机制

【能力目标】

能够对麻疹患儿进行护理评估。

【素质目标】

具有关爱患儿的职业素养和团结协作的能力

案例导入 15-1

患儿，女，7个月，以"发热5天，出疹2天"为主诉入院。患儿5天前出现发热、咳嗽、畏光、流泪。2天前开始出现皮疹。初见于耳后，后逐渐延及全身。体检：患儿精神差，全身皮肤可见散在红色斑丘疹，压之褪色，大小不等，疹间皮肤正常。双侧睑结膜明显充血，咽部充血，双侧扁桃体轻度肿大，口腔黏膜见 Koplik 斑。左肺可闻及湿性啰音。测体温 39.6 ℃，心率 132 次/分，律齐，各瓣膜听诊区未闻及杂音。腹软，无压痛、跳痛及肌紧张，肝脾未及。

请问：（1）该患儿最可能的诊断是什么？

（2）请分析该患儿主要的护理诊断。

麻疹（measles）是由麻疹病毒引起的一种急性呼吸道传染病，临床上以发热、上呼吸道症状、结膜炎、口腔麻疹黏膜斑（Koplik's spots）及全身斑丘疹为主要特征。本病好发于儿童，传染性极强，但愈后大多获得终生免疫。

一、发病机制和病理

麻疹病毒属副黏病毒科麻疹病毒属，仅有一个血清型，抗原性稳定。其在外界生活力不强，在空气飞沫中保持传染性不超过2小时。对日光和一般消毒剂很敏感，日光照射或在流通空气中 20～30 分钟即失去致病力。该病毒不耐热，55 ℃持续 15 分钟即被破坏，但耐寒、耐干燥。

麻疹病毒随飞沫侵入呼吸道黏膜、眼结合膜及局部淋巴结繁殖并侵入血液,并通过单核-巨噬细胞系统向其他器官传播,引起广泛性损伤,出现一系列临床表现,患者出现全身症状和皮疹等。由于机体的免疫力低下,常可并发肺炎、支气管炎、脑炎等并发症而死亡。

麻疹的皮疹为病毒或免疫损伤致皮肤浅表血管内皮细胞肿胀、增生、渗出,或为真皮淋巴细胞浸润、充血肿胀所致。崩解的红细胞和血浆渗出,使皮疹消退后遗留色素沉着,表皮细胞坏死及退行性变形成脱屑。

二、流行病学

1.传染源

麻疹患者是唯一的传染源,自发病前5日(潜伏期末)至出疹后5日眼结膜、鼻、口咽和气管等分泌物中均含有病毒,具有传染性。如合并肺炎,传染期可延长至出疹后10日。恢复期患者分泌物中无病毒。

2.传播途径

经呼吸道飞沫传播。主要通过打喷嚏、咳嗽和说话等排出的病毒经口、咽、鼻或眼结膜侵入易感者。通过患者衣物、玩具、用品等传播较少见。

3.人群易感性

本病传染性极强,人群普遍易感。易感者接触后90%以上发病。其中以6个月至5岁的小儿发病率最高,男女无差异。病后获得持久免疫力。

4.流行特征

麻疹一年四季均可发病,以冬春季多见。近年来随着麻疹减毒活疫苗的广泛接种,麻疹的流行在世界范围内已得到较好控制,但在流动人口较多及未普种疫苗的地区易发生局部麻疹暴发流行。

三、临床表现

潜伏期一般为6～21日(平均10日左右),曾接受过免疫者可延长至3～4周。潜伏期末可有低热、精神差等全身不适症状。

(一)典型麻疹

潜伏期大多为6～18日(平均10日左右)。典型麻疹临床经过可分为三期:

1.前驱期(出疹前期)

从发热至出疹,一般为3～4日。出现类似上呼吸道感染的症状。

(1)发热。多为首发症状,中度以上发热,随着体温的升高可出现全身中毒症状,如全身不适、食欲减退、精神不振、呕吐、腹泻等。

(2)急性卡他症状。在发热的同时出现咳嗽、流涕、流泪、咽部充血等症状。

(3)眼部症状。患者表现为结膜炎、眼睑水肿、眼泪增多、畏光。

(4)口腔麻疹黏膜斑(Koplik's spots)。在起病2～3日,约90%患者在两侧近第一臼齿的颊黏膜上出现直径为0.5～1.0 mm灰白色小点,周围有红晕,初起仅数个,1～2日迅速增多并融合,一般在麻疹出现后2～3日消失,对麻疹的早期诊断具有特殊意义。

2.出疹期

多在发热后3～4日出现皮疹,3～5日出齐。始于耳后发际,渐及面、颈部,然后自上而下蔓延至胸、背、腹、四肢,最后到达手掌和足底,标志皮疹已出齐。皮疹初为淡红色斑丘疹,大小不等,直径为 2～4 mm,高出皮肤,压之褪色。皮疹数量逐渐增多,可融合成片,皮疹颜色由淡红色、鲜红色到暗红色,疹间皮肤正常。可有全身浅表淋巴结和肝脾轻度肿大。高热时常有谵妄、嗜睡,多为一过性,热退后消失。肺部有湿啰音,X 线检查可见肺纹理增多。

3. 恢复期

一般为 3～5 日。皮疹出齐后,体温开始下降,全身症状明显减轻。皮疹按出疹先后顺序依次消退,消退时有糠麸样脱屑,留有浅褐色色素沉着,1～2 周完全消失。

(二)非典型麻疹

1. 轻症麻疹

多见于机体有一定免疫力者,症状较轻,口腔麻疹黏膜斑不明显,皮疹稀疏,无并发症。

2. 重症麻疹

见于体弱或有严重感染者,病死率高。有以下 3 种类型:①中毒性麻疹,起病即高热,持续在 40～41 ℃,早期出现大片紫蓝色融合性皮疹,伴气促、心率加快、发绀,常有谵妄、昏迷、抽搐。②休克性麻疹,出现循环衰竭或心力衰竭,有高热,面色苍白,肢端发绀、四肢厥冷、心音变弱、心率快、血压下降等。患儿皮疹色暗淡、稀少,出疹不透或皮疹刚出又突然隐退。③出血性麻疹,皮疹为出血性,压之不褪色,同时可有内脏出血。

3. 异型麻疹

由接种灭活疫苗引起。表现为高热、头痛、肌痛,无口腔麻疹黏膜斑。皮疹从四肢远端开始延及躯干、面部,呈多形性,常伴水肿及肺炎。国内不用麻疹灭活疫苗,故此类型少见。

(三)并发症

麻疹患儿可并发肺炎、喉炎、中耳炎、脑炎、气管及支气管炎和心肌炎等。其中,肺炎为麻疹的最常见并发症,多见于 5 岁以下的小儿,占麻疹患儿死因的 90% 以上。

▮ 知识链接 ▮

麻疹减毒活疫苗是预防麻疹的重要措施。大量研究证实,小儿由母体中带来的麻疹抗体要到出生 8 个月以后才完全消失,所以麻疹疫苗的初次接种时间应安排在出生第 8 个月以后。麻疹疫苗接种后所产生的免疫力会持续 4～6 年,而不能保持终生。因此,接种麻疹疫苗 4 年后还应加强接种 1 次。

四、辅助检查

1. 血常规

出疹期白细胞、中性粒细胞计数下降,淋巴细胞相对增多。白细胞增多常提示继发细菌感染。

2. 病原学检查

早期从鼻咽部、眼等分泌物中分离到麻疹病毒均可确定诊断。

3. 血清抗体检测

皮疹出现 1～2 日内用酶联免疫检测法从血中检出特异性 IgM 抗体,对本病也有早期诊断价值。

五、治疗要点

麻疹病毒目前尚无特异抗病毒药物,主要是给予降温、中药口服解毒透疹等对症治疗和预防并发症的发生。

六、护理评估

(一)健康史

1. 病史

患病的起始时间,有无咳嗽、流涕、眼结膜充血、畏光、流泪及咽部充血等卡他症状,既往检查、治疗经过及效果,目前的主要不适及用药,有无毒血症状等。

2. 流行病学资料

是否为疾病的高发季节,是否接种过麻疹疫苗。

(二)身体评估

体温、脉搏、呼吸、血压、出疹顺序、皮疹颜色及分布状况,有无脱水、酸中毒及电解质紊乱的表现。

(三)辅助检查

血常规、病毒分离、血清抗体测定等。

(四)心理-社会状况

患者及其亲属对麻疹的认识程度、心理状态,对住院及康复治疗的认识,患者的家庭成员组成及其对患者的关怀程度等。

七、常见护理诊断

1. 体温过高

与病毒血症、继发感染有关。

2. 皮肤完整性受损

与麻疹病毒感染所致皮疹有关。

3. 营养失调

营养摄入量低于机体需要量,与食欲下降、高热消耗增加有关。

4. 有感染的危险

与感染、免疫功能下降有关。

5. 潜在并发症

喉炎、肺炎、心肌炎、脑炎。

八、护理措施

1. 生活护理

(1)环境与休息:保持室温 18～22 ℃,湿度 50%～60%,经常开窗通风,但要避免患儿直接吹风以防受凉。患儿需卧床休息至皮疹消退、体温恢复正常。

(2)饮食护理。给予患儿清淡易消化的饮食,常更换食物品种并做到少量多餐,以增加食欲、利于消化。多饮热水及热汤,促进血液循环,加速体内毒素的排出,利于解热、透疹。进入恢复期后,应给予高蛋白、高维生素的食物。

2.对症护理

(1)高热。处理麻疹高热时需兼顾透疹,若患儿没有并发症,发热不超过 39 ℃,不宜退热,尤其忌冷敷及乙醇擦浴,以免体温骤降引起末梢循环障碍影响出疹。超过 40 ℃ 以上者,可采取小剂量退热剂,亦可温水擦浴。

(2)皮肤护理。保持床单位整洁、干燥。在保温的情况下,每日用温水擦浴(忌用肥皂)1 次。腹泻患儿注意臀部清洁。脱屑可引起皮肤瘙痒,要勤剪患儿指甲,以防其抓伤皮肤引起继发感染。

(3)口腔、眼、耳、鼻咽部的护理。可用生理盐水或 2% 硼酸溶液含漱 2～3 次/日,口唇干裂者局部涂润唇膏;保持室内光线柔和,避免强光刺激眼睛,发现眼结膜炎时,每日用生理盐水清洗 2～3 次,然后滴入眼药水;防止呕吐物或眼泪等流入耳道,引起中耳炎;麻疹患者鼻腔分泌物较多,易形成鼻痂堵塞鼻腔,影响呼吸,发现有鼻痂应用温水轻轻擦拭,避免强行抠出损伤黏膜。

3.用药护理

高热(T>40 ℃)者酌用少量解热剂,使体温稍降以免惊厥。麻疹属于中医"温热病"范畴,高热期应驱邪外出,宜辛凉透发,可服银翘散。

课程思政 讲述延安保育院的红色故事。年轻的保育员没有带孩子的经历,但没有一个退缩,日夜奋战,全身心地投入到孩子们的照顾工作中,最终,在历时一个多月的困难时光使 60 多个孩子平安度过危险期,使学生的职业责任感、道德感在无形中得到升华。

4.心理护理

向病人及家属进行有关麻疹的知识教育,增强患儿及家属的康复信心,指导家属不要将焦虑、紧张的情绪传染给患儿。

5.健康教育

做好麻疹的预防宣传,让家长了解给孩子接种麻疹疫苗的重要性。向患者及其家属介绍麻疹的传染途径、临床表现等。轻型和典型麻疹可在家中隔离、治疗和护理,告知患者及家属隔离的方法等。如出现皮疹透发不好或持续高热、咳嗽加重、鼻翼翕动、发绀等情况应高度重视,及时到医院就诊。

考点提示 麻疹的临床表现及对症护理,健康教育是护考的内容,常以 A1、A2 形式考核。

▌ Key Words ▐

1.麻疹唯一的传染源是_____,主要经_____传播。早期最有诊断价值的体征是_____。

2.预防麻疹,降低人群中发病率的主要措施是_____。

任务二 水 痘

学习目标

【知识目标】

掌握水痘的临床表现、护理措施,熟悉水痘的护理诊断;了解水痘的病因及发病机制

【能力目标】

能对水痘患儿进行护理评估

【素质目标】

具有关心、爱护患儿的职业素养和团结协作的能力

案例导入 15-2

患儿,男,3岁。因发热3天,伴全身出现多处皮疹及水疱而入院。查体:体温38.5 ℃,脉搏108次/分,呼吸30次/分,血压13.3/9.3 kPa(100/70 mmHg)。发育、营养良好,烦躁哭闹,脸部、躯干及四肢均有皮疹,在同一部位可见各种红色斑疹、丘疹、疱疹和结痂,尤以躯干为多,皮疹处瘙痒严重。余未见异常。实验室检查:血白细胞总数 $5×10^9$/L,中性粒细胞0.60,淋巴细胞0.40;大小便正常。

请问:(1)该患儿最可能的诊断是什么?

(2)请分析该患儿主要的护理诊断。

水痘是由水痘-带状疱疹病毒所引起的急性呼吸道传染病。原发感染为水痘,临床上以全身分批出现迅速发展的斑疹、丘疹、疱疹与结痂为临床特征,多见于儿童。水痘痊愈后,病毒继续潜伏在感觉神经节内,经再次激活即可引起带状疱疹,多见于成年人,临床表现为沿身体一侧周围神经分布成簇的疱疹。

一、发病机制和病理

水痘-带状疱疹病毒属疱疹病毒科,呈球形。本病毒仅有一个血清型,人是唯一的宿主。本病毒在体外生活能力较弱,不耐高温,不耐酸,不能在痂皮中存活,易被消毒剂灭活。但能在疱疹液中−65 ℃的条件下存活8年。

病毒经上呼吸道侵入人体后,先在呼吸道黏膜细胞中增殖,2～3天后进入血液,形成病毒血症,并在单核-吞噬细胞系统内增殖后再次入血,形成第二次病毒血症,并向全身扩散,引起各器官病变。主要损害部位在皮肤,皮疹分批出现与病毒间歇性入血有关,其出现的时间与间隙性病毒血症的发生时间相一致。水疱液开始时透明,随后上皮细胞脱落加之炎性细胞浸润,使疱内液体变浊并减少,最后下层的上皮细胞再生,结痂脱落,脱落后一般不留痕迹。

二、流行病学

1. 传染源

水痘及带状疱疹患者为主要传染源,自水痘出疹前1～2天至皮疹干燥结痂时,均有传染性。

2. 传播途径

主要通过飞沫和直接接触传播。孕妇患水痘可感染胎儿。

3. 人群易感性

普遍易感,但学龄前儿童发病最多。病后获得持久免疫。带状疱疹主要在成人发病,常无水痘或带状疱疹接触史。

4. 流行特征

水痘全年均可发生,以冬、春季多见。本病传染性很强,易感者接触患者后约90%发病,故在幼儿园、小学等幼儿集体机构易引起流行。

三、临床表现

(一)前驱期

婴幼儿常无前驱症状。年长儿或成人可有发热头痛、全身不适、食欲减退及上呼吸道症状,持续1～2天。发热同时或发热1～2天后出疹。

(二)皮疹期

1. 皮疹

先见于躯干、头部,后延及全身。皮疹发展迅速,开始为红斑疹,数小时内变为丘疹,再形成疱疹,疱疹时感皮肤瘙痒,然后干结成痂,此过程有时只需6～8小时,如无感染,1～2周后痂皮脱落,一般不留瘢痕。

2. 皮疹性状

常呈椭圆形,3～5 mm,周围有红晕,疱疹浅表易破。疱液初为透明,后混浊,继发感染可呈脓性,结痂时间延长并可留有瘢痕。

3. 皮疹分布

呈向心性分布,躯干最多,其次为头面部及四肢近端。数目由数个至数千个不等。

4. 皮疹出现

分批出现,同一部位可见斑疹、丘疹、疱疹和结痂同时存在。

5. 其他

口腔、外阴、眼结合膜等处黏膜可发生浅表疱疹,易破溃形成浅表性溃疡,有疼痛。

(二)并发症

常见并发症为皮肤继发性感染而导致败血症。少数病例可发生心肌炎、肝炎、脑炎和关节炎等。

水痘为自限性疾病，一般10天左右自愈。少数不典型病例表现为播散型水痘，新生儿水痘病死率高。先天性水痘能引起胎儿畸形。水痘患儿可继发皮肤细菌感染、继发性肺炎、水痘脑炎，一般于出疹后1周左右发生。

五、辅助检查

1. 血常规

白细胞总数正常或稍增高，分类计数正常。

2. 疱疹刮片

新鲜疱疹刮片可见多核巨细胞及核内包涵体。

3. 病毒分离

在起病3天内取疱疹液做细胞培养，其病毒分离阳性率高。

4. 血清抗体检测

用补体结合试验等方法测定血清抗体，双份血清效价增高4倍以上为阳性。

六、治疗要点

一般以对症治疗及预防皮肤继发感染为主。

发热期注意水分和营养的补充。一般水痘病人不需要抗病毒治疗。对免疫缺陷及免疫抑制的病人，应及早使用抗病毒药物，如阿糖腺苷、阿昔洛韦等。

七、护理评估

（一）健康史

1. 病史

患儿起病近期在托儿所、幼儿园是否有水痘流行，家人、邻居等密切接触者中有无水痘患者，主要症状及特点。

2. 流行病学资料

询问当地有无水痘流行。

（二）身体评估

体温、脉搏、呼吸是否正常，水痘出现的部位及严重程度。

（三）辅助检查

血常规、尿常规、疱疹刮片或病毒分离阴性率。

（四）心理-社会状况

患者及其亲属对水痘的认识程度、心理状态，对住院隔离及康复治疗的认识，患者的家庭成员组成及其对患者的关怀程度等。

八、常见护理诊断

1. 皮肤完整性受损

与水痘病毒和继发细菌感染有关。

2. 体温过高

与病毒血症有关

3. 有传播感染的危险

与呼吸道及疱液排出病毒有关。

九、护理措施

1. 生活护理

(1)环境与休息。采取呼吸道隔离至疱疹全部结痂或出疹后 7 天止。保持室内空气新鲜,托幼机构采用紫外线消毒。发热时应嘱病人卧床休息,避免与易感儿童接触。

(2)饮食护理。给予清淡易消化饮食如牛奶、粥类、豆浆和充足的水分。

2. 对症护理

(1)皮疹。皮疹较重、伴发热等症状者应卧床休息;避免进食辛辣刺激性食物;皮肤瘙痒者应避免搔抓,防止抓伤皮肤引起感染,皮肤剧痒者可涂炉甘石洗剂;若皮疹发生破溃,小面积可以涂抗生素软膏,大面积用消毒纱布包扎,防止继发感染,如有感染应定时换药。

(2)发热。高热时应卧床休息,饮食给予高热量、高蛋白、高维生素、易消化的流质食物或半流质饮食;可采用物理降温如温水擦浴、敷冰袋等,但有皮疹的患者禁用乙醇擦浴,以免对皮肤产生刺激;使用药物降温时,避免大量出汗引起虚脱。

3. 用药护理

避免使用肾上腺皮质激素类药物(包括激素类软膏),这类药物可使病毒在体内增殖和扩散,使病情恶化。

4. 心理护理

水痘患儿预后良好,应与患儿家属进行有效的沟通,告诉患儿父母不要产生紧张、焦虑的情绪,以更好地配合治疗,促进患儿早日康复。

5. 健康教育

一般水痘病人隔离至疱疹全部结痂或出疹后 7 天止。流行期间儿童尽量不要去公共场所。用水痘-带状疱疹免疫球蛋白 5 mL 肌注,接触后 12 小时内使用有预防功效。对高危人群的接触者可用丙种球蛋白或带状疱疹免疫球蛋白肌注。近年来国外试用水痘-带状疱疹病毒减毒活疫苗来预防易感者。

考点提示 水痘的传播途径、临床表现及护理要点为护考内容,常以 A1、A2、A3 形式考核。

Key Words

1. 水痘的传染源是 _____ ,主要经 _____ 传播。自水痘出疹前 _____ 至皮疹干燥结痂时,均有传染性。

2. 皮疹分布呈 _____ 分布, _____ 最多,其次为头面部及四肢近端。

任务三　流行性腮腺炎

学习目标

【知识目标】

掌握流行性腮腺炎的临床表现、护理措施；熟悉流行性腮腺炎的护理诊断；了解本病相关病因及发病机制

【能力目标】

能够对流行性腮腺炎患儿进行护理评估

【素质目标】

具有关爱患儿的职业素养和团结协作的能力

案例导入　15-3

患儿，女，3岁。因发热、两侧腮部肿胀2天就诊。查体：体温39.6 ℃，两腮呈弥漫性肿大，触之有灼热感，有压痛，张口咀嚼时疼痛加剧。心肺腹（一）。辅检：血常规示白细胞总数正常，淋巴分类为主。发病时正值春季，且患儿在托儿所中有流行性腮腺炎接触史。

请问：（1）该患儿最可能的诊断是什么？

　　　　（2）请分析该患儿主要的护理诊断。

流行性腮腺炎（mumps）是由腮腺炎病毒引起的儿童和青少年中常见的呼吸道传染病。临床特征为腮腺非化脓性肿痛，并可侵犯其他腺体组织、脏器及神经系统，是一种全身性疾病。

一、发病机制和病理

腮腺炎病毒属于副黏液病毒，呈球形，直径为80～300 nm，是单股核糖核酸病毒。该病毒只有一个血清型。自然界中人是唯一的病毒宿主。腮腺炎病毒抵抗力弱，紫外线、甲醛和56 ℃温度均可灭活。

腮腺炎病毒经口、鼻侵入人体，在局部黏膜上皮细胞中增殖，引起局部炎症和免疫反应，然后进入血液产生病毒血症。病毒经血液至腮腺及全身各器官，也可经口腔沿腮腺管传到腮腺。该病毒对腺体组织和神经组织具有高度亲和性，可使颌下腺、舌下腺、胰腺、性腺等多种腺体发生炎症改变，也可侵犯神经系统导致脑膜炎等炎性病变。腺体的主要病理变化特征是病变腺体呈非化脓性炎症，包括间质水肿、点状出血、淋巴细胞浸润和腺体细胞坏死等，致使腺管被炎性渗出物阻塞，唾液淀粉酶排出受阻，经淋巴系统进入血液，致使血、尿淀粉酶升高。

二、流行病学

1. 传染源

早期病人和隐性感染者。病人腮腺肿大前6天至腮腺肿大后9天均可自病人唾液中分离出病毒，因此在这两周内有高度传染性。

2. 传播途径

本病毒主要通过空气、飞沫传播。

3. 人群易感性

普遍易感。90％病例发生于1～15岁，尤其5～9岁的儿童多见。无免疫力的成人亦可发病，病后可获较持久免疫力。

4. 流行特征

全年均可发病，但以冬、春季为主。在儿童集体机构可暴发流行。

三、临床表现

(一)全身表现

部分病人有发热、畏寒、头痛、食欲不振等前驱症状。1～2天后腮腺逐渐肿大，体温可达39℃以上，成人患者一般较严重。

(二)局部症状

腮腺肿胀最具特征性。一般以耳垂为中心，向前、后、下发展，状如梨形，边缘不清，同时伴周围组织水肿；局部皮肤紧张，发亮但不发红，触之坚韧有弹性，有轻触痛；言语、咀嚼(尤其进酸性饮食)时促进唾液分泌增加使疼痛加剧；通常一侧腮腺肿胀后1～4天累及对侧，双侧肿胀者约占75％。腮腺管开口处早期可有红肿，挤压腮腺始终无脓性分泌物自开口处溢出。腮腺肿胀大多于1～3天到达高峰，持续4～5天逐渐消退而恢复正常。病程一般为10～14天。颌下腺和舌下腺也可同时受累，或单独出现。

(三)并发症

1. 脑膜脑炎

脑膜脑炎较为常见，多在腮腺肿大高峰时出现，也可在腮腺肿大前或肿大消失后出现，主要表现为发热、头痛、呕吐、颈项强直、克氏征阳性等。

2. 睾丸炎

睾丸炎是青春期男孩最常见的症状。多为单侧受累，常发生在腮腺炎起病后的4～5天、肿大的腮腺开始消退时，睾丸肿胀疼痛，1/3～1/2的病例可发生不同程度的萎缩，如双侧萎缩者可导致不育症。

3. 卵巢炎

有5％～7％的青春期女童可并发卵巢炎，一般症状较轻，表现为月经不调、下腹疼痛及压痛等，不影响受孕。

4. 胰腺炎

发生率约为5％，儿童少见。常发生于腮腺肿胀后1周左右，以中上腹剧痛和触痛、肌紧张为主要症状，同时伴呕吐、发热、腹胀、便秘，有时可扪及肿大的胰腺。

▍ 知识链接 ▍

美国疾病控制与预防中心(Centers for Disease Control and Prevention，CDC)是美国卫生及公共服务部所属的一个机构，总部设在佐治亚州亚特兰大。作为美国的政府机构,为保护公众健康和安全提供可靠的资料,通过与国家卫生部门及其他组织的有力的伙伴关系来增进健康决策,促进公民健康。

四、辅助检查

1.血象

白细胞计数正常或稍低,后期淋巴细胞相对增多。

2.血清和尿淀粉酶测定

90%患者的血清淀粉酶有轻度和中度增高,有助诊断。淀粉酶增高程度往往与腮腺肿胀程度成正比。

3.血清学检查

血清或脑脊液中特异性 IgM 抗体增高可作为早期诊断。

4.病毒分离

早期患者可在唾液、尿、血、脑脊液中分离出病毒。

五、治疗要点

主要为对症处理及支持治疗。急性期应多饮水、清淡饮食,忌酸性食物,保持口腔卫生;高热、头痛者给予解热镇痛药;睾丸肿痛严重时用丁字带托起,以减轻疼痛。重症脑膜脑炎、睾丸炎或心肌炎者,必要时可用中等量激素治疗 3～7 天;可用中药局部外敷,以清热解毒、软坚消痛。

六、护理评估

1.健康史

了解患儿病前 2～3 周有无流行性腮腺炎接触史,腮腺肿痛出现的时间、特点,有无疫苗接种史。本次发病前是否有发热、乏力、头痛、肌痛等伴随症状。

2.身体评估

检测体温、脉搏、呼吸、血压,有无腮腺肿胀、疼痛,有无发热伴随咀嚼受限等。

3.辅助检查

血常规、尿常规、病毒分离、血清学检查等结果。

4.心理-社会状况

患者及其亲属对流行性腮腺炎的认识程度、心理状态,对住院治及隔离治疗的认识,患者的家庭成员组成及其对患者的关怀程度等。

七、护理诊断

1.疼痛

与腮腺肿胀有关。

2.体温过高

与病毒感染有关。

3. 有传播感染的可能

与病原体排出有关。

4. 潜在并发症

脑膜脑炎。

八、护理措施

1. 生活护理

(1)环境与休息。居室应温湿度适宜,应按时通风、换气,保持空气新鲜,必要时用紫外线照射消毒,以促进患儿的休息和睡眠。

(2)饮食护理。给予富有营养、易消化的半流质软食,忌酸、辣、干、硬食物,否则可引起唾液分泌物增多,排出受阻,使疼痛加剧。

2. 对症护理

(1)减轻疼痛。腺体肿痛加剧,可在腮腺局部冷敷,使血管收缩,以减轻炎症充血程度及疼痛。亦可用如意金黄散调茶水或食醋敷于患处,保持局部药物湿润,以发挥药效,防止干裂引起疼痛。

(2)降温。鼓励患儿多饮水以利汗液蒸发散热。监测体温,高热可采用头部冷敷、温水或乙醇擦浴进行物理降温或服用适量退热剂。

3. 用药护理

遵医嘱给予药物治疗时,注意观察药物疗效及不良反应。

4. 心理护理

患儿可因腮腺肿大引起胀痛,特别是进食时更甚,因此要鼓励患儿多进食清淡饮食,尽量满足日常生活需要,鼓励患儿树立战胜疾病的信心。

5. 健康教育

病人应隔离至腮腺肿胀完全消退。在流行期间,易感者较多的机构如幼儿园、学校应注意通风及做好空气消毒。主动免疫,可用减毒活疫苗预防接种,预防效果可达95%以上。被动免疫适用于有密切接触史的易感者,在接触后5天内应注射特异性高效价免疫球蛋白,以预防本病的发生。

考点提示 流行性腮腺炎的传播途径,临床表现及护理要点为护考内容,常以 A1、A2 形式考核。

▌ Key Words ▐

1.流行性腮腺炎病人腮腺肿大前_____天至腮腺肿大后_____天均可自病人唾液中分离出病毒,因此在这两周内有高度传染性。

2.预防流行性腮腺炎可用_____预防接种。

任务四 中毒型细菌性痢疾

📺学习目标

【知识目标】

掌握中毒型细菌性痢疾的临床表现、护理措施;熟悉中毒型细菌性痢疾的护理诊断;了解本病的病因及发病机制

【能力目标】

能够对中毒型细菌性痢疾患儿进行护理评估

【素质目标】

具有关爱患儿的职业素养和团结协作的能力

▌案例导入 15-4 ▐

患者,男,7岁,以高热、反复惊厥,伴恶心、呕吐、腹泻、阵发性腹痛1天为主诉入院。发病前曾生吃2根黄瓜。T:40.9 ℃,P:112 次/分,R:28 次/分同,BP:90 /60 mmHg,神智清楚,左下腹有压痛,肠鸣音活跃。实验室检查:白细胞总数升高;大便常规,外观脓血便,镜检可见大量脓细胞,红细胞、白细胞满视野。

请问:(1)该患儿最可能的诊断是什么?

(2)请分析该患儿主要的护理诊断。

中毒型细菌性痢疾(toxic bacillary dysentery)简称毒痢,是急性细菌性痢疾的危重型。起病急骤,临床以突发高热、嗜睡、反复惊厥、迅速发生休克和昏迷为特征。病死率高,必须积极救治。

一、发病机制和病理

痢疾杆菌属志贺菌属,为革兰氏染色阴性杆菌,分 A、B、C、D 四群(痢疾志贺菌、福氏志贺菌、鲍氏志贺菌、宋氏志贺菌),在我国以福氏志贺菌多见,其次为宋氏志贺菌。痢疾杆菌对外界抵抗力较强,在瓜果、蔬菜及污染物上可存活1~2周,耐寒、耐湿,但不耐热和阳光,一般消毒剂均可将其灭活。

志贺菌内毒素从肠道吸收进入血循环,引起发热、毒血症及全身微血管障碍。中毒性细菌性痢疾的肠道病变轻微,多见充血水肿,但全身病变重,多器官的微血管痉挛和通透性增加,病理改变以大脑和脑干水肿较突出,神经细胞出现变性及点状出血等,可发生脑水肿甚至脑疝,出现昏迷、抽搐和呼吸衰竭,是中毒性痢疾死亡的主要原因。

二、流行病学

患者及带菌者是主要传染源。主要通过粪-口途径传播,可通过污染的手、食物、日用品和水接触传播,或通过苍蝇、蟑螂等间接方式传播。本病夏、秋季多见,人群普遍易感,好发于2~7岁小儿,尤其是平素体格健壮、营养状况良好者。

三、临床表现

潜伏期大多为 1~2 天,短者数小时。起病急骤,患儿突然高热,多数体温可超过 40 ℃,全身中毒症状严重,迅速发生呼吸衰竭、休克或昏迷。肠道症状多不明显甚至无腹痛、腹泻。也有患儿在发热、排便后 2~3 天发展为中毒型。根据临床特点,分为以下 4 种类型。

1. 休克型

此型较常见,主要表现是感染性休克以及不同程度的意识障碍、面色苍白、肢端冷湿、脉搏细速、皮肤花纹、血压明显降低或测不出、面色青灰、唇或指端发绀、心音低钝、少尿或无尿等;后期可伴心、肺、肾等多系统功能障碍。

2. 脑型

此型以颅内压增高、脑水肿、脑疝和呼吸衰竭表现为主,病死率高。无肠道症状而突然起病,早期即出现剧烈头痛、呕吐,血压增高,心率相对缓慢,肌张力增大,伴嗜睡或烦躁等不同意识障碍;随病情进展后期出现昏迷、反复或持续惊厥,继之出现两侧瞳孔不等大,对光反射迟钝或消失,甚至呼吸停止。

3. 肺型

此型以呼吸窘迫综合征为主要表现。常在脑型或休克型基础上发展而来,以肺微循环障碍为主,病情危重,病死率较高。

4. 混合型

此型同时或先后出现以上两型或三型的征象,是最凶险的一种,病死率高。

四、辅助检查

1. 血常规

白细胞总数和中性粒细胞增高,当出现 DIC 时,血小板数减少。

2. 大便常规

早期可正常,当有黏液脓血便时,镜检可见大量脓细胞、红细胞和巨噬细胞。

3. 大便培养

可分离出志贺菌属痢疾杆菌。大便培养结果阳性是确诊中毒性痢疾的主要依据。

4. 免疫学检查

可采用免疫荧光抗体等方法检测粪便的细菌抗原,方法各异,较快速,但特异性有待进一步提高。

五、治疗要点

高热时采用物理降温、药物降温或人工冬眠疗法。持续惊厥患儿可用地西泮、水合氯醛或苯巴比妥钠。通常选用两种对痢疾杆菌敏感的抗生素,如头孢噻肟钠或头孢曲松钠等静脉给药。积极抗休克治疗,如扩充血容量,纠正酸中毒,维持水、电解质平衡等;用 20% 甘露醇防治脑水肿,若出现呼吸衰竭尽早使用呼吸机治疗。

知识链接

特异性核酸检测主要是采用核酸杂交或 PCR 技术,可直接检查粪便中的痢疾杆菌核酸,这是快捷、简便的检测方法,具有灵敏度高、特异性强、快速简便,对于标本要求较低等优点,是较有发展前途的方法。

六、护理评估

1.健康史

询问患儿平时的健康状况、日常饮食习惯、年龄及发病季节,有无与痢疾患者接触史、不洁饮食史、腹泻史。

2.身体评估

观察大便性状、次数,有无排黏液脓血便,有无高热、惊厥表现。重症患儿应重点观察小儿意识状态、生命体征、瞳孔、尿量、皮肤温度等。

3.辅助检查

及时送检并收集血常规、大便常规、大便培养等检查结果,评估是否有白细胞及中性粒细胞增高,大便是否有脓血、是否培养出痢疾杆菌等。

4.心理-社会状况

评估家长及患儿对中毒性痢疾的了解程度,有无恐惧、焦虑等不良心理反应;了解患儿家庭饮食起居、卫生习惯及经济能力,社会群体对患儿的帮助程度等。

七、常见护理诊断

1.体温过高

与痢疾杆菌引起毒血症有关。

2.组织灌注量不足

与机体的高敏状态和毒血症引起的微循环障碍有关。

3.潜在并发症

脑水肿、呼吸衰竭。

4.恐惧

与病情危重和担心疾病预后有关。

八、护理措施

1.生活护理

(1)环境护理。保持室内空气流通新鲜,温、湿度适宜;保持环境的安静,减少对患儿的刺激,以免诱发惊厥。

(2)休息。急性期应绝对卧床休息,患儿取平卧位或休克体位,适当保暖以改善周围循环。

(3)饮食护理。鼓励患儿多饮水,以促进毒素的排出;给予营养丰富、易消化的流质或半流质饮食,不能进食者,遵医嘱静脉营养。

2. 对症护理

严密监测患儿的体温变化,高热时给予物理降温或药物降温,对持续高热不退甚至惊厥不止者应遵医嘱采用亚冬眠疗法,控制体温在 37 ℃ 左右;遵医嘱给予抗休克、抗感染治疗,保证输液通畅和药物输入。

3. 用药护理

休克型患者早期如静脉注射山莨菪碱时,观察患者是否出现口干、视力模糊等不良反应;如用多巴胺静脉注射滴注时,注意防止剂量过大或滴注过快而出现呼吸困难、心律失常及肾功能减退等副作用。

4. 心理护理

观察患儿及家长的心理变化,提供相应的心理支持,减轻焦虑、恐惧的情绪。

5. 健康教育

向患儿及家长讲解细菌性痢疾的传播方式和预防知识。指导家长和患儿注意饮食卫生,不吃生冷、不洁食物,养成饭前便后洗手的良好卫生习惯;夏秋季细菌性痢疾流行前,可给儿童口服含福氏菌活疫苗,以提高免疫力;进行隔离治疗,儿童机构应加强晨检,对密切接触中毒型细菌性痢疾者进行医学观察 7 天;加强对饮食、饮水、粪便的管理和消灭苍蝇,以切断传播途径。

考点提示 中毒型细菌性痢疾的传播途径,临床表现及护理要点为护考内容,常以 A1、A2 形式考核。

Key Words

1. 中毒型细菌性痢疾的传染源主要是_____与_____。

2. 中毒型细菌性痢疾临床以_____、_____、_____、_____和_____为特征。

任务五 流行性脑脊髓膜炎和乙型脑炎

学习目标

【知识目标】

掌握流行性脑脊髓膜炎、乙型脑炎的临床表现及护理措施;熟悉相关的护理诊断;了解相关的病因及发病机制

【能力目标】

能够对流行性脑脊髓膜炎,乙型脑炎患儿进行护理评估

【素质目标】

具有关爱患儿的职业素养和团结协作的能力

流行性脑脊髓膜炎

案例导入 15-5-1

患儿，男，6岁。因发热、头痛2天伴呕吐入院。T：39℃，P：120次/分，神智清楚，精神差，右下肢及臀部有散在瘀点、瘀斑。颈强直，布鲁津斯基征（十）。血常规：白细胞 $25×10^9$/L，脑脊液外观浑浊。

请问：（1）该患儿最可能的诊断是什么？
（2）请分析该患儿主要的护理诊断。

流行性脑脊髓膜炎（epidemic cerebrospinal meningitis）简称流脑，是由脑膜炎双球菌引起的脑脊髓膜的化脓性炎症。本病以儿童发病多见。临床以突起高热、头痛、呕吐、皮肤黏膜瘀点或瘀斑，以及脑膜刺激征为表现特征。

（一）发病机制与病理

引起流脑的病原体为脑膜炎双球菌，呈卵圆形或肾形，属革兰阴性菌。按其表面特异性抗原不同，可分为13个群，在我国流行菌群以A群为主。本菌裂解后可释放出具有强烈致病力的内毒素，为其致病的主要因素。该菌仅存在于人体，可从带菌者及病人鼻咽部、皮肤瘀点、血液、脑脊液中检出。其对外界抵抗力弱，对寒冷、干燥、热及一般消毒剂敏感，在低于30℃或高于50℃环境中均会死亡。病原体离开人体后能较快产生自溶酶而发生自溶，故采集标本时应注意保温并及时送检。

脑膜炎球菌经空气和飞沫侵入上呼吸道后，在鼻咽部黏膜繁殖，引起上呼吸道炎症表现，如机体免疫力强，病原体可迅速被消灭而不治自愈；当免疫力低下或细菌毒力强时，细菌侵入血液，形成短暂菌血症，少数患者可进一步发展为败血症，主要病变为皮肤、黏膜、内脏的血管壁炎症、坏死、出血、血栓形成，导致颅内压增高及脑脊液成分改变。部分被消灭的病原体释放内毒素，引起全身微小血管痉挛，造成多器官功能衰竭。

（二）流行病学

1. 传染源

带菌者和患者为本病的传染源。病人从潜伏期末开始至发病后10天内均有传染性。在本病流行期，带菌者成为主要传染源。

2. 传播途径

经空气、飞沫传播。由于该菌在体外生存力极弱，且离开人体后很快产生自溶酶发生自溶，故通过玩具、日用品等方式传播的机会少。

3. 人群易感性

人群普遍易感。6个月以内的婴儿因接受了母体的特异性IgG类抗体，故极少患病；成年人因隐性感染增多、易感性降低，故极少患病。

4. 流行特征

流脑的发生具有季节性、好发年龄、周期性这三个特点。本病多见于冬春季，每年11～12月开始上升，次年2～4月达高峰，5月开始下降；15岁以下儿童多见，其中6个月至2岁发病率最高。周期性流行表现在每3～5年一次小流行，7～10年一次大流行。

（三）临床表现

潜伏期为数小时至7天，多数为2～3天。

1. 普通型

最常见,占全部病例的90%以上,起病急,典型经过可分为以下4期:

(1)上呼吸道感染期

上呼吸道感染期亦称前驱期,表现为低热、咽痛、咳嗽、流涕、咽部充血、分泌物增多,本期持续1~2天。

(2)败血症期

起病急,常突发畏寒、发热、头痛、呕吐、关节肌肉疼痛、全身不适及精神萎靡等毒血症症状。发病后数小时,70%~90%的病人皮肤、黏膜出现瘀点、瘀斑,以胸腹部及四肢多见。病情严重者瘀点、瘀斑迅速扩大,中央呈紫黑色坏死或大疱。

(3)脑膜炎期

除有败血症期的毒血症状、体征外,病人常出现剧烈头痛、频繁喷射性呕吐、烦躁不安、嗜睡等中枢神经系统症状,严重者出现惊厥和昏迷,颈项强直,克氏征和布氏征阳性等脑膜刺激征。本期持续2~5天。

(4)恢复期

本期持续1~3周,经治疗体温逐渐下降至正常,各项症状好转,经合理治疗,病人可在2~5天内进入恢复期,皮肤瘀点、瘀斑消失。

2. 暴发型

以儿童多见,起病急,病情凶险,如不及时治疗可于24小时内危及生命,病死率高。根据临床表现可分为3个类型:

(1)休克型

此型表现为突起寒战、高热、头痛、呕吐,数小时后出现精神萎靡、烦躁不安,同时出现感染性休克表现,如面色苍白、口唇发绀、呼吸浅快、四肢厥冷、脉搏细速、血压下降、尿量减少,而脑膜刺激征及脑脊液改变不明显。

(2)脑膜脑炎型

此型为脑膜及脑实质均受累,以脑实质损害表现为主,除高热、皮肤瘀斑外,患儿出现剧烈头痛、喷射性呕吐、反复或持续惊厥,并迅速进入昏迷状态,若未及时控制病情,可迅速发展为脑疝。

(3)混合型

此型兼有上述两种类型临床表现,常同时或先后出现,为最严重的一型,病死率高。

知识链接

婴幼儿流脑的特点:婴幼儿颅骨骨缝及囟门未闭合,中枢神经系统发育未成熟,故临床表现不典型。以咳嗽、拒食、呕吐、腹泻、烦躁不安、尖声哭叫、惊厥及囟门隆起等表现为主,脑膜刺激征不明显。

(四)辅助检查

1. 血常规检查

白细胞总数明显升高,多在正常值$[(20\sim30)\times10^9/L]$以上,中性粒细胞百分比在80%以上,发生DIC时,血小板明显减少。

2. 脑脊液检查

脑脊液检查是明确诊断的重要方法。可见压力升高,脑脊液混浊如米汤样或呈脓性变,白细胞数明显升高,>$1000×10^6$/L,以中性粒细胞为主,蛋白质明显增高,糖和氯化物明显减少。

3. 细菌学检查

涂片检查简便易行,阳性率高达 60%～80%,对本病有早期确诊价值。细菌培养最好在应用抗生素治疗之前,采集血液或脑脊液标本及时送检,阳性可确诊。

4. 血清免疫学检测

适用于已用抗生素治疗及细菌学检查阴性的患儿,可协助诊断。

(1)特异性抗原检测。用对流免疫电泳法、乳胶凝集试验、葡萄球菌蛋白协同凝集试验、酶联免疫吸附试验等检测患儿血清或脑脊液中的脑膜炎球菌抗原,有助于本病的早期诊断。

(2)特异性抗体检测。用固相放射免疫法(SPRIA)定量检测脑膜炎球菌特异性抗体,阳性率高达 90%。

(五)治疗要点

1. 普通型

病原治疗是治疗普通型流脑最重要的措施。首选青霉素 G,该药对脑膜炎球菌高度敏感且尚未发现明显的耐药。头孢菌素类对革兰阴性细菌有较好抗菌效果,且脑脊液中浓度高,临床用于病情较重或不能用青霉素 G 及氯霉素治疗的病人,常用药物有头孢噻肟、头孢曲松。氯霉素对脑膜炎球菌有良好的抗菌作用,较易透过血-脑屏障,可以选用。磺胺类仅用于对磺胺类药物敏感的流行菌株的病人,可选用复方磺胺甲噁唑。

2. 暴发型

(1)休克型

①抗菌治疗:应尽早应用有效抗生素。②抗休克治疗:扩充血容量,是治疗感染性休克最基本、最关键的措施,其要点为先快后慢、先盐后糖、先多后少,力争在数小时内逆转休克症状。③纠正酸中毒:根据患者 CO_2CP 情况酌情补给 5%$NaHCO_3$。④血管活性药物的应用:可应用血管活性药物如山莨菪碱(654-2),以改善微循环。必要时选用肾上腺糖皮质激素以减轻毒血症状,纠正休克。⑤抗 DIC 的治疗:暴发休克型流脑常继发 DIC,对疑有 DIC 形成者,应及早应用肝素等抗凝药物治疗。⑥预防心衰:可用西地兰或毒 K 强心。

(2)脑膜脑炎型

治疗重点是尽早使用敏感抗生素,快速控制感染,减轻脑水肿,防止脑疝及呼吸衰竭。

(六)护理评估

1. 健康史

评估患儿是否有上呼吸道感染史,主要症状及其特点,伴随症状,是否为发病季节。

2. 身体评估

评估患儿的精神状态、体温,皮肤黏膜是否有瘀点、瘀斑,神经系统检查结果等。

3. 辅助检查

及时协助医生为患儿进行辅助检查,采集血等标本及时送检并收集结果,达到全面了解患儿病情之目的。

4. 心理-社会状况

评估患儿是否因病情加重而产生紧张和焦虑情绪。

(七)常见护理诊断

1. 体温过高

与脑膜炎双球菌感染有关。

2. 疼痛

与脑膜炎症、脑水肿、颅内高压有关。

3. 组织灌注量改变

与内毒素导致的微循环障碍有关。

4. 意识障碍

与脑膜炎症、脑水肿、脑实质损害、颅内高压有关。

5. 皮肤完整性受损

与内毒素损害微小血管导致的皮肤损伤有关。

6. 潜在并发症

颅内高压、脑疝、脑膜炎症、脑水肿。

(八)护理措施

1. 生活护理

按呼吸道传染病隔离至症状消失后 3 天,一般不少于 7 天。供给足够的水和电解质。监测体温、热型及伴随症状。出汗后及时更换衣物。

2. 对症护理

(1)体温过高。给予物理降温,遵医嘱药物降温。

(2)疼痛。头痛明显者按医嘱使用进行脱水治疗。

(3)组织灌注不足。①病人取平卧或置于休克体位(头与下肢均抬高30°)。②迅速建立静脉输液通道,必要时开放多条输液通道,按医嘱予以扩容、纠正酸中毒等治疗。在补液过程中应密切观察病情变化,如在快速输液阶段患儿出现呼吸困难、心率加快、吐泡沫痰、肺底部闻及湿啰音等急性心衰、肺水肿表现,应立即减慢输液速度,并遵医嘱使用快速强心药。③专人监护:每 30～60 分钟监测生命体征、神志、皮疹、尿量 1 次,发现异常情况,及时报告医生。④吸氧:一般采用鼻导管给氧,流量为 2～4 L/min。同时应注意保持呼吸道通畅。⑤保暖:患儿因末梢循环不良,常有肢端、皮温较低现象,故应注意保暖。有条件者可用空调升高室内温度。

(4)意识障碍。①应采取头抬高 15°～30° 的体位,以利于减轻脑水肿。头应偏向一侧,及时吸痰,保持呼吸道通畅。②密切观察生命体征、意识障碍程度的变化、瞳孔的大小等。③遵医嘱氧气持续吸入。④维持水、电解质平衡,准确记录 24 小时出入水量,作为补液的参考。⑤加强皮肤、口腔、眼睛的护理:每 3～4 小时翻身一次,并进行局部按摩,在骨隆突处放置气垫保护或使用气垫床减压,避免形成褥疮。每日清洗患儿口腔2～3次,保持口腔清洁卫生,口唇涂以甘油以防干裂。对眼睑闭合不全者,每日清洗2～3次,并用生理盐水润湿纱布覆盖眼部或予以眼罩保护。⑥留置导尿管,每3～4小时放尿一次。应定时更换导尿管及集尿袋、清洗尿道外口。患儿每次大便后应用温水清洗肛周皮肤,保持肛周皮肤清洁、干燥。

(5)并发颅内高压、脑疝。①绝对卧床,床头应抬高15°～30°。②不可用力排便,必要时用轻泻剂导泻;集中安排操作,禁止过多搬动病人,以防诱发脑疝。③保持呼吸道通畅、持续高流量吸氧。备好相应抢救器械和药物。④出现躁动者适当予以约束,以防受伤。⑤遵医嘱使用脱水剂。在规定时间内(每250 mL脱水剂,在20～30分钟内注射完毕)快速静滴或静注完,应注意观察有无水、电解质紊乱的现象。

3.用药护理

遵医嘱给予退热和抗生素等药物治疗。了解各种药物的使用配伍要求、适应证、禁忌证及副作用。使用青霉素治疗时,要先做皮试,密切观察过敏反应并做好应对处理的准备。使用脱水剂时,应注意观察有无水、电解质紊乱的现象。

4.心理护理

患儿由于症状较多及知识缺乏,常有焦虑、恐惧的心理表现。根据患儿的不同心理表现进行心理疏导及沟通,使其消除顾虑,积极配合治疗。

5.健康教育

给予呼吸道隔离治疗;皮肤有溃疡结痂的患儿,避免抓破皮肤,以防继发感染。对留有脑积水、硬膜下积水的患儿,应密切观察其有无智能障碍、剧烈头痛等表现,如有上述症状出现,尽快到医院治疗。对留有耳聋、失语、失明、智力减退、肢体瘫痪等后遗症的患儿,指导家属熟悉康复治疗方法,协助患儿机体功能的恢复。

流脑流行前一个月,接种脑膜炎球菌A群多糖体菌苗,以降低人群易感性。与患儿密切接触者,可口服复方磺胺甲噁唑加以预防,剂量:儿童50～100 mg/(kg·d),总量分2次口服,连用3天。

考点提示 流脑的传播途径,临床表现,脑脊液检查和护理要点为护考内容,常以A1、A2形式考核。

乙型脑炎

案例导入 15-5-2

患者,男,4岁。因高热、头痛、呕吐2天,频繁抽搐1天入院。体格检查:体温39.5 ℃,精神倦怠,皮肤巩膜无黄染。颈项强直,双肺呼吸音清。心率102次/分,律齐,未闻及杂音。腹平软,无压痛及反跳痛,肝脾未触及。巴氏征阳性(双侧)。实验室检查:血白细胞$18×10^9$/L,中性粒细胞比值0.80;脑脊液外观无色透明,压力增高,白细胞计数为$201×10^6$/L。

请问:(1)该患儿最可能的诊断是什么?

(2)请分析该患儿主要的护理诊断。

流行性乙型脑炎(epidemic encephalitis B)简称乙脑,是由乙脑病毒引起的以脑实质炎症为主要病变的急性传染病。本病经蚊虫传播,流行于夏秋季,多发生于儿童,临床上以高热、意识障碍、惊厥、呼吸衰竭及脑膜刺激征为特征。重症患者病死率高达20%~50%,可留有神经系统后遗症。

(一)发病机制和病理

乙型脑炎病毒,简称乙脑病毒,尤其在神经细胞内更适宜生长繁殖,又称嗜神经病毒,属虫媒病毒 B 组。病毒呈球形,直径 40~50 nm。本病毒抵抗力不强,加热到 56 ℃后 30 分钟或 100 ℃后 2 分钟即可灭活。对低温和干燥的抵抗力很强,用冰冻干燥法在4 ℃冰箱中可保存数年。

人被带乙脑病毒的蚊虫叮咬后,乙脑病毒进入人体。先在单核-巨噬细胞内繁殖,随后进入血流,引起病毒血症,病毒通过血-脑屏障进入中枢神经系统,引起脑炎。乙脑的病变以脑实质炎症为主,脑和脊髓均可受累,以大脑皮质、间脑和中脑较为严重。

(二)流行病学

1. 传染源

乙脑是人畜共患的自然疫源性疾病,主要传染源是家畜、家禽,人被感染后仅发生短期病毒血症且血中病毒数量较少,故患者及隐性感染者作为传染源的意义不大。

猪是我国数量最多的家畜,由于它对乙脑病毒的自然感染率高,而且每年因屠宰而种群更新快。因此,自然界总保持着大量的易感猪,构成猪→蚊→猪的传播环节。猪成为本病重要的动物传染源。

2. 传播途径

蚊子是乙脑的主要传播媒介。三带喙库蚊是主要传播媒介。蚊虫吸血后,可终身带毒,甚至随蚊越冬或经卵传代。此外,受感染的蠛蠓、蝙蝠也是乙脑病毒的长期储存宿主。

3. 人群易感性

人对乙脑病毒普遍易感。感染后多数呈隐性感染并获得免疫力。乙脑患者大多数为 10 岁以下儿童,以 2~6 岁儿童发病率最高。

4. 流行特征

乙脑主要分布在亚洲。我国除东北北部、青海、新疆、西藏外均有乙脑流行。在热带地区,乙脑全年均可发生;温带和亚热带地区,乙脑呈季节性流行,80%~90%的病例集中在 7、8、9 月。乙脑一般呈散发,家庭成员中少有同时多人发病现象。

(三)临床表现

潜伏期 4~21 天,一般为 10~14 天。典型的临床经过分为 3 期。

1. 初期

病程为 1~3 天,体温在 1~2 天内升高到 39~40 ℃,伴头痛、恶心和呕吐,多有精神倦怠或嗜睡,可有颈部强直及抽搐。

2. 极期

病程为 4~10 天。

（1）高热。体温常高达 40 ℃以上。轻者持续 3～5 天，一般 7～10 天，重者可达 3 周。发热越高，热程越长，病情越重。

（2）意识障碍。包括嗜睡、谵妄、昏迷、定向力障碍等。神志不清最早可见于病程第 1～2 天，但多见于第 3～8 天，通常持续 1 周左右，重者可长达 4 周以上。

（3）惊厥或抽搐。可由于高热、脑实质炎症及脑水肿所致。多于病程第 2～5 天，先见于面部、眼肌、口唇的小抽搐，随后肢体呈阵挛性抽搐，重者出现全身抽搐、强直性痉挛，历时数分钟至数十分钟不等，均伴有意识障碍。

（4）呼吸衰竭。主要是中枢性呼吸衰竭，多见于极重患者，是乙脑最严重的症状和重要的死亡原因。表现为呼吸节律不规则、暂停、抽泣样、双吸气或叹息样呼吸等；严重脑疝患儿，两侧瞳孔散大或大小不等，呼吸突然停止而死亡。

（5）神经系统症状和体征。主要有不同程度的脑膜刺激征、深浅反射改变、大脑锥体束受损等表现，如出现巴彬斯基征阳性、瞳孔扩大或缩小、尿潴留、大小便失禁、浅反射减弱或消失等。

高热、抽搐及呼吸衰竭是乙脑极期的严重症状，三者相互影响，呼吸衰竭常为致死主要原因。

3. 恢复期

极期过后，体温逐渐下降，精神神经症状逐日好转，一般于 2 周左右可完全恢复。重症患儿可有短期精神"呆滞"阶段，经积极治疗后大多数患儿于 6 个月内恢复。

4. 后遗症期

患病 6 个月后如仍留有精神神经症状者称后遗症。发生率为重症患者的 5%～20%，以失语、瘫痪及精神失常最为多见。如继续积极治疗，仍可望有一定程度的恢复。

5. 并发症

发生率为 10%，以支气管肺炎最常见，其他为肺不张、尿路感染等，重症患儿也可出现应激性溃疡等。

▌ 知识链接 ▐

流行性乙型脑炎应注意与化脓性脑膜炎和流行性脑膜炎的区别。其中，化脓性脑膜炎以脑膜炎表现为主，脑炎表现不突出，脑脊液呈化脓性改变，脑脊液涂片或培养可得病原菌；流行性脑膜炎为呼吸道传染病，多见于冬春季，大多伴发皮下出血、黏膜下出血。

（四）辅助检查

1. 血象

白细胞计数常在（10～20）×10⁹/L，病初中性粒细胞比值在 0.80 以上，随后以淋巴细胞占优势，部分患者血象始终正常。

2. 脑脊液

压力增高，外观无色透明或微混，白细胞计数多在（50～500）×10⁶/L，个别可达 1 000×10⁶/L 以上，少数病例于病初脑脊液检查正常。

3. 血清学检查

（1）特异性 IgM 抗体测定

最早在病程第 4 日即出现阳性，可作为早期诊断。

（2）其他抗体的检测

补体结合试验、血凝抑制试验和中和试验均能检测到相应的特异性抗体，主要用于流行病学调查。

4. 病毒分离

病程第一周内死亡病例的脑组织中可分离到病毒，但脑脊液和血中不易分离到病毒。

（五）治疗要点

无特效抗病毒药物，主要是对症治疗。抢救乙脑患儿的关键是处理好"三关"即高热、惊厥、呼吸衰竭。

1. 一般治疗

病室应安静；注意口腔及皮肤的清洁，防止发生褥疮；给予足够的营养及维生素。

2. 对症治疗

（1）高热

遵医嘱采用物理和药物降温将体温控制在 38 ℃左右。防止过量退热药物致大量出汗而引起虚脱。高热伴惊厥者遵医嘱应用亚冬眠疗法，用药过程要注意呼吸道通畅。

（2）惊厥

①如因高热所致者，降温后即可止惊。②如因呼吸道分泌物阻塞所致脑细胞缺氧者，应保持呼吸道通畅，必要时做气管切开。③如因脑水肿所致者，应立即采用脱水剂20％甘露醇治疗。④若为因脑实质炎症引起的抽搐，可给予镇静剂或亚冬眠疗法。

（3）呼吸衰竭

用翻身、拍背、吸痰等方法保持患儿的呼吸道通畅，中枢性呼吸衰竭者应及早应用呼吸机。

（4）恢复期及后遗症处理

注意进行功能锻炼，可用理疗、针灸、按摩、体疗、高压氧治疗等，对智力、语言和运动功能的恢复有较好疗效。

（六）护理评估

1. 健康史

评估发病季节，询问患儿的年龄，是否有与乙脑患者的接触史和预防接种史，有无发热和神志改变及发生异常的时间等。

2. 身体评估

评估生命体征，有无高热、意识障碍、惊厥及呼吸衰竭，神经系统检查等。

3. 辅助检查

及时协助医生为患儿进行辅助检查，采集标本及时送检并收集结果，分析血常规、脑脊液、血清学、病毒分离等检查结果，达到全面了解患儿病情的目的。

4. 心理-社会状况

患儿及其亲属对流行性乙型脑炎的认识程度、心理状态，对住院及康复治疗的认识,患儿的家庭成员组成及其对患儿的关怀程度,医疗费的支付问题等。

（七）常见护理诊断

1. 体温过高

与病毒血症及脑部炎症有关。

2. 营养失调

营养摄入量低于机体需要量,与高热、呕吐或昏迷不能进食有关。

3. 焦虑

与病情重,预后差有关。

4. 有受伤的危险

与脑实质炎症导致蹒跚患儿出现惊厥、意识障碍有关。

5. 潜在并发症

惊厥、呼吸衰竭。

（八）护理措施

1. 生活护理

(1)环境与休息。将患儿安置在安静、有防蚊设备的病室内,控制室温在 30 ℃ 以下,隔离至体温正常。做好皮肤、眼、鼻、口腔的清洁护理,避免噪音、强光刺激。

(2)饮食护理。鼓励患儿多进食清淡流质食物,有吞咽困难或昏迷不醒者给予鼻饲,或遵医嘱静脉补充足够的营养和水分。

2. 对症护理

(1)降低体温。采取有效的措施控制患儿的体温在 38 ℃ 以下,如在室内洒水,用电扇、空调制冷等措施,将室温控制在 25 ℃ 以下。高热患儿采取物理降温或冷盐水灌肠等。也可遵医嘱给予药物或采用亚冬眠疗法。

(2)保持呼吸道通畅。鼓励并协助患儿翻身、拍背,痰液黏稠者给予超声雾化吸入,以利分泌物排出,保持患儿呼吸道通畅。必要时用吸引器吸痰、气管插管或气管切开,同时给氧。

(3)控制惊厥。当患儿出现惊厥或抽搐时,应立即取仰卧位,头偏向一侧,松解衣服和领口,清理口鼻分泌物;用舌钳拉出舌头,以防止舌后坠阻塞呼吸道;用牙垫或开口器置于患儿上下白齿之间,防止咬伤舌头;应设置床栏,防止坠床的发生。遵医嘱使用止惊药物,备好急救药品及抢救器械。

3. 用药护理

对高热病人进行物理降温,遵医嘱使用退热药或应用亚冬眠疗法,注意观察疗效及药物不良反应;定时监测并记录体温,直至体温恢复正常。

4. 心理护理

护理人员应及时与患儿和家长沟通,对患儿给予爱心,尊重和满足他们的合理要求,树立他们对疾病恢复的信心,解除患儿的紧张、恐惧心理,积极配合治疗和护理,尽早康复。

5. 健康教育

预防乙脑应采取灭蚊、防蚊及预防接种为主的综合措施。灭活疫苗进行预防接种,安全性高、效果好，人群保护率可达 76％～90％。疫苗接种应在开始流行前一个月完成。接种对象为 10 岁以下儿童和从非流行区进入流行区的人员。

考点提示 乙脑的传播途径、临床表现治疗及护理要点，乙脑预防为护考内容，常以 A1、A2 形式考核。

‖ Key Words ‖

1.脑膜炎球菌属革兰氏染色_____性细菌，菌体裂解后释放的_____具有强烈的致病作用。

2.患者意识障碍时应采取头抬高_____的体位，以利于减轻脑水肿。

3.乙脑是_____共患的疾病，其主要传染源是_____。

4.乙脑极期三个严重症状是 _____、_____ 和 _____。其中_____是最常见死亡原因。

任务六 ‖ 肺结核

📊学习目标

【知识目标】

掌握肺结核儿的临床表现、护理措施；熟悉肺结核的护理诊断；了解肺结核的病因及发病机制

【能力目标】

能够对肺结核患儿进行护理评估

【素质目标】

具有关爱患儿的职业素养和团结协作的能力

‖ 案例导入 15-6 ‖

患儿，女，3 岁，出生后未注射卡介苗，以"低热、厌食 2 周"为主诉入院。查体：患儿精神稍差，T:37.7 ℃，入睡后多汗，食欲不佳，不爱活动。实验室检查：结核菌素试验结果呈强阳性，胸部 X 线检查呈现典型哑铃状"双极影"。

请问：(1)该患儿最可能的诊断是什么？

(2)请分析该患儿主要的护理诊断。

一、概述

结核病(tuberculosis)是由结核杆菌引起的一种慢性传染性疾病，以肺结核最常见，临床常表现为长期低热、咳痰、咯血等。严重病例可引起血行播散发生粟粒型结核或结核性脑膜炎，是儿童时期重要的传染病。

(一)发病机制和病理

结核杆菌属放线菌目、分枝杆菌科,在染色的过程中呈抗酸性,也称抗酸杆菌。可分为:人型、牛型、鸟型、鼠型。其中人型是人类结核病的主要病原体,其对酸、碱和消毒剂的耐受力较强,但对湿热敏感,65 ℃的温度下 30 分钟即可灭活。

接触结核杆菌后的病理变化和表现主要取决于机体免疫反应,一般在细菌量少、毒力低或感染早期以细胞介导的免疫反应(CMI)为主,通过激活巨噬细胞来杀灭细胞内吞噬的结核菌;在结核菌的毒力强、菌量大或感染后期,则出现以变态反应(DTH)为主的反应,其通过杀死含菌而未被激活的巨噬细胞及邻近细胞组织,以消除十分有利于细菌生长的细胞环境。结核病的基本病理变化是增殖、渗出和干酪样坏死,由结核菌和机体的状态不同所致。结核病的良性结局是吸收、纤维化、钙化和骨化。

(二)流行病学

患者是结核病的主要传染源。主要经呼吸道飞沫传染。此外,当使用被结核杆菌污染的餐具或摄入混有结核杆菌的食物时,结核杆菌可侵入消化道,进入肠壁淋巴滤泡,造成感染。小儿是结核病的易感人群。

(三)辅助检查

1. 结核菌素试验

可测定受试者是否感染过结核杆菌。

(1)试验方法。常用 0.1 mL 纯蛋白衍生物(protein purified derivative,PPD)注入左前臂掌侧中下 1/3 处的皮内,使之形成直径为 6~10 mm 的皮丘。

(2)结果判断。接种后 48~72 小时观察反应结果,一般以 72 小时为准。测定局部硬结的直径,取纵、横两径的平均值,观察周围皮肤变化来判断其反应强度。试验结果判定见表 15-1。

表 15-1　　　　　　　　　　　结核菌素试验结果判定

局部反应	判断结果	符号
微红,无硬结或硬结直径<5 mm	阴性	—
红肿,硬结直径为 5~9 mm	阳性	+
红肿,硬结直径为 10~19 mm	中度阳性	++
红肿,硬结直径≥20 mm	强阳性	+++
如出现淋巴管炎及双圈反应者(一般红硬直径皆在 20 mm 以上)	极强阳性	++++

(3)临床意义:

①阳性反应:卡介苗接种后;婴幼儿表示体内有新的结核病灶;年长儿无明显临床症状仅呈一般阳性反应,表示曾感染过结核杆菌;强阳性和极强阳性反应者,表示体内有活动性结核病;由阴转阳,或反应强度由原来小于 10 mm 增至大于 10 mm,且增幅超过 6 mm 时,表示新近有感染。

②阴性反应:未感染过结核;结核变态反应前期;机体免疫功能低下或受抑制,出现假阴性反应;技术误差或结核菌素失效等问题。

2. 实验室检查

(1)结核杆菌检查。从患儿的痰液、胃液中找到结核菌即可确诊。

（2）免疫学诊断及分子生物学诊断。如用 DNA 探针、聚合酶链反应（PCR）可快速检测结核杆菌。用酶联免疫电泳技术（ELIEP）、免疫荧光试验等可检测结核杆菌特异性抗体。

（3）血沉检查。血沉增快是结核病活动性指标之一。

3.X 线及其他辅助检查

X 线及其他辅助检查对于诊断肺结核至关重要。

（四）治疗要点

主要应用抗结核药物治疗。杀灭病灶中的结核菌；防止血行播散。治疗原则为早期、适宜、联合、规律、全程、分段治疗。

1.目前常用的抗结核药物

（1）杀菌药物。常用的杀菌药物有异烟肼（INH）和利福平（RFP）、链霉素（SM）和吡嗪酰胺（PZA）。

（2）抑菌药物。常用的抑菌药物有乙胺丁醇（EMB）及乙硫异烟胺（ETH）。

2.化疗方案

化疗方案包括标准疗法、两阶段疗法和短程疗法。标准疗法的疗程为 9～12 个月；两阶段疗法分为强化治疗和巩固治疗，疗程分别为 3～4 个月和 12～18 个月。

（五）预防

1.控制传染源

结核杆菌涂片阳性患者是小儿结核病的主要传染源，早期发现及合理治疗结核杆菌涂片阳性患者，是预防小儿结核病的根本措施。

2.普及卡介苗接种

卡介苗接种是预防小儿结核病的有效措施，可降低发病率和死亡率。卡介苗接种的主要对象是新生儿。

3.预防性化疗

适应证包括：密切接触家庭内开放性肺结核者；3 岁以内婴幼儿未接种过卡介苗而结核菌素试验中度阳性以上者；结核菌素试验由阴转阳者；结核菌素试验为阳性并有早期结核中毒症状者；结核菌素试验阳性，新患麻疹等急性传染病的小儿；结核菌素试验阳性小儿，因其他疾病需较长期使用糖皮质激素或其他免疫抑制剂治疗者。

二、原发型肺结核

原发型肺结核（primary pulmonary tuberculosis）是小儿肺结核的主要类型，为结核杆菌初次侵入人体后引起的原发感染，包括原发综合征（primary complex）和支气管淋巴结结核（tuberculosis of tracheobronchial lymph nodes）。

（一）发病机制和病理

结核杆菌由呼吸道进入肺，在局部引起炎症反应即原发灶，再由淋巴管引流到局部气管旁或支气管旁淋巴结，形成原发综合征。基本病变为渗出、增殖、坏死。结核性炎症的主要特征是上皮样细胞结节和朗格汉斯细胞浸润。原发型肺结核的病理转归包括吸收好转、进展和恶化。

（二）临床表现

症状轻重不一。轻者可无症状或在 X 线检查时被发现。一般起病缓慢，可有低热、盗汗、食欲不佳、乏力等结核中毒症状，多见于年龄较大儿童。婴幼儿及症状较重者，可突起高热至 39～40 ℃，但一般情况尚好，持续 2～3 周后转为低热，并有结核中毒症状。

部分患儿可有疱疹性结膜炎、多发性一过性关节炎、皮肤结节性红斑或多发性等结核变态反应表现。当胸内淋巴结高度肿大压迫支气管分叉处时，有类似百日咳痉挛性咳嗽、喘鸣；压迫喉返神经时出现声音嘶哑，压迫静脉可致颈部一侧或双侧颈静脉怒张。

体检时可见周围淋巴结有不同程度肿大，婴儿可伴肝脾肿大。

（三）辅助检查

1. 结核菌素试验

结果呈强阳性或由阴性转为阳性。

2. 胸部 X 线检查

胸部 X 线检查是诊断小儿肺结核的重要方法之一。原发综合征在 X 线胸片上呈现典型"双极影"或"哑铃状"。支气管淋巴结结核多见。

3. 胸部 CT

胸部 CT 在判断有无肿大淋巴结方面优于胸部 X 线片。

（四）治疗要点

无明显症状的原发性肺结核选用标准疗法，每天服用 INH、RFP 和（或）EMB，疗程为 9～12 个月。活动性原发型肺结核适宜采用短程化疗（DOTS），常用治疗方案为 2HRZ/4HR。

（五）护理评估

1. 健康史

详细询问患儿有无与开放性肺结核患者的密切接触史，是否接种过卡介苗，既往疾病史，有无营养不良和结核过敏等表现。

2. 身体评估

监测患儿的生命体征；评估患儿有无盗汗、午后低热、食欲不佳、消瘦、乏力等结核中毒症状；有无疱疹性结膜炎、结节性红斑等结核过敏等表现。

3. 辅助检查

及时收集和评估 X 线胸片、PPD 试验等辅助检查结果。

4. 心理-社会状况

观察患儿及家长的心理状态，了解家庭的经济承受能力、家庭成员及社会大众对该病的理解和支持程度等。

（六）常见护理诊断

1. 营养失调

营养摄入量低于机体需要量，与厌食、疾病消耗过多有关。

2. 活动无耐力

与结核杆菌感染有关。

3. 有传播感染的可能

与经呼吸道排出病原体有关。

4. 焦虑

与病程长和需长期隔离、治疗有关。

5. 知识缺乏

家长及患儿缺乏本病的隔离和服药知识。

(七)护理措施

1. 生活护理

(1)环境护理。保持居室温、湿度适应,加强通风,用紫外线进行空气消毒,以利于休息和睡眠。

(2)休息与活动。患儿生活规律,促进体力恢复。严重的结核病患儿应绝对卧床休息,除此之外,可进行适当的活动,有利于呼吸功能和提高机体的抵抗力。

(3)饮食护理。应加强患儿营养,给予高热量、高蛋白、高维生素、富含钙质和易消化食物。保证机体营养需要,促进机体修复能力和病灶的愈合。

2. 对症护理

应积极防治感染,患儿夜间出汗较多,应及时更换湿的衣被,保持皮肤的清洁干燥。避免上呼吸道感染。积极预防各种急性传染病,防止病情恶化。

3. 用药护理

密切观察药物的不良反应。定期检查尿常规、肝功能。如使用链霉素的患儿,尤其要注意有无发呆、抓耳挠腮等听神经损害的现象;利福平主要是肝毒性等。如发现异常,及时和医生联系。

4. 心理护理

多与患儿及家长交流,了解他们的心理状态,及时进行心理疏导,介绍患儿病情及用药情况,帮助他们树立战胜疾病的信心。

5. 健康教育

(1)结核病患儿活动期应实行呼吸道隔离措施,向家长和患儿介绍肺结核的病因、传播途径和消毒隔离的具体措施。指导家长对居室、食具、痰杯、便盆等进行消毒处理,同时做好患儿的日常生活护理和饮食调整,提高机体的抵抗力。

(2)全程正规化疗是治愈肺结核的关键,患儿应坚持全程规律服药。指导家长密切观察抗结核药物的副作用,应注意定期复诊,以观察病情变化和药物的效果,便于根据病情调整治疗方案。

三、结核性脑膜炎

结核性脑膜炎(tuberculous meningitis)简称结脑,是结核菌侵犯脑膜所引起的炎症,是小儿结核病中最严重的类型。死亡率和后遗症的发生率较高,是小儿结核病致死的主要原因。常在结核原发感染后 1 年内发生,尤其是初次感染结核 3~6 个月最易发生结脑,婴幼儿多见。

（一）发病机制和病理

结脑常为全身粟粒性结核的一部分,通过血行播散所致。结核杆菌侵入血液,经血液循环播散到脑膜,婴幼儿神经系统发育不成熟,血-脑屏障功能不完善,免疫功能低下与本病的发生密切相关。少数也可由脑实质或脑膜的结核病灶破溃,结核菌进入蛛网膜下腔及脑脊液中所致。偶见脊柱、中耳或乳突结核病灶侵犯脑膜。软脑膜弥漫性充血、水肿、渗出,结核结节形成。

（二）临床表现

典型的结脑多缓慢起病,临床表现可分为三期。

1. 前驱期

前驱期为 1～2 周。主要症状为小儿性格改变,如精神呆滞,对周围事物不感兴趣、少言、懒动、烦躁、易怒等,可有低热、厌食、盗汗、消瘦及不明原因的呕吐,年长儿可诉头痛,但一般比较轻微。

2. 脑膜刺激征期

脑膜刺激征期为 1～2 周。因颅内压逐渐增高致剧烈头痛、喷射性呕吐、嗜睡或惊厥发作等,出现明显脑膜刺激征阳性。婴幼儿表现为前囟隆起、颅缝裂开。此期可出现脑神经障碍,最常见为面神经瘫痪,其次为动眼神经和外展神经瘫痪;部分患儿可出现语言、运动障碍。

3. 晚期

晚期为 1～3 周。上述症状逐渐加重,意识状态由混浊、半昏迷进入昏迷,强直性或阵挛性惊厥频繁发作,颅内压增高及脑积水征象更加明显。患儿极度消瘦,呈舟状腹。常出现水、电解质代谢紊乱。最终因颅内压急剧增高出现脑疝而死亡。

结脑最常见的并发症为脑积水、脑实质损害、脑出血和脑神经障碍,其中前三种是导致患儿死亡的常见原因。

（三）辅助检查

1. 脑脊液检查

脑脊液压力增高,外观透明或呈毛玻璃状;白细胞数为$(50\sim500)\times10^6/L$,分类以淋巴细胞为主;蛋白定量增加、糖和氯化物均降低是结核性脑膜炎的典型改变。脑脊液结核菌培养阳性则可确诊。

2. 抗结核抗体测定

PPD-IgM、PPD-IgG 抗体测定有助于早期诊断。

3. 影像学检查

胸部 X 线检查约 85% 结脑患儿有结核病改变。脑 CT 可显示直接或间接征象,可为临床结脑诊断提供依据。

4. 结核菌素试验

阳性对诊断有帮助,但高达 50% 的患儿可呈阴性反应。

5. 眼底检查

可见脉络膜上有粟粒状结核结节病变。

预防结脑最基本的办法是防止小儿受到结核感染。对于有密切结核病接触史或有结核病的患者,一旦出现头痛、发热、颈强直表现则应及早到医院就诊以抢得治疗先机。结核性脑膜炎是一消耗性疾病,在治疗期间应注意休息,增加营养,多进食高蛋白、高维生素、易消化的食物,当然,应该提醒的仍是对本病的治疗切不可半途而废,不能以症状和体征的改善甚至消失作为终止治疗的依据。

(四)治疗要点

重点是抗结核治疗和降低颅内压。

1. 抗结核治疗

采用联合用药,分段治疗。

(1)强化治疗阶段。联合应用异烟肼、利福平、吡嗪酰胺,一般疗程为 3 个月,病情重者或恢复较慢者可延长至 6 个月。

(2)巩固治疗阶段。联合应用异烟肼和利福平。一般总疗程为 1 年,脑脊液恢复正常后至少继续治疗 6 个月。

2. 降低颅内压

常用的脱水剂为 20％甘露醇,在 30 分钟内快速滴完,4～6 小时一次;利尿剂常用乙酰唑胺,在停用甘露醇前 1～2 天加用,可减少脑脊液生成;视病情可考虑做侧脑室穿刺引流、腰穿减压、分流手术等。

3. 应用糖皮质激素

可减轻中毒症状及脑膜刺激征、降低颅内压、减轻炎症反应,并可减少粘连,防止或减轻脑积水的发生。

(五)护理评估

1. 健康史

询问患儿有无结核病史及治疗情况,近期是否有开放性肺结核患者接触史,近期是否患有百日咳、麻疹等其他急性传染病,有无使用激素史等。

2. 身体评估

评估生命体征、神志、精神状态、前囟张力、有无脑膜刺激征、瘫痪等。有无精神呆滞、烦躁、易怒、消瘦、呕吐、性格改变等结脑的早期表现。

3. 辅助检查

及时收集和评估脑脊液、胸部 X 线及结核菌素试验等的结果。

4. 心理-社会状况

评估家长是否有焦虑、烦躁、恐惧等心理,年长儿是否出现紧张、忧郁或不配合治疗等心理。了解家庭的经济承受能力、社会群体对患儿及家庭的支持程度。

(六)常见护理诊断

1. 潜在并发症

颅内压增高。

2.营养失调

营养摄入量低于机体需要量,与摄入不足、消耗过多有关。

3.有皮肤完整性受损的危险

与长期卧床、排泄物刺激有关。

4.焦虑

与病程较长、疾病预后较差有关。

5.有传播感染的危险

与病原菌的排出有关。

（七）护理措施

1.生活护理

(1)环境护理。病室内应温湿度适宜、空气新鲜。患儿应绝对卧床休息,保持室内安静,避免一切不必要的刺激,减少对患儿的刺激。

(2)饮食护理。给予患儿营养丰富、易消化的饮食,保证足够能量以增强机体的抵抗力。对昏迷、不能吞咽者,可用鼻饲或静脉补液。

2.对症护理

(1)皮肤护理。应保持患儿皮肤清洁、干燥,床铺清洁、平整、无渣屑;昏迷及瘫痪患儿,每 2 小时翻身、拍背一次,以防止褥疮和坠积性肺炎。大小便后及时清洗臀部及会阴部,防止发生感染。

(2)口腔、眼的护理。加强口腔护理,每日清洁口腔 2～3 次。对昏迷眼不能闭合者,可涂眼膏并用纱布覆盖,保护角膜。

3.用药护理

遵医嘱给予脱水剂、利尿剂、糖皮质激素、抗结核药物等,严密观察液体的滴速和药物的副作用。

4.心理护理

加强与患儿及家长的沟通,了解他们的心理需求,给予耐心的解释和安慰,尽量减轻其焦虑情绪,使其积极配合治疗和护理,早日康复。

5.健康教育

病情好转出院后,应给予家庭护理指导,做好长期治疗的准备;坚持全程、合理用药,供给充足营养。定期门诊复查。对留有后遗症的患儿,指导家长进行功能训练,促进肢体功能恢复。

> **考点提示** 肺结核传播途径,原发型肺结核,结核性脑膜炎的临床表现,治疗要点及护理要点为护考内容,常以 A1、A2、A3 形式考核。

Key Words

1.结核菌素试验后观察结果的时间是_____小时。

2.婴幼儿颅内压增高的表现是_____、_____。

任务七　手足口病

学习目标

【知识目标】

掌握手足口病的临床表现、护理措施；除熟悉手足口病的护理诊断；了解病因及发病机制

【能力目标】

能够对手足口病患儿进行护理评估

【素质目标】

具有关爱患儿的职业素养和团结协作的能力

案例导入 15-7

患儿，女，3岁，以发热、口腔黏膜出现疱疹1天入院。查体：T 38.5 ℃，P 102次/分，R 22次/分。患儿哭闹、拒食、咳嗽、流涕、流涎，口腔黏膜有米粒大小的疱疹，手心、足心、臀部有斑丘疹，疱疹不痛、不痒。

请问：(1)该患儿最可能的诊断是什么？确诊还需要什么依据？

(2)请分析该患儿主要的护理诊断。

手足口病(hand-foot-mouth disease，HFMD)是由肠道病毒引起的一种儿童常见传染病，多发于学龄前儿童，特别是3岁以下的小儿。大多数患儿以发热和手、足、口腔等部位的丘疹或疱疹为主要症状，少数患儿可引起心肌炎、肺水肿、无菌性脑膜脑炎等并发症。

一、发病机制和病理

引发手足口病的病毒属于小RNA病毒科肠道病毒属，包括柯萨奇病毒、肠道病毒、埃可病毒等。其中以柯萨奇病毒A16型(Cox A16)和肠道病毒71型(EV 71)最为常见。病毒存在于人直肠、鼻咽部、手足破裂的水疱液中，75%酒精和5%来苏不能将其灭活，对乙醚、去氯胆酸盐等不敏感，对紫外线和干燥敏感。各种氧化剂、甲醛、碘酒以及加热至56 ℃持续30分钟可以灭活病毒。病毒在4 ℃可存活1年，20 ℃可长期保存，在外环境中可长期存活。

目前，人们对手足口病的发病机制有了一定的研究，但还不成熟。病毒感染后，经5～7天的潜伏期在肠道壁细胞中增殖，进入血流后，在易被压迫的部位(如手、足)自血液中游离出来，在这些组织中增殖并引起病变。这还与EV71具有高度嗜神经性有关。

二、流行病学

1. 传染源

患者和隐性感染者均为本病的传染源。发病前数天，感染者咽部与粪便就可检出病毒，通常以发病后一周内传染性最强。

2.传播途径

传播途径复杂,可经消化道(粪-口途径)传播,也可经呼吸道(飞沫、咳嗽、打喷嚏等)传播,亦可因接触患者口鼻分泌物、皮肤或黏膜疱疹液及被污染的手及物品等造成传播。

3.人群易感性

人对肠道病毒普遍易感。不同年龄组均可发病。显性感染和隐性感染后均可获得特异性免疫力,产生的抗体可在体内存留较长时间,对同血清型病毒产生比较牢固的免疫力,但不同血清型间极少有交叉免疫。

4.流行特征

该病流行无明显的地区性,全年均可发生,一般 5～7 月为发病高峰。托幼机构等易感人群集中单位易出现暴发和短时间内较大范围流行。

三、临床表现

潜伏期为 2～10 天,平均 3～5 天,病程一般为 7～10 天。

(一)普通病例

急性起病,初期有轻度上感症状,发热,口腔黏膜出现散在疱疹,米粒大小,疼痛明显。手、足、口和臀部出现斑丘疹、疱疹,疱疹周围可有炎性红晕,疱内液体较少。皮疹一般具有不痛、不痒、不结痂、不留疤的"四不"特征。部分病例无发热,仅表现为皮疹或疱疹性咽峡炎。本病一般预后良好。

(二)重症病例

少数病例(尤其是小于 3 岁者)病情进展迅速,在发病后 1～5 天可出现脑膜炎、脑炎、肺水肿、爆发性心肌炎及循环衰竭等。极少数病例,病情凶险,可致死亡或留有后遗症。

四、辅助检查

1.血常规

普通病例的白细胞计数为正常,重症病例的白细胞计数可明显升高。

2.血生化检查

部分病例可有轻度 AIT、AST、肌酸激酶同工酶(CK-MB)轻度升高。

3.脑脊液检查

神经系统受累时可有以下异常:外观清亮,压力增高,白细胞增多,蛋白正常或轻度增多,糖和氯化物正常。

4.病原学检查

CoxA16、EV71 等肠道病毒特异性核酸阳性或分离到肠道病毒。咽、气道分泌物、疱疹液、粪便阳性率较高。

5.血清学检查

急性期与恢复期血清 CoxA16、EV71 或其他肠道病毒中和抗体可升高 4 倍以上。

6. X线检查

可表现为双肺纹理增多,网格状、斑片状阴影,重症病例可出现肺水肿、肺出血征象,部分病例以单侧为著。

7. 磁共振

神经系统受累者可有异常改变,以脑干、脊髓灰质损害为主。

8. 脑电图

可表现为弥漫性慢波,少数可出现棘(尖)慢波。

9. 超声心动图

心肌受损者可出现左室射血分数下降,左室收缩运动减弱,二尖瓣或者三尖瓣反流。

10. 心电图

心肌受损者可见窦性心动过速或过缓,Q-T间期延长,ST-T改变。

五、治疗要点

目前尚无特异性抗病毒药物,主要为对症治疗,预防并发症的发生。

1. 普通病例

在门诊或居家隔离治疗,避免交叉感染。适当休息,清淡饮食,做好口腔和皮肤护理。发热等症状采用中西医结合治疗。

2. 重症病例

(1)神经系统受累时治疗。①控制颅内高压:限制入水量,给予甘露醇等脱水治疗;②静脉注射免疫球蛋白,酌情应用糖皮质激素;③其他对症治疗:降温、镇静、止惊。

(2)呼吸、循环衰竭治疗。呼吸功能衰竭时,及时气管插管或使用正压机械通气,吸氧,监测呼吸、心率、血压和血氧饱和度。心力衰竭时,在维持血压稳定的情况下,限制液体入量(有条件者根据中心静脉压调整入液量)。根据血压情况选用多巴胺、多巴酚丁胺等药物,酌情应用利尿剂。

3. 中医治疗根据不同病情辨证论治

普通型患儿宜选用清热解毒、化湿透邪的药物;重型患者根据病情给予清热祛风、回阳救逆的药物;对于口咽部疱疹可选用西瓜霜、双料喉风散、冰硼散等蜜调外敷,每天2～3次。

六、护理评估

1. 健康史

患病的起始时间,有无病人接触史,主要症状及其特点,有无伴随症状、并发症及既往疾病史,目前主要的不适及用药。

2. 身体评估

评估有无高热,注意手、足、臀等部位是否有皮疹,口腔是否有疱疹或溃疡,是否有意识障碍、惊厥及呼吸衰竭等并发症表现。

3. 辅助检查

血常规、血清学检查和病毒分离等结果。

4. 心理-社会状况

患儿及其亲属对手足口病的认识程度、防治态度,对住院及康复治疗的认识。

七、常见护理诊断

1. 皮肤完整性受损

与病毒感染所致皮疹有关。

2. 营养失调

营养摄入量低于机体需要量,与口腔疱疹或溃疡引起疼痛影响进食有关。

3. 有感染的危险

与手足口部形成的疱疹或疱疹破溃有关。

4. 潜在并发症

心肌炎、肺炎、脑炎。

八、护理措施

1. 一般护理

(1)环境与休息。宜卧床休息1周。房间要保持空气新鲜,温湿度适宜。患儿用过的物品要彻底消毒,可放在日光下暴晒。

(2)饮食。给予患儿清淡、可口、易消化流质或半流质饮食,禁食生冷、辛辣等刺激性食物。饮食温度不宜过高,以免影响口腔溃疡的愈合。

2. 对症护理

(1)皮肤护理。患儿衣服、被褥要清洁,衣着要舒适、柔软,经常更换。剪短患儿的指甲,必要时包裹患儿双手,防止抓破皮疹。臀部有皮疹的患儿,应及时清理大小便,保持臀部清洁干燥。手足部疱疹形成或疱疹破溃时可涂0.5%碘伏。

(2)口腔疱疹。患儿会因口腔疼痛而出现拒食、流涎、哭闹等,要保持患儿口腔清洁,进食前后用生理盐水或温开水漱口,对不会漱口的患儿,可以用棉棒蘸生理盐水轻轻地清洁口腔。

(3)发热。患儿体温一般为低热或中度发热,无须特殊处理,可让患儿多饮水,有助于散热。高热时要及时降温。

3. 用药护理

正确用药,注意药物的种类、剂量及用药的时间等,注意观察药物的疗效及副作用。

4. 心理护理

家长和患儿对手足口病往往产生恐惧、焦虑的情绪,应及时给予心理安慰,消除他们的紧张情绪,使其积极地配合治疗和护理。

5. 健康教育

消化道、呼吸道接触隔离。早期发现并隔离患儿7~10天,至皮损消退为止。做好儿童个人、家庭和托幼机构的卫生、消毒是预防本病传播的关键。教育患儿自幼养成良好的卫生习惯。防止粪便、口鼻分泌物污染水和食物,彻底处理好孩子的粪尿、排泄物,尿布要洗净消毒再用,食具也要经常消毒。目前还没有可供预防的疫苗。

考点提示 手足口病的临床表现,重症患者的治疗要点及护理要点为护考内容常以 A1、A2 形式考核。

Key Words

1.手足口病的"四不"特征是_____、_____、_____、_____。

2.手足口病的手、足、口和臀部出现_____、_____,_____周围可有_____,疱内液体较少。

思考题

1.患儿,女,5岁,发热1天后出现皮疹,躯干多见,四肢末端稀少,初为红色斑丘疹,数小时后变成小水疱,痒感重。该患儿最可能的疾病是什么?该患儿治疗要点有哪些?请分析该患儿主要的护理措施。

2.患儿,男,7岁,发热2 d,T:39.2 ℃,吞咽时咽痛明显,全身出现针尖大小的皮疹,皮肤鲜红,该患儿最可能的疾病是什么?请分析该患儿主要的护理诊断和护理措施。

3.患儿,3岁半,突发高热,T:39.3 ℃,惊厥,经询问该患儿前1日有不洁饮食史。该患儿的诊断应考虑为中毒性细菌性痢疾,请分析该患儿主要的护理诊断和护理措施。

4.简述流行性腮腺炎的护理措施。

5.概述流行性脑膜炎和乙型脑炎的主要临床症状。

6.简述原发性肺结核和结核性脑膜炎的临床症状。

7.简述手足口病的护理措施。

（孟华）

直击护考

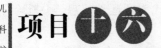

常见急症患儿的护理

项目十六 常见急症患儿的护理

任务一　小儿惊厥

学习目标

【知识目标】

掌握小儿惊厥的临床表现、护理措施；熟悉小儿惊厥的护理诊断；了解相关病因及发病机制

【能力目标】

能够对惊厥患儿进行护理评估

【素质目标】

具有关爱患儿的职业素养和团队协作的能力

案例导入 16-1

患儿，女，8个月。发热、流涕、咳嗽1天。两小时前突然抽搐、颈项强直、双眼上视、烦躁、呕吐。查体：体温40℃，呼吸42次/分，脉率142次/分，发育正常，营养良好，经CT、脑电图检查无异常。

请问：(1)该患儿最可能的诊断是什么？

(2)请分析该患儿主要的护理诊断。

惊厥(convulsions)是儿科常见的急症之一，多见于婴幼儿，是指神经细胞异常放电导致全身或局部骨骼肌群突然发生不自主的收缩，以强直性或阵挛性收缩为主要表现，常伴有意识障碍。

一、病因和发病机制

1.感染性疾病

(1)颅内感染。如细菌、病毒、寄生虫、真菌等引起的脑膜炎、脑炎和脑脓肿。

(2)颅外感染。各种感染造成的高热惊厥，败血症、重症肺炎、菌痢或其他传染病所致的中毒性脑病，破伤风等。

2.非感染性疾病

(1)颅内疾病。原发癫痫、脑占位性病变(如肿瘤、囊肿、血肿)、颅脑损伤、脑血管畸形等。

（2）颅外疾病。缺血缺氧性脑病、各类中毒、内分泌与代谢紊乱性疾患、阿-斯综合征、窒息、尿毒症、高血压等。

惊厥发生的机制与小儿大脑皮层发育尚未完善、神经髓鞘未完全形成有关，微弱的刺激即可形成大脑皮层兴奋灶并迅速泛化，导致神经细胞突然大量、异常、反复放电而形成惊厥。

二、临床表现

惊厥病人往往有原发疾病或既往史，部分病人可有家族遗传史。

1.惊厥

（1）典型表现：惊厥发作时突然意识丧失，眼球固定上翻或凝视、斜视，头向后仰，局部或全身肌群呈强直性或阵挛性抽搐，持续时间为数秒至数分钟或更长时间。可伴有呕吐、口吐白沫、牙关紧闭、面色青紫，部分患儿有大小便失禁，发作停止后意识恢复，但乏力、嗜睡。典型表现常见于癫痫大发作。

（2）局限性抽搐：新生儿或小婴儿惊厥发作不典型，多为微小动作，如呼吸暂停、两眼凝视、反复眨眼、咀嚼、一侧肢体抽动等，一般神志清楚。

2.惊厥持续状态

惊厥持续状态是指惊厥持续30分钟以上或两次惊厥发作间歇期意识不能完全恢复者，为惊厥的危重类型。多见于癫痫大发作、严重感染引起的脑炎、脑膜炎、中毒性脑病、破伤风以及其他颅脑疾病，由于惊厥时间过长，可引起缺氧性脑损害、脑水肿甚至死亡。

3.热性惊厥

热性惊厥由单纯发热诱发，是儿童时期最常见的惊厥性疾病。常发生于上呼吸道感染或其他感染性疾病初期，其特点是：①多见于6个月～3岁小儿；②惊厥大多发生于急骤高热开始后的12小时内；③惊厥持续时间短暂，在一次热性疾病中很少连续发作多次，发作后意识恢复快，神经系统体征阴性；④排除小儿惊厥的其他病因（尤其是颅内病变）；⑤热退后一周查脑电图正常；⑥约有50％患儿在以后的热性疾病中再次或多次发作。

患儿惊厥发作时可造成机体受伤，如出牙的患儿可因咀嚼肌痉挛抽搐发生舌体咬伤；抽搐时双手握拳指甲可将手心皮肤损伤；肢体抽动摩擦可造成腋下等处皮肤损伤；抽搐时约束肢体不当造成的骨折或脱臼，也可发生各种意外伤害如摔伤、烧伤、溺水等。

知识链接

小儿惊厥的预后与原发病有关，如单纯由于可纠正的代谢紊乱引起的惊厥预后良好，而脑或皮层发育异常者预后极差；由窒息、颅内出血或脑膜炎引起的脑损伤，其预后取决于损伤的严重性和范围。

三、辅助检查

1.常规检查

有选择地做血、尿、粪常规检查及血生化检查（血糖、血钙、血钠、血尿素氮等）。

2.脑脊液检查

主要鉴别有无颅内感染、出血。

3.眼底检查

视网膜下出血提示颅内出血,视乳头水肿提示颅内高压。

4.其他检查

如脑电图、颅脑 B 超、颅脑 CT、磁共振成像等检查,以明确原发病因。

四、治疗要点

迅速控制惊厥发作,寻找和治疗病因,预防惊厥复发。

1.镇静止惊

常用药物有地西泮(安定),为首选药;苯巴比妥钠;10％水合氯醛;苯妥英钠等,以解除肌肉痉挛,防止因缺氧引发脑水肿。

2.对症治疗

高热者采用药物或物理方法降温,脑水肿者可静脉注射甘露醇、呋塞米或肾上腺皮质激素以降低颅内压,减轻脑水肿。必要时给予氧气吸入。

3.病因治疗

针对引起惊厥的不同病因,予以相应的治疗措施。消除病因是控制惊厥的根本措施。

五、护理评估

1.健康史

惊厥发作时,应先做紧急处理,待病情稳定后再重点了解患儿有关情况:出生时有无产伤、窒息史;患儿既往有无类似发作史和其他病史;发作前有无先兆;发作时的表现,如抽搐的方式、持续时间、有无意识丧失、有无大小便失禁以及有无发热、头痛、呕吐等。

2.身体状况

评估患儿意识状态,密切监测体温、呼吸、心率、血压的变化,检查患儿前囟、瞳孔和肢体运动、神经反射、脑膜刺激征等。

3.心理-社会状况

惊厥发作时多伴有意识丧失,较为凶险,家长恐惧感突出。惊厥患儿的心理改变主要表现在发作后,如年长的癫痫患儿在醒来时可产生失控感、自卑、恐惧等心理,担心再次发作而长时间处于紧张状态。同龄儿因恐惧不愿与其交往,患儿产生孤独、压抑心理。应注意评估患儿及其家长对本病相关知识的了解程度。

六、常见护理诊断

1.急性意识障碍

与惊厥发作及原发疾病有关。

2.有窒息的危险

与惊厥导致喉肌痉挛和意识障碍、呕吐导致误吸有关。

3. 有受伤的危险

与抽搐、意识障碍有关。

4. 体温过高

与感染或惊厥持续状态有关。

5. 潜在并发症

脑水肿、颅内压增高。

6. 知识缺乏

家长缺乏有关惊厥的急救、护理及预防知识。

七、护理措施

1. 生活护理

保持病室空气新鲜,温湿度适宜,禁止一切不必要的刺激如声、光及触动等,以防诱发惊厥。病初暂禁饮食,新生儿及不能进食者,给予静脉补液,年长儿给予清淡、易消化、营养丰富的食物,少量多餐,合理营养。

2. 对症护理

①防止窒息,惊厥发作应就地抢救,立即将患儿平放,去枕仰卧,头偏向一侧,并松解患儿衣领,将舌轻轻向外牵拉,防止舌后坠;及时清除口鼻腔分泌物、呕吐物等,保证气道通畅。针刺人中、合谷、百会等穴位,抽搐时呼吸暂停,造成缺氧,应立即给予氧气吸入,防止缺氧性脑损伤。②预防受伤,对有可能发生惊厥的患儿要有专人守护,拉上床栏防止坠床;对已出牙的患儿在上下牙齿之间放置牙垫,防止舌咬伤。③高热患儿及时采取物理或药物降温,如乙醇拭浴、温水拭浴、头部湿冷敷、冷盐水灌肠等,及时更换衣被,保持皮肤清洁。④密切观察体温、呼吸、脉搏、血压、瞳孔和意识变化,发现患儿呼吸节律慢而不规则、血压升高、脉搏减慢、双侧瞳孔扩大,提示颅内压增高,应立即报告医生,采取降颅压措施,以免发生脑疝。

3. 用药护理

遵医嘱谨慎给药,注意滴速,用药期间密切监测生命体征,特别是呼吸频率、节律及深度的改变。

4. 心理护理

护理人员应具有高度的责任心,给患儿以安全感和信任感。关心、同情、安慰、鼓励患儿,消除患儿内心的恐惧。耐心倾听患儿及家长的倾诉,解答家长的询问,主动介绍患儿病情以及实验室检查结果、治疗用药等,减轻或消除家长的疑虑和不安,取得他们的合作。

> **课程思政** 小儿惊厥发作时较为凶险家长恐惧感较突出要有足够的爱心耐心去给予患儿家长心理疏导缓解恐惧心理体现为患儿健康服务的奉献精神。

5. 健康教育

向家长讲解引起惊厥的病因、诱因及患儿的病情,教会家长在惊厥发作时应如何急救,指导家长掌握预防惊厥的措施。如对高热惊厥患儿,指导家长及时降温,必要时应给予抗惊厥药物预防惊厥发作等;对有惊厥发作史者,指导家长学会观察其诱因或先兆,一旦发作时,立即就地抢救,针刺(或指压)人中穴,保持安静,以免加重惊厥或造成机体损伤;发作缓解后迅速将患儿送往医院查明原因,防止再发作;帮助患儿合理安排生活作息,加强营养,保持充足睡眠;对癫痫患儿应嘱家长遵医嘱按时服药,不能随便停药,患儿避免到危险的地方去,以免发作时出现危险。

考点提示 小儿惊厥的临床表现治疗要点及护理要点为护考内容常以 A1、A2、A3 形式考核。

Key Words

1.婴幼儿时期最常见惊厥的原因是_____。
2.小儿惊厥发作时,护士应首先 _____。

任务二　充血性心力衰竭

学习目标

【知识目标】

掌握充血性心力衰竭的临床表现、护理措施;熟悉充血性心衰的护理诊断;了解本病的病因及发病机制

【能力目标】

能够对充血性心力衰竭患儿进行护理评估

【素质目标】

具有关心爱护患儿的职业素养和团结协作的能力

案例导入 16-2

患儿,男,9个月,患先天性心脏病。因咳嗽6天,呼吸困难1天入院。患儿6天前无明显诱因出现咳嗽、喉中痰鸣,在家服药后不见好转。1天来咳嗽加重,出现呼吸急促,面色发绀,鼻翼翕动,口唇发绀。T:37.6 ℃,P:176 次/分,R:76 次/分,BP:70/50 mmHg。双肺呼吸音粗,心音低钝,可闻及吹风样杂音。双下肢无水肿。

请问:(1)该患儿最可能的诊断是什么?

(2)请分析该患儿主要的护理诊断。

充血性心力衰竭(congestive heart failure,CHF)简称心衰,是小儿时期常见的危重急症之一,是指各种病因导致心功能减退,致使心排血量不能满足全身组织代谢的需要,机体发生动脉血液灌流不足、静脉血液回流受阻、脏器瘀血等病理变化,出现一系列症状和体征的临床综合征。

一、病因和发病机制

1. 心血管因素

1岁以内小儿心衰发病率最高。以先天性心脏病引起者最为多见,其他如心肌炎、心包炎、心内膜弹力纤维增生症、风湿性心脏病、心糖原累积症等。

2. 非心血管因素

常见于支气管肺炎、毛细支气管炎、支气管哮喘、急性肾小球肾炎、严重贫血、甲状腺功能亢进、维生素 B_1 缺乏、电解质紊乱和酸中毒等。

3. 常见诱因

主要是急性感染、输液或输血过量或过速、体力活动过度、情绪变化、手术、严重失血及各种原因造成心律失常等。

二、临床表现

1. 年长儿心衰的症状与成人相似,主要表现为:①心排血量不足:乏力、活动后气急、食欲减低、心率增快、呼吸浅快等;②体循环瘀血:肝大、肝区压痛、颈静脉怒张、肝颈静脉回流征阳性、尿少和下肢及身体的下垂部位水肿等;③肺循环瘀血:呼吸困难、气促、咳嗽、端坐呼吸,咳粉红色泡沫痰,肺部可闻及湿性啰音或哮鸣音、心脏听诊常可闻及第一心音减低和奔马律;左右心同时既有体循环瘀血的表现,又有肺循环瘀血的表现。

2. 婴幼儿心衰的临床表现有一定特点。常见症状为呼吸快速、表浅、喂养困难、烦躁多汗、哭声低弱、体重增长缓慢,而颈静脉怒张、水肿和肺部湿性啰音等体征不明显。

婴幼儿心衰的临床诊断依据有:①安静时心率增快,婴儿＞180次/分,幼儿＞160次/分,不能用发热或缺氧解释者;②呼吸困难、青紫突然加重,安静时呼吸每分钟60次以上;③肝大达肋下3 cm以上,或短时间内较前增大,而不能以横膈下移等原因解释者;④心音明显低钝或出现奔马律;⑤突然烦躁不安,面色苍白或发灰,不能用原发病解释者;⑥尿少、下肢水肿,排除营养不良、肾炎、维生素 B_1 缺乏等原因所致。上述前四项为临床诊断的主要依据,尚可根据其他表现和1~2项辅助检查综合分析。

三、辅助检查

1. 胸部 X 线检查

心影多呈普遍性扩大,搏动减弱,肺纹理增多,肺瘀血。

2. 心电图检查

不能表明有无心衰,但有助于病因诊断和指导洋地黄类药物的应用。

3. 超声心动图检查

可见心室和心房腔扩大,M型超声显示心室收缩时间延长,射血分数降低。

四、治疗要点

积极治疗原发疾病,改善心功能,消除水、钠潴留,降低氧耗和纠正代谢紊乱。

1. 一般治疗

卧床休息，平卧或取半卧位，对烦躁、哭闹者可适当应用镇静剂。限制钠盐和液体入量，对呼吸困难者及时给予吸氧。

2. 洋地黄类药物的应用

小儿时期常用的洋地黄类制剂为地高辛，可口服或静脉注射。用药后发挥作用时间和排泄速度均较快，可通过监测血药浓度来调节剂量。临床常用洋地黄类制剂见表16-1。

小儿心衰多采用首先达到洋地黄化的方法，然后根据病情需要继续用维持量。首次给洋地黄化总量的1/2，余量分两次，每隔4～6小时静脉注射1次，多数患儿可于8～12小时内达到洋地黄化；能口服的患儿开始给予口服地高辛，首次给洋地黄化总量的1/3或1/2，余量分两次，每隔6～8小时给予。洋地黄化12小时可开始给予维持量。维持量每日为洋地黄化总量的1/5，分两次给予。如病情较重或不能口服者，可选用毛花苷C或地高辛静注。

表 16-1　　　　　　　　　　临床常用洋地黄类制剂

洋地黄类制剂	给药方法	洋地黄化总量(mg/kg)	作用开始时间	效力最大时间
地高辛	口服	<2岁 0.05～0.06 >2岁 0.03～0.05 (总量不超过1.5 mg)	2小时	4～8小时
	静注	口服量的1/2～2/3	10分钟	1～2小时
毛花苷C (西地兰)	静注	<2岁 0.03～0.04 >2岁 0.02～0.03	15～30分钟	1～2小时

3. 利尿剂

若用洋地黄类制剂，心衰仍未完全控制，或伴有显著水肿者，宜加用利尿剂。对急性心衰或肺水肿者可选用快速强效利尿剂如呋塞米等；慢性心衰一般联合使用噻嗪类与保钾利尿剂，如氢氯噻嗪（双氢克尿噻）和螺内酯，并采用间歇疗法，防止电解质紊乱。

4. 血管扩张剂

小动脉和小静脉扩张可降低心脏的前后负荷，从而增加心搏出量，使心室充盈量下降，肺瘀血的症状得到缓解。常用的药物有卡托普利、硝普钠等。

知识链接

洋地黄制剂达到疗效的主要指标是：心率减慢、肝脏缩小、气促改善、安静、食欲好转、尿量增加。

五、护理评估

1. 健康史

详细询问患儿的病史及发病过程，有无呼吸困难、发绀、咳粉红色泡沫痰、下肢水肿史，有无心脏疾患等既往史；了解患儿发生心衰的诱因；询问患儿是否有饮食、生活方式、活动耐力、尿量等方面的改变。

2. 身体状况

评估患儿精神状态,测量生命体征,观察患儿循环系统、呼吸系统的主要表现。记录心音、心率及心律变化,呼吸节律及类型,肝脏大小,有无水肿等。还应注意评估患儿的心功能状态。及时了解患儿 X 线胸片、心电图及超声心动图检查结果。

3. 心理-社会状况

评估患儿是否因发生呼吸困难、心率加快、咳嗽、水肿等不适而产生焦虑或恐惧的心理;评估患儿家长对本病的认识程度、预后及护理常识的了解情况;也要评估患儿家庭经济情况及承受能力等。

六、常见护理诊断/问题

1. 气体交换受损

与肺循环瘀血有关。

2. 心排血量减少

与心肌收缩力降低有关。

3. 体液过多

与静脉回流受阻及钠、水潴留有关。

4. 活动无耐力

与心排血量减少致组织缺氧有关。

5. 潜在并发症

药物副作用(洋地黄中毒)。

6. 焦虑

与疾病痛苦、疾病危险程度及患儿家长缺乏相关知识有关。

七、护理措施

1. 生活护理

保持病室环境安静,空气新鲜,温湿度适宜。让患儿卧床休息,床头抬高 $15°\sim30°$,有明显左心衰竭时,置患儿于半卧位或坐位,双腿下垂,减轻心脏负担。给予患儿低盐(日摄入量不应超过 $0.5\sim1\ g$)或无盐(食物烹调时不加食盐或其他含盐食物)饮食、富含营养及易消化的饮食,多进食蔬菜、水果,少量多餐,防止过饱。保持大便通畅,避免用力排便。

2. 对症治疗

对呼吸困难、发绀、低氧血症者按医嘱给予吸氧。急性肺水肿患儿吸氧时,湿化瓶用 $30\%\sim50\%$ 的乙醇湿化,改善气体交换。

3. 用药护理

(1)用洋地黄类药物。①每次应用前需先测患儿脉搏,必要时测心率,若发现脉率缓慢,年长儿<70 次/分,婴幼儿<90 次/分或脉律不齐,应及时报告医生,进行处理;②密切观察心脏反应(心律失常)、消化道反应(恶心、呕吐、腹痛、腹泻等)、神经系统反应(头痛、头晕、视力模糊、黄绿视等),若发现异常应停服洋地黄,并与医生联系及时采

取相应措施;③静脉注射配药时须用 1 mL 注射器准确抽取药液,以 10％或 25％的葡萄糖液稀释,静脉注射速度要缓慢,并密切观察患儿脉搏变化,口服药则要与其他的药物分开服用;用药后 1～2 小时监测心率和心律,并注意心力衰竭表现是否改善。

(2)利尿药的应用。应掌握用药的时间,尽量在早晨及上午给药,避免夜间尿量过多而影响休息。观察水肿体征的变化,每日测量体重,长期用药者应注意心音、心律及电解质的变化,尤其是有无低钾表现。用药期间鼓励患儿食用含钾丰富的食物如牛奶、豆类等,以免低血钾加重洋地黄毒性反应。

(3)血管扩张剂。密切观察心率和血压的变化,避免血压过度下降。给药时避免药物外渗,以防组织坏死。常用药物有卡托普利、硝普钠等。硝普钠要避光使用,现用现配。

4.心理护理

主动和患儿沟通,给予安慰鼓励,避免患儿哭闹,让父母多陪伴,稳定患儿情绪,以便更好配合治疗。

5.健康教育

向患儿和家长介绍心衰的病因或诱因、护理要点及预后知识等。指导并给家长示范日常生活护理操作,建立合理的生活制度。特别强调不能让患儿用力,不能过度劳累和激动,以免加重心脏负担。病情好转后指导家长做好预防,强调除积极治疗原发病外,要尽量避免诱因(如感染、劳累及情绪激动等)。对年长患儿教会自我监测脉搏的方法。指导家长掌握所用药物的名称、剂量、给药时间、方法、常见副作用及家庭护理方法和应急措施。

考点提示 充血性心力衰竭的临床表现治疗要点及护理要点为护考的内容,常以 A1、A2、A3 形式考核。

Key Words

1.用洋地黄类药物,每次应用前须先测患儿_____,必要时测_____。

2.心力衰竭患儿需卧床休息,床头抬高_____。

任务三　急性呼吸衰竭

学习目标

【知识目标】

掌握急性呼吸衰竭的临床表现、护理措施;熟悉急性呼吸衰竭的护理诊断;了解相关病因及发病机制

【能力目标】

能够对急性呼吸衰竭患儿进行护理评估

【素质目标】

具有关爱患儿的职业素养和团队协作的能力

案例导入 16-3

患儿,女,5岁,因反复咳嗽、咳痰、喘息1个月,气促3天来院就诊。查体:患儿重病容,消瘦,意识模糊,呼吸急促,口唇发绀。双下肺可闻及细湿啰音,双肺满布哮鸣音,双下肢轻度浮肿。T:39.5 ℃,P:98次/分,R:45次/分。

请问:(1)该患儿最可能的诊断是什么?

(2)请分析该患儿主要的护理诊断。

急性呼吸衰竭(acute respiratory failure,ARF)简称呼衰,是小儿时期重要的危重病,是指各种原因导致的中枢或周围性的呼吸生理功能障碍,出现低氧血症或高碳酸血症,并由此引起一系列生理功能和代谢紊乱的临床综合征,是导致小儿心跳、呼吸骤停的主要原因,具有较高的死亡率。

一、病因和发病机制

急性呼吸衰竭根据原发病因分为中枢性和周围性两大类。中枢性呼吸衰竭由呼吸中枢病变引起,如颅内感染、颅内出血、脑损伤、肿瘤、中毒、颅内压增高等;周围性呼吸衰竭是由呼吸器官严重病变或呼吸肌麻痹所致,如急性喉炎、异物梗阻、肺炎、哮喘、脊髓灰质炎伴呼吸肌麻痹、重症肌无力等。两种呼吸衰竭最终结果均可导致机体缺氧、二氧化碳潴留和呼吸性酸中毒,进而引起脑水肿、心肌收缩无力和心排出量减少、血压下降、肾衰竭等,进一步加重缺氧和酸中毒,形成恶性循环。

临床上根据血气分析结果将呼吸衰竭分为两种类型,即Ⅰ型和Ⅱ型。Ⅰ型是单纯的低氧血症,见于呼吸衰竭的早期和轻症;Ⅱ型是低氧血症伴高碳酸血症,见于呼吸衰竭晚期和重症。

二、临床表现

除原发病的表现外,主要是缺氧和低氧血症及二氧化碳潴留导致的脏器功能紊乱的表现。本病预后较差,死亡率高。

1. 呼吸系统症状

(1)中枢性呼吸衰竭。主要表现为呼吸节律的紊乱,如早期潮式呼吸、晚期出现叹气样呼吸、下颌式呼吸等。

(2)周围性呼吸衰竭。主要表现为呼吸频率改变及辅助呼吸肌活动增强,如频率加快、鼻翼翕动、三凹征等。呼吸频率加快是婴儿呼吸衰竭最早的表现。

2. 低氧血症的表现

(1)发绀。以唇、口周、甲床等处较为明显。但在严重贫血、血红蛋白低于50 g/L时,可不出现发绀。

(2)神经系统。早期可有烦躁、易激惹、视力模糊,继而出现表情淡漠、嗜睡、意识模糊,严重时可有颅内压增高、惊厥及脑疝的表现。

(3)循环系统。早期可有血压升高、心率增快,严重时可有心律失常,并发生心力衰竭或心源性休克等表现。

(4)肾功能障碍。出现少尿或无尿,尿中可有蛋白、红细胞、白细胞、管型,严重时血

（5）消化系统。可有食欲减退、恶心、腹胀甚至肠麻痹，严重者可损害肝功能，出现转氨酶增高，部分患儿可出现应激性溃疡出血。

3.高碳酸血症表现

随着 $PaCO_2$ 增高，患儿出现头痛、烦躁不安、出汗、摇头、意识障碍，并可出现四肢温暖、皮肤潮红等，若继续 $PaCO_2$ 增高则出现惊厥、昏迷、视乳头水肿、呼吸性酸中毒等。

三、辅助检查

做血气分析测定 PaO_2、$PaCO_2$、SaO_2、动脉血 pH 等，以判断呼吸衰竭的类型、程度及酸碱平衡紊乱的程度。

四、治疗要点

呼吸衰竭的治疗目标是恢复正常的气体交换，同时使并发症减少到最小程度。

1.原发疾病的治疗

在抢救的同时对其原发病和诱因进行有效的治疗。

2.改善呼吸功能

吸氧，翻身、拍背促进排痰，必要时雾化吸入、吸痰、使用支气管扩张剂、地塞米松、呼吸兴奋剂。

3.纠正酸碱失衡和电解质紊乱

4.维持重要脏器的功能

呼吸衰竭伴发严重的心力衰竭时，及时应用毒毛花苷 K 等强心剂，量宜小并缓慢给予。血管活性药主要选择酚妥拉明、东莨菪碱等。有脑水肿者，常用 20% 的甘露醇 $1\ g/kg$ 快速静脉滴注，每日 $2\sim3$ 次。用呋塞米、乙酰唑胺等利尿剂时，要防止肺水肿的发生。另外，使用肾上腺皮质激素如地塞米松可减少炎症渗出，缓解支气管痉挛，改善通气，并可降低血管的通透性，减轻脑水肿。

5.机械通气

除张力性气胸、大量胸腔积液或多发性肺大泡等禁忌证外，如有严重的通气不足，难以自行维持气体交换需要时，即可应用机械通气。

▐▌ 知识链接 ▐▌

使用机械通气的指征为：①经综合治疗后病情加重；②急性呼吸衰竭时，$PaCO_2 > 60\ mmHg(8.0\ kPa)$、$pH < 7.3$，经治疗无效；③吸入纯氧时，$PaO_2 < 50\ mmHg$ $(6.7\ kPa)$；④呼吸骤停或即将停止。

五、护理评估

1.健康史

多数患儿有较明确的原发病及临床表现，如中枢性呼吸衰竭主要有颅内感染、颅内出血、脑损伤、脑肿瘤、中毒、颅内压增高等病史；周围性呼吸衰竭主要有急性喉炎、喉头水肿、气管炎、异物梗阻、肺炎、肺水肿、肺气肿、哮喘等病史；也可有呼吸肌麻痹、胸廓病变、气胸、胸腔积液等病史。

2. 身体状况

评估患儿呼吸系统症状如呼吸困难的形式，呼吸节律、深浅等变化；评估低氧血症的表现如观察患儿发绀部位、程度以及神经系统、循环系统、消化系统、泌尿系统的症状；评估高碳酸血症的表现，如烦躁、多汗、昏迷、颅内压增高等症状。

3. 辅助检查

了解各项辅助检查的结果。

4. 心理-社会状况

评估患儿及家长的心理状态，患儿常因疾病引起的不适及抢救时气管插管或气管切开，使其无法表达自己的需要，而产生的焦虑和恐惧；家长因患儿病情危重及对本病知识的缺乏，看到抢救患儿的情景，会产生紧张、恐惧、焦虑和沮丧等心理反应；还要评估家庭经济状况和社会支持力度。

六、常见护理诊断

1. 气体交换受损

与肺通气或换气功能障碍有关。

2. 清理呼吸道无效

与呼吸道分泌物黏稠、无力咳嗽、呼吸功能受损有关。

3. 有感染的危险

与长期使用呼吸机有关。

4. 恐惧

与病情危重及缺乏相关知识有关。

知识链接

停用呼吸机的指征为：①患儿病情改善，呼吸循环系统功能稳定；②能够维持自主呼吸2～3小时以上无异常改变；③吸入50％氧时，$PaO_2 > 50$ mmHg（6.7 kPa），$PaCO_2 < 50$ mmHg（6.7 kPa）；④在间歇指令通气等辅助通气条件下，能以较低的通气条件维持血气正常。

七、护理措施

1. 生活护理

保持病室安静，患儿衣服宽松，被褥松软、轻、暖，增加舒适感。选择高热量、高蛋白、易消化和富含维生素的饮食，保证营养和水分，必要时通过鼻饲或静脉输入营养。患儿取半卧位或坐位；呕吐者侧卧，以免发生误吸而窒息。

2. 对症护理

①指导并鼓励清醒患儿咳痰,咳痰无力者每 2 小时翻身 1 次,轻拍胸、背部,使分泌物易于排出。对于咳嗽无力、昏迷、气管插管或气管切开的患儿,及时给予吸痰。吸痰前应给氧,操作时动作轻柔,吸痰时间不宜过长,负压不宜过大,每 2 小时一次,吸痰后观察吸痰效果。②对呼吸即将停止或已经停止且不具备抢救条件时,立即进行口对口呼吸,频率为婴儿 30～40 次/分、儿童 18～20 次/分,同时尽快清理呼吸道,做好插管及人工辅助呼吸的护理。③监测呼吸频率与节律、心率、心律、血压、血气分析和意识变化,注意患儿全身情况及皮肤与口唇颜色、末梢循环、肢体温度变化,准确记录出入量。发现异常应及时报告医生,协助处理。④做好人工辅助呼吸的护理:使用人工呼吸机应专人监护,注意观察患儿的胸廓起伏、神志、面色、周围循环等,观察有无管道堵塞或脱落现象;应保持呼吸道通畅,为患儿翻身、拍背、吸痰等。防止通气不足或通气过度等;根据患儿血气分析结果或按医嘱调整各项参数,每小时检查 1 次并记录;用环氧乙烷密闭消毒或用苯扎溴铵浸泡消毒呼吸机管道,每日 1 次;按医嘱做好撤离呼吸机前的准备,如自主呼吸锻炼及抢救物品准备等。

3. 用药护理

应用尼可刹米等呼吸兴奋剂时,观察患儿有无烦躁不安、抽搐等症状;应用 20% 甘露醇时要快速静滴,以防药物外渗损害皮肤;应用洋地黄类制剂时,严密观察心率、心律,注意患儿有无呕吐、头疼、头晕等情况。

4. 心理护理

关心体贴患儿,根据不同年龄的患儿对他们说些感兴趣的话,并酌情抚摸患儿身体,使患儿心理得到安慰以减轻恐惧感,树立患儿战胜疾病的信心;向家长介绍患儿病情,解释各项治疗和护理操作的必要性,取得家长的信任,使其能很好地配合医护人员对患儿实施抢救工作。

5. 健康教育

耐心向患儿和家长介绍病情及可能发生的并发症;指导家长学会为患儿翻身、拍背、监测呼吸频率、节律及类型;指导家长协助患儿日常生活护理,保证患儿营养,采取适宜的呼吸功能锻炼,增加机体抵抗力。

考点提示 急性呼吸衰竭的临床表现治疗要点及护理要点为护考内容,常以 A1A2A3 形式考核。

Key Words

1. 急性呼吸衰竭根据病因可分为_____、_____。

2. 中枢性呼吸衰竭主要表现为_____的紊乱,如早期潮式呼吸、晚期出现叹气样呼吸、下颌式呼吸等。

任务四 急性肾衰竭

学习目标

【知识目标】

掌握急性肾衰竭的临床表现、护理措施;熟悉急性肾衰竭的护理诊断;了解本病病因及发病机制

【能力目标】

能够对急性肾衰患儿进行护理评估素质目标具有关爱患儿的职业素养和团队协作的能力

案例导入 16-4

患儿,女,10个月,因发热、腹泻13天伴面色苍白、尿少10天入院。患儿于入院前13天无明显诱因出现发热,体温38.1 ℃,伴腹泻(水样便)6～7次/日,在当地医院给予对症及支持治疗,腹泻好转,发热减轻。但出现面色苍白,间断腹痛,尿量减少,尿色变深呈酱油色。疑诊为"溶血尿毒综合征"收治入院。

T:36.3 ℃,P:120次/分,R:40次/分,BP:90/60 mmHg。贫血貌,神志清,精神差,呼吸稍急促,双眼睑水肿。皮肤黏膜未见出血点及黄疸。心肺无异常;腹平坦,压痛(±),无反跳痛,无移动性浊音,肝肋下2 cm,脾肋下1.5 cm,双肾区无叩击痛。无神经系统阳性体征。WBC:11×10^9/L,Hb:82 g/L,PLT:42×10^9/L,BUN:20 mmol/L。尿液检查:蛋白++,RBC>100/HP。

请问:(1)该患儿最可能的诊断是什么?

(2)请分析该患儿主要的护理诊断。

急性肾衰竭(acute renal failure,ARF)简称急性肾衰,是指由于多种原因引起的短期内肾功能急剧进行性减退或丧失而出现的临床综合征。临床主要表现为氮质血症,水、电解质紊乱,酸碱平衡失调。

一、病因和发病机制

急性肾衰竭的常见原因可分为肾前性、肾性和肾后性三类。

1.肾前性肾衰竭

任何原因引起的有效循环血容量减少,均可导致肾血流量下降,肾小球的滤过率显著降低而出现少尿或无尿。常见于呕吐、腹泻、脱水、外科手术大出血、烧伤等。此型肾实质并无器质性病变。

2.肾性肾衰竭

肾性肾衰竭是儿科肾衰最常见的原因,由肾实质病变所致。常见于急性肾小球肾炎、急性肾小管坏死、急性间质性肾炎、溶血尿毒综合征、急性肾间质疾病等。

3.肾后性肾衰竭

各种原因引起的泌尿道梗阻引起的急性肾衰竭。常见于尿路结石、肿瘤压迫输尿管、尿路梗阻致肾盂积水、双侧输尿管连接部狭窄、先天性尿路畸形、肾结核等。引发肾后性肾衰竭的因素多为可逆性的,及时解除病因,肾功能常可恢复。

急性肾衰竭的发病机制因病因与病期有所不同。新生儿期以围生期缺氧、败血症、严重出血或溶血引起者较常见;婴儿期以严重腹泻脱水、重症感染及先天畸形引起者多见;年长儿则多因肾炎、休克引起。

二、临床表现

根据尿量多少常分为少尿型肾衰与非少尿型肾衰。急性肾衰竭伴少尿或无尿者称为少尿型。非少尿型是指血尿素氮、血肌酐迅速升高,肌酐清除率迅速降低,而不伴有少尿或无尿表现。临床以前者多见,临床过程分为三期。

1.少尿期

尿量急剧减少,甚至无尿。少尿一般持续1～2周,持续2周以上或在病程中少尿与无尿间歇出现者预后不良。

少尿期主要表现有:①水、钠潴留:全身水肿、胸水、腹水、心力衰竭、肺水肿和脑水肿,常为死亡的重要原因。②电解质紊乱:高钾血症、高磷血症、高镁血症和低钠血症、低钙血症、低氯血症,其中以高钾血症最多见。③代谢性酸中毒:精神萎靡、乏力、嗜睡、呼吸深长、面色发灰、口唇樱桃红色,可伴心律不齐。④氮质血症:食欲减退、恶心、呕吐、腹部不适、意识障碍、躁动、谵语、抽搐、昏迷等。⑤高血压:长期少尿患者可出现不同程度高血压。⑥感染:为常见的并发症,以呼吸道及泌尿道感染最为常见,约1/3的患儿死于感染。

2.利尿期

进行性尿量增多,全身水肿减轻。利尿持续时间一般为1～2周,部分患儿可达1～2个月。此期血尿素氮和肌酐仍可上升,氮质血症逐渐好转。由于大量排尿,可发生低钾血症、低钠血症及脱水。

3.恢复期

肾功能逐渐恢复,血尿素氮及肌酐逐渐恢复正常,而肾浓缩功能需数月才能恢复至正常,少数患儿留有不可逆的肾功能损害。此期患儿体质较弱,多有消瘦、营养不良、贫血和免疫功能低下等症状。

三、辅助检查

1.尿液检查

测定尿比重、尿渗透压、尿肌酐、尿钠等。

2.血生化检查

动态监测电解质浓度、血肌酐和尿素氮。

3.肾影像学检查

腹平片、超声波、CT、磁共振等,可了解肾脏大小、形态、血管及输尿管、膀胱等情况,也可了解肾小球、肾小管功能。

4.肾活检

对原因不明的急性肾衰肾,肾活检是可靠的诊断手段。

四、治疗要点

祛除病因,积极治疗原发病,减轻症状,改善肾功能,防止并发症的发生。

1.少尿期治疗

(1)祛除病因和治疗原发病。肾前性肾衰竭应及时纠正全身循环血流动力学障碍;避免接触肾毒性物质;密切监测尿量及肾功能变化;控制感染。

(2)饮食和营养。选择高糖、低蛋白、高维生素的饮食,保证足够的热量。每日供给热量 $210\sim250$ J/kg,蛋白质以 0.5 g/kg 为宜。选择优质动物蛋白为主,脂肪占总热量的 $30\%\sim40\%$。

(3)严格控制水和钠摄入。坚持"量出为入"原则。每日液量＝尿量＋显性失水(呕吐、大便、引流量等)＋不显性失水－内生水。无热患儿不显性失水按 300 mL/$(m^2 \cdot d)$ 计算,体温每升高 1 ℃不显性失水增加 75 mL/$(m^2 \cdot d)$。内生水在非高分解代谢状态为 $250\sim350$ mL/m^2。所用液体均为非电解质液。

(4)纠正电解质紊乱。高钾血症、低钠血症、低钙血症、高磷血症等。

(5)纠正代谢性酸中毒:轻中症一般无须处理。当血浆 HCO_3^- <12 mmol/L 或动脉血 pH<7.2 时,补充碱性药物。

(6)透析治疗。凡上述保守治疗无效者,均应尽早进行透析。

2.利尿期治疗

注意监测尿量、电解质和血压的变化,及时纠正水、电解质紊乱。在利尿早期血肌酐、尿素氮仍可继续升高,因此仍需限制蛋白质摄入,当血浆肌酐接近正常水平时,应增加饮食中蛋白质的摄入量。

3.恢复期治疗

休息、加强营养、防治感染。

▌ 知识链接 ◀

肾衰竭的预后与原发病的性质、肾脏损害的程度、少尿持续时间的长短、早期诊断和治疗与否、透析与否及有无并发症等有关。随着肾透析的广泛开展,急性肾衰竭的死亡率已有明显下降。肾前性肾衰竭及时恰当治疗多可恢复;肾性肾衰竭中以急性肾小球肾炎治疗效果最好。非少尿型急性肾衰竭预后较少尿或无尿型好;年龄越小预后越差,尤其是合并泌尿系统畸形或先天性心脏病者;学龄期儿童以急进性肾炎预后最差。

五、护理评估

1.健康史

询问患儿有无肾脏疾病家族史,了解患儿居住环境、生活方式、饮食习惯等,有无少尿、血尿史,有无使用肾毒性药物史。

2.身体评估

观察患儿的精神状态,有无恶心、呕吐和厌食的表现;有无尿量减少和酸中毒的表现;检查患儿有无水肿、血压是否正常等。

3. 辅助检查

及时协助医生为患儿进行辅助检查,采集血、尿液等标本及时送检并收集结果,分析血液、尿液检查的各项指标,全面了解病情。

4. 心理-社会状况

评估患儿和家长的心态,对本病的了解程度,是否掌握与本病有关的知识,特别是服药方法和副作用观察,以及饮食调整的方法等;家庭经济及环境状况及对治疗护理的需求。

六、常见护理诊断

1. 体液过多

与肾小球滤过率降低有关。

2. 营养失调

营养摄入量低于机体需要量,与摄入不足及丢失过多有关。

3. 有感染危险

与免疫力低下有关。

4. 恐惧

与肾功能急剧恶化、病情危重有关。

七、护理措施

1. 生活护理

(1)休息。尽量安置在单人病室,病室清洁,空气净化,应卧床休息,卧床时间视病情而定,一般少尿期、多尿期均应卧床休息,恢复期逐渐增加活动。

(2)饮食。少尿期应限制水、钠、钾、磷和蛋白质的摄入量,蛋白质以优质蛋白为宜,供给足够的能量;不能进食者经静脉补充营养。长期透析时可输血浆、水解蛋白、氨基酸等。根据病情控制液体的入量,准确记录 24 小时出入量,每日定时测体重以了解有无水肿加重。

2. 对症护理

严格执行无菌操作,加强皮肤护理及口腔护理,保持皮肤清洁、干燥。定时翻身、拍背,保持呼吸道通畅。常见的感染部位为呼吸道、泌尿道、皮肤,应采取切实措施,防止感染的发生。

3. 用药护理

按医嘱服药,了解所用药物,注意观察不良反应,尽量避免使用损害肾脏的药物。

4. 心理护理

耐心向家长解释疾病的相关知识,给予患儿和家长精神支持,稳定其情绪,以取得支持和配合,促进早日康复。

5. 健康教育

患儿及家长积极配合治疗,并告诉患儿家长肾衰竭各期的护理要点、早期透析的重要性,注意休息,适当活动,避免劳累。指导家长在恢复期给患儿加强营养,增强体质,注意个人的清洁卫生,注意保暖,防止受凉;慎用对肾脏有损害的药物。

考点提示 急性肾衰的临床表现治疗要点及护理要点为护考内容,常以 A1、A2、A3 形式考核。

Key Words

1.治疗急性肾衰竭时尽量避免使用_____药物。

2.急性肾衰竭少尿期饮食应限制_____、_____、_____、_____和_____的摄入量,蛋白质以_____为宜,供给足够的能量。

 ## 思考题

1.患儿,男,10 个月,因发热、咳嗽、惊厥来院就诊。体检:体温 39.8 ℃,咽充血,前囟平,神经系统检查无异常。该患儿惊厥的原因可能是什么?请分析该患儿主要的护理措施。

2.患儿,男,6 岁,因上呼吸道感染,反复咳嗽、咳痰、气喘 1 个月,气促 2 天来院就诊。查体:患儿重病容,消瘦,意识不清,呼吸急促,口唇发绀。双下肺可闻及细湿啰音,双肺满布哮鸣音,双下肢轻度浮肿。T:39.8 ℃,P:100 次/分,R:45 次/分。该患儿可能的诊断是什么?其护理措施有哪些?

3.当患儿惊厥发作时如何指导家长进行急救?

4.简述充血性心力衰竭患儿的临床表现及护理措施。

5.试述充血性心力衰竭患儿在使用洋地黄类药物时的注意事项。

6.概述少尿型肾衰竭的临床表现。

7.简述急性呼吸衰竭时呼吸系统的症状有哪些。

8.试述急性肾衰竭患儿的常见护理措施。

(孟华)

直击护考

参考文献

[1] 崔炎.儿科护理学.第 5 版.北京:人民卫生出版社,2013

[2] 范玲.儿科护理学.第 2 版.北京:人民卫生出版社,2012

[3] 王卫平.儿科学.第 8 版.北京:人民卫生出版社,2013

[4] 段红梅.儿科护理学.北京:人民卫生出版社,2012

[5] 陈涤民.儿科护理学.北京:北京大学医学出版社,2012

[6] 孟晓红.儿科护理学.北京:化学工业出版社,2014

[7] 张玉兰.儿科护理学.第 3 版.北京:人民卫生出版社,2014

[8] 王茜.儿科护理学.安徽:安徽科学技术出版社,2010

[9] 尚少梅.儿科护理学.北京:协和医科大学出版社,2012

[10] 张玉侠.儿科护理学.北京:高等教育出版社,2011

[11] 崔焱.儿科护理学.北京:人民卫生出版社,2012

[12] 华涛.儿科护理学.郑州:河南科技出版社,2014

[13] 胡亚美,江载芳.诸福棠实用儿科学(第 7 版).北京:人民卫生出版社,2002